国家卫生和计划生育委员会"十二五"规划教材

全国高等医药教材建设研究会规划教材

全国高等学校医药学成人学历教育（专科起点升本科）规划教材

供护理学专业用

儿科护理学

第❷版

主　　编　范　玲
副主编　沙丽艳　赵改婷
编　　者（按姓氏笔画排序）
　　　　　曲桂玉（潍坊医学院护理学院）
　　　　　孙　霞（郑州大学护理学院）
　　　　　李智英（中山大学附属第一医院）
　　　　　吴心琦（哈尔滨医科大学附属第二医院）
　　　　　沙丽艳（大连医科大学附属第二医院）
　　　　　陆琳琳（皖南医学院弋矶山医院）
　　　　　陈　慧（天津医科大学护理学院）
　　　　　范　玲（中国医科大学附属盛京医院）
　　　　　周碧琼（川北医学院附属医院）
　　　　　赵改婷（河北医科大学附属第二医院）
　　　　　贺琳晰（中国医科大学附属盛京医院）（兼秘书）
　　　　　倪雪莲（大连医科大学附属第一医院）

人民卫生出版社

图书在版编目（CIP）数据

儿科护理学/范玲主编. —2 版. —北京：人民卫生
出版社，2013.8
ISBN 978-7-117-17484-8

Ⅰ. ①儿…　Ⅱ. ①范…　Ⅲ. ①儿科学-护理学-成人
高等教育-教材　Ⅳ. ①R473.72

中国版本图书馆 CIP 数据核字（2013）第 136453 号

| 人卫社官网　www. pmph. com | 出版物查询，在线购书 |
| 人卫医学网　www. ipmph. com | 医学考试辅导，医学数据库服务，医学教育资源，大众健康资讯 |

儿科护理学
第 2 版

主　　编：范　玲

出版发行：人民卫生出版社（中继线 010-59780011）

地　　址：北京市朝阳区潘家园南里 19 号

邮　　编：100021

E - mail：pmph @ pmph. com

购书热线：010-59787592　010-59787584　010-65264830

印　　刷：三河市宏达印刷有限公司（胜利）

经　　销：新华书店

开　　本：787×1092　1/16　　印张：23

字　　数：574 千字

版　　次：2003 年 8 月第 1 版　　2013 年 8 月第 2 版
　　　　　　2018 年 3 月第 2 版第 6 次印刷（总第 13 次印刷）

标准书号：ISBN 978-7-117-17484-8/R · 17485

定　　价：36.00 元

打击盗版举报电话：010-59787491　E -mail：WQ @ pmph. com
（凡属印装质量问题请与本社市场营销中心联系退换）

全国高等学校医药学成人学历教育规划教材第三轮
修订说明

随着我国医疗卫生体制改革和医学教育改革的深入推进，我国高等学校医药学成人学历教育迎来了前所未有的发展和机遇，为了顺应新形势、应对新挑战和满足人才培养新要求，医药学成人学历教育的教学管理、教学内容、教学方法和考核方式等方面都展开了全方位的改革，形成了具有中国特色的教学模式。为了适应高等学校医药学成人学历教育的发展，推进高等学校医药学成人学历教育的专业课程体系及教材体系的改革和创新，探索医药学成人学历教育教材建设新模式，全国高等医药教材建设研究会、人民卫生出版社决定启动全国高等学校医药学成人学历教育规划教材第三轮的修订工作，在长达两年多的全国调研、全面总结前两轮教材建设的经验和不足的基础上，于2012年5月25～26日在北京召开了全国高等学校医药学成人学历教育教学研讨会暨第三届全国高等学校医药学成人学历教育规划教材评审委员会成立大会，就我国医药学成人学历教育的现状、特点、发展趋势以及教材修订的原则要求等重要问题进行了探讨并达成共识。2012年8月22～23日全国高等医药教材建设研究会在北京召开了第三轮全国高等学校医药学成人学历教育规划教材主编人会议，正式启动教材的修订工作。

本次修订和编写的特点如下：

1. 坚持国家级规划教材顶层设计、全程规划、全程质控和"三基、五性、三特定"的编写原则。

2. 教材体现了成人学历教育的专业培养目标和专业特点。坚持了医药学成人学历教育的非零起点性、学历需求性、职业需求性、模式多样性的特点，教材的编写贴近了成人学历教育的教学实际，适应了成人学历教育的社会需要，满足了成人学历教育的岗位胜任力需求，达到了教师好教、学生好学、实践好用的"三好"教材目标。

3. 本轮教材的修订从内容和形式上创新了教材的编写，加入"学习目标"、"学习小结"、"复习题"三个模块，提倡各教材根据其内容特点加入"问题与思考"、"理论与实践"、"相关链接"三类文本框，精心编排，突出基础知识、新知识、实用性知识的有效组合，加入案例突出临床技能的培养等。

本次修订医药学成人学历教育规划教材护理学专业专科起点升本科教材14种，将于2013年9月陆续出版。

全国高等学校医药学成人学历教育规划教材护理学专业

（专科起点升本科）教材目录

教材名称	主编	教材名称	主编
1. 护理研究	陈代娣	8. 妇产科护理学	蔡文智　王玉琼
2. 护理管理学	张振香　罗艳华	9. 儿科护理学	范　玲
3. 护理心理学	史宝欣	10. 急危重症护理学	成守珍
4. 护理教育学	李小寒	11. 老年护理学	王艳梅
5. 健康评估	张立力	12. 精神科护理学	吕春明
6. 内科护理学	胡　荣　王丽姿	13. 临床营养学	让蔚清
7. 外科护理学	孙田杰　王兴华	14. 护理伦理学	姜小鹰

第三届全国高等学校医药学成人学历教育规划教材
评审委员会名单

前　言

　　《儿科护理学》是研究小儿生长发育、儿童保健、疾病防治和临床护理的一门学科。根据全国高等医药教材建设研究会关于第三轮全国高等学校医药学成人学历教育规划教材修订工作的原则和编写要求，在对我国专科起点升本科教育现状调查的基础上，为培养实用型护理专业人才，本书编写团队精心编写了本教材。其核心是以整体护理为理念，以护理程序为思维的编写框架，将儿童护理的连续性、整体性、系统性贯彻于教材内容中。强调"以儿童及家庭为中心"，运用融合多学科的现代护理知识和技术，全方位地对儿童提供关怀性的全程照顾，保障和促进儿童身心健康。

　　本教材既注重基础知识的巩固和提高，又注重思想性、科学性、先进性、启发性、适用性的统一。在编写过程中，本着"传承和创新相结合"的理念，吸纳儿科护理专业发展的最新动向，在保证内容精、广、深的基础上，突出实用性。在编写模式和教学内容上作了一些新的调整和探索，将儿科护理的发展与前景、儿童及其家庭的健康促进、儿童临终关怀、儿科常用护理技术、危重症患儿的护理等融入教材内容中。

　　为了既体现护理专业教材的特色，又避免相关知识不必要的重复，在各系统疾病护理部分，每章仅选取一种有代表性的重点疾病，按照概念、病因及发病机制、临床表现、辅助检查、治疗原则、护理评估、常见护理诊断/问题、预期目标、护理措施、护理评价的完整护理程序框架进行编写。其他疾病护理部分则只论述常见护理诊断/问题及护理措施。

　　本书的使用对象为护理学专业专科起点升本科学生，通过教学使学生能够树立"以儿童健康为中心"的护理理念，理解整体护理的科学内涵，为学生今后从事儿科临床护理及儿童保健工作奠定基础。

　　本教材虽经过多次修改及审校，但限于编者水平，书中难免有缺憾和不当之处，恳请广大师生批评、指正。

范　玲

2013 年 6 月

目 录

第一章

绪　论

第一节　儿科护理学概述

儿科护理学(pediatric nursing)是研究小儿生长发育规律及其影响因素、儿童保健、疾病预防和护理,以促进小儿身心健康的科学。儿科护理的目的是保护小儿免受或减少疾病的伤害,在关注小儿疾病的预防、促进转归过程的同时,也关注社会和环境因素对小儿及其家庭健康状况的影响,保障儿童健康,提高生命质量。

一、儿科护理的任务和范畴

(一)儿科护理的任务

健康的儿童是人类的未来。儿科护理的任务是通过研究小儿的生长发育特点、儿童疾病防治和儿童保健规律,根据各年龄阶段儿童的体格、智力发育和心理行为特点提供"以家庭为中心"的全方位整体护理,增强儿童体质,最大限度地降低儿童发病率和死亡率,保障和促进儿童健康。

(二)儿科护理的范畴

一切涉及儿童时期健康和卫生保健的问题都属于儿科护理的范畴。儿科护理研究的对象是自胎儿期至青春期结束(18~20周岁)。而我国卫生部规定,从出生至满14周岁的儿童为儿科学临床服务对象。随着医学模式的转变,儿科护理的范畴已由单纯对疾病的护理转变为"以小儿家庭为中心"的全方位整体护理;由单纯对患病儿童的护理扩展为对所有小儿提供有关生长发育、疾病防治、保障和促进儿童身心健康的全面服务;由单纯的医疗保健机构来承担任务逐渐发展为由护理人员带动整个社会都来参与并承担儿童的预防保健及护理工作。因此儿科护理与儿科学、基础医学,其他自然、社会及人文科学等多学科都有着广泛的联系,并需要政府的支持和整个社会所有家庭成员的通力合作,才能实现其目标。

二、儿科的特点

小儿与成人的根本差别在于小儿处在不断的生长发育过程中,因此在解剖、生理、免疫、病理、临床表现、预后、心理行为发育及疾病预防等方面都具有与成人不同的特征和特殊需要,且各年龄期儿童也存在差异。随着医学模式的转变及护理学的发展,儿科护理的理念、内涵和模式也发生了改变。因此了解儿童的特点,理解儿科护理的特殊性,有助于儿科护理工作的开展和护理措施的正确实施。

(一)解剖、生理及免疫方面

1. 解剖特点 随着体格生长发育的进展,小儿在外观上不断发生着变化,如体重、身长、头围、胸围、臀围等的增长,身体各部分比例的改变等。小儿各器官的发育亦遵循一定规律,如骨骼的发育、牙齿的萌出等。因此,护理人员应遵循小儿的正常生长发育规律,正确对待小儿生长发育过程中的特殊现象,以正确鉴别正常与病态现象。护理人员应将小儿生长发育规律渗透在护理工作中,如小婴儿头部比例相对较大,颈部肌肉和颈椎发育相对滞后,抱婴儿时应注意保护头颈部;又如儿童髋关节附近的韧带较松弛,容易发生脱臼及损伤,护理动作应轻柔,避免过度牵拉等。

2. 生理特点 小儿年龄越小,生长越快,所需营养物质和液体总量相对比成人越高。不同年龄小儿的生理、生化正常值各不相同,如心率、呼吸频率、血压、血清和其他体液的生化检验正常值等随年龄的变化而改变。如婴儿代谢旺盛,而肾功能较差,故比成人更容易发生水和电解质紊乱;年幼儿代谢旺盛,营养要求相对较高,但胃肠吸收功能相对不成熟,很容易发生腹泻;又如小儿贫血时易出现髓外造血。因此,护士只有熟悉这些生理、生化特点才能对患儿作出正确的评估,给予正确的诊疗护理措施。

3. 免疫特点 小儿皮肤、黏膜、淋巴系统、体液免疫以及细胞因子等免疫功能随年龄增长而完善,如小婴儿常表现为生理性免疫功能低下状态,防御能力差,易患感染性、传染性疾病。但生后 6 个月内,因从母体获得特异性抗体 IgG,可暂时形成被动免疫,而很少感染麻疹、腺病毒感染等传染病。又由于母体 IgM 不能通过胎盘,故小儿易患革兰阴性细菌感染;婴幼儿期 IgA 缺乏,局部分泌型(SIgA)也不足,易患呼吸道及胃肠道感染。一般在 6~7 岁时,小儿自行合成 IgG 的功能相对才达到成人水平。因此,护理中应注意消毒隔离以预防感染。同时做好儿童计划免疫的宣教与管理。

(二)病理、临床表现及预后方面

1. 病理特点 小儿疾病的种类、病理变化往往与成人有着很大差别。即使对于同一致病因素,小儿与成人,甚至不同年龄儿童的病理改变和疾病过程也会有相当大的差异。如肺炎球菌所致肺部感染,在小婴儿导致支气管肺炎,在年长儿和成人则导致大叶性肺炎;维生素 D 缺乏时,在婴幼儿期可引起佝偻病,而成人则表现为骨软化症。

2. 临床表现特点 小儿由于年龄不同,机体的调节与适应能力亦不同,所以疾病的临床表现也不尽相同。颅内压增高时,年长儿症状较典型,表现为头痛、喷射性呕吐、惊厥等;而小婴儿则出现脑性尖叫、前囟饱满隆起、颅缝增宽等不典型症状。又如化脓性脑膜炎,小婴儿表现前囟隆起,而脑膜刺激征不明显。此外,小儿病情变化多端,应密切观察病情并结合必要的辅助检查,才能及时发现问题、及早作出确切诊断,并给予及时细致的护理。

3. 预后特点 小儿患病时起病急,病情变化快,病情转归有正反两方面倾向。从正面而言,小儿处于不断生长时期,生命力旺盛,组织修复功能强,如诊治及时、有效,护理得当,疾病往往迅速好转;由于小儿修复和再生功能旺盛,后遗症一般较成人少。但从反面而言,在新生儿、体弱儿中病情恶化迅速,如估计不足,病情危重可能在未见明显临床症状时即发生猝死。因此,小儿患病时应严密观察,做好监护,随时发现病情变化,做好积极抢救的准备。

(三)心理行为发育方面

儿童时期是心理行为发育和个性发展的重要时期。由于小儿身心未成熟,依赖性较强,需要特别的保护和照顾。同时,小儿心理行为发育还易受家庭、学校和社会的影响,因此护理中应以儿童及其家庭为中心,全社会共同参与,促进儿童身心健康成长。并根据不同年龄阶段的儿童心理行为发育特征和需求,采取相应的护理措施。

(四)疾病预防方面

大多数儿童疾病是可以预防的。开展计划免疫和加强传染病管理是降低儿童发病率和死亡率的重要环节。目前通过各种预防措施已使麻疹、脊髓灰质炎、白喉、破伤风、伤寒、乙型脑炎等许多儿童传染病的发病率和病死率明显下降。同时,应当重视儿童保健,做好胎儿、围生期和新生儿保健。定期健康检查,宣传科学育儿法,及早筛查和发现先天性、遗传性疾病以及视觉、听觉和智能异常,加以矫治训练,防止发展为严重伤残。现已发现很多成年后出现的疾病常常源于儿童时期,可见儿童时期的疾病预防及健康促进已成为儿童护理工作的重点。

三、儿科护理的特殊性

(一)护理评估

小儿由于年幼,不能主动、准确陈述病情,多由家长或其他监护人代述,但由于多方面因素影响,其可靠性降低,再加上不少疾病的临床表现,可因年龄差别而大不相同,因此护理评估难度较大。例如,惊厥发生在 6 个月以内婴儿,应考虑有无婴儿手足搐搦症或中枢神经系统感染;3 岁以内则考虑高热惊厥、中枢神经系统感染可能性大;发生于 3 岁以上的无热惊厥以癫痫为多见。因此,护理人员应详细向家属询问病史,严密观察病情变化并辅以必要的体格检查,才能保证护理评估的全面性和准确性。

(二)病情观察

由于儿童不能及时、准确地表达自己的痛苦,病情变化时大多依靠护理人员认真、细致的观察。年幼、体弱、危重病儿童患病时病情变化迅速,处理不及时易恶化甚至死亡,新生儿及体弱儿患严重感染性疾病时往往表现为各种反应低下,如体温不升、拒乳、表情呆滞、外周血白细胞降低或不增等,并常无定位性症状和体征。因此,儿科护理人员在病情观察方面任务较重,不仅要有高度责任心和敬业精神,更要有丰富的临床实践经验和敏锐的观察力。

（三）护理技术

由于儿童认知水平尚未发育成熟,对多数的护理操作不能配合,增加了护理操作实施的难度,例如儿童静脉穿刺,由于儿童血管细、皮下脂肪丰富,再加之不配合,故穿刺难度较大;另一方面,由于儿童生活自理能力不成熟,在护理过程中,除疾病专科护理外,护理人员还要承担大量的生活护理,如饮食、睡眠、个人卫生、排便等;同时,儿童好奇、好动、缺乏生活经验,容易发生各种意外。因此,在儿童护理过程中,还要加强安全告知及管理,防止意外伤害发生。

（四）心理护理

儿童时期是心理行为发育和个性发展的重要时期,儿童在此期具有很大的可塑性,家庭、学校、社区是影响儿童体格、心理、社会行为发育的重要场所。生活中的任何经历包括生病、住院等,对小儿的心理发展都会造成影响,儿科护士应根据儿童不同年龄段的心理行为发育特征和需求,采用有针对性的护理措施提供更精心的护理。除了常规的药物治疗、喂养、生活上的照料外,还应为患儿提供特有的游戏场所和项目,对于一些学龄期患慢性疾病的住院患儿,辅导功课也属需要。

第二节 小儿年龄分期及各期特点

学习目标

- **识记**
  能正确叙述小儿年龄的分期。
- **理解**
  能正确描述小儿各年龄分期的特点。
- **运用**
  能结合各年龄段患儿的特点,为患儿提供相应的护理。

儿童处于生长发育的动态变化过程中,随着身体形态与功能的逐渐完善,其心理和社会行为亦同步发展。作为护理工作者应该认识到各期儿童身心发育特点及特定的健康问题,采用整体的、动态的观点来提供相应的护理措施,为更好地做好儿童的护理及保健工作,将儿童阶段划分为以下七个时期:

（一）胎儿期

从受精卵形成至胎儿娩出为止为胎儿期(fetal period),约40周。胎儿周龄即为胎龄。临床上将胎儿期分为3个阶段:①妊娠早期:此期为妊娠12周之前,受精卵从输卵管移行到子宫腔着床,细胞不断分裂增长,迅速完成各系统组织器官的形成。②妊娠中期:自13周至28周(共16周)。此期胎儿各器官迅速成长,功能也日渐成熟。③妊娠晚期:自29周至40周(共12周)。此期胎儿以肌肉发育和脂肪累积为主,体重增加快。胎儿在胎儿期完全依靠母体生存,因此,孕母的健康、营养、情绪等状况对胎儿的生长发育有着重大影响。母体感染、创伤、滥用药物、接触放射性物质均可造成如胎儿畸形或宫内发育不良等不良结果。由于此期受环境因素影响大,易造成围生期胎儿与新生儿的发病率和死亡率上升,因此应重视孕期保健和胎儿保健。

（二）新生儿期

自出生后脐带结扎时起至生后28天止,称新生儿期(neonatal period)。此期儿童初脱离母体独立生活,体内外环境发生了巨大的变化,由于其生理调节和适应能力还尚未成熟,抵抗力较差,易发生低体温、黄疸、溶血、感染等健康问题。还会出现一些与孕母妊娠、分娩有关的问题,如先天畸形、产伤、窒息、感染等。新生儿时期疾病不仅发病率高,死亡率也高,故此期应特别加强护理,如保暖、喂养及预防感染等护理措施。

胎龄满28周(体重≥1000g)至出生后7足天,称围生期(perinatal period),又称围产期,此期包括了妊娠晚期、分娩过程和新生儿早期3个阶段,是小儿遭遇巨大变化和危险的时期,死亡率最高。因此,应抓好围生期保健,协助小儿安全度过过渡期。

（三）婴儿期

从出生到满1周岁之前为婴儿期(infancy),此期儿童以乳汁为主要食物,又称为乳儿期。此期是小儿出生后生长发育最快的时期,由于生长迅速,对营养素和能量的需要相对较多,但其消化、吸收功能尚不够完善,因此易发生腹泻和营养缺乏。6个月后,由于从母体获得的免疫球蛋白逐渐减少,自身免疫功能又尚未成熟,故易患感染性疾病。此期提倡母乳喂养和合理添加辅食,有计划地预防接种,定期到儿保门诊行健康检查,并重视卫生习惯的培养;另外为促进脑的生长发育,必要的早期教育和智力开发是必不可少的。

（四）幼儿期

1周岁以后至满3周岁之前称为幼儿期(toddler's age)。此期小儿体格生长速度较前减慢,但随着行走能力的增强,活动范围增大,接触周围事物增多,智能发育较前突出,语言、思维和交往能力增强,自主性和独立性不断发展,此期小儿常试图发现事物是如何进展的,故此期应注意加强早期教育,培养良好的习惯和心理素质;同时,小儿对各种危险的识别能力和自我保护意识尚不足,故应注意意外伤害和中毒的发生;由于此期小儿活动范围渐广,而自身免疫力仍低,易患传染病,故预防传染病是保健的重点;此期儿童乳牙逐渐出齐,消化能力逐渐增强,但仍不完善。面临食物转换的问题,应注意合理喂养,将断乳和其他食物的添加安排在幼儿早期完成,培养良好的饮食习惯和使用餐具的能力。

（五）学龄前期

3周岁以后至入小学前(6~7周岁)称为学龄前期(preschool age)。此期小儿体格发育速度进一步减慢,处于稳步增长的状态,免疫功能逐渐完善。智能发育较快,并以旺盛的精力和强烈的好奇心为显著特征。此期小儿大多进入幼儿园接受学前教育,求知欲强,好奇、好问、喜欢模仿,具有较强的可塑性。小儿在该期发展语言能力,扩展社会关系,建立自控感,逐渐开始认识独立性和依赖性的区别,因此要加强学龄前教育,培养良好的品德及生活学习和卫生习惯。学龄前期儿童防病能力有所增强,感染性疾病减少,但自身免疫性疾病(如急性肾炎、风湿热等)开始出现,并由于此期小儿活动增加,接触外界更广,因此应注意防止意外伤害,预防自身免疫性疾病。

（六）学龄期

从入小学(6~7周岁)起至青春期开始之前称学龄期(school age)。此期儿童的体格发育仍稳步增长,除生殖系统外,其他各系统、器官发育到本期末已接近成人水平。小儿严重疾病发病率降低,但此期是龋齿、近视的高发期。智能发育进一步成熟,求知能力增强,理解、分析、综合能力逐步完善。此期儿童开始走出家庭,其活动范围以更广阔的同龄人为主,是增长知识、接受科学文化教育的重要时期。但此期学习负担较重,往往会对孩子造成较大的心理负担。故应注意生活的规律性,劳逸结合,防止发生精神、情绪和行为等方面的问题。

(七)青春期

从第二性征出现至生殖功能基本发育成熟、身高停止增长的时期称青春期(adolescence)。女孩一般从 11～12 周岁到 17～18 周岁,男孩从 13～14 周岁到 18～20 周岁,但个体差异较大。此期以成熟的认知能力、自我认同感的建立以及同伴之间的相互影响为显著特征。此期由于性激素的作用使生长发育速度明显加快,呈现第二个生长高峰,第二性征逐渐明显,至本期末各系统发育已成熟,体格生长逐渐停止。由于接触社会外界环境对其影响越来越大,常引起心理、行为等方面的不稳定。故应加强青春期教育和引导,除了要保证充足的营养,加强体格锻炼外,还应及时进行生理、心理卫生和性知识的教育,使之树立正确的人生观和培养良好的道德品质,建立健康的生活方式。另外,青春期高血压和肥胖可能是成年期和老年期各种心血管疾病的潜在危险因素,应做好防治工作。

第三节 儿科护士的角色和素质要求

学习目标 ‖‖

- **识记**
  能正确陈述儿科护士的素质要求。
- **理解**
  能正确描述儿科护士的角色。
- **运用**
  能在临床中履行儿科护士的多重角色,达到对儿科护士的素质要求。

一、儿科护士的角色

随着医学模式的转变和护理学科的不断发展,儿科护士的角色已由单纯的疾病护理者转变为具有专业知识和技能的多元化角色。儿科护理应基于对儿童各个生长发育阶段了解的基础上,旨在满足不同阶段小儿生理和心理的需要,与患儿和家属建立一种治疗性关系并为他们提供支持,是儿科护理的重要组成部分。

儿科护理人员接触的是正在长身体、长知识的儿童。儿童身心发展有一定的过程,他们是通过和他人交往,经过系统的、有目的的学习,逐渐掌握知识、技能并积累社会经验。所以,儿科护理人员不仅肩负着保护和促进儿童健康的重任,还肩负着教育儿童的使命。因而,儿科护理人员的角色是多元化的。

（一）护理活动的执行者

小儿正处于生长发育阶段，各系统功能尚未成熟，生活自理能力不足，儿科护士最重要的角色就是帮助小儿和他们的家庭在小儿患病、恢复或健康时，提供各种照顾，如药物治疗、心理支持、预防感染、合理营养等，以促进儿童身心发育。儿科护士在提供以家庭为中心的护理的同时，还应鼓励家长们参与到患儿的照顾和护理中来。

（二）护理计划者

为促进小儿身心健康发展，护理人员必须运用护理专业的知识和技能，收集小儿的生理、心理、社会等方面资料，全面评估小儿的健康状况，根据小儿生长发育不同阶段的特点，找出其健康问题，并制订全面的、切实可行的护理计划，以有效的护理措施尽快减轻患儿的痛苦，帮助小儿适应医院、社区和家庭的生活。

（三）健康教育者

教育者是当今儿科护士另一个重要的角色。儿科护士在为患儿操作中、患儿住院过程中及手术中都要运用不同年龄段生长发育的知识来教育不同年龄段儿童理解不同的医疗行为。家长们在需要情感支持的同时还需要大量的信息来应对患儿生病所引发的焦虑和不确定感。护士应教育家庭成员如何提供护理，观察重要的体征，促进患儿的舒适。

儿科护士需要提供的教育内容是多方面的。对家长进行健康教育，可以为家长在患儿出院后成为一名称职的照护者打下基础。如教育并指导家长如何使小儿远离疾病和伤害；教给他们关于预防接种、安全、牙齿护理等常识；为小儿喂养提供指导并预防潜在问题的发生；还要讲解小儿生长发育的知识，帮助家长理解他们的孩子；还包括对小儿及家长提供情感支持和咨询等。优秀的教育者还应在提供健康教育后及时做好反馈和评价，以保证健康教育效果的持续改进。

（四）健康协调者

儿科护士与患儿的接触最多，在整个医疗过程中处于人际交往的中心地位，由于个人照顾患儿的能力有限，更全面、更优质的整体护理只有通过多学科合作才能得以实现。为促进儿童健康，保证护理服务质量，儿科护士须树立全局观念，与其他专业有关人员进行协调合作，维持一个有效的沟通网，以使儿童保健工作与有关的诊断、治疗、救助等能协调配合。目前往往多学科合作后所制订的护理方案忽略了小儿及其家长的意见，儿科护士应成为患儿及其家长与其他学科人员之间的桥梁，通过各种方式反映他们的想法和意见，保证儿童得到最合适的整体性医护照顾。

（五）健康咨询者

咨询，是包含了想法、态度和指导的另一种形式上的健康教育，包括鼓励、支持、教育儿童表达情感和想法，帮助家庭应对危机和压力。因此，当患儿及其家长对疾病及与健康相关的问题出现疑惑时，儿科护士须认真倾听他们的询问、倾诉，解答他们的问题，帮助家长理解他们的孩子，提供有关治疗和护理的信息，并给予健康指导等，以澄清儿童及家长对有关健康问题的模糊认识，解除疑惑。

（六）患儿代言人

儿科护士是小儿及其家庭权益的维护者，在临床工作中儿科护士应洞察点滴，设身处地地为患儿着想，通过观察患儿的面部表情、行为举止、哭泣声、叹息声、呻吟声、咳嗽声等预感患儿的痛苦和需要，从而及时报告医生。在小儿不会表达或表达不清自己的要求和意愿时，护士有责任解释并维护小儿及其家庭免受不恰当的、不道德的或违法的医疗活动的伤害；帮助患儿及其家庭作出适合的决定，包括让家庭清楚地了解他们可利用的卫生资源，告知治疗和护理的程序,让家庭共同参与患儿的护理;还须评估有碍儿童健康的问题和事件,向有关行政部门提出改进的意见和建议。

（七）护理研究者

儿科临床护士的日常工作就是观察患儿对健康和疾病的反应,因此具有参加科研的独特条件。在护理工作中,应积极进行护理研究工作,探讨隐藏在儿童症状及表面行为下的真正问题,通过研究来验证、扩展护理理论和知识,发展护理新技术,指导、改进护理工作,提高儿童护理质量,促进专业发展。

二、儿科护士的素质要求

（一）思想道德素质

1. 儿科护士应当热爱护理事业,具有全心全意为儿童健康服务的高尚情操。要有强烈的责任感,有较高的"慎独"修养,工作要细心、耐心,态度和蔼,有脚踏实地、一丝不苟的工作精神。

2. 儿科护士应当关爱儿童,以平等、真诚和友善的心态,为小儿及家庭提供优质服务。

（二）业务技术和科学文化素质

1. 具备熟练的护理专业实践技能,操作准确,技术精湛。能独立完成及配合日益更新的比较复杂的临床护理技术、抢救技术和先进的检查技术。

2. 具备丰富的科学知识和不断学习、更新知识的意识,不仅要系统地掌握护理专业理论知识,同时还要掌握基本的自然科学、社会科学及人文科学等多方面的知识。

3. 具有敏锐的观察力,能及时判断患儿的需要及预料可能发生的问题,能够熟练运用护理程序对患儿实施整体护理。

4. 具有较强的护理科研意识,勇于开拓创新。

5. 具有法律意识,能够保护患儿及自身合法权益不受侵害。

（三）身体心理素质

1. 具有健康的身体,有充沛的精力完成小儿的护理工作。

2. 具有健康的心理,有乐观、开朗、平和的心态和宽容的胸怀,良好的忍耐力及自我控制力。

3. 具有与小儿及家庭进行有效沟通的能力,掌握与小儿及家庭有效沟通的技巧,建立和谐融洽的护患关系。

第四节　儿科护理相关的伦理与法律

学习目标

- **理解**
  能正确解释儿科护理相关的伦理与法律。
- **运用**
  能够应用儿科护理相关的伦理与法律解决临床中遇到的问题。

一、儿科护理相关的伦理

儿科护士在对患儿实施整体护理的过程中,常常会面临与小儿护理有关的伦理问题。例如对极度低出生体重的新生儿是否应挽救其生命、临终患儿是否有权利拒绝治疗、在对患儿的关怀照顾中如何权衡利害得失、如何保护小儿及家庭的自主权、如何公正分配护理保健资源等。这就要求护士有能作出道德判断的能力及对伦理问题的推理意识,能正确作出伦理决策。

伦理是研究道德、道德判断、道德问题的核心。伦理问题出现在道德冲突的过程中。护理道德的基本原则是自主原则、有利原则、无害原则、知情同意原则及公正原则。在儿科护理工作中,护理的对象是尚未独立的儿童,由于年龄与生长发育水平的不同,其自主决策能力存在较大差异,一般认为0～10岁为完全无决策能力人,11～14岁为有部分决策能力人,15～17岁有能力作出绝大多数健康相关问题的决策。因此儿科领域的伦理问题显得更为复杂。如在实际工作中,往往是由其家长代替作出决定,而使自主原则受到限制,对这些问题的抉择,对小儿而言本质上有可能是不合理的。因此,儿科护士必须从伦理的角度为患儿考虑,当遇到伦理冲突时,儿科护士应明确自己的价值观念和判断标准,可依据的首要原则是对患儿有益且无害,同时应明确自己的责任首先是维护患儿的利益,其次是维护家庭的利益。公正的原则是指所有儿童,无论其居住地区、种族、性别、宗教、健康或残疾、家庭背景等方面有何差异,都享有生存、安全和最大可能地充分发展的权利。随着城市化进程,流动人口大量出现,发展不平衡必然存在,面临群体差距,儿科护士必须关注弱势群体儿童,力求其享有同样的医疗资源和优质服务。

儿科医务人员对患儿及其家人的专业化的关怀照顾具有引领其渡过难关的无可替代的关键作用。作为卫生保健队伍中的一员,儿科护士应明确自己在协作性伦理决策中的作用,理解患儿和家长的价值观念、想法、偏好,成为联系患儿家庭和其他卫生保健人员之间的最佳桥梁。

二、儿科护理相关的法律

随着社会主义法制的不断健全和完善,许多保护儿童和促进儿童健康的相关法律和规定亦不断完善。1991年9月4日第七届全国人民代表大会常务委员会第二十一次会议通过《中华人民共和国未成年人保护法》,2006年12月29日第十届全国人民代表大会常务委员会第二十五次会议又再次修订了该法案,体现了我国从家庭、学校、社会、司法等多方面保护儿童的身心健康和合法权益。儿科护士有法律上的责任,用应有的科学知识,使小儿得到最佳的生理和情绪上的照护。法律责任是法律为医护人员规定的责任。儿科护士应了解小儿与成人患者一样具有生命权、身体权、健康权、医疗权、疾病认知权、知情同意权、保护隐私权,儿童具有受法律保护的权益,儿科护士也有义务维护儿童以上权益。

患儿疾病治疗效果的好坏,护理操作是否规范是患儿家属最敏感和关心的问题。儿科护士面临的不仅是不能表达或不能完全表达自己病情和需要的患儿,而且要面对焦虑烦躁,对孩子倍加疼爱的父母等。因此,儿科是护理难度大,医患关系最紧张的科室。随着患者维权意识的增强,护理人员应主动学习有关法律法规,学会运用法律知识维护护患双方的合法权益。关注媒体法律栏目,有关医疗纠纷案件的报道等。在工作中应注意告知儿童与家长遵守医院的规定,在为患儿作各项护理操作时,应向患儿及家长解释操作的目的和意义,以便取得同意和合作,必要时让患儿家长签知情同意书。从法律的角度考虑,护士在执业中应当正确执行医嘱,不得随意涂改或不执行医嘱,对有疑问的医嘱应进行核实后方可执行。如发现医嘱有明显错误可拒绝执行,并及时告知医生。要慎重对待口头医嘱,除非抢救或紧急情况时,否则不执行口头医嘱。遇紧急情况应及时通知医生并配合抢救,医生不在场时,护士应当采取力所能及的急救措施。养成及时、客观、真实、规范的完成护理记录的习惯。护士有承担预防保健工作、宣传防病治病知识、进行康复指导、开展健康教育、提供卫生咨询的义务。如果因工作的疏忽,发生护理差错、事故,给患儿及家庭造成严重伤害,护士应对自己的行为负法律责任。

第五节　儿科护理的发展趋势

学习目标

- **理解**
  能正确描述儿科护理的发展趋势。
- **运用**
  能够根据儿科护理的发展趋势,明确作为一名儿科护士在临床工作中的角色定位和任务。

儿科护理包含了小儿各期的生长规律、疾病防治、重症抢救,以及心理健康咨询与健康教育。儿科护理工作者在预防疾病、保护儿童健康、教育儿童、全面了解小儿社会心理和健康状况,实施身心整体护理中作出了重要的贡献。同时儿科的重症监护、儿童心理护理研究、现代护理与整体护理在儿科护理领域的应用也取得了一定的成果。儿科护士已成为全社会儿童保健的主要力量。

近年来,随着儿童疾病预防和治疗工作的开展,我国儿童的健康状况有了显著的改善。2011年我国国务院颁布了《2011—2020年中国儿童发展纲要》,"纲要(2011—2020年)"的主要目标有:进一步降低婴儿、5岁以下儿童死亡率,特别是流动人口中儿童的死亡率;进一步提高纳入国家免疫规划的疫苗接种率。其他目标还包括:控制儿童常见疾病和艾滋病、梅毒、结核病、乙型肝炎等重大传染性疾病。提高中小学生《国家学生体质健康标准》达标率。控制中小学生视力不良、龋齿、超重/肥胖、营养不良发生率。减少环境污染对儿童的伤害。新纲要的颁布为儿科医疗和护理工作者今后的工作指明了努力的方向。"纲要(2001—2010年)"确定的主要目标已基本实现,儿童健康、营养状况持续改善,婴儿、5岁以下儿童死亡率分别从2000年的32.2‰、39.7‰下降到13.1‰、16.4‰,纳入国家免疫规划的疫苗接种率达到了90%以上。

为了适应新时期的任务和要求,随着医学模式的改变,儿科护理学的研究内容、范围、任务也发生了转变。儿科护理由单纯的以疾病为中心的护理转变为以病人为中心的整体护理,如今正经历以家庭为中心的护理模式和以健康为中心的护理模式的转变。由于护理理念的转变,护士的工作范围由医院扩大到家庭和社区。儿科护士的角色由医生的助手和合作伙伴发展为扮演多重角色的高素质独立专业人员。随着专业的不断细化和儿科护理人才的培养,在不久的将来具备高学历、高水平、高素质的儿科护理专家将在临床涌现,以发挥自己在儿科护理领域的独特作用,更好地为小儿及其家庭服务。

 知识链接

《2011—2020 年中国儿童发展纲要》

"纲要(2011—2020 年)"从儿童健康、教育、福利、社会环境和法律保护五个领域提出了儿童发展的主要目标和策略措施。其总目标为:完善覆盖城乡儿童的基本医疗卫生制度,提高儿童身心健康水平;促进基本公共教育服务均等化,保障儿童享有更高质量的教育;扩大儿童福利范围,建立和完善适度普惠的儿童福利体系;提高儿童工作社会化服务水平,创建儿童友好型社会环境;完善保护儿童的法规体系和保护机制,依法保护儿童合法权益。

(范 玲)

 思考题

患儿,女,胎龄 26 周,出生后 2 小时,体重 1500g,须进入新生儿监护病房继续治疗,家长提出退院,不同意继续治疗。请问:作为儿科护士,对于此种情况你应当如何面对和处理?

第 二 章

生 长 发 育

第一节 概　述

学习目标 ▮▮▮

- 识记
  1. 能正确叙述儿童生长发育的规律。
  2. 能准确列举影响生长发育的因素。
- 理解
  能正确解释生长发育的概念。
- 运用
  能够根据儿童生长发育规律,解释儿童生长发育中的现象。

生长发育是指从受精卵到成人的整个成熟过程,是儿童不同于成人的一个重要特点。生长(growth)是随着儿童年龄的增长,各器官和系统的长大,主要表现为形态变化,可以通过具体的测量值来表示,是量变。发育(development)是细胞、组织、器官功能上的分化与成熟,是质的变化。包括情感-心理的发育成熟过程。生长和发育两者紧密相关,共同表示机体连续渐进的动态变化过程,这个过程遵循着一些普遍规律。

一、生长发育的规律

(一)生长发育的连续性和阶段性

在整个儿童时期,生长发育是一个连续的过程,但各年龄阶段生长发育并不是等速进行,具有阶段性的特点,每一个阶段的发展均以前一阶段为基础。例如,体重和身长的增长在生后第一年,尤其是前 3 个月最快,因此出生第一年为第一个生长高峰;第二年以后生长速度逐渐减慢,至青春期又迅速加快,出现第二个生长高峰(图 2-1)。

(二)各系统器官发育的不平衡性

各系统器官的发育快慢不同,其发育顺序遵循一定的规律,有各自的生长特点,与其在不

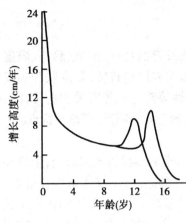

图 2-1　两个生长高峰

同年龄的生理功能有关。如神经系统发育较早;生殖系统发育较晚,在青春期前处于幼稚期,青春期迅速发育;淋巴系统在儿童期迅速生长,于青春期前达高峰,以后逐渐下降到成人水平;皮下脂肪发育年幼时较发达;肌肉组织的发育到学龄期才加速;其他系统如呼吸系统、循环系统、消化系统、泌尿系统等的发育基本与体格生长平行(图 2-2)。

(三)生长发育的顺序性

生长发育通常遵循由上到下、由近到远、由粗到细、由低级到高级、由简单到复杂的顺序或规律。例如,出生后运动发育顺序为:先抬头、后抬胸,再会坐、立、行(从上到下);先抬肩、伸臂,再双手握物(由近到远);先会用全手掌抓握物品,再发展到能以手指端摘取(从粗到细);先会看、听和感觉事物、认识事物,再发展到记忆、思维、分析、判断事物(由低级到高级);先画直线再画曲线和图形(从简单到复杂)。

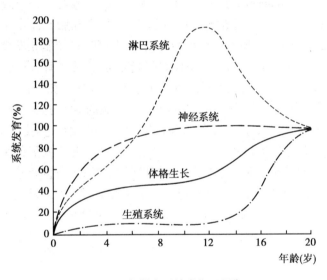

图 2-2　各器官系统发育不平衡

(四)生长发育的个体差异

虽然生长发育有一定的规律,但是儿童的生长发育因为受先天和后天各种因素影响而存在较大的个体差异。体格上的个体差异一般随年龄的增长而越来越显著,青春期差异更大。因此,儿童的生长发育水平有一定的正常范围,所谓正常值不是绝对的,在判断儿童发育是否正常时应充分考虑各种影响因素,并须作连续动态的观察,才能作出正确的判断。

二、影响生长发育的因素

遗传因素和环境因素是影响儿童生长发育的两个最基本因素。遗传决定了生长发育的潜力,这种潜力又受到一系列环境因素的作用和调节,内在的遗传因素与外界的环境因素相互作用共同决定了每个儿童生长发育的状况。

（一）遗传因素

细胞染色体所载基因是决定遗传的物质基础。儿童生长发育的特征、潜能、趋势、限度等由父母双方的遗传因素共同决定。种族和家族的遗传信息影响着体格特征，如皮肤和头发的颜色、面部特征、身材高矮、性成熟的早晚及对传染病的易感性等都与遗传有关。遗传性疾病也会对生长发育造成影响。男女性别也可造成儿童生长发育的差异，各有其规律与特点。

（二）环境因素

1. 营养　合理的营养是儿童生长发育的物质基础，当各种营养素供给比例恰当，生活环境适宜，儿童的生长潜能就可能得到最好的发挥。宫内营养不良的胎儿，不仅体格生长落后，严重时可以影响脑的发育；生后营养不良，特别是生后 1～2 年严重营养不良，可影响体格生长和使机体的免疫、内分泌、神经调节等功能低下，影响智力、心理和社会适应能力的发展。宫内营养不良和超重儿童成年后发生胰岛素抵抗、糖尿病、动脉粥样硬化、高血压等的几率将增加。

2. 孕母状况　胎儿在宫内的发育受孕母生活环境、营养、情绪、健康状况等各种因素的影响。如妊娠早期感染弓形虫（toxoplasma）、风疹（rubella）、巨细胞病毒（cyto megalovirus）、疱疹（herpesvirus）和其他病原（others）如梅毒等（概括为 TORCH 感染），是导致出生缺陷发生的主要生物因素之一。妊娠早期严重营养不良可引起流产、早产和胎儿体格生长以及脑的发育迟缓；孕母接受药物、放射线辐射、环境毒物污染和精神创伤等，可使胎儿发育受阻。

3. 生活环境　良好的生活环境、卫生条件如阳光充足、空气新鲜、季节气候适宜、水源清洁、居住条件舒适等，能促进儿童生长发育，反之则会带来不良影响。家庭生活模式、亲子关系、父母育儿观念、婚姻质量等直接影响儿童的早期发展水平。健康的生活方式、科学的护理、正确的教养、适当的锻炼和完善的医疗保健服务都是促进儿童体格、神经心理发育达到最佳状态的重要因素。

4. 疾病　疾病对儿童的生长发育影响十分明显，尤其在儿童发展的关键时期。急性感染常使体重减轻；长期慢性疾病则同时影响体重和身高的增长；内分泌疾病常引起骨骼生长和神经系统发育迟缓，如先天性甲状腺功能减退症等；先天性疾病，如先天性心脏病时常伴随生长迟缓。同时长期患病的儿童不断处于疾病所造成的不平衡状态中，承受持续的内在压力，还会影响其独立及自主能力的发展。

第二节　小儿体格生长发育

学习目标

- **识记**

  能正确叙述儿童常用体格生长常用指标的测量、计算和正常值。

- **理解**

  1. 能正确解释骨骼、牙齿及生殖系统发育。

  2. 能正确描述青春期体格生长的特点。

- **运用**

  能够利用儿童生长发育指标评价儿童生长发育情况。

一、出生到青春前期体格生长规律

体格生长常用的指标有:体重、身高、坐高、头围、胸围、上臂围、皮下脂肪厚度等。

(一)体重

体重(weight)是评价儿童生长最为重要的指标之一,包括各器官、组织和体液的总重量,体重是代表体格生长营养状况的重要指标。因体脂和体液变化较大,体重在体格生长指标中最易波动。新生儿出生体重与胎次、胎龄、性别及宫内营养状况有关。我国 2005 年九市城区调查结果显示平均男婴出生体重为 3.3kg±0.4kg,女婴为 3.2kg±0.4kg,与世界卫生组织的参考值一致。生后第一周,由于摄入不足、胎粪排出以及水分丢失,新生儿体重有生理性下降,多在生后 3~4 日达到最低点,以后逐渐回升,至第 7~10 日恢复到出生时的体重。早产儿体重恢复较慢。儿童体重随着年龄增加,增长速度逐渐减慢。正常足月婴儿生后前 3 个月体重增长最快,一般每月增长 600~1000g,3~6 个月每月平均增长 600~800g,生后 1 年婴儿体重约为出生体重的 3 倍,这一阶段是体重增长最快的时期,为"第一个生长高峰"。2 岁时体重约为出生体重的 4 倍。2 岁后到青春前期体重稳步增长,每年增长 2~3kg。进入青春期后,受内分泌影响,儿童体格增长再次变快,呈现"第二个生长高峰"。

儿科临床计算药量和输液量时,可用以下公式简单估算体重。但有条件测量体重时,仍应根据实际体重计算。

可选公式:1~6 个月:体重(kg)= 出生体重(kg)+月龄×0.7

　　　　　　7~12 个月:体重(kg)= 6+月龄×0.25

　　　　　　2 岁至青春前期:体重(kg)= 年龄×2+7(或 8)

(二)身高

身高(standing height)指从头顶至足底的全身长度,为头、脊柱和下肢长度的总和。3 岁以下儿童应仰卧位测量,称为身长(recumbent length),3 岁以后立位测量,称身高。身高(长)的增长规律与体重相似,也是生后第一年增长最快,也出现婴儿期和青春期两个生长高峰。

身高(长)的简单估算:出生时为 50cm;生后第一年身长平均增长约 25cm,1 周岁时 75cm;第二年增加速度减慢,平均为 10cm,到 2 岁时身长约 85cm;2 岁以后身高(长)平均每年增加 5~7cm,至青春期出现第 2 个增长加速期,个体差异较大。

2~12 岁儿童身高(长)的估算公式为:身高(cm)= 年龄(岁)×7+77

(三)坐高

坐高(sitting height)指从头顶至坐骨结节的长度,3 岁以下取仰卧位测量,称顶臀长(crown-rump length)。坐高代表头颅与脊柱的生长。由于下肢增长速度随着年龄增长而加快,坐高占身高的百分数则随年龄的增加而下降,由出生时的 67% 降到 14 岁时的 53%(表 2-1)。任何影响下肢生长的疾病如甲状腺功能减退和软骨营养不良,可使坐高(顶臀长)与身高的比例停留在幼年状态。

(四)头围

头围(head circumference,HC)指自眉弓上缘经枕骨结节绕头一周的长度,是反映脑发育和颅骨生长的一个重要指标。胎儿时期脑发育居各系统的领先地位,故出生时头围相对较大,平均 33~34cm。头围在一岁内增长较快,前 3 个月和后 9 个月都增长 6~7cm,6 个月约为 44cm,

1 岁 46cm。1 岁以后头围增长明显减慢,2 岁时约为 48cm;5 岁 50cm,15 岁 54 ~ 58cm,基本同成人。头围测量在 2 岁以内最有价值。头围过小常提示脑发育不良;头围过大或增长过快则提示脑积水、脑肿瘤可能。

头围与身长有关,6 个月内婴儿头围与顶臀长大致相等(表 2-2);1 岁时头围约为 1/2 身长 +10cm。

表 2-1　2005 年 9 市城区男女儿童坐高与身高比例

	出生		3 个月		6 个月		12 个月		2 岁		4 岁		6 岁	
	男	女	男	女	男	女	男	女	男	女	男	女	男	女
坐高(cm)	33.5	33.2	41.7	40.7	44.8	43.9	48.8	47.8	54.7	54.0	60.7	59.9	66.6	65.8
身高(cm)	50.4	49.7	63.3	62.0	69.8	68.1	78.3	76.6	91.2	88.9	106.0	104.9	120.0	118.9
坐高/身高 (%)	66.5	66.8	65.9	65.6	64.2	64.5	62.3	62.2	60.0	60.7	57.3	57.1	55.5	55.3

表 2-2　2005 年 9 市城区男女儿童顶臀长与头围

	出生		3 个月		6 个月	
	男	女	男	女	男	女
顶臀长(cm)	33.5	33.2	41.7	40.7	44.8	43.9
头围(cm)	34.5	34.0	41.2	40.2	44.2	43.11

（五）胸围

胸围(chest circumference,CC)指自乳头下缘经肩胛骨角下绕胸一周的长度。由于呼吸运动的影响,测量时取呼、吸气测量值的平均值。反映胸廓、胸背肌肉、皮下脂肪及肺的发育。出生时胸围较头围小 1 ~ 2cm,约 32cm。1 岁时胸围约等于头围,出现头围、胸围生长曲线交叉;但现在由于普遍营养状况较好,很多婴儿在未满 1 岁时胸围就赶上了头围。头围、胸围生长曲线交叉时间与儿童营养和胸廓发育有关。

（六）上臂围

上臂围(upper arm circumference,UAC)指沿肩峰与尺骨鹰嘴连线中点的水平绕上臂一周的长度,反映上臂骨骼、肌肉、皮下脂肪和皮肤的发育水平。常用于评估儿童的营养状况。生后第 1 年内上臂围增长迅速,1 ~ 5 岁期间增长缓慢,为 1 ~ 2cm。可用上臂围测量普查 5 岁以下儿童的营养状况。评估标准为:>13.5cm 为营养良好;12.5 ~ 13.5cm 为营养中等;<12.5cm 为营养不良。

二、青春期体格生长特点

儿童进入青春期后,受性激素等因素的影响,体格生长出现生后的第二个高峰,在身高、体重等方面都有极大的增长,且体格发育在起止早晚、突增幅度和变化的侧重部位都有明显的性别差异。

在青春期前的 1 ~ 2 年,无论男孩还是女孩,生长速度略有减慢。女孩在乳房发育后(9 ~

11 岁）、男孩在睾丸增大后(11～13 岁)身高开始加速增长，女孩平均年增高 8～10cm，男孩平均年增高 9～11cm。在第二个生长高峰期，身高增长值约为最终身高的 15%。女孩在 9～10 岁时身高、体重、肩宽、骨盆宽的发育水平都超过同龄男孩，15 岁左右男孩各项发育水平的指标有超过同龄女性。青春期开始和持续的时间受多种因素的影响，个体差异较大。生长高峰提前者，身高的停止增长较早。

青春期体重的增长与身高平行，同时内脏器官增长。在青春早期男女儿童的脂肪含量都有增加。由于雌激素有促进脂肪组织沉积的作用，故女孩体内的脂肪在整个青春期均持续增加。男孩在雄激素的作用下以肌肉等瘦体质增加为主，青春中期体脂是负增长，直至进入青春晚期和成人期后，体脂才逐步增加。最后形成女孩身体丰满、髋部较宽，男孩则显示肩部增宽，下肢较长，肌肉增强的体型特点。

三、与体格生长有关的各系统发育

（一）骨骼发育

1. 颅骨发育　颅骨发育可以通过头围大小，前、后囟及颅缝闭合迟早情况来衡量。前囟为顶骨和额骨边缘形成的菱形间隙(图 2-3)，其对边中点连线长度在出生时为 1.5～2.0cm，后随颅骨发育而增大，6 个月后逐渐骨化变小，1～1.5 岁时闭合，最迟不超过 2 岁。后囟为顶骨与枕骨边缘形成的三角形间隙，出生时即已很小或已闭合，最迟出生后 6～8 周闭合。颅骨缝出生时可略微分开，3～4 个月时闭合。前囟检查在儿科非常重要，不仅大小而且张力的变化均提示某些疾病的可能。前囟早闭或过小、头围小提示脑发育不良、小头畸形；前囟迟闭或过大可见于脑积水、佝偻病、甲状腺功能减退症等；前囟张力增加常提示颅内压增加，而前囟凹陷则见于极度消瘦或脱水者。

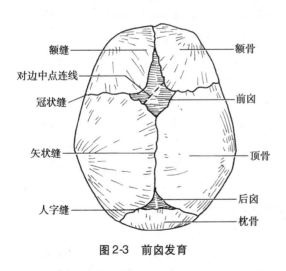

图 2-3　前囟发育

额缝　　　　　额骨
对边中点连线
冠状缝　　　　前囟
矢状缝　　　　顶骨
人字缝　　　　后囟
　　　　　　　枕骨

2. 脊柱发育　脊柱的生长反映椎骨的发育。出生时脊柱仅轻微后凸，3 个月左右随婴儿抬头出现第一个弯曲即颈椎前凸；6 个月左右会坐时出现第二个弯曲即胸椎后凸；1 岁左右开始站立时出现第三个弯曲即腰椎前凸。6～7 岁时韧带发育完善，这三个自然弯曲被韧带固定。生理弯曲的形成可缓冲运动过程中产生的压力，有利于身体的平衡。坐、立、行姿势及骨骼病变会影响脊柱发育。

3. 骨的发育　包括骨化与生长。骨化有两种形式，一种为膜化骨，包括颅盖诸骨和面骨。膜化骨是间充质细胞演变为成纤维细胞，形成结缔组织膜，在膜的一定部位开始骨化，形成骨化中心，再逐渐扩大完成骨的发育。另一种为软骨内化骨，包括躯干及四肢骨和颅底骨等。软骨内化骨是由间充质细胞演变为软骨原基，后由成骨细胞的成骨活动而形成原始骨化中心。以后，还出现继发骨化中心。骨化中心不断扩大，最后软骨原基全部骨化，原始与继发骨化中心互相愈合而完成骨骼的发育。

骨化中心出现的多少可反映长骨的成长成熟程度。通过 X 线检查不同年龄小儿长骨骨骺端骨化中心出现的时间、数目、形态变化，并将其标准化，即为骨龄（bone age）。出生时腕部无骨化中心，出生后腕部骨化中心出现顺序为：头状骨、钩骨（3～4个月）；下桡骨骺（约1岁）；三角骨（2～3岁）；月骨（3岁左右）；大小多角骨（3.5～5岁）；舟骨（5～6岁）；下尺骨骺（6～8岁）；豌豆骨（9～10岁）。10岁时出全，共10个，故1～9岁腕部骨化中心的数目约为其岁数加1。新生儿期已出现股骨远端及胫骨近端的骨化中心。因此判断长骨的生长，婴儿早期可拍膝部 X 线片，年长儿拍左手腕部 X 线片。骨龄是一个独立的生长指标，不依赖年龄和生长速度的变化，动态观察骨龄变化对评价体格生长态势及儿童内分泌疾病疗效有重要意义。

（二）牙齿发育

牙齿发育与骨骼发育有一定的关系，但因胚胎来源不完全相同，故发育速度也不平行。人生有两副牙齿，即乳牙共20个和恒牙共32个。出生时在颌骨中已有骨化的乳牙牙胚，被牙龈覆盖，生后4～10个月乳牙开始萌出，2～2.5岁出齐，2岁以内乳牙的数目为月龄减4～6，但乳牙萌出的时间也存在较大的个体差异，12个月未出牙为乳牙萌出延迟。乳牙萌出顺序一般下颌先于上颌、自前向后。在乳牙胚发育的同时，从乳牙胚的舌侧长出20个恒牙胚，将来发育成20个恒牙并与乳牙替换。在恒牙胚的两端各在胚胎10个月、出生后2年、5年分别长出第1、2、3恒磨牙胚。6岁左右开始出第一颗恒牙即第一磨牙，7～8岁之后乳牙按萌出顺序逐个脱落换之以恒牙。12岁左右出第二磨牙；18岁以后出第三磨牙（智齿），但也有人终身不出此牙。恒牙一般20～30岁时出齐，共32个。个别小儿出牙时可有低热、流涎、睡眠不安、烦躁等反应。较严重的营养不良、佝偻病、甲状腺功能减退症、21-三体综合征等患儿可有出牙迟缓、牙釉质差等。食物的咀嚼有利于牙齿生长。

（三）肌肉与脂肪组织发育

1. 肌肉系统发育　胎儿期肌肉组织发育较差，出生后随活动增加肌肉组织逐渐生长，其生长发育与体重增长平行。儿童肌肉纤维较细，间质组织较多。生后肌肉的生长主要是肌纤维增粗，5岁以后则肌肉增长明显，并有性别差异。青春期肌肉发育尤为加速，男孩比女孩更突出。男孩肌肉占体重比例明显大于女孩。肌肉的发育与营养、生活方式、运动量等密切相关。目前肌肉力量、耐力和柔韧性已成为衡量青少年身体素质的内容之一。肌肉生长异常可见于重度营养不良、进行性肌萎缩等病症。

2. 脂肪组织发育　脂肪组织的生长发育主要是细胞数目增加和体积增大。细胞数目增加主要在胚胎中后期、生后第1年以及青春期。脂肪细胞体积的扩大也以胎儿后期为快，到出生时已增加一倍，以后逐渐减慢，青春期生长加速时，脂肪细胞体积又扩大。脂肪组织是机体贮存能量的主要场所，在机体需要时动员、释放能量。近年来研究发现，脂肪组织还是一个活跃的内分泌器官。过多的脂肪贮存可增加肥胖、高血脂及心脑血管疾病的危险。

（四）生殖系统发育

受下丘脑-垂体性腺轴的调节，生殖系统迟至青春期前才开始发育，青春期开始和持续时间受多种因素的影响，个体差异较大。女孩在8岁以前，男孩在9岁以前出现第二性征，为性早熟（precocious puberty），即青春期提前出现；女孩14岁以后，男孩16岁以后无第二性征出现，为性发育延迟（delayed puberty）。

1. 女性生殖系统发育　包括卵巢、子宫、输卵管和阴道。第二性征发育以乳房、阴毛、腋毛发育为标志，乳房发育是女孩青春期开始的第一个体征，然后是阴毛和腋毛的发育。月经初潮是性功能发育的主要标志。初潮年龄有个体差异,大多在乳房发育的 1 年后或第二生长高峰后出现,受遗传、营养状况和经济文化水平等因素影响。

2. 男性生殖系统发育 包括睾丸、附睾和阴茎。第二性征主要表现为阴毛、腋毛、胡须、变声及喉结的出现。睾丸增大是男性青春期的第一征象,随后是阴茎变长、增粗和阴毛出现,腋毛和胡须在阴毛生长 2 年后出现。首次射精的平均年龄受心理、文化和生物因素影响,多在阴茎生长 1 年后或第二生长高峰后出现。青春期发育的年龄有很大的个体差异。

第三节 小儿神经心理行为发育

学习目标

- 识记
  1. 能正确叙述儿童感知、运动、语言的发育。
  2. 能正确描述儿童心理活动的发展。
- 理解
  1. 能正确解释儿童神经系统发育特点。
  2. 能正确描述儿童社会行为发展。
- 运用
  能够根据儿童神经心理行为发育规律,正确评估儿童的发育。

在成长过程中,儿童神经心理发育主要是指感知、运动、语言的发育,以及记忆、思维、情感、性格等心理活动的发展,故此期的发育也称之为行为发育。它与儿童的智力发育密切相关,是儿童健康成长的重要方面。

一、神经系统发育

神经心理发育以神经系统发育和成熟为物质基础。在胎儿时期神经系统发育最早,尤其是脑的发育最为迅速。出生时脑重已达成人脑重的 25% 左右,此时神经细胞数目已与成人相同,但其树突与轴突少而短。7 岁时已接近成人脑重,约 1500g。脑重的增加主要是由于神经细胞体积增大和树突的增多、加长,以及神经髓鞘的形成和发育。神经系统髓鞘化在 4 岁左右完成,故婴儿时期由于髓鞘形成不完善,刺激引起的神经冲动传导慢,且易于泛化,不易形成明显的兴奋灶,儿童易疲劳而进入睡眠状态。小儿脑耗氧在基础代谢状态下占总耗氧量的 50% ,而成人为 20% 。长期营养缺乏可引起脑的生长发育落后。

脊髓在出生时发育已较成熟,其发育与运动功能的发育相平行,随年龄而增重、加长。脊髓下端在胎儿时位于第二腰椎下缘,4 岁上移至第一腰椎,作腰椎穿刺时应注意此发育特点。

出生时小儿即具有觅食、吸吮、吞咽、拥抱、握持等一些非条件反射和对强光、寒冷、疼痛的反应。其中有些无条件反射如吸吮、握持、拥抱等反射会随年龄的增长和大脑皮质的发育而逐渐减退,否则将影响动作发育。如握持反射应于 3 ~ 4 个月时消失,如继续存在则将妨碍手指精细动作的发育。新生儿和婴儿肌腱反射不如成人灵敏,腹壁反射和提睾反射也不易引出,到 1 岁时才稳定。3 ~ 4 个月前小儿肌张力较高,凯尔尼格征(Kernig)可为阳性,2 岁以下小儿巴宾斯基征(Babinski)阳性也可为正常现象。

小儿出生后 2 周左右即可形成第一个条件反射,即抱起喂奶时出现吸吮动作;2 个月开始逐渐形成与视觉、听觉、味觉、嗅觉、触觉等相关的条件反射;3 ~ 4 个月开始出现兴奋性和抑郁性条件反射;2 ~ 3 岁时皮质抑制功能发育完善,到 7 ~ 14 岁时皮质抑制调节功能达到一定强度。随着条件反射的形成和积累,儿童综合分析能力逐渐提高,智力发展也逐渐趋于复杂和完善。

二、感知的发育

感知(sense and perception)是通过各种感觉器官从环境中选择性地获取信息的能力。感知的发育对儿童运动、语言、社会适应能力的发育起着重要的促进作用。

(一)视感知发育

新生儿已有视觉感应能力,瞳孔对光有反应,但因视网膜黄斑区发育不全和眼肌调节能力差,视觉不敏锐,只能看清 15 ~ 20cm 范围内的事物。不少新生儿可出现一时性斜视和眼球震颤,3 ~ 4 周内自动消失。新生儿期后视感知发育迅速,1 个月后可注视光源,开始有头眼协调;3 ~ 4 个月时喜欢看自己的手,头眼协调较好;6 ~ 7 个月时目光可随上下移动的物体垂直方向转动,出现眼手协调动作;8 ~ 9 个月时开始出现深度的感觉,能看到小物体;18 个月时能区别各种形状,喜看图画;2 岁时两眼调节好,可区别垂直线和横线;5 岁时区别各种颜色;6 岁时视觉深度已充分发育。

(二)听感知发育

出生时因鼓室无空气,听力较差,但对强声可有瞬目、震颤等反应;出生 3 ~ 7 天后听觉已良好;3 ~ 4 个月时头可转向声源,听到悦耳声时会微笑;6 个月时能区别父母声音,唤其名有应答表示;7 ~ 9 个月时能确定声源,区别语言的意义;13 ~ 16 个月时可寻找不同响度的声源;2 岁时能区别不同高低的声音,听懂简单吩咐;4 岁时听觉发育完善。听感知发育与小儿语言发育直接相关,听力障碍如不能在语言发育的关键期内或之前得到确诊和干预,则可因聋致哑。国外调查资料显示,新生儿听力障碍的发生率为 1‰ ~ 3‰,重症监护病房的高危新生儿听力障碍发生率则可达 2% ~ 4%。新生儿听力筛查(neonatal hearing screening,NHS)是早期发现听力障碍的有效办法,目前我国正逐步将其纳入常规新生儿筛查内容。

(三)味觉和嗅觉发育

出生时味觉发育已很完善。他接触的第一种食物是略带甜味的母乳,因此婴儿对于略带甜味的东西是非常敏感的。新生儿对不同味道如甜、酸、苦、咸等可产生不同的面部表情;生后 1 ~ 2 周的新生儿已可辨别母亲和其他人的气味;3 ~ 4 个月时能区别愉快和不愉快的气味;7 ~ 8 个月开始对芳香气味有反应。

(四)皮肤感觉的发育

皮肤感觉包括触觉、痛觉、温度觉和深感觉等。触觉是引起某些反射的基础,新生儿触觉已很灵敏,尤以眼、口周、手掌、足底最为敏感,触之即有瞬目、张口、缩回手足等反应,而前臂、大腿、躯干部触觉则较迟钝。新生儿已有痛觉，但较迟钝；第 2 个月起才逐渐改善。新生儿温度觉很灵敏，冷的刺激比热的刺激更能引起明显的反应。

三、运动的发育

运动发育分为大运动（gross motor）和精细运动（fine motor）两大类。正常儿童大运动发育的里程碑是孩子获得某项大运动功能的年龄，发育里程碑是有顺序的，儿童获得一个能力后才能学会下一个能力。运动发育遵循自上而下、由近至远、从不协调到协调、先正向动作后反向动作的规律（图 2-4）。如孩子首先学会控制头部，然后控制四肢、躯干和腿；学会某些技能后，丧失某些原始的反射和运动。当孩子学会有目的地抓握物体后，必然丧失原始的抓握反射。

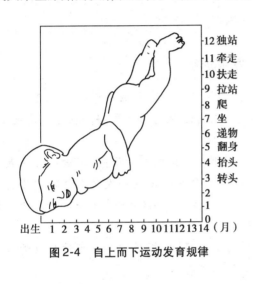

图 2-4 自上而下运动发育规律

独站—12
牵走—11
扶走—10
拉站—9
爬—8
坐—7
递物—6
翻身—5
抬头—4
转头—3
2
1
出生 1 2 3 4 5 6 7 8 9 10 11 12 13 14（月）

（一）平衡和大运动

大运动又称大肌肉运动，是身体对大动作的控制，如抬头、坐、爬、站、走、跑、跳等；大运动发育的里程碑如下：新生儿俯卧位时能抬头 1~2 秒；3 个月时抬头较稳；4 个月时抬头很稳并能自由转动；6 个月时能双手向前撑住独坐；婴儿大约 7 个月时能有意识地从仰卧位翻至俯卧位，然后从俯卧位翻至仰卧位；8 个月时能坐稳并能左右转身；7~8 个月时已能用手支撑胸腹，可后退或在原地转动身体；8~9 个月时可用双上肢向前爬；10 个月左右能扶走；11 个月时能独站片刻；15 个月时可独自走稳；18 个月时已能跑及倒退走；2 岁能并足跳；2 岁半能独足跳 1~2 次；3 岁时双足交替走下楼梯；5 岁时能跳绳。

（二）精细动作

精细运动是相对于大动作而言较小的动作，如抓握物品、图画等。精细动作发育的里程碑如下：3~4 个月时握持反射消失，开始有意识地取物；6~7 个月时能独自摇摆或玩弄小物体，出现物品换手及捏、敲等探索性动作；9~10 个月时可用拇、食指取物，喜撕纸；12~15 个月时学会用匙，乱涂画，能几页几页地翻书；18 个月时能叠 2~3 块方积木；2 岁时可叠 6~7 块方积木，一页一页翻书，能握杯喝水；3 岁时在别人的帮助下会穿衣服，临摹简单图形；4 岁时基本上能自己脱、穿简单衣服；5 岁时能学习写字。

四、语言的发育

语言（language）为人类特有的高级神经活动，与智能关系密切。儿童语言发育是儿童全面发育的标志。正常儿童天生具备发展语言技能的机制和潜能，但是环境必须提供适当的条件，其语言能力才能得以发展。语言发育必须听觉、发音器官和大脑功能正常并须经过发音、理解和表达 3 个阶段。新生儿已会哭叫，婴儿 3~4 个月咿呀发音，7~8 个月能发"爸爸"、"妈妈"等语音。婴儿在发音的过程中逐渐理解语言。6 个月时婴儿能听懂自己的名字，9 个月左右能听

21

懂简单的词义,如"再见"、"把手给我"等。10个月左右的婴儿已能有意识地叫"爸爸"、"妈妈"。在理解的基础上,儿童学会表达语言。一般12月龄开始会说单词,如"再见"、"没了";18个月能用15~20个字,并指认说出家庭主要成员的称谓;24个月能指认常见的物品、图画、会说段歌谣;3岁时几乎能指认许多物品,并说有2~3个字组成的短句;4岁时能讲述简单的故事情节。

语言发育的过程中须注意下列现象:①乱语:又称隐语。1~2岁的孩子,很想用语言表达自己的需求,但由于词汇有限,常常说出一些成人听不懂的话语即乱语。②口吃:3~4岁的孩子,词汇增多,但常常发音不准或句法不妥。③自言自语:是儿童从出声的外部语言向不出声的内部语言转化过程中的一种过渡形式,一般7岁以后,儿童不会再出现自言自语,如继续存在,则应引起注意。

 知识链接

言语和语言发育迟缓

语言发育迟缓或困难是父母提出的最受关注的问题。多达15%的学龄前儿童曾有不同种类的语迟,持续的语迟大大影响孩子的沟通能力并进展为语言障碍。在许多情况下,无法用潜在的生物学异常来解释语言障碍。

语言障碍会导致无法理解和学习词汇、语法规则或会话模式的语言,影响语言的表达和接受。交流中语流的中断称为语言不流利。发育性的语言不流利发生在许多学龄前儿童,通常于4岁后消失,不是病理性的。真正意义上的语言不利(口吃)是以讲话时紧张费力、重复或完全的语言受阻以及交流能力的显著缺陷为特征的。

任何怀疑有语言发育迟缓的儿童,都需要进行听觉评估(慢性中耳炎可致儿童听力损伤)。早期强化治疗可随时间的推移大幅度改善沟通技能。

五、心理活动的发展

小儿出生时不具有心理现象,待条件反射形成即标志着心理活动发育的开始,且随年龄的增长,心理活动不断发展。

（一）注意的发展

注意(attention)是人的心理活动集中于一定的人或物。注意可分无意注意和有意注意,婴儿期以无意注意为主,3个月开始能短暂地集中注意人脸和声音;随着年龄的增长、动作语言的发育,儿童逐渐出现有意注意,但幼儿时期注意的稳定性差,易分散、转移;5~6岁后儿童才能较好地控制自己的注意力。

（二）记忆的发展

记忆(memory)是将所获得的信息"贮存"和"读出"的神经活动过程,可分为感觉、短暂记忆和长久记忆3个阶段。长久记忆又分为再认和重现两种,再认是以前感知的事物在眼前重现时能认识;重现则是以前感知的事物虽不在眼前出现,但可在脑中重现,即被想起。1岁内婴儿只有再认而无重现,随着年龄的增长,重现能力也增强。幼儿时期的记忆特点是时间短、内容少,只按事物的表面特性记忆信息,且以机械记忆为主,精确性差。随着年龄的增长和思维、理解、分析能力的发展,儿童有逻辑的记忆逐渐发展,记忆内容也越来越广泛、复杂,记忆的时间也越来越长。

（三）思维的发展

1岁以后儿童开始产生思维(thinking)。在3岁以前只有最初级的形象思维;3岁以后开始有初步抽象思维;6~11岁后儿童逐渐学会综合分析、分类、比较等抽象思维方法,使思维具有目的性、灵活性和判断性,在此基础上进一步发展为独立思考的能力。

（四）想象的发展

新生儿没有想象(imagination)能力;1~2岁儿童仅有想象的萌芽;3岁后儿童想象内容稍多,但仍为片段、零星的;学龄前期儿童想象力有所发展,但以无意想象和再造想象为主;有意想象和创造性想象到学龄期才迅速发展。

（五）情绪情感的发展

新生儿因不适应宫外环境,常表现出不安、啼哭等消极情绪,而哺乳、抚摸、抱、摇等则可使其情绪愉快。6个月后儿童能辨认陌生人时逐渐产生对母亲的依恋及分离性焦虑,9~12个月时依恋达高峰。婴幼儿情绪表现特点为时间短暂,反应强烈,容易变化,外显真实。随年龄增长和与周围人交往的增加,儿童对客观事物的认识逐步深化,对不愉快事物的耐受性逐渐增强,逐渐能有意识地控制自己的情绪,情绪反应渐趋稳定。

（六）个性和性格的发展

个性(personality)是个人处理环境关系时所表现出来的与他人不同的习惯行为和倾向性,包括思想方法、情绪反应、行为风格等。每个人都有特定的生活环境和自己的心理特点,因此表现在兴趣、能力、气质等方面的个性各不相同。性格(character)是个性心理特征的重要方面,是在人的内动力与环境产生矛盾和解决矛盾的过程中发展起来的,具有阶段性。婴儿期由于一切生理需要均依赖成人,逐渐建立对亲人的依赖性和信赖感,如不能产生依恋关系,将产生不安全感;幼儿时期儿童已能独立行走,有一定的自主感,但又未脱离对亲人的依赖,常出现违拗言行与依赖行为相交替现象;学龄前期儿童生活自理能力提高,主动性增强,但常因失败而出现失望和内疚;学龄期儿童因学习能力提高和某些行为得到认可而满足,又因经常失败而产生自卑;青春期少年体格生长和性发育开始成熟,社交增多,心理适应能力加强但容易波动,在感情问题、伙伴问题、职业选择、道德评价和人生观等问题上处理不当时易发生性格变化。性格的形成有遗传影响,但主要靠生活环境和教育,一旦形成即相对稳定。在儿童性格的发展中,父母教育有着十分重要的影响(表2-3)。

表2-3　父母教育态度与儿童性格的关系

父 母 态 度	儿 童 性 格
民主	独立、大胆、机灵、善于与人交往、协作、有分析思考能力
过于严厉,经常打骂	冷酷、顽固、缺乏自信及自尊
溺爱	骄傲、自私、任性、缺乏独立性和主动性、依赖性强
父母意见分歧	两面讨好、投机取巧、易说谎
支配性	顺从、依赖、缺乏独立性

六、社会行为的发展

儿童社会行为(personal-social behavior)是各年龄阶段心理行为发展的综合表现,其发展受外界环境的影响,也与家庭、学校、社会对儿童的教育有密切关系,并受神经系统发育程度的制约。新生儿醒觉时间短,对周围环境反应少,但不舒服时哭叫,抱起来即安静;2~3个月时能以笑、停止啼哭、发音等行为表示认识父母;3~4个月时开始出现社会反应性的大笑,对母亲声音表示愉快;7~8个月时表现出认生,对发声玩具感兴趣;9~12个月是认生的高峰,会模仿别人的动作,呼其全名会转头;12~13个月喜欢玩变戏法和躲猫猫游戏;18个月时逐渐有自我控制能力,成人在附近时可以玩很久;2岁时不再认生,爱表现自己,吸引别人注意,喜欢听故事、看动画片,能执行简单命令;3岁时人际交往更成熟,与人同玩游戏,能遵守游戏规则,此后,随着接触面的不断扩大,对周围人和环境的反应能力更趋完善(表2-4)。

表2-4 儿童神经精神发育进程

年 龄	粗细动作	语 言	适应周围人和物的能力及行为
新生儿	无规律、不协调动作,紧握拳	能哭叫	铃声使全身活动减少;或哭渐止,有握持反射
2个月	直立位及仰卧位时能抬头	发出和谐的喉音	能微笑,有面部表情,眼随物转动
3个月	仰卧位变为侧卧位,用手摸东西	咿呀发音	头可随看到的物品或听到的声音转动180°,注意自己的手
4个月	扶着髋部时能坐,或在俯卧位时用两手支撑抬起胸部,手能握持玩具	笑出声	抓面前物体,自己玩手,见食物表示喜悦,较有意识地哭笑
5个月	扶腋下能站得直,两手各握一玩具	能喃喃地发出单调音节	伸手取物,能辨别人声,望镜中人笑
6个月	能独坐一会,用手摇玩具	能听懂自己的名字	能认识熟人和陌生人,自拉衣服,自握足玩
7个月	会翻身,自己独坐很久,将玩具从一手换入另一手	能发"爸爸"、"妈妈"等复音,但无意识	能听懂自己的名字,自握饼干吃
8个月	会爬,会自己坐起来、躺下去,会扶着栏杆站起来,会拍手	重复大人所发简单音节	注意观察大人的行动,开始认识物体,两手会传递玩具
9个月	试独站,会从抽屉中取出玩具	能懂几个较复杂的词句,如"再见"等	看见熟人会手伸出来要抱,或与人合作游戏
10~11个月	能独站片刻,扶椅或推车能走几步,拇、食指对指拿东西	开始用单词,一个单词表示很多意义	能模仿成人的动作,招手"再见",抱奶瓶自食
12个月	独走,弯腰拾东西,会将圆圈套在木棍上	能叫出物品名字,如灯、碗,指出自己的手、眼	对人和事物有喜憎之分,穿衣能合作,用杯喝水
15个月	走得好,能蹲着玩,能叠一块方木	能说出几个词和自己的名字	能表示同意、不同意

续表

年 龄	粗 细 动 作	语 言	适应周围人和物的能力及行为
18个月	能爬台阶,有目标地扔皮球	能认识和指出身体各部分	会表示大、小便,懂命令,会自己进食
2岁	能双脚跳,手的动作更准确,会用勺子吃饭	会说2~3个字构成的句子	能完成简单的动作,如拾起地上的物品,能表达喜、怒、怕、懂
3岁	能跑,会骑三轮车,会洗手、洗脸,脱穿简单衣服	能说短歌谣,数几个数	能认识画上的东西,认识男、女,自称"我",表现自尊心、同情心,怕羞
4岁	能爬梯子,会穿鞋	能唱歌,讲述简单故事情节	能画人像,初步思考问题,记忆力强,好发问
5岁	能单腿跳,会系鞋带	开始识字	能分辨颜色,数10个数,知物品用途及性能
6~7岁	参加简单劳动,如扫地、擦桌子、剪纸、泥塑、结绳	能讲故事、开始写字	能数几十个数,可简单加减,喜独立自主,形成性格

第四节　儿童发展理论

学习目标

- **理解**
  能正确说出性心理发展理论、心理社会发展理论和认知发展理论内涵。
- **运用**
  能够根据儿童发展理论,正确与各年龄段儿童沟通和实施整体护理。

一、弗洛伊德的性心理发育理论

弗洛伊德(Freud S),著名奥地利精神病学家,被誉为"现代心理学之父",通过精神分析法观察人的行为,创建了性心理发展理论(theory of psychosexual development)。弗洛伊德的理论注重于儿童性心理的发展、对自己身体的欣赏及与他人关系的建立。他认为性本能是个性发展过程中具有重要意义的因素。他用"性心理"来描绘感官愉悦的体验,认为人的性心理发展分为5个阶段,如果某一阶段的需求未得到满足,便会产生心理及情绪问题,并影响下一阶段的发展。

(一)口腔期

口腔期(oral stage,0~1岁):婴儿专注于与口有关的活动,通过吸吮、吞咽、咀嚼等经口的活动来获得快乐与安全感。如口部欲望得到满足,则有助于婴儿情绪及人格的正常发展。此期发展不顺利,会造成以后自恋、悲观、退缩、嫉妒、猜疑、苛求等人格特征,还会出现咬指甲、吸烟、吸毒、酗酒等不良行为。当对婴儿进行侵入性操作前后可以给予喂养或安慰奶嘴。

(二)肛门期

肛门期(anal stage,1~3岁):儿童关心与直肠及肛门有关的活动,愉快感主要来自于排泄所带来的快感及自己对排泄的控制。排便环境和氛围对儿童的个性有着深远的影响,如父母在这段时期对儿童的大小便训练恰当,则孩子能与父母产生和谐的关系,并形成日后人际关系的基础。如父母对儿童的大小便训练出现问题或儿童有与排泄有关的不愉快经历,则会形成缺乏自我意识或自以为是、冷酷无情、顽固、吝啬暴躁等人格特征。当幼儿住院时,应该鼓励小儿维持在家的排便习惯和方式,小儿因环境陌生可能导致排便行为退化,不应嘲笑责骂小儿。

(三)性蕾期

性蕾期(phallic stage,3~6岁):儿童对自己的性器官感兴趣,并察觉到性别差异。男孩经由恋母情结而偏爱母亲,女孩则经恋父情结而偏爱父亲。健康的发展在于与同性别的父亲或母亲建立起性别认同感,有利于形成正确的性别行为和道德观念,如发展不顺利,则会产生性别认同困难或由此产生其他的道德问题。

(四)潜伏期

潜伏期(phallic stage,6~12岁):儿童早期的性欲冲动被压抑到潜意识领域,把精力投放到智力及身体的活动上,儿童的兴趣不再限于自己的身体,转而注意自己周围环境中的事物,愉快感来自于对外界环境的体验,喜欢与同性别的伙伴游戏或一起活动。如果发展好,可获得许多人际交往经验,促进自我发展。此期发展不顺利,则会造成强迫性人格。

(五)生殖期

生殖期(genital stage,12岁以后):深藏于潜意识中的性欲冲动,随青春期的到来开始涌现。对异性发生兴趣,注意力由父母转移到所喜爱的性伴侣,有了与性别有关的职业计划、婚姻理想。如此期性心理发展不顺利,会导致严重的功能不全或病态人格。学校和社会要提供各种形式的性知识教育,护理该期小儿时要注意维护其隐私。

二、艾瑞克森的心理社会发展理论

心理学家艾瑞克森(Erikson E),将弗洛伊德的理论扩展到社会方面,形成了心理社会发展理论(theory of psychosocial development)。艾瑞克森理论强调文化及社会环境对人发展的影响,认为生命的历程就是不断达到心理社会平衡的过程。他将人的一生分为5个心理社会发展阶段,并认为每个阶段均有一个特定的发展问题,这些问题即是儿童健康人格的形成和发展过程中所必然遇到的挑战或危机。成功地解决每一阶段的发展问题,就可健康地步入下一阶段;反之,将导致不健康的结果而影响后一阶段的发展。

(一)婴儿期

主要的社会心理发展问题:信任对不信任(trust vs mistrust)。信任感是发展健全人格最初且最重要的因素,人生第一年的发展任务是与照顾者(通常是父母)建立起信任感。良好的照料是发展婴儿信任感的基本条件。如果母亲的喂养、抚摸等使儿童的需要得到满足,其对父母的信任感就得以建立,这一信任感是儿童对外界和他人产生信任感的来源。信任感发展的结果是乐观,对环境和将来有信心,形成有希望的品质(virtue of hope)。与此相反,如果儿童经常感受到的是痛苦、危险和无人爱抚，便会产生不信任感和不安全感，婴儿会把对外界的恐惧和怀疑情绪带入以后的发展阶段。在护理婴儿时要经常抱起安抚以利于信任感的形成。

（二）幼儿期

主要的心理社会发展问题：自主对羞涩或怀疑（autonomy vs shame or doubt）。此阶段幼儿通过爬、走、跳等动作来探索外部世界，对自己的身体、行为、环境的控制能力加强，逐渐建立了自主感。他们在许多领域开始独立的探索，通过模仿他人的动作和行为进行学习；同时由于缺乏社会规范，儿童任性行为达到高峰，喜欢以"不"来满足自己独立自主的需要。当幼儿自我实现得到满足和鼓励时，其自主性得到发展。此时，如果父母替孩子包办一切，而不允许他们去做想做的事，或对其独立行为缺乏耐心，进行嘲笑、否定和斥责，将会使儿童产生羞愧和疑虑，儿童将怀疑自己的能力，并停止各种尝试和努力。例如，鼓励小儿做力所能及的自理活动，如自己进食，即使会弄得周围一塌糊涂，也应给予支持和鼓励，避免过分干预；同时，应用温和、适当的方式约束小儿，使其按社会能接受的方式行事，学会适应社会规则。此期顺利发展的结果是自我控制和自信，形成有意志的品质。

（三）学龄前期

主要的心理社会发展问题：主动对内疚或罪恶感（initiative vs guilt）。随着身体活动能力和语言的发展，儿童探究范围扩大，他们开始主动探索周围的世界，敢于有目的地去影响和改变环境，因而产生一种自我意识。如果对他们的好奇和探究给予积极鼓励和正确引导，则有助于他们主动性的发展。反之，如果成人总是指责孩子的行为是不好的，禁止他们有一些离奇的想法或游戏活动，或要求他们完成其力所不能及的任务，都会使他们产生内疚感、缺乏自信、态度消极、怕出错、过于限制自己的活动。此期顺利发展的结果是建立方向感和目标感，形成有目的的品质。例如，在小儿住院期间会对很多医疗器械感到好奇，在护士听心率时用手去碰碰听诊器，不要指责他，而是让小儿自己听听心跳，告诉小儿想知道的问题，并鼓励小儿在进行操作前帮忙作准备，如准备胶布等，让小儿有成就感。

（四）学龄期

主要的心理社会发展问题：勤奋对自卑（industry vs inferiority）。此期是成长过程中的一个决定性阶段。儿童迫切地学习文化知识和各种技能，学会遵守规则，从完成任务中获得乐趣，并强烈追求如何将事情做得完美。如果在这个时期儿童能出色地完成任务并受到鼓励和赞扬，则可发展勤奋感；如果无法胜任父母或老师指定的任务，遭到挫折和指责，小儿就会产生自卑感。此期顺利发展的结果应是学会与他人竞争，求得创造和自我发展，形成有能力的品质。父母、老师等都有责任帮助儿童发掘其自身的勤奋潜力。

（五）青春期

主要的心理社会发展问题：角色认同对角色混淆（identity vs role confusion）。随着身体迅速而显著的变化，青少年开始关注自我，探究自我，经常思考我是怎样一个人或适合怎样的社会职业（角色）的问题。他们极为关注别人对自己的看法，并与自我概念相比较，一方面要适应自己必须承担的社会角色，同时又想扮演自己喜欢的新潮形象，因此他们为追求个人价值观与社会观念的统一而困惑和奋斗。正常的社会心理发展主要来自于建立其独立自主的人生观念，并完善自己的社会能力和发展自身潜能，形成忠诚的品质。如无法解决上述冲突，则会导致角色混淆，没有自控力，没有安全感。

三、皮亚杰的认知发展理论

皮亚杰（Piaget J），瑞士心理学家，基于对儿童行为的长期观察，提出了儿童认知发展理论（theory of cognitive development）。皮亚杰认为儿童的智力起源于他们的动作或行为，智力的发展就是儿童与经常变化着的、要求其不断作出新反应的外部环境相互作用的结果。皮亚杰把认知发展过程分为 4 个原则阶段，每个阶段都是对前一阶段的完善，为后一阶段打下基础。各个阶段的发展与年龄有一定关系，但每个人又由于其他因素的影响而各不相同。

（一）感觉运动期

感觉运动期（sensorimotor stage，0～2 岁）：儿童通过与周围事物的感觉运动性接触，如吸吮、咬、抓握、触摸、敲打等行动来认识世界，期间经历 6 个亚阶段，主要特征是形成自主协调运动，能区分自我及周围的环境，构成了自我概念的雏形，开始形成心理表征，能将事物具体化，对空间有一定的概念，并具有简单的思考能力，形成客体永久概念，即意识到物体是永远存在的而不会神秘消失。

（二）前运思期

前运思期（preoperational stage，2～7 岁）：儿童能用语言符号、象征性游戏等手段来表达外部事物。思维特点是以自我为中心、单纯、不可逆，即从自己的角度去考虑和看待事物，不能理解他人的观点，只注意事物的一个方面，不理解事物的转化或逆向运动；能将事物一次连接起来，但缺乏正确的逻辑推论能力。例如儿童会把自己生病住院与不听家长的命令相联系。

（三）具体运思期

具体运思期（concrete operational stage，7～11 岁）：儿童能比较客观地看待周围事物，不再以自我为中心，学会以别人的观点看问题，能理解事物的转化，并能拼接具体形象的支持，进行逻辑推理活动，形成守恒概念，即能认识到客体外形变化，其特有的属性可以不变，能进行可逆性思维，但不能进行抽象思维。

（四）形式运思期

形式运思期（formal operational stage，12 岁以上）：儿童的思维能力开始接近成人水平，他们不仅思考具体的（现存的）事物，也能思考抽象的（可能发生的）情景，并有综合性的思维能力、逻辑推论能力及决策能力。

四、科尔伯格的道德发展理论

美国哈佛大学教授科尔伯格（Kohlberg L），基于对儿童和成人道德发展的研究，提出了 3 期 6 段的道德发展学说（theory of moral development）。科尔伯格认为，所谓道德发展，指个体在社会化过程中，随年龄的增长而逐渐学到的是非判断标准，以及按该标准去表现的道德行为。

（一）前习俗期

前习俗期（preconvention stage，1～6 岁）：儿童固守家长和其他权威人物的教导，对他们来说，道德是外来的概念。当面对道德的两难情境，进行好坏、对错的判断时，他们往往依据外界对其的限制，而不能兼顾行为后果是否符合社会习俗或道德规范。此期分为 2 个时期：

1. 惩罚-顺从导向阶段 此阶段小儿根据行为的结果而不是行为本身判断好坏，是非观念建立在回避惩罚的基础上,因此无条件地遵从规定规则的权威人物要求,没有语言和行为一致的概念。

2. 相对公立导向阶段　此阶段是非观念主要建立在满足自身需要的基础上,尽管他们也有公平、回报、共享的概念,但这些概念是很实际的、具体的,而没有公正、感激、忠诚的含义。

（二）习俗期

习俗期(conventional stage,6~12岁):此期小儿开始形成道德观念,他们一般以社会习俗或规范为准则,行为动机主要为符合父母、家庭、社会的需要,能遵守社会道德及法规,有了忠诚和服从的概念。此期分为2个时期:

1. 好孩子导向阶段　他们认为应遵守规定的行为,只有个人做得好才能赢得赞扬,一切行为均是为了得到他人的认可。

2. 社会秩序导向阶段　小儿的道德发展从关心他人发展到明确社会需求上,能遵守社会习俗和规则,完成任务,尊重权威,有责任心和义务感,认为维护社会规则才是正确的行为。

（三）后习俗期

后习俗期(postconventional stage,12岁以上):小儿将社会道德规范内化,形成现实和有效的自身道德观念和原则,能全面进行自我约束,有个人需要、团体利益的道德观念和原则。此期包括两个阶段:

1. 社会契约导向阶段　尊重法规,认为人生的目标就是要对社会负责,保证大多数人的利益。

2. 普遍道德原则导向阶段　凭借自己的良心判断是非,追求平等、博爱的人生原则,这些原则是个人自主选择的,并非每个人的道德水平都能达到这个阶段。

第五节　儿童发展中常见的问题

学习目标

- **识记**
  能正确叙述儿童体格生长偏离种类和概念。
- **理解**
  能正确描述常见的儿童行为问题及干预办法。
- **运用**
  能够识别儿童生长发育中常见的问题,对有问题儿童及家长进行健康指导。

一、体格生长偏离

体格生长偏离(deviation of growth)是指儿童体格生长偏离正常的轨道,主要包括低体重、消瘦、肥胖和身材矮小、高大。导致体格生长偏离的原因有遗传因素、营养因素、内分泌疾病、体质和心理因素等。

（一）体重生长偏离

1. **体重过重（overweight）** 儿童体重大于同年龄、同性别儿童体重正常参考值的均值加 2 个标准差，或第 97 百分位以上者。体重发育超过身高发育水平，即肥胖。体重过重常见原因包括营养摄入过多，活动量过少；体重过重可见到正常的、与身高发育平行的情况，即体重与身高的发育均超过同龄儿童的发育；也有可能是疾病所引起的水肿症，如肾脏疾病等。

2. **低体重（underweight）** 儿童体重低于同年龄、同性别儿童体重正常参考值的均值减 2 个标准差，或第 3 百分位以下者。低体重可见于正常的与身高发育平行的情况，如家族性矮小；低体重常见的原因包括喂养不当、挑食偏食、慢性疾病、神经心理压抑以及严重畸形等都可以发生严重营养不良而致低体重。

（二）身高（长）生长偏离

1. **高身材（tall status）** 儿童身高（长）的发育大于同年龄、同性别儿童身高（长）正常参考值的均值加 2 个标准差，或第 97 百分位以上者。高身材可见于正常的家族性高身材、真性性早熟，某些内分泌疾病（如垂体性肢端肥大症）、结缔组织性疾病（如马方综合征）。

2. **身材矮小（short stature）** 儿童身高（长）的发育小于同年龄、同性别儿童身高（长）正常参考值的均值减 2 个标准差，或第 3 百分位以下者。矮身材的原因比较复杂，可受父母身材矮小的影响，或由于宫内营养不良所致；某些内分泌疾病如生长激素缺乏症、甲状腺功能减退症，遗传性疾病如 21-三体综合征、Turner 综合征、黏多糖病、糖原累积症等以及精神、心理障碍也都可导致身材矮小；因此必须在生长发育中监测身高，尽早发现身材矮小，分析原因早期干预。

二、心理行为异常

（一）儿童行为问题

儿童在发育过程中出现的行为问题较为常见，影响儿童的身心健康。近年调查资料显示，我国少年儿童的行为问题检出率为 8.3% ~ 12.9%。儿童行为问题多表现在儿童日常生活中，容易被家长忽略，或被过分估计。因此区别正常或异常儿童行为非常必要。

儿童行为问题一般可分为：①生物功能行为问题，如遗尿、遗便、多梦、夜惊、睡眠不安、食欲不佳、过分挑剔饮食等。②运动行为问题，如吮手指、咬指甲、磨牙、咬或吸衣服、挖鼻孔、咬或吸唇、儿童擦腿综合征、活动过多等。③社会行为问题，如攻击、破坏、盗窃、说谎等。④性格行为问题，如惊恐、害羞、忧郁、社交退缩、交往不良、违拗、易激动、烦闹、发脾气、胆怯、过分依赖、要求注意、过分敏感、嫉妒等。⑤语言问题，如口吃等。儿童行为问题的发生与生活环境、教养方式、父母的文化、父母对子女的期望等显著相关。男孩的行为问题多于女孩，男孩多表现为运动行为问题和社会行为问题，女孩多为性格行为问题。多数行为问题可在发育过程中自行消失。

1. **屏气发作** 为呼吸运动暂停的一种异常性格行为问题，多发生于 6 ~ 18 个月的婴幼儿，5 岁之前逐渐自然消失。常在发怒、恐惧、悲伤、剧痛、剧烈叫喊等情绪急剧变化时出现，常有换气过度，使呼吸中枢受抑制，哭喊时屏气，脑血管扩张，脑缺氧时可有昏厥、丧失意志、口唇发绀、躯干、四肢挺直，甚至四肢抽动，持续 0.5 ~ 1 分钟后呼吸恢复，症状缓解，口唇返红，全身肌肉松弛而清醒，一日可发作数次。屏气发作与惊厥发生无关。婴幼儿性格多暴躁、任性、好发脾气。应加强家庭教养，避免粗暴打骂，尽量不让孩子有哭闹、发脾气的机会。

2. 吮拇指癖、咬指甲癖 3～4个月婴儿生理上有吸吮要求,常自吮手指尤其是拇指以安定自己。这种行为多在安静、寂寞、饥饿、身体疲乏时和睡前出现,随着年龄增长而消失。但有时儿童因心理需要得不到满足而精神紧张、恐惧、焦急,或未获得父母充分的爱,而又缺少玩具等视觉刺激,使吮指或咬指甲自娱渐成习惯,直到年长尚不能戒除。长期吮手指可影响牙齿、牙龈及下颌骨发育,致下颌前突、齿列不齐,妨碍咀嚼。咬指甲癖的形成过程与吮拇指癖相似,系情绪紧张,感情得不到满足而产生的不良行为,多见于学龄前期和学龄期儿童。对这类孩子要多加关心和爱护,消除其抑郁孤独心理,当其吮吸拇指或咬指甲时应分散其注意力,鼓励儿童建立改正坏习惯的信心,切勿打骂讽刺或在手指上涂抹苦药等。大多数儿童入学后受同学的影响会自然放弃此不良习惯。

3. 儿童擦腿综合征 是儿童通过擦腿引起兴奋的一种运动行为障碍。女孩和幼儿更多见,多在入睡前、睡醒后或在独自玩耍时发生,可通过分散注意力而终止。发作时,儿童双腿伸直交叉夹紧,手握拳或抓住东西使劲,女孩喜坐硬物,手按腿或下腹部;男孩多伏卧在床上、来回蹭,或与女孩类似表现。女孩可伴外阴充血,男孩可有阴茎勃起。制止会引起不满和反抗哭闹。有人认为,儿童擦腿综合征是因外阴局部受刺激引起后渐成习惯。有研究发现发作时儿童有性激素水平紊乱。该病病因不明,治疗意见亦不统一。使小儿平时生活轻松愉快,解除心理压力,鼓励其参与各种游戏活动等心理行为治疗是公认的必要措施。有发作征象时以有趣的事物分散其注意力,睡前安排适当的活动使其疲劳易于入睡,睡醒后立即穿衣起床以减少发作机会。注意儿童会阴清洁,除每日清洗外,婴幼儿白天玩耍时也应使用尿布或纸尿裤,尽早穿满裆裤,保护会阴皮肤避免感染。此习惯动作多随年龄增长而逐渐自行消失。

4. 遗尿症 正常小儿在2～3岁时已能控制排尿,如5岁以后仍发生不随意排尿即为遗尿症(enuresis),大多发生在夜间熟睡时,称夜间遗尿症。本病发病率5岁时为15%,男女之比约为2∶1;逐渐减少到9岁时的5%,男多于女(2∶1～3∶1),遗尿症可分为原发性和继发性两类:原发性遗尿症较多见,多因控制排尿的能力迟滞所致,多半有家族史,无器质性病变;继发性遗尿症大多因全身性或泌尿系统疾病如糖尿病、尿崩症等,其他如智力低下、神经精神创伤、泌尿道畸形、感染,尤其是膀胱炎、尿道炎、会阴部炎症等也可引起继发性遗尿现象。继发性遗尿症在处理原发疾病后症状即可消失。

原发性遗尿的发生在很大程度上有遗传因素,表现为大脑皮质的先天不成熟。这些患儿睡眠特别深沉,不易唤醒。脑电波可发生弥漫性慢型脑波,是皮质中枢内抑制功能不健全的典型表现。遗尿多发生在夜间,偶见白天午睡时或清醒时。发生频率不一,自每周1～2次至每夜1次甚至一夜数次不等。各种生活紧张事件使患儿过度兴奋、紧张、情绪波动等可使症状加重,如刚进幼儿园、受到惊吓、弟妹出生、父母不和、白天玩得过分疲劳、临睡前过分兴奋等。有时症状自动减轻或消失,又可复发。约50%患儿可于3～4年内发作次数逐渐减少而自愈,也有部分持续遗尿直到青春期或成人,往往造成严重的心理负担,影响正常的生活和学习。

对遗尿症患儿必须首先排除全身或局部疾病,应详细询问健康史,有无泌尿系统感染症状;家庭与个人有关的学校和社会情况;以及训练小儿排尿过程等。全身和会阴的检查也很重要。建立排尿自控机制是幼儿行为发育的重要表现,但大多数儿童须经适当训练才能逐步建立。儿童大脑皮质功能调节的成熟有早有晚,即便按时建立排尿自控机制,也会不时出现反复。

原发性遗尿症的治疗必须首先取得家长和患儿的合作,指导家长安排适宜的生活制度和坚持排尿训练,帮助儿童建立信心,进行激励性行为矫正、正强化的行为干预。儿童年龄越大,因遗尿引起的心理压力也越大,如果再受到父母责罚、邻居取笑和小朋友嘲讽,精神将更紧张,引起遗尿恶性循环。儿童常因此形成胆怯、退缩、孤独和内向等不良心理倾向。因此,对患儿应避免责骂、讽刺、处罚等,要多作精神上的劝慰和鼓励;应训练患儿将排尿时间间隔逐渐延长,每次排尿务必排尽,晚餐后应适当控制饮水量并避免兴奋活动,睡前排尿,熟睡后父母可在其经常遗尿时间之前叫醒,使其习惯于觉醒时主动排尿,另外也可采用警报器协助训练,药物治疗常用去氨加压素(desmopressin,DDAVP)减少泌尿量。中医针灸对部分患儿有一定效果,可针灸关元、气海、合谷、足三里和三阴交等。

5. 注意力缺陷多动障碍(attention deficit hyperactivity disorder,ADHD) ADHD 也称多动症,是指智力正常或接近正常的儿童,表现出与年龄不相称的注意力不集中,不分场合地过度活动,情绪冲动并可有认知障碍或学习困难的一组症候群,是儿童青少年最常见的精神行为问题之一。学龄儿童中患病率为 3%～6%,男孩明显高于女孩(4～9:1)。在校表现和同学关系受影响尤为突出,这些患者易进展为自卑。高达 70% 受多动症影响的儿童,直至成年仍有持续症状。病因及发病机制至今尚不十分清楚,多数研究认为,该病是由多种因素如生物因素、社会因素等协同作用造成的一种综合征。ADHD 的诊断须持续存在注意力不集中、过度活跃和在多环境下的冲动(例如在家和学校)。症状必须持续至少 6 个月,并且通常在 7 岁以下。诊断还要依靠病史、体格检查以及心理评估,心理评估包括智力测验(常用中国修订版韦氏儿童智力量表 WISC-CR 和 WPPSI-CR)、注意力评定(多用持续性操作测验)和问卷量表(多用 Conners 量表)。药物治疗可选用哌甲酯(利他林)、托莫西汀及三环类抗抑郁药。行为治疗与指导对 ADHD 患儿预后很重要,需要家庭、医院及学校三方面配合。药物治疗结合行为矫正比单独用药效果好。有关 ADHD 的预后尚缺乏流行病学资料。

6. 儿童孤独症 儿童孤独症(autism)起病于婴幼儿期,主要表现为不同程度的社会交往障碍、语言发育障碍、兴趣狭窄和行为方式刻板,多数患者伴有精神发育迟滞,预后较差。美国 CDC 调查 2007 年孤独症患病率为 6.6‰,2009 年患病率为 9.1‰。男女患者比例为 2.3:1～6.5:1。2007 年国内调查 0～6 岁儿童孤独症及广泛性发育障碍患病率为 1.53‰。目前还不清楚该病的确切病因和发病机制,研究发现遗传与环境因素都与之有关。患者不能与别人建立正常的人际交往方式,在婴儿期表情贫乏,没有期待父母和他人拥抱、爱抚的表情和姿态。语言发育明显落后于同龄儿童,3 岁时还不能说出有意义的单词和最简单的句子,不能用语言进行人际交流。一些患者有刻板行为如重复转手,不停转圈等。对正常儿童喜爱的活动、游戏、玩具都不感兴趣,却喜欢玩废瓶盖等非玩具物品,或喜欢长时间观看转动的风扇、流水等。干预的基本目标是改善核心症状,即促进患者的语言发育,提高社会交往能力,矫正影响日常生活、学习和人际交往的刻板行为和兴趣,减轻和消除伴随的神经、精神症状和精神障碍。接受干预越早越好,至少应在学龄前开始。采用心理治疗、训练和行为干预,目前还缺乏能改变孤独症病程,改善核心症状的药物。

(二)学习障碍

学习障碍属特殊发育障碍,是指在获得和运用听、说、读、写、计算、推理等特殊技能上出现明显困难,并表现出相应的多重障碍综合征。正常发展的认知能力、正常的感觉(尤其是听、视觉)器官功能、正常的运动发育、正常情绪和良好环境是学习的基本条件。中枢神经系统的某些功能障碍也会导致学习技能上的困难。临床上把由于各种原因如智力低下、多动、情绪和行为问题、特殊发育障碍所引起的学业失败统称为学习困难,学龄期儿童发生学习障碍者较多,小学 2～3 年级为发病高峰,男孩多于女孩。学习障碍可有学习能力的偏异,如操作能力和语言能力;协调运动障碍,如眼手协调差,影响绘图等精细运动技能的获得;分不清近似音,影响听、说与理解;理解与语言表达缺乏平衡,听与阅读时易遗漏或替换,不能正确诵读,构音障碍,交流困难;知觉转换障碍,如听到"狗"时不能立即想到"狗"、写出"狗";视觉空间知觉障碍,辨别能力差,常分不清 6 与 9,b 与 d 等,影响阅读能力。学习障碍的儿童智力不一定低下,但由于其认知特性导致他们不能适应学校学习和日常生活。杜绝上学的儿童中有相当部分是学习障碍者。对学习障碍的学生应仔细了解情况,分析其原因,针对具体的心理障碍进行重点矫治,采取特殊教育对策。

第六节　小儿健康评估

学习目标

- 理解
  1. 能正确叙述儿科体格检查内容及方法。
  2. 能正确评估小儿的发育和营养。
- 运用
  能够使用与儿童及其家庭沟通技巧,全面收集健康史。

评估是护理程序的基础,其资料对于护理诊断的形成、计划的执行和结束的评价至关重要。健康评估是对目前健康状态的评价,有利于识别儿童现存或潜在的健康问题。通过会谈、体格检查和发育测试等方法可以获得评估资料。

一、与儿童及其家庭的沟通

1. 与儿童沟通的原则　与儿童沟通的最基本原则是尊重儿童,护士与儿童交往过程中应一直坚持这一原则。

初次接触患儿及家长应主动进行自我介绍,这对进一步沟通具有重要的意义。在自我介绍之后,再亲切询问患儿姓名、年龄等其熟悉的问题。与儿童沟通时,应采取与患儿视线平行的位置,采取下蹲姿势以与患儿保持同一水平线,让他们感觉自己受到重视。避免突然接近患儿和目光持续接触患儿,使其感到有威胁感。

沟通过程中应注意倾听并与儿童进行交谈,尽量不欺骗患儿,注意保护患儿的隐私,尊重患儿的情绪和情感变化,选择合适的时机进行沟通。沟通时语言要清楚、明确,使用简短的语句,语速稍慢,给患儿以表达疑问和害怕的时间,交谈时可用娃娃作为媒介以帮助沟通。

2. 与儿童沟通的技巧

(1) 语言沟通技巧:与患儿的语言沟通多指面对面的口头沟通。沟通时应选择通俗易懂的词汇、适当的语速、合适的语调和声调,使用简单、简短而重点突出的句子和最佳的交流时间(患儿有兴趣交流时)。另外,医务人员应保持良好的情绪状态,避免由于自己的情绪不佳而造成对患儿的伤害。

(2)非语言沟通的技巧:非语言沟通有多种表现形式,如触摸、游戏、绘画等。触摸是含义深刻的沟通之一,特别是在交流感受和态度时。触摸的方式有安抚、抚摸、拥抱等。儿童对于触摸传递的信息十分敏感,当患儿忧伤害怕时,触摸可以让他们感受到特别的温暖和关怀。对于哭闹的患儿,触摸也是一种有效的帮助患儿恢复安静的手段。触摸应注意部位、强度和持续时间等。游戏是儿童生活中重要的一部分,是与儿童沟通最有效的途径。儿童通过游戏可以减轻疾病和住院带来的压力,护士可以通过游戏了解患儿的住院感受,评估患儿的身体状况、智力和社会发展水平,还可以鼓励和教育患儿使之消除因住院和疾病带来的恐惧和焦虑等不良情绪。绘画可以帮助儿童表达内心感受,儿童常常在图画中投射了大量的内在自我。应鼓励患儿绘画并用自己的语言描述。

3. 与患儿家长的沟通 在与患儿家长的沟通中,要理解家长因子女患病而引起的焦虑心情,并给予适当安慰。鼓励父母详细叙述病情经过,以及儿童以往的健康状况,根据需要给予必要的提示和引导,以获得详尽、确切的资料。在交谈时,不要评价和批评家长的某些观念,从而妨碍双方信任感的建立,也应避免以暗示的语气引导家长提供所希望的资料,从而使资料失去真实可靠性。应采取适当的沉默、倾听、观察并配合尊重、移情等方法,充分理解家长,取得家长的配合。

二、健康史收集

收集健康史的目的是为了识别护理问题,可通过与小儿及家长的会谈来获取信息,健康史收集应是一个有组织的、系统的资料收集过程。具体内容包括:

1. 一般资料 包括姓名、性别、年龄、种族、出生日期、地址、联系电话、入院日期、父母或抚养人姓名、联系地址和电话、收集资料来源等项。年龄记录要准确,新生儿到天数、婴幼儿到月数、年长儿到几岁几个月。

2. 主诉 用病史提供者的语言概括主要症状或体征及其持续时间,避免使用诊断名词。

3. 现病史 即此次患病的详细情况,包括:起病时间、起病过程、主要症状、病情发展及严重程度、接受过何种处理等,还包括其他系统和全身的伴随症状,以及同时存在的疾病等。即来院诊治的主要原因及发病经过。

4. 个人史 根据不同年龄及不同健康问题询问问题各有侧重。

(1)出生史:胎次、胎龄、产次、分娩方式及过程、母孕期情况、婴儿出生后状况(有无窒息、发热、惊厥、出血、产伤、畸形及 Apgar 评分等)和出生时体重,新生儿和小婴儿的围生期情况应详细了解,如果出生时有问题,应询问吸氧、手术等治疗史。

(2)喂养史:饮食种类、进食量及进食频率、喂养形态,年长儿有无不良饮食习惯。婴幼儿及患营养性疾病和消化系统疾病的患儿要详细询问喂养史。

(3)生长发育史:了解以往生长发育指标增长的情况,前囟闭合时间和乳牙萌出时间、数目,运动、语言、智力和精神心理发育,对新环境的适应性,学龄儿童的学习情况以及同伴间的关系等。

（4）生活史：生活环境、卫生习惯、饮食、睡眠时间和形态（有否午睡、日夜颠倒、易惊醒）、休息、排泄、卫生和活动情况，是否有特殊行为问题（吮拇指、咬指甲、异食癖、吸烟、喝酒、药物滥用等）。

5. 既往史

（1）既往一般健康状况：须询问患儿既往健康还是多病。

（2）疾病史：曾患疾病（尤其包括传染病）、损伤、治疗、手术和住院情况。了解小儿常见传染病如水痘、麻疹等。评估小儿跌落、中毒、烫伤等受伤史，需要加强家长的安全教育。

（3）过敏史：是否有过敏性疾病如哮喘，有无对药物、食物或某种特殊物质的过敏史。

（4）药物史：药名、剂量、用法、时间、服药原因。

（5）免疫接种史：是否按时接种，接种后有无不良反应。近期是否用过丙种球蛋白等血制品。

6. 家族史　家族中是否有遗传性、过敏性和传染性疾病（包括高血压、心脏病、肿瘤、糖尿病、肥胖、先天畸形、哮喘、结核、精神疾病、风湿病等），家庭成员的年龄、学历、健康状况。

7. 心理社会史　小儿性格特征、对住院的反应、是否了解住院原因、是否适应医院环境、是否能配合治疗护理。语言、宗教和社会支持系统、对健康和疾病看法、文化层次等。

三、身　体　评　估

身体评估是护士常用的技术之一，掌握体格检查的方法是身体评估的关键，评估的目的是对儿童身体功能的全面评价，以发现护理问题，为制订护理计划提供依据。

（一）小儿体格检查注意事项

1. 环境舒适　体格检查的房间应该光线充足，温度适中，环境安静，检查用品齐全，并根据需要提供适当的玩具和书籍。确保可能会发生危险的设备都在小儿不能触及的地方，应注意保护学龄期儿童和青少年的隐私。尽量安排小儿与亲人在一起，以减轻体格检查给小儿带来的焦虑。

2. 态度和蔼，让小儿配合　在检查前，检查者应态度和蔼，和父母交谈，微笑地看着小儿给予适当的抚摸，然后才让小儿躺在床上。如果小儿没有做好准备，可以先和父母交谈，然后慢慢把注意力移到小儿身上，赞赏小儿的外貌、衣着或喜欢的东西，和小儿讲有趣的小故事，或用玩具或听诊器与之游戏，使之安静接受检查。

3. 适当的宣教　护士可以用娃娃来给小儿示范要作的检查，也要让小儿参与到检查中，如让小儿选择是躺在检查床上还是坐在妈妈身上，用简单的话来给小儿解释检查的每一个步骤。

4. 顺序灵活，技术熟练　在给患儿检查时要按一定顺序，通常都是从头到脚，年长儿对检查的顺序有要求可以更改，但是检查顺序应视患儿病情、当时情绪灵活掌握。易受哭闹影响的项目如测呼吸、脉搏、心脏听诊、腹部触诊等先检查，不易受哭闹影响的如皮肤、淋巴结、骨骼等可随时检查。刺激性最大的检查如咽部、眼部应放在最后。在危急时刻，要先检查受伤部位和重要的脏器功能。检查尽可能迅速，动作轻柔，检查过程中全面仔细，注意保暖，冬天检查者双手及听诊器胸件等应先温暖。

5. 保护和鼓励小儿　在检查前要洗手，必要时戴口罩，听诊器消毒，防止交叉感染；在检查完之后要和家长说明检查的结果，还要表扬小儿在检查过程中的配合。

（二）体格检查的内容

1. 一般状况　在询问健康史的过程中,在患儿不注意时就开始观察儿童的发育和营养情况、精神状态、面部表情、皮肤颜色、哭声、体位、行走姿势、语言应答、活动能力、对周围事物的反应等,通过这些观察,可初步判断患儿的神志状况、发育营养、病情轻重、亲子关系等。

2. 一般测量

（1）体温:根据患儿的年龄和病情选择测量体温的方法。口温测量适用于神志清楚能配合的>6岁的小儿,口表置于舌下3分钟,正常不超过37.5℃;肛温测量刺激性大但较准确,适于1岁以下小儿、不合作的儿童或昏迷休克患儿等,将肛表涂润滑剂后缓慢推入肛门3～4cm,婴儿进入1.2cm,2分钟,正常为36.5～37.5℃;腋温测量较方便,除了休克和外周循环衰竭者外适用于各年龄组儿童,体温表置于腋窝处夹紧上臂至少5分钟,正常36～37℃;耳温是用耳温测定仪插入外耳道内20秒左右即可完成测试,可用于各种情况下儿童。

（2）呼吸和脉搏:小儿的脉搏和呼吸易受进食、活动、哭闹等因素的影响,故尽可能在小儿安静时测量。年幼儿以腹式呼吸为主,可按小腹起伏计数。呼吸过快不易看清者可用听诊器听呼吸音计数。小儿脉搏应选较浅动脉如桡动脉,婴幼儿可通过心脏听诊或颈动脉、股动脉来测量。各年龄段呼吸和脉搏正常值如下表(表2-5)。

表2-5　各年龄段呼吸和脉搏正常值

年龄	呼吸(次/分)	脉搏(次/分)	呼吸:脉搏
新生儿	40～45	120～140	1:3
1岁以下	30～40	110～130	1:3～1:4
1～3岁	25～30	100～120	1:3～1:4
4～7岁	20～25	80～100	1:4
8～14岁	18～20	70～90	1:4

（3）血压:影响血压精确测量的最重要因素是袖带宽度,一般为上臂长度的1/2～2/3,过宽者测量值偏低,太窄偏高。年幼儿不易测量准确。新生儿及小婴儿可用监护仪测定。不同的测量部位血压不同,下肢的收缩压高于上肢。儿童时期收缩压(mmHg)=80+(年龄×2),舒张压为收缩压的2/3。正常时下肢血压比上肢血压高20mmHg。大动脉炎和主动脉狭窄者应测四肢血压。

（4）体重:晨起空腹排尿后或进食后2小时测量为佳。测量时应脱鞋,只穿内衣裤。衣服不能脱去时应减去衣服重量,以求准确。

（5）身高(长):3岁以下小儿仰卧位测量,称身长,即让小儿仰卧于量板中线上,助手将小儿头扶正,让他的头顶接触头板,测量者一手按直他的膝盖使双下肢伸直紧贴底板,一手移动足板使之紧贴小儿足底,并与底板相垂直,当量板两侧数字相等时读数。三岁以后立位测量称身高,要求小儿脱鞋、帽,直立背靠身高计的立柱或墙壁,两眼正视前方,挺胸抬头,腹微收,两臂自然下垂,手指并拢,脚跟靠拢,脚尖分开约60°,使两足后跟、臀部、肩胛间和头部同时接触立柱或墙壁。测量者移动身高计顶板与小儿头顶接触,板呈水平位时读数,精确至0.1cm。

（6）坐高(顶臀长):3岁以下小儿卧于量板上测顶臀长。测量者一手握住小儿小腿使其膝关节屈曲,骶骨紧贴底板,大腿与底板垂直;一手移动足板使之紧压臀部,当量板两侧数字相等时读数,精确至0.1cm。三岁以后用坐位测量坐高,要求小儿坐于坐高计凳上,骶部紧贴量板,再挺身坐直,大腿靠拢紧贴凳面与躯干成直角,膝关节屈曲成直角,两脚平放于地面;测量者移下头板与小儿头顶接触,板呈水平位时读数,精确至0.1cm。

(7)头围:将皮尺的0点固定于一侧眉弓上缘,紧贴头皮绕枕骨结节最高点及另一侧眉弓上缘回到0点读数,记录到小数点后一位数。

(8)胸围和腹围:小儿取卧位或立位,3岁以上取立位,两手自然平放或下垂,将软尺0点固定在小儿一侧乳头下缘(乳腺已发育的女孩,固定于胸骨中线第4肋间),经颈背部两侧肩胛骨下缘回到0点,取平静呼吸时的中间读数,或吸、呼气时的平均数;平脐绕腹一周的长度为腹围。记录到小数点后一位数。

3. 皮肤和皮下组织 检查皮肤最好在明亮的自然光线下进行,观察皮肤颜色,注意有无苍白、潮红、黄疸、皮疹、瘀点、瘀斑等;观察毛发颜色、光泽,有无脱发;触摸皮肤温度、湿润度、弹性、皮下脂肪厚度,有无脱水水肿等。

4. 淋巴结 检查枕后、颈部、耳后、腋窝、腹股沟等处的淋巴结,注意大小、质地、数目和活动度。

5. 头部

(1)头颅:观察头颅形状、大小,注意前囟大小和紧张度,是否隆起或凹陷;婴儿注意有无颅骨软化、枕秃;新生儿有无产瘤、血肿。

(2)面部:观察有无特殊面容、眼距、鼻梁高低、双耳位置和形状等。

(3)眼耳鼻:注意眼睑有无水肿、下垂,眼球是否突出、斜视,结膜是否充血,巩膜是否黄染,角膜有无溃疡及混浊,瞳孔的大小和对光反射;外耳道有无分泌物,提耳时是否疼痛;听力测试结果;观察鼻翼扇动、鼻塞、分泌物的性状和量。

(4)口腔:观察口唇色泽,有无苍白、发绀、干燥、口角糜烂,有无张口呼吸,硬腭和颊黏膜有无溃疡、充血、黏膜斑、鹅口疮,牙的数目和排列,有无龋齿,眼部是否充血,扁桃体是否肿大等。

6. 颈部 观察颈部外形,甲状腺是否肿大,气管是否居中,有无颈抵抗等。

7. 胸部

(1)胸廓:检查胸廓是否对称,有无畸形,如鸡胸、漏斗胸等佝偻病的体征,有无"三凹征"等。

(2)肺:注意呼吸频率、节律,有无呼吸困难;触诊语颤有无改变;叩诊有无浊音、鼓音等;听诊呼吸音是否正常,有无啰音等。

(3)心:注意心前区是否隆起,心尖搏动位置、强弱和范围,正常新生儿心尖搏动位于第4肋间锁骨中线偏外侧,6~7岁后到第5肋间锁骨中线内侧;心尖搏动范围一般不超过2~3cm。叩诊心界大小;听诊心率、心律、心音,注意有无杂音。

8. 腹部 注意有无肠型,新生儿脐部是否有分泌物、出血、炎症,有无脐疝;触诊腹壁紧张度,有无压痛、反跳痛,有无肿块等。正常婴幼儿肝脏可在肋缘下1~2cm扪及,柔软无压痛,6~7岁后不应再触及。婴儿期偶可触及脾脏边缘。叩诊有无移动性浊音;听诊肠鸣音是否亢进。腹水患儿应测腹围。

9. 脊柱和四肢 注意有无畸形、躯干与四肢比例失调、佝偻病体征等。

10. 肛门与外生殖器 观察有无畸形、异常分泌物,男孩有无包皮过长、隐睾、鞘膜积液、疝气等。

11. 神经系统 观察患儿的神志、精神状态,有无异常行为,检查四肢的活动、肌张力和神经反射,注意是否存在脑膜刺激征。检查新生儿应注意其特有的吸吮反射、拥抱反射、握持反射是否存在;有些神经反射有其年龄特点,新生儿和小婴儿提睾反射、腹壁反射较弱或不能引出,但跟腱反射亢进,并可出现踝阵挛;2 岁以下的小儿 Babinski 征可呈阳性,但若一侧阳性、一侧阴性则有临床意义。

四、发育评估

(一)生长发育评估常用方法

生长发育评估内容包括发育水平、生长速度和匀称程度三个方面。目前临床常用 WHO 推荐美国国家卫生统计中心的资料和卫生部推荐 2005 年中国九大城区儿童的体格生长数据为参照人群值。

发育水平(growth level)是将某一年龄时点所获得的某项体格生长指标测量值与参考人群比较,得到该儿童在同质人群中所处的位置,即为此儿童该项体格生长指标在此年龄的生长水平。

生长速度(growth velocity)是指对某一单项体格生长指标定期连续测量,将获得的该项指标在某一年龄段的增长值与参照人群比较,得到该儿童此项体格生长指标的生长速度。

匀称程度(proportion of body)是对体格生长指标之间关系的评价。

1. 指数法(index method)

(1) Kaup 指数:Kaup 指数 = 体重(kg)/身高(cm)^2×10^4,反映人体营养状况和骨骼、肌肉充实度的指标,尤其适用于婴幼儿。其实际含义是单位面积所含的体重。正常值是 15 ~ 19,>22 为肥胖,10 ~ 13 为营养不良。

(2) 体质指数(body mass index,BMI):BMI = 体重(kg)/身高(m)^2,它不仅能较敏感地反映体型胖瘦,受身高影响较小,与皮脂厚度、上臂围等反映体脂累积程度的指标相关性也比较高,因此近年来受国内外学者高度重视。儿童青少年 BMI 大于或等于同年龄同性别第 85 百分位为超重,大于或等于第 95 百分位应考虑肥胖。目前国外通过大样本调查已绘制出 2 ~ 18 岁年龄组 BMI 百分位线表,我国尚缺乏有关数据。

2. 均值离差法 适用于正态分布的情况。通过大量人群横断面调查算出均值和标准差,以均值为基值,标准差为离散距,通常以均值加两个标准差(含 95% 的受检总体)为正常范围。用儿童体格生长指标的实测值与均值比较,确定评价儿童发育等级。

3. 中位数、百分位数法 适用于正态分布和非正态分布。将一组变量值(如身高、体重)按大小顺序排列,求出某个百分位的数值,然后将百分位列表。以第 50 百分位(P_{50})为中位数,其余百分位为离散距,常用 P_3、P_{10}、P_{25}、P_{50}、P_{75}、P_{90}、P_{97}。一般 P_3 ~ P_{97} 百分位(含 95% 的受检总体)范围内被认为是正常范围。

4. 生长曲线(growth chart)评价法 将同性别同年龄组儿童的各项体格生长指标(如身高、体重)按离差法或百分位法的等级绘成曲线,制成生长曲线图(图 2-5),对个体儿童将定期连续测量的体格生长指标数值每月或每年点于图上并绘成曲线与标准曲线作比较,可了解该儿童目前生长在人群分布中的地位,比较前后数据,可看出其生长趋势和生长速度为正常、向

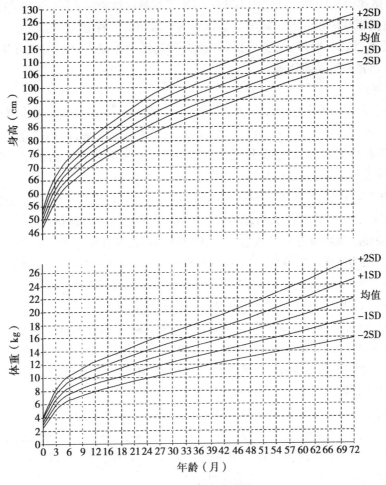

图2-5 生长发育曲线

下(下降、增长不足)、向上(增长加速)或平坦(缓慢、不增),及时发现偏离予以干预。这种连续动态测量较单次测量更能说明问题。

(二)神经心理发育的评估

1. 筛查性测验

(1) 丹佛发育筛查实验(Denver developmental screening test,DDST):DDST 是测量儿童心理发育最常用的方法,适用于 0 ~ 6 岁儿童(最适年龄<4.5 岁)。共104 项(原著有 105 项),各以横条代表,分布在 4 个能区,逐项检测应人能、细动作-应物能、语言能、粗动作能。最后评定结果为正常(DQ>90)、可疑(DQ=89 ~ 68)、异常(DQ<69)。在婴儿早期应用有助于及时发现脑瘫等神经系统疾病。

(2) 绘人试验(human figure drawings,HFD):适用于 5 ~ 5.9 岁儿童。要求儿童根据自己的想象在一张白纸上用铅笔画一全身正面人像,然后根据人像身体部位、各部分比例和表达方式的合理性等进行评分。HFP 方法简单,不需语言交流,可用于不同语言地区。儿童绘人能力取决于神经系统的成熟程度,较少取决于画人技巧。绘人测验结果与其他智能测验的相关系数在 0.5 以上,与推理、空间概念、感知能力的相关性更显著。

(3) 图片词汇测验(peabody picture vocabulary test,PPVT):适用于 2.5 ~ 18 岁儿童。共有

150 张图片(根据我国文化特点修改为 120 张),每张有黑白线条图 4 幅。检查时测试者讲一个词汇,要求儿童指出其中相应的一幅图。是智力落后常用的一种智力测验方法。PPVT 可测试儿童的听觉、视觉、认知、推理、综合分析、注意力和记忆力等能力。该测试方法简单,用时较短,尤其适用于语言和运动障碍者。

2. 诊断性测验

(1) Bayley 婴儿发育量表(Bayley scales of infant development,BSID):适用于 2~30 个月的婴幼儿。测试心理发育水平,确定是否有发育迟缓及干预后的效果,也是研究儿童神经心理发育的工具。包括智能量表、运动量表和婴儿行为记录表三部分内容。测试结果分别得出运动发育指数和精神发育指数。

(2) Gesell 发育量表(Gesell developmental scales,GDS):包括 4 大行为领域的 63 个行为项目,4 大行为领域是运动(大运动和精细动作)、语言(表情、发音、理解和表达语言等)、适应(精细感觉协调运动和适应环境等)、个人社会交往(自理生活、游戏和与人交往等)。适用于 4~6 岁的儿童评价。测的结果以发育商数(developmental quotient,DQ)表示。如果适应行为 DQ 在 85 分以下,表明可能有器质性损伤的存在,DQ 在 75 分以下,表明发育落后。

(3) Wechsler 学前及初小智能量表(Wechslcr preschool and primary scale of intelligence,WPPSI)和 Wechsler 儿童智能量表(Wechsler intelligence scale for children,WISC):WPPSI 适用于 4~6.5 岁儿童,WISC 适用于 6~16 岁儿童。测试内容包括词语类及操作类两大部分。测查一般智力水平、语言和操作水平,以及各种具体能力,如知识、计算、记忆、抽象思维等,是智力评估和智力低下诊断的重要方法之一。

需要注意的是心理测试只用于评判儿童神经心理发育水平,不能诊断疾病;发育量表的功能是测验婴幼儿在某一年龄阶段的神经心理功能发展水平,并不能完全预示以后能力的高低。心理测试必须由经过专门训练的专业人员进行;根据目的选择测验;测试过程中与被测试儿童建立友好信任的关系;正确解释测验结果并对结果保密。

五、家　庭　评　估

家庭是儿童主要的生活环境,家庭环境的情况直接影响儿童的身心发展,所以系统、详尽的家庭评估十分重要。

(一)家庭结构评估

1. 家庭组成　指家庭中目前与儿童共同居住的家庭成员,也应包括扩展的家庭支持系统等。评估父母目前的婚姻状况,是否有分居、离异及死亡情况,如有家庭危机事件,还应了解儿童对该事件的反应。

2. 家庭成员的职业及教育情况　父母的职业包括目前所从事的工作、工作强度、工作离居住地的距离、工作满意度以及是否暴露于危险环境等,还应涉及家庭的经济状况、医疗保险情况等。父母的教育状况是指教育经历、所掌握的技能等。

3. 文化及宗教特色　包括卫生习惯、饮食运动习惯、家人对患儿疾病的认识程度、对患儿未来健康的预期等。

4. 家庭及社会环境　居住面积、房屋类型、室内温度及采光条件、家庭环境是否安全。周围环境污染情况、交通状况、邻里关系、学校位置、娱乐空间和场所、环境中潜在的危险因素等。

（二）家庭功能评估

1. 家庭成员关系及角色 成员之间是否亲近、相互关心，有无偏爱、溺爱、冲突、紧张状态等。

2. 家庭中的权威和决策方式 评估父母的权利分工对家庭的影响。传统上，母亲在照顾家人生活和健康上承担更多责任，父亲在家庭重大事项的决策上起主导作用。

3. 家庭的沟通交流 评估父母是否鼓励孩子与他们交流，孩子是否耐心倾听父母的意见，家庭是否具有促进患儿生理、心理和社会性成熟的条件；与社会的联系情况，是否能从社会中得到支持。

4. 家庭卫生保健功能 评估家庭成员有无科学育儿的一般知识、家庭用药情况、对患儿疾病的认识、提供疾病期间护理照顾的能力等；同时了解家庭其他成员的健康情况。

护士在进行家庭评估时，应注意使用沟通技巧，涉及隐私问题应注意保护，获得家长信任、理解和支持。

六、营养评估

儿童营养状态的评估是衡量儿童每日平均所获得的营养素与其生理所需之间是否相称。通过营养评估及时发现儿童个人或群体存在的营养问题，以便及时调整膳食，保证儿童身心健康。

（一）膳食调查

详细询问儿童在家或在托幼机构进食的情况，了解儿童的膳食组成，计算每人每日膳食中各营养素的摄入量，以及这些营养素是否能够满足个体的每日所需，参照同年龄儿童每日膳食营养素推荐摄入量及体格发育指标参考值和生化检验正常值来整体评估膳食是否均衡合理。

1. 调查方法 一般有 3 种形式，即称重法、记账法及询问法。

（1）称重法：详细称重和记录每天所摄入的食物数量及种类，然后根据日人数计算出每人每天各种营养素的摄入量。常以平均数法分析结果，即从每日摄入食物种类、数量计算各种食物中某营养素的总量，用日人数算出人平均摄入量。日人数为三餐人数的平均数。

（2）记账法：多用于集体儿童膳食调查，以食物记出入库的量算。计算与结果分析同称重法。

（3）询问法：是通过问答方式了解儿童前 1~3 日内的膳食情况，从而分析其营养状况。此方法适用于个人膳食调查。

2. 膳食评价 将膳食调查结果与推荐供给量比较，全面分析儿童营养状况。

（1）能量和各种营养素的摄入与同龄儿童供给量标准比较：当能量达到推荐摄入量的 85% 以上时，显示能量摄入足够，<70% 为不足；蛋白质、维生素、矿物质达到 80% 以上为正常。

（2）宏量营养素供能比例：膳食中宏量营养素比例适当，即蛋白质产能应占总能量的 10%~15%,7 岁以上脂类占总能量的 25%~30%,糖类占总能量的 50%~60%。

（3）膳食能量分配：每日三餐中早餐供能应占一日总能量的 25%~30%,中餐占 35%~45%,晚餐占 25%~30%,加餐占 10%。

（二）体格检查及体格发育评估

1. 体格检查　对儿童进行全面查体,注意是否有营养素缺乏的早期指征。如维生素 D 缺乏的儿童有夜惊、枕秃等。

2. 体格发育评估　儿童营养紊乱和缺乏最先表现为生长发育异常,根据儿童生长指标的监测可及时、准确地反映儿童营养状态。因此通过对儿童的体重、身高(长)、头围、胸围、皮下脂肪厚度等进行测量,间接评价儿童的营养水平。

（三）实验室检查

了解机体某种营养素贮存、缺乏水平。主要测定血、尿、体液中的营养素及其代谢产物水平,可反映近期的营养状况。常用的指标有:血清总蛋白、白蛋白,血钙、磷、锌及维生素 A、B_1、B_2、C、D 等;血液中有关的酶或辅酶测定可反映身体营养代谢状况,如碱性磷酸酶、骨碱性磷酸酶、谷胱甘肽还原酶等。

（赵改婷）

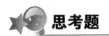

思考题

1. 宝宝小慧,身长75cm,头围与胸围相等,能听懂自己的名字,能说简单的单词,两足贴地能独站数秒钟,不能独立行走。

问题:(1) 该小儿可能的月龄是多少?

(2) 根据公式估算小儿的体重;小儿的头围约是多少?

(3) 根据艾瑞克森和皮亚杰的儿童发展理论,分析该婴儿的认知发展水平和心理发育特点,并对其父母进行教育指导。

2. 为小儿体格检查时应遵循怎样的顺序;在体检过程中如何让小婴儿合作?

第三章

儿童及其家庭的健康促进

第一节　各年龄段儿童及其家庭的健康促进

学习目标 ▶▶

- **识记**
  能正确叙述各年龄段儿童及其家庭的健康促进重点。
- **理解**
  能正确解释各年龄段儿童及其家庭健康促进的要点。
- **运用**
  能根据小儿年龄段给予小儿及其家庭相应的健康指导。

健康促进(health promotion)就是要尽一切可能使人们的精神和身体保持在最优状态,宗旨是使人们知道保持健康,在健康的生活方式下生活,并有能力作出健康的选择。这是 2000 年世界卫生组织前总干事布伦特兰在《渥太华宪章》基础上对健康促进作出的更为清晰的解释。对儿童而言,家庭支持至关重要,儿童的健康促进要联合其家庭共同努力。

一、新生儿及其家庭的健康促进

新生儿脱离母体后最显著的生理变化是脱离胎血循环,开始独立呼吸,而新生儿身体各组织和器官功能发育尚不成熟,对宫外环境变化的适应性和调节性差,易患各种疾病,且病情变化快,死亡率较高。出生后第 1 周是新生儿发病率和死亡率最高的阶段,是新生儿健康促进的重点。

(一)家庭访视

新生儿的家庭访视是新生儿健康促进的重要形式之一。医护人员在新生儿出院后 2~3 天家访,一般家访 2~3 次。高危儿或者检查发现有异常者应适当增加访视的次数。家访的目的为早期发现问题,早期干预,降低新生儿疾病发生率或减轻疾病的严重程度。访视的内容有:①了解新生儿出生情况、出生后的生活状态、预防接种、喂养与护理等情况;②观察其居住

43

环境及新生儿一般情况,重点观察有无产伤、黄疸、畸形、皮肤与脐部感染等;③体格检查,包括头颅、前囟、四肢、心、肺、腹、外生殖器;测量头围、体重;视、听觉筛查;④指导与咨询,如喂养、日常护理等。问题严重者应立即就诊。

（二）合理喂养

母乳是新生儿最佳的食品,应鼓励和支持母亲进行母乳喂养,宣传母乳喂养的优点,教授哺乳的方法和技巧,并指导母亲学会观察乳汁分泌是否充足,新生儿吸吮是否有力。如母乳充足,新生儿哺乳后安静入睡,大小便正常,体重正常增长;乳母可有乳房胀痛感或乳汁溢出浸湿胸前衣服等现象。低出生体重儿如吸吮力强可按正常新生儿的喂养方法进行,按需授乳;如吸吮力弱可将母乳挤出,用滴管哺喂,一次量不宜过大,避免吸入气管。食后取右侧卧位,床头略抬高,避免溢奶引起窒息。注意部分药物可通过乳汁分泌,如氨基糖苷类、异烟肼、氯霉素等,乳母应在医师指导下用药。如母乳不足或者无法进行母乳喂养,则指导母亲采取科学的人工喂养方法。

（三）保暖

保暖和维持体温稳定是新生儿时期重要的护理目标。新生儿房间应阳光充足,通风良好,室内温度保持在 22~24℃,湿度 55% 左右。新生儿在寒冷季节要特别注意保暖,因低温会影响代谢和血液循环,甚至发生新生儿寒冷损伤综合征。夏季如果环境温度过高、衣被过厚或包裹过严,可以引起新生儿体温上升。因此,要随着气温的变化,适当调节环境温度,增减衣被、包裹。

（四）生活护理

新生儿需要精心的呵护,应指导父母建立家庭护理的规律。指导家长观察新生儿的精神状态、呼吸、面色、体温、哭声和大小便等情况,了解新生儿的生活方式。新生儿的皮肤娇嫩,新陈代谢旺盛,应每日沐浴,水温以略高于体温为宜,可用中性的婴儿沐浴露,浴后进行婴儿抚触,有益于循环、呼吸、消化、肢体肌肉的放松与活动。介绍正确的眼睛、口腔、鼻腔黏膜、外耳道、臀部和脐部的护理方法。新生儿脐带未脱落前应注意保持局部清洁干燥。用柔软、浅色、吸水性强的棉布制作衣服、尿布和被褥,避免使用羊毛织物或合成制品,以防过敏。衣服应式样简单、宽松、易于穿脱,不妨碍肢体活动。尿布以白色为宜,应勤换勤洗,保持臀部皮肤清洁干燥,以防尿布性皮炎。包裹新生儿不宜过紧,更不宜用带子捆绑,保证新生儿活动自如及双下肢屈曲,以利于髋关节的发育。存放新生儿衣物的衣柜不应放置樟脑丸,以免引发新生儿溶血。

（五）早期教育

新生儿的视、听、触觉已初步发展,可通过反复的视觉和听觉训练,建立各种条件反射,以培养新生儿对周围环境的定向力及反应能力。家长在早期教育中起着重要作用,应鼓励家长与新生儿进行眼神交流和皮肤接触,对新生儿说话、唱歌,促进父母与新生儿的情感连接和新生儿的感知觉、智力发育。

（六）预防疾病和意外

定时开窗通风,保持室内空气清新。新生儿应有专用用具,食具用后要高温消毒,保持衣服、尿布和被褥清洁干燥。哺乳和护理新生儿前要洗手。感冒的家人必须戴口罩接触新生儿。尽量减少亲友探视和亲吻新生儿,以免交叉感染,患传染病者不能接触新生儿。按时接种乙肝疫苗及卡介苗。新生儿出生两周后应遵医嘱口服维生素 D,预防佝偻病的发生。注意防止因哺乳姿势不当、包被蒙头过严、乳房堵塞新生儿口鼻等原因造成新生儿窒息。新生儿早期应进行先天性遗传代谢性疾病的筛查。目前,我国开展的筛查项目包括先天性甲状腺功能减退症、苯丙酮尿症、听力和半乳糖血症筛查,同时推荐先天性髋关节发育不良的筛查。

知识链接

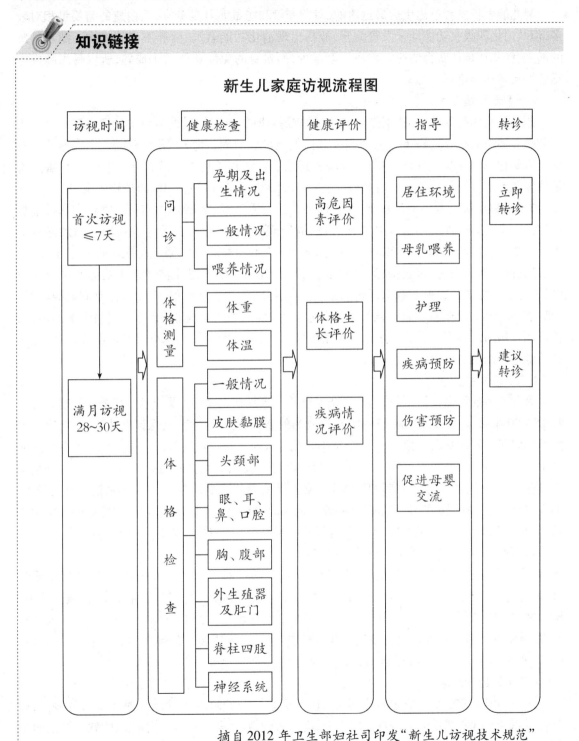

新生儿家庭访视流程图

摘自2012年卫生部妇社司印发"新生儿访视技术规范"

二、婴儿及其家庭的健康促进

婴儿的生长发育是出生后最迅速的,对营养素和能量尤其是糖类、蛋白质的需要量相对较多,但其消化和吸收功能尚未发育完善,故易出现消化功能紊乱、营养不良等疾病。随着月龄的增加,婴儿从母体获得的免疫物质逐渐减少,而自身的免疫功能尚未成熟,所以易患肺炎等感染性疾病和传染病。

(一)合理喂养

制订婴儿的喂养计划,特别是前 6 个月的喂养计划,应有针对性地对父母进行婴儿营养需求和喂养知识的指导。4~6 个月以内婴儿提倡纯母乳喂养,部分母乳喂养或人工喂养儿应首选配方奶粉,除 4~6 个月补铁外,无须添加其他维生素和矿物质。但如母亲维生素 D 摄入不足或婴儿无法接受足够的紫外线照射,还应从出生后 2 周每日补充 400 单位维生素 D。

6 个月以上婴儿要及时添加辅食,保证婴儿的营养需求,为断奶作准备。家长应掌握辅食添加的顺序、原则、食物的选择和制作方法,同时观察婴儿的粪便,及时判断辅食添加是否恰当。断奶应采取渐进的方式,以春、秋两季较为适宜。注意断奶时婴儿可能出现焦虑不安、易怒、啼哭或失眠等表现,家长应给予特别的关心和爱抚。随着婴儿神经系统及运动系统的发育,婴儿手眼协调性和独立意识逐渐增强,会主动抓取食物送到嘴里,希望自己拿着奶瓶吃奶,"帮助"家长给自己喂食。最初给婴儿用勺喂食时,婴儿通常会抗拒,推开勺或用舌头顶出,家长可用长柄的浅勺将少量的食物送到舌根位置,时间选在给婴儿喂部分母乳或配方奶后,让婴儿感觉这是愉快的进食活动之一。

(二)睡眠和活动

婴儿的睡眠习惯个体差异较大,活跃型婴儿通常睡眠比安静型婴儿少。6 个月前婴儿每天睡 15~20 小时,1 岁时每日睡 15~16 小时。为使婴儿有充足的睡眠,保证婴儿健康,必须在出生后即培养良好的睡眠习惯。1~2 个月小婴儿尚未建立昼夜生活节律,胃容量小,可在夜间哺乳 1~2 次,但不应含奶头入睡;3~4 个月后逐渐停止夜间哺乳,任其熟睡。婴儿的睡眠环境不要过分安静,白天光线柔和,夜间熄灯睡觉。婴儿睡前避免过度兴奋,保持身体清洁、干爽、舒适。婴儿应有固定的睡眠场所和睡眠时间,临睡前把他们放在婴儿小床上,让他们在熟悉的环境中入睡,婴儿床应该只是睡觉的场所,不要作为婴儿玩耍的地方。习惯养成后,不要轻易破坏。

可帮助 2~6 个月的婴儿进行肢体被动运动,每日 2 次;6~12 个月的婴儿有部分自主动作,可在成人的扶持下进行爬、坐、仰卧起身、扶站、扶走、双手取物等动作;每日沐浴后作婴儿抚触,这些被动与主动的运动有利于婴儿神经系统和运动系统的发育,增强免疫力,减少哭闹,增加睡眠,增进婴儿与父母之间的感情。家长应每日带婴儿进行户外活动,到人少处呼吸新鲜空气和晒太阳;有条件者可进行空气浴和日光浴,以增强体质和预防佝偻病的发生。开始每日 1~2 次,每次 10~15 分钟,逐渐延长到 1~2 小时。

(三)牙齿的健康

牙齿的卫生应从小儿出牙时开始,4~10 个月乳牙开始萌出,婴儿会有些不舒服的表现,如吸吮手指、咬东西,严重的会表现烦躁不安、无法入睡、拒食等。应每天用湿润的软布擦洗萌出的牙齿和牙龈,不要用牙刷。可让较大婴儿咀嚼磨牙棒,使其感到舒适。由于婴儿会将所有能拿到的东西放入口中,家长要注意检查婴儿周围的物品是否能吃或安全。婴儿不宜含着奶嘴入睡,以免发生"奶瓶龋齿"。

(四)生活护理

1. 清洁卫生　应每日早晚给婴儿洗脸、洗脚和臀部,勤换衣裤。有条件者应每日沐浴,天气炎热、出汗多时酌情增加沐浴次数。沐浴不仅可以保持婴儿清洁,还为婴儿提供了嬉戏和运动的机会,家长也可利用这一时间观察婴儿的健康状况,更多地抚摸婴儿,增进情感交流。沐浴后,要特别注意擦干皮肤皱褶处,如颈、腋、腹股沟等部位,并敷婴儿爽身粉。若婴儿头部前囟处形成鳞状污垢或痂皮,可涂植物油,待痂皮软化后用温水和婴儿专用洗发液洗净,不可强行剥落,以免引起皮肤破损甚至出血。耳部及外耳道的可见部分,每日以细软毛巾擦净;鼻孔分泌物,用棉签蘸水擦除,切勿将棉签插入鼻腔。哺乳或进食后可喂少量温开水清洁口腔,不可用纱布等擦抹,以免损伤口腔黏膜和牙龈。

2. 衣着　婴儿衣着应简单、宽松、少接缝,避免摩擦皮肤,同时也便于穿脱及四肢活动。衣服上不宜用纽扣,宜用带子代替,以免婴儿误食或误吸,造成意外伤害。婴儿颈部短,上衣不宜有领,可用和尚领或圆领。不用松紧腰的裤子,最好穿连衣裤或背带裤,利于胸廓发育。婴儿臀下不宜直接垫塑料布或橡胶单,以免发生尿布性皮炎。注意按季节增减衣服和被褥,尤其是冬季不宜穿得过多,以免影响四肢血液循环和运动,以婴儿两足温暖为宜。

(五)早期教育

1. 大小便训练　随着食物性质的改变和消化功能逐渐成熟,婴儿大便次数逐渐减少至每日 1~2 次,指导家长对婴儿进行大小便训练,会坐后可以练习大小便坐盆,每次 3~5 分钟,不要分散其注意力。

2. 视、听、触觉训练　对 3 个月内的婴儿,可在婴儿床上悬吊颜色鲜艳、能发出声音、能转动的玩具,吸引婴儿注意;每天定时放悦耳的音乐;家人经常面对婴儿说话、唱歌。3~6 个月的婴儿需要进一步完善视、听觉,可选择各种颜色、形状、发声的玩具,逗引婴儿看、摸、听。注意培养婴儿分辨声调的能力,用温柔的声音表示赞许或鼓励,用严厉的声音表示禁止或批评。允许婴儿洗澡时玩水,让婴儿品尝各种质地的食物,用手摆弄各种质地食物或织物,感觉冷或热的物体,体验风的感觉。对 6~12 个月的婴儿应培养其稍长时间的注意力,引导其观察周围事物,逐渐认识、熟悉常见的事物;以询问的方式让其看、指、找,使其视觉、听觉与心理活动紧密联系起来。

3. 动作的发展　家长应为婴儿提供运动的空间和机会。2~3 个月时,婴儿可开始练习空腹俯卧,并逐渐延长俯卧的时间,培养其俯卧抬头,扩大婴儿的视野。3~6 个月时,婴儿喜欢注视和玩弄自己的小手,能够抓握细小的玩具,应用玩具练习婴儿的抓握能力,将婴儿竖立抱起,上举。7~9 个月时,用能够滚动的、颜色鲜艳的软球等玩具逗引婴儿爬行,在家长扶持下练习婴儿站立、坐下和迈步,增强婴儿的活动能力和扩大其活动范围。10~12 个月时,鼓励婴儿学走路,让婴儿玩可以推或拖的玩具。

4. 语言的培养　语言的发展是一个连续有序的过程。最先是练习发音,然后是感受和理解语言,最后才是用语言表达,即说话。婴儿出生后,家长就要利用一切机会和婴儿说话,逗引婴儿"咿呀"学语,利用日常接触的人和物,引导婴儿把语言同人、物或动作联系起来。5~6 个月婴儿可培养其对简单语言作出动作反应,如用眼睛寻找询问的物品、用动作回答简单的要求等来发展婴儿理解语言的能力。9 个月开始培养婴儿有意识地模仿发音,如"爸爸"、"妈妈"等。

5. 游戏　游戏和玩耍是婴儿认知发展和社会化发展的形式。婴儿期多为单独性游戏,游戏内容往往为婴儿自己的身体,玩手脚、翻身、爬行和学步等身体动作带给他们极大的乐趣,喉部发出的各种声响也使他们感到兴奋,他们喜欢用眼、口、手来探索陌生事物,对一些颜色鲜艳、能发出声响、能滚动的玩具感兴趣。也有一些需要家长参与的游戏,如喜欢反复不停地扔东西让家长拾起。

（六）防止意外

婴儿期常见的意外事故有异物吸入、中毒、跌伤、触电、窒息、溺水和烫伤等。因此决不能将婴儿单独留在家中,让婴儿远离火源、电源和热源,妥善放置药品或有毒物品,把婴儿放在安全的地方。应向家长特别强调意外的预防。

（七）预防疾病和促进健康

婴儿对传染性疾病普遍易感,为保证婴儿的健康成长,必须落实计划免疫程序的基础免疫,预防急性传染病的发生,注意在某种传染病流行期间尽量避免带婴儿到人群拥挤处。要定期为婴儿作体格检查,监测婴儿生长发育,有问题早发现、早治疗。检查的内容包括:①体格测量及评价;②各系统检查;③询问个人史及既往史;④常见疾病的实验室检查,如营养性缺铁性贫血、营养不良等。对临床可疑微量元素缺乏、佝偻病、发育迟缓等疾病作进一步检查。检查的频率:6 个月内婴儿每月 1 次;7~12 个月婴儿每 2~3 个月 1 次;高危儿、体弱儿宜适当增加检查次数。婴儿期常见的健康问题还包括婴儿湿疹、腹泻、营养物（如牛奶）过敏、尿布性皮炎等,保健人员应根据具体情况给予健康指导。

三、幼儿和学龄前儿童及其家庭的健康促进

幼儿和学龄前儿童生长发育速度较前减慢,但语言、思维、动作、神经精神、社会心理发育迅速,活动范围增加,与外界环境接触机会增多,对周围环境产生好奇,多问问题,乐于模仿,自主性和独立性不断发展。但因其免疫功能仍不健全,且识别危险食物的能力差,故感染性和传染性疾病发病率仍较高,且因其接触面广,喜模仿而无经验,易发生意外伤害。幼儿期和学龄前期是儿童性格形成的关键时期,具有较大的可塑性,应加强早期教育,培养良好的行为习惯和道德品质。

（一）合理营养

幼儿期,小儿生长发育虽有所减慢但也应注意供给足够的能量和优质蛋白,保证各种营养素充足均衡。乳类供应不低于总能量的 1/3,每日 5~6 餐为宜。2~2.5 岁前,幼儿乳牙未出齐,咀嚼和胃肠消化能力较弱,食物应软、细、烂,食物的种类和制作方法应经常变换,做到多样化,菜色美观,增进幼儿食欲。由于幼儿期生长速度较婴儿期减慢,需要量相对下降,以及易受外界环境的影响,18 个月左右可能出现生理性厌食（physiologic anorexia）,幼儿会表现出对食物缺乏兴趣、偏食,并注重进餐的仪式。他们开始注重食物口味以外的因素,如不会去品尝看上去不吸引人的食物、模仿其他人拒绝吃某种食物、乐于尝试外观新奇有趣的食物等。家长应了解幼儿进食的特点,掌握合理的喂养方法和技巧。

在注意幼儿的膳食质量的同时,还要重视培养幼儿良好的进食习惯。就餐前 15 分钟让幼儿结束游戏,做好心理和生理上的就餐准备。培养幼儿的就餐礼仪和用餐习惯,进餐时不玩耍,不将自己喜欢的食物拿到自己面前,鼓励和培养其自用餐具,养成不吃零食、不挑食、不撒饭菜等好习惯。成人自己要改正不良的饮食习惯,为幼儿树立好榜样。

学龄前儿童饮食接近成人,食物制作要多样化,做到粗、细、荤、素食品搭配,保证能量和蛋白质的摄入。对学龄前儿童而言,坐在餐桌旁进餐的时间很难熬,为满足儿童营养需求应"少

食多餐",每日4～5餐。还应注重培养儿童健康的饮食习惯和良好的进餐礼仪。学龄前儿童喜欢参与食品制作和餐桌的布置过程,家长可利用此机会进行营养知识、食品卫生和防止烫伤等健康教育。

（二）睡眠和活动

幼儿的睡眠时间随年龄的增长而减少,每日平均为12小时,每晚可睡10～12小时,白天小睡1～2次。随着想象力的逐渐丰富,会导致其怕黑、做噩梦、梦游等,所以幼儿和学龄前儿童睡前常需有人陪伴,或带一个喜欢的玩具上床,以使他们有安全感。成人可在儿童入睡前与其进行一些轻松、愉快的活动,以减轻紧张情绪,但避免剧烈的活动或讲情节紧张的故事。还可在卧室内开一盏小夜灯。

12～18个月尚走不稳的幼儿,可在成人的扶持下进行有节奏的活动。8个月～3岁的幼儿模仿性强,可配合儿歌或音乐进行有节奏的运动。3～6岁的儿童可学习做广播体操和健美操,协调手脚运动,有益于肌肉骨骼的发育。除恶劣气候外,应多带儿童在户外玩耍,衣着适宜,不要过多、过厚。

（三）牙齿的健康

小儿不会很好地刷牙,家长可用软布或软毛牙刷轻轻清洁小儿牙齿表面,逐渐指导小儿自己刷牙,早晚各一次,并做到饭后漱口。为保护牙齿宜少吃易致龋齿的食物,如糖果、甜点等,去除不良习惯,如含着糖或喝着牛奶、果汁入睡。适当补充含氟物质对预防龋齿也很重要,适量的氟化物可使牙釉质更坚固。可用含氟牙膏刷牙或饮用含适量氟的水。家长还应带小儿定期进行口腔检查。

（四）生活护理

由于幼儿和学龄前儿童的自理能力不断增加,家长既要促进其独立性,又要保证安全和卫生。在小儿独自进食、洗脸、刷牙、穿衣、如厕等时,家长可给予协助,但仍应鼓励其自理,不能包办。小儿衣着应颜色鲜艳便于识别,穿脱简便,便于自理。

（五）早期教育

1. 大小便训练　18～24个月的小儿开始能够控制肛门和尿道括约肌,并且认知的发展使他们能够表示便意,但大小便的控制还受生理心理因素影响。因此,在训练过程中,家长应多采用赞赏和鼓励的方式,训练失败时不要表示失望或责备幼儿。小儿应穿易脱的裤子,以利排便习惯的培养。选择合适的坐便器,小儿坐在上面后可以自如站起,这会让小儿感到安全。小儿大一些后可逐渐过渡到使用成人坐便器,在小儿脚下放一只小凳子可帮助平衡身体。让小儿看到便后冲水的过程,了解这是常规化行为。练习排便每次5～10分钟为宜,父母必须陪在身旁。大便训练常较小便训练先完成,因为大便较有规律性,而且幼儿对排大便的感觉更强烈。在环境突然变化时,小儿已经形成的排泄习惯会改变,但当小儿情绪平稳后,排泄习惯会恢复。2～3岁小儿多已能控制膀胱排尿,如5岁后仍不能随意控制排尿则应就诊。

2. 动作的发展　玩具可促进动作的发展,家长应根据不同的年龄为小儿选择合适的玩具。12～15个月的小儿喜欢走路,他们以扔东西和捡东西,或放东西到袋中再取出为乐。18个月大的小儿喜欢能推拉的玩具。因此,1～2岁小儿要选择发展走、投掷、跳、攀登和发展肌肉活动的玩具,如球类、积木、小拉车、滑梯等。2岁后的小儿开始模仿成人的活动,喜欢玩水、沙土、橡皮泥等,喜欢在纸上随意涂画,还喜欢奔跑、蹦跳等激烈的运动,要选择能发展动作、注意、想象、思维等能力的玩具,如能装拆的玩具、形象玩具（积木、娃娃等）、小骑车等。成人可从旁引导或帮助小儿玩耍,鼓励小儿独自活动,以发展其动作的协调性。

3. **语言的发展** 小儿有强烈的好奇心、求知欲和表现欲,喜欢问问题、唱儿歌、翻看故事书或看动画片等。成人应满足其欲望,经常与其交谈,鼓励其多说话,通过游戏、讲故事、唱歌等方式促进小儿语言发育,并借助于动画片等电视节目扩大其词汇量,及时纠正其发音。

4. **卫生习惯的培养** 培养小儿定时洗澡、勤换衣裤、勤剪指甲的习惯,家长树立好榜样,教导小儿养成饭前便后洗手,不随地吐痰和大小便,不喝生水,不吃未洗净的瓜果,不吃掉在地上的食物,不乱扔瓜果纸屑等好习惯。

5. **品德教育** 小儿模仿力极强,家长要给小儿树立好榜样,教导小儿学会与他人分享、互助友爱、尊敬长辈、使用礼貌用语等。要平等对待每一个小儿。当小儿破坏了家长一再强调的某些规则时,如安全注意事项,可给予适当的惩罚。在游戏中,培养儿童遵守规则、团结协作、关心集体、互相谦让、热爱劳动等品质。在日常生活、游戏或学习中,有意识地培养儿童克服困难的意志,提高其自觉、坚持、果断和自制的能力。安排儿童学习绘画、乐器、唱歌、跳舞和手工制作,参观动物园、植物园和博物馆等活动,培养多方面的兴趣、想象力和思维能力,陶冶情操。

(六)防治常见的心理行为问题

小儿常见的心理行为问题包括发脾气、抗拒、破坏性或攻击性行为、吮拇指、咬指甲、遗尿、手淫等,家长应针对原因采取有效措施。小儿控制情绪的能力与其语言、思维的发展和家长的教养有关。家长对小儿的要求或行为应按照社会标准予以满足或约束,尽量预见性地处理问题,减少小儿产生消极行为的机会,用诱导的方法而不是强制的方法处理小儿的行为问题,减少对立情绪的产生。

(七)预防疾病和意外

继续加强预防接种和防病工作。幼儿每3~6个月作一次健康检查,学龄前儿童应每年进行1~2次体格检查,监测生长发育情况,预防缺铁性贫血、营养不良、单纯性肥胖、龋齿、视力异常、寄生虫感染等疾病,按时加强预防接种。通过游戏和体育活动,增强小儿体质。对小儿进行安全教育,采取相应的安全措施防止意外发生,如异物吸入、烫伤、跌伤、中毒、电击伤、外伤、溺水、中毒、交通事故等。

(八)游戏

幼儿期多为平行性游戏,即幼儿与其他小朋友一起玩耍,但没有合作性行动,玩伴之间偶有语言的沟通和玩具的交换,主要是独自玩耍,如看书、搭积木、奔跑等。学龄前期多为合作性游戏。许多儿童共同参加一个游戏,彼此能够交换意见并相互影响,但没有严谨的组织、明确的领袖和共同的目标,每个儿童可以按自己的意愿去表现。这时期的儿童模仿性强,想象力丰富,游戏的复杂性、技巧性明显增加。

四、学龄儿童及其家庭的健康促进

学龄儿童大脑皮质功能发育更加成熟,认知和心理社会发展非常迅速。学龄期是儿童接受科学文化教育的重要时期,也是儿童心理发展上的一个重要转折时期,同伴、学校和社会环境对其影响较大,要预防精神、情绪和行为等方面的问题。学龄儿童机体抵抗力增强,发病率较低,但要注意口腔卫生和用眼卫生,端正坐、立、行姿势。健康促进的重点是加强体格锻炼,培养良好的品格和生活习惯,促进德、智、体全面发展。

（一）合理营养

学龄儿童生长发育速度较婴幼儿期下降,但应储备一定的营养物质为青春期体格迅速生长作准备。学龄儿童的膳食要求营养充足且均衡,以满足儿童体格生长、体力活动、心理和智力发展等需求。要重视早餐和课间加餐,早餐应保证质和量,小学生常因晨起食欲不佳或赶时间而进食不足,最好于上午课间补充营养食品如水果、坚果、牛奶等,以保证体格发育,保持精力充沛;还要特别重视补充强化铁食品,以降低缺铁性贫血发病率。家长在安排饮食时,可让儿童参与,以增加食欲。学龄儿童的饮食习惯和方式受家人、同伴和大众传媒的影响较大。学校应开设营养教育课程,纠正儿童挑食、偏食、吃零食、暴饮暴食等不良习惯。

（二）睡眠和活动

学龄儿童睡眠时间有较大的个体差异,约为9.5小时,应根据儿童的年龄、活动量、健康状况等因素养成个性化的休息习惯。学龄儿童不再出现入睡时怕黑的问题,睡眠问题大多与梦游和梦呓有关。梦游常出现于快动眼睡眠期从第4期到第1期的转变过程,即睡眠后的前3～4小时,他们往往不记得自己曾梦游过。梦游时儿童通常是突然坐起,下床行走,动作笨拙、重复,看上去不安,然后重新躺下入睡。只要梦游时儿童没有面临危险,最好是不去干涉他们。如果一定要唤醒,应轻柔地叫他/她的名字,把他/她带回床上,告诉他/她刚才梦游了,如果放松些就不会发生这种情况了。避免儿童过于疲劳,保持轻松即可预防梦游,无须治疗。

学龄儿童应每天进行体格锻炼和户外活动。系统的体育锻炼,如体操、跑步、游泳、球类活动等均能促进儿童体力、耐力、平衡和协调能力的发展。周末和课间参加户外活动还可清醒头脑,缓解躯体疲劳,增进与他人之间的情感交流。适量劳动也可增强体质,促进生长发育,还可养成学生爱劳动的好习惯,促进其全面发展。儿童进行体格锻炼时,家长或老师应在旁给予适当指导与保护,内容要适当,循序渐进,不能操之过急。

（三）牙齿的健康

小儿约6岁开始出恒牙,所以第一颗恒牙又称6龄牙,通常是第一磨牙,长在乳牙之后。其他恒牙的出牙顺序与乳牙一致。恒牙在冒出之前就已经隐藏在乳牙下了,乳牙脱落时只是牙冠脱落,乳牙的根已经逐渐被吸收。通常是乳牙脱落后相应的恒牙随后长出。学龄期儿童应特别注重口腔卫生和定期牙科检查,家长要指导并监督儿童用正确的方式刷牙。使用含氟牙膏可保护牙齿被酸性物质腐蚀,选择牙刷时应选择软毛、刷头较小的牙刷。使儿童养成起床后、用餐后、入睡前刷牙的好习惯。

（四）培养教育

加强儿童品德教育,注意培养儿童良好的性情和学习、生活习惯,通过体育锻炼培养儿童的毅力和奋斗精神,通过培养广泛的兴趣陶冶高尚情操。严格禁止儿童吸烟、饮酒、随地吐痰等不良习惯,要充分利用各种机会和宣传媒介帮助儿童抵制社会上各种不良风气的影响。

（五）防治常见的心理行为问题

学龄儿童对学校不适应是常见的问题,表现为焦虑、恐惧或拒绝上学。其原因较多,如与父母分开产生的分离性焦虑、害怕某位老师、不喜欢学校的环境、与同伴关系紧张或害怕考试等。家长要查明原因,与学校相互配合,采取相应措施,帮助儿童适应学校生活。学习困难的儿童应排除情绪行为问题、注意缺陷多动障碍及特殊发育障碍。

（六）预防疾病和意外

保证学龄儿童充足的睡眠和休息,每年体格检查一次,按时进行预防接种,预防传染病的发生。宣传常见传染病的知识，并对传染病做到早发现、早报告、早隔离、早治疗。学校和家庭应为学龄期儿童提供良好的学习环境，包括合适的桌椅和适当的光线等。注意指导儿童用眼卫生和培养儿童正确的坐、立、行走和读书的姿势，预防脊柱异常弯曲和近视。课间要到户外活动，进行远眺以缓解视力疲劳，并积极开展眼保健操活动。一旦儿童发生近视，应及时到医院进行检查和治疗。学龄儿童常发生的意外伤害包括溺水、车祸，以及在活动时发生擦伤、割伤、扭伤、挫伤或骨折等。儿童必须学习交通规则和防范意外事故的知识，以减少伤残的发生。

（七）游戏

学龄儿童的游戏多为竞赛性游戏。儿童在游戏中为完成某个目标而制订一些规则，彼此遵守，并进行角色分工，如完成一项比赛或表演等。游戏的竞技性和合作性高度发展，并出现游戏的中心人物。学龄期儿童希望有更多的时间与同伴一起玩耍。

五、青少年及其家庭的健康促进

青春期是个体由儿童过渡到成人的时期，是儿童生长发育最后的阶段，此期儿童体格生长迅速，认知、心理和社会行为发展逐渐成熟。但由于神经内分泌调节尚不稳定，还要面对突然增多的社会压力，青少年会出现一些特殊的健康问题。青春期是人生中决定体格、体质、心理和智力发育和发展的关键时期，需要家庭与社会给予重点关注。

（一）充足营养

青少年生长发育迅速，脑力劳动和体力运动消耗也大幅增加，必须供给充足的能量、蛋白质、维生素及矿物质如铁、钙、碘等营养素。青少年的食欲十分旺盛，但由于缺乏营养知识以及受大众传媒和同伴的影响，他们喜欢吃一些营养成分不均衡的流行食品或不吃早餐，从而造成营养失衡。当女孩开始关心自己的身材和外貌时，她们会对正常范围内的体重增加而担心，形成过度偏食或挑食，甚至发展至厌食症，严重损害身体健康。家长、学校和保健人员有责任指导青少年选择营养适当的食物并保持良好的饮食习惯。

（二）睡眠和活动

青少年需要充足的睡眠和休息以满足其体格迅速生长的需求，应养成早睡早起的睡眠习惯，家长应起到榜样和监督作用。青少年每日应有一定量的体育锻炼，可作为游戏、玩耍、体育活动等的一部分，也可是有计划的体育锻炼，同时，每周应有 3 次以上中、大量的锻炼，每次坚持 20~30 分钟，可在体育课由老师指导完成。经常的体育锻炼能减少青少年高血压、高血脂、肥胖的发生，还可减少发生抑郁和情感障碍的危险。

（三）健康教育

指导青少年养成健康的生活方式，自觉抵制社会不良因素的影响，如吸烟、饮酒、酗酒、吸毒及滥用药物等，强调青少年应对自己的生活方式和健康负责。应加强对少女的经期卫生指导，特别是月经初潮的少女，指导其重视生活的规律性，避免受凉、坐浴、剧烈运动及重体力劳动，注意会阴部卫生等，帮助她们应对经期压力。青春期健康指导的一个重要内容是性教育，家长、学校和社科人员可通过交谈、上卫生课、发放宣传手册等方式对青少年进行性教育。性教育的内容应包括介绍生殖系统的结构与功能、第二性征、月经、遗精、妊娠、性行为、性传播疾病等知识，消除青少年对性和对异性交往的困惑和矛盾，指导青少年与异性正常交往。

（四）法制和品德教育

青少年思想尚未成熟，易受外界一些错误的或不健康的因素影响，会出现打架、斗殴等行为。因此，需要对青少年进行系统的法制教育，弘扬助人为乐、勇于上进的道德风尚，抵制腐化堕落思想的影响。

（五）防治常见的心理行为问题

青少年的心理水平尚处于从幼稚向成熟发展的过渡时期，缺乏承受压力、克服困难的意志力，社会经验也十分欠缺，其身心处在一种非平衡状态，容易出现心理冲突和矛盾。如果这些矛盾不能顺利解决，就可能在其情绪、性格、情感及行为等方面出现异常，甚至出现严重的心理行为问题。所以，及早发现青少年的心理、情绪及行为问题，及时给予调整，对他们身心的正常发展具有重要意义。青少年最常见的心理行为问题为出走、自杀、自闭及对自我形象不满等。家庭及社会应给予高度重视，并采取有效的措施预防此类问题，出现问题时积极解决。

（六）预防疾病和意外

青少年神经内分泌调节不够稳定，可出现痤疮、良性甲状腺肿、高血压、自主神经功能紊乱等，女孩易出现月经不规则、痛经等。青少年应重点防治近视、龋齿、结核病、风湿病、沙眼、肥胖、营养不良、缺铁性贫血、神经性厌食和脊柱弯曲等疾病，可通过定期健康检查早发现、早治疗。意外创伤和事故是青少年，尤其是男孩常见的问题，包括运动创伤、交通事故、溺水、打架斗殴所致损伤等，应继续进行安全教育。

（七）游戏

青少年的游戏内容因性别而出现很大的差异。男孩表现出运动中的竞争及胜利感，对机械和电器装置有浓厚的兴趣；而女孩一般对社交性活动感兴趣，喜欢参加聚会，与朋友讨论自己的感受，爱看爱情小说、电影、电视节目等。青少年对父母的依赖进一步减少，更愿意与朋友一起活动。他们主要从朋友处获得自我认同感。

第二节　意外事故及损伤的预防

学习目标

- **识记**
  能正确叙述各种意外事故及损伤的预防措施。
- **理解**
  能正确解释各年龄段重点预防的意外事故及损伤。
- **运用**
  能根据小儿年龄段给予小儿及其家庭预防意外事故的指导。

意外事故（unintentional accident），又称意外伤害，是指因各种意外而引起的人体损伤。它已经成为威胁儿童健康和生命的主要问题，是儿童的第一死因。5岁以下儿童主要死因是意外窒息、溺水、摔伤、中毒和交通事故，其中意外窒息和溺水死亡人数占半数以上。意外事故与伤害是可预防的,可通过 4E(education 教育、engineering 工程、enforcement 执行、economics 经济)干预避免意外的发生。

知识链接

儿童意外伤害现状

WHO 的报告显示:①在世界各地,每天都有 2000 多个家庭因意外伤害失去孩子,每年因此死亡的 18 岁以下儿童约达 83 万。②意外伤害是 9 岁以上儿童的首位致死因素。③交通事故及溺水约占全部儿童意外伤害人数的近半数。④每年有数千万儿童因非致死性伤害需要接受临床治疗。⑤交通事故及摔落是导致儿童受伤残疾的首要原因。⑥95%的儿童伤害发生于低收入和中等收入国家。⑦儿童伤害仍然是高收入国家的一个问题,约占全部儿童死亡人数的40%。⑧在过去30年中,许多高收入国家通过采用多部门、多层面的儿童伤害预防措施已成功地将其儿童伤害死亡率降低近50%。

报告认为,如果在世界各地采用已证明行之有效的预防措施,每天至少可以挽救 1000名儿童的生命。

报告还显示,导致 18 岁以下儿童发生致死性伤害的主要原因包括:交通事故、溺水、火灾引起的烧伤、摔落及中毒。这五种原因在全部儿童伤害致死原因中占60%。

一、窒息与异物进入机体

异物吸入呼吸道或异物堵住口鼻导致窒息是 1 岁以内小儿意外死亡的主要原因。当小儿能够准确定位口腔后,他们会将能捡到的任何物体放入口中,易导致窒息。因此,家长和幼托机构人员要严格防范潜在危险,做到以下预防措施:

1. 不要让小儿接触到塑料袋、未充气的气球,怀抱小儿时注意自己的身体不要堵住小儿口鼻。
2. 小儿与家长分床睡,床上无杂物,不要将小儿单独放在家长床上。
3. 小儿在进餐时成人切勿惊吓、逗乐、责骂,以免小儿大笑、大哭时将食物吸入气管。
4. 不给小儿整粒的花生、瓜子、豆子及带刺、带骨、带核的食品。
5. 培养小儿良好的饮食习惯,坐起喂食,细嚼慢咽,以免大块的食物吞入。
6. 不给小儿玩体积小、锐利、可轻易分离的玩具及物品,如小珠子、纽扣、剪刀、硬币、易破损的玩具等,以免塞入鼻、耳或放入口中误吞,造成鼻、耳、气管及食管异物,刺伤、割伤及中毒等。

二、溺　　水

溺水是导致小儿意外死亡的主要原因之一,是水网地区小儿常见的意外伤害。当小儿会走后,他们能到达看似安全的地方,如洗手间、水桶、水龙头等,这对身体协调能力差的小儿来说也是危险的,很容易溺水,死亡往往很快发生,抢救机会很少。家庭和社会教育机构应做到以下预防措施:

1. 不要让小儿单独留在浴室内。
2. 游泳池应设有围栏。
3. 当小儿靠近水源时应密切注意,如浇水时、用水盆洗衣服时等。
4. 家中不要积攒不必要的水。
5. 幼托机构应远离河塘等水源,农村的水缸、粪缸均应加盖,以免小儿失足跌入。
6. 教育小儿不可去无安全措施的池塘、江河玩水或游泳。

三、中　毒

中毒是 5 岁以内小儿意外死亡的主要原因之一,在 2 岁左右发生率最高。从小儿会爬时开始,中毒的危险时刻存在。常见引起小儿中毒的物品包括药物、化学药品、食物、有毒动植物等。小儿中毒的预防措施有:

1. 口服药物及日常使用的灭蚊、灭虫、灭鼠等剧毒物品应放置在高处或上锁,使用时应充分考虑小儿的安全;家长喂药前认真核对药瓶标签、用量及服用方法,对标签不清、变质的药物切勿服用。WHO 建议,立法对有毒物质和药品进行儿童防护式包装,及包装内容物不得达到致死剂量。
2. 保证小儿的食物新鲜、清洁。
3. 教育孩子不要随便采集植物、野果,避免食用有毒的植物,如含氰果仁(苦杏仁、桃仁、李仁等)、白果仁等,家庭盆栽植物要放置于高处而不是地板上。
4. 让孩子知道药不是糖果。
5. 不要贮存大量的油漆、清洁液、杀虫剂及其他有毒物质。
6. 教育孩子不要玩垃圾桶。

 知识链接

铅中毒及预防

2006 年我国卫生部规定:高铅血症是指连续两次静脉血铅水平为 $100\sim199\mu g/L$;铅中毒是指连续两次静脉血铅水平等于或高于 $200\mu g/L$。

预防措施:在行为指导方面,教育儿童养成勤洗手的好习惯,特别是饭前洗手;注意儿童个人卫生,勤剪指甲;经常清洗儿童的玩具和用品;经常用干净的湿抹布清洁儿童能触及部位的灰尘;儿童食品及餐具应加罩防尘;不要带儿童到铅作业工厂附近散步、玩耍;直接从事铅作业的家庭成员下班前必须更换工作服和洗澡;以煤作为燃料的家庭应多开窗通风;孕妇和儿童尽量避免被动吸烟;选购儿童餐具应避免彩色图案和伪劣产品;应避免儿童食用皮蛋和老式爆米花机所爆食品等含铅较高的食品;不能用长时间滞留在管道中的自来水为儿童调制奶粉或烹饪。在日常生活中,儿童应定时进食,避免食用过分油腻的食品;应经常食用含钙充足的乳制品和豆制品,含铁、锌丰富的动物肝脏、血、肉类、蛋类、海产品及富含维生素 C 的新鲜蔬菜、水果等。

四、外　　伤

小儿各种技能尚不灵活,当奔跑或探索新鲜事物时很容易受伤,某些动物也可能危及小儿安全。常见的外伤有骨折、关节脱位、电击伤及灼伤等。预防小儿外伤有以下几种措施:

1. 小儿居室的窗户、阳台、楼梯、睡床等应设有栏杆,防止发生跌伤或坠床。家具边缘最好是圆角,以避免碰伤。

2. 小儿远离厨房、热水瓶,正确使用热水袋,给儿童洗脸、洗脚或洗澡时应先倒冷水后加热水,避免烫伤。

3. 妥善存放易燃、易爆、易损品,强调点火时的危险,教会儿童什么是热的感觉。WHO 建议,制订并执行儿童防护式打火机的相关标准及有关烟火警报的法律。

4. 室内电源、电器应有防止触电的安全装置;雷雨时勿在电线杆旁、大树下或高层的墙檐下避雨,以免触电。

5. 大型玩具如滑梯、跷跷板等应定期检查,及时维修,儿童玩耍时应有成人在旁照顾。

6. 当儿童走或跑的时候不要让他们吃棒棒糖等有柄的食物。

7. 户外活动场地应平整无泥沙、碎石,最好有草坪;室内地面宜用地板或铺有地毯。

五、交　通　事　故

会跑的小儿意识不到行进中汽车的危险,或在车中没有系好安全带,易发生交通事故。小儿交通事故的预防措施有:

1. 婴幼儿应坐在汽车的后座,并有特制的婴幼儿汽车座椅。

2. 不要将婴儿车放在停好的汽车后面。

3. 当孩子户外活动时应监督其活动。

4. 教育儿童遵守交通规则,识别红绿灯;不要在马路上玩耍;做好学龄前儿童接送工作。

5. 教育儿童骑车时佩戴自行车头盔或摩托车头盔。坐汽车时,系安全带,不可坐在第一排。

6. 在居住区、校园和游戏场所周围强制车辆减速。建议机动车安装夜间行驶灯,不同车辆和行人分道行驶。

第三节　儿童计划免疫

学习目标

● **识记**
能正确叙述小儿计划免疫程序。

● **理解**
能正确解释预防接种的注意事项及反应的处理措施。

● **运用**
能准确运用小儿计划免疫程序对家长做健康指导。

儿童计划免疫(planned immunization)是根据免疫学原理、儿童免疫特点和传染病疫情的监测情况制定的免疫程序,是有目的、有计划地将生物制品接种到婴幼儿体内,以确保儿童获得可靠的抵抗疾病的能力,从而达到预防、控制乃至消灭相应传染病的目的。预防接种(preventive vaccination)是计划免疫的核心。

一、免疫方式及常用制剂

(一)主动免疫及常用制剂

主动免疫(active immunization)是指给易感者接种特异性抗原,刺激机体产生特异性抗体,产生相应的免疫力。这是预防接种的主要内容。因主动免疫制剂在接种后经过一定期限产生的抗体,在持续 1~5 年后逐渐减少,所以还要适时地安排加强免疫,以巩固免疫效果。

主动免疫制剂称为疫苗(vaccine)。按其生物性质可分为减毒活疫苗、灭活疫苗、组分疫苗(亚单位疫苗)、类毒素疫苗及基因工程疫苗。

(二)被动免疫及常用制剂

被动免疫(passive immunization)是指未接受主动免疫的易感者在接触传染源后,被给予相应的抗体,而立即获得免疫力。因抗体留在机体中的时间短暂(一般约 3 周),所以主要用于应急预防和治疗。如给未注射麻疹疫苗的麻疹易感儿注射丙种球蛋白以预防麻疹;注射破伤风抗毒素以预防受伤时患破伤风。

被动免疫制剂包括特异性免疫球蛋白、抗血清、抗毒素。此类制剂来源于动物血清,是人体一种异型蛋白,注射后容易引起过敏反应或血清病,尤其是重复使用时,更应注意。

二、免疫程序

卫生部2008年颁布了扩大免疫规划,要求在现行全国范围内使用的乙肝疫苗、卡介苗、麻疹疫苗、白破疫苗、脊灰疫苗、百白破疫苗 6 种国家免疫规划疫苗基础上,以无细胞百白破疫苗替代传统百白破疫苗,将乙脑疫苗、甲肝疫苗、流脑疫苗、麻腮风疫苗纳入国家免疫规划,对适龄儿童常规进行接种。对重点地区的重点人群进行出血热疫苗接种;发生炭疽、钩端螺旋体病疫情(或发生洪涝灾害可能导致钩端螺旋体病)暴发流行时,对重点人群进行炭疽疫苗和钩体疫苗应急接种。通过上述疫苗的接种,预防结核病、乙型肝炎、百日咳、脊髓灰质炎、白喉、麻疹、破伤风、甲型肝炎、流行性出血热、流行性脑脊髓膜炎、流行性乙型脑炎、流行性腮腺炎、风疹、炭疽和钩端螺旋体病 15 种传染病(表3-1)。

三、预防接种的准备及注意事项

1. 环境准备 接种场所应光线明亮,空气新鲜,温度适宜;接种及急救物品要摆放有序。

2. 心理准备 做好宣传、解释工作,消除家长和儿童的紧张、恐惧心理;不宜空腹时进行接种。

3. 严格掌握禁忌证 通过问诊和查体,了解儿童有无接种禁忌证。

4. 严格执行免疫程序 掌握接种的剂量、次数、间隔时间及不同疫苗的联合免疫方案。及时记录并预约,交代疫苗接种后的注意事项及处理措施。

表3-1 儿童计划免疫程序

接种疫苗	乙肝疫苗	卡介苗	脊灰疫苗	百白破疫苗	白破疫苗	麻风疫苗
预防疾病	乙型肝炎	结核病	脊髓灰质炎	百日咳、白喉、破伤风	白喉、破伤风	麻疹、风疹
接种月(年)龄	0、1、6月龄	出生时	2、3、4月龄、4周岁	3、4、5月龄、18～24月龄	6周岁	8月龄
接种剂次	3	1	4	4	1	1
接种途径	肌内注射	皮内注射	口服	肌内注射	肌内注射	皮下注射
接种部位	上臂三角肌	上臂三角肌中部略下处		上臂三角肌	上臂三角肌	上臂外侧三角肌下缘附着处
接种剂量	酵母苗 5µg/0.5ml；CHO苗 10µg/ml、20µg/ml	0.1ml	1粒	0.5ml	0.5ml	0.5ml
禁忌对象	肝炎、急性传染病、神经系统疾病、重度营养不良、有过敏史者、免疫功能缺陷及免疫抑制剂治疗期者	结核病、急性传染病、肾炎、心脏病、免疫缺陷病、其他皮肤疾病者	发热、腹泻及急性传染病、乳制品过敏、免疫缺陷或免疫抑制剂治疗期者	发热、急性传染病、有神经系统疾病或癫痫有抽搐史者及有过敏史者	同百白破疫苗	发热、严重疾病、鸡蛋过敏、传染病、免疫缺陷者
注意事项	出生后24小时内接种第1剂次，第1、2剂次间隔≥28天	如出现化脓、溃疡、腋下淋巴结肿大，可局部处理以防感染	冷水送服或含服，一小时内禁热饮；第1、2剂次间隔均≥28天，第2、3剂次间隔均≥28天	第1、2剂次，第2、3剂次间隔均≥28天	同百白破疫苗	麻风疫苗不足部分继续使用麻疹疫苗

续表

接种疫苗	麻腮风疫苗	乙脑减毒活疫苗	乙脑灭活疫苗	A群流脑疫苗	A+C流脑疫苗	甲肝减毒活疫苗	甲肝灭活疫苗
预防疾病	麻疹、腮腺炎、风疹	乙型脑炎	乙型脑炎	流行性脑炎	流行性脑炎	甲型肝炎	甲型肝炎
接种月(年)龄	18~24月龄	8月龄,2周岁	8月龄,2周岁,6周岁	6~18月龄	3周岁,6周岁	18月龄	18月龄,24~30月龄
接种剂次	1	2	4	2	2	1	2
接种途径	皮下注射	皮下注射	皮下注射	皮下注射	皮下注射	皮下注射	肌内注射
接种部位	上臂外侧三角肌下缘附着处	上臂外侧三角肌下缘附着处	上臂外侧三角肌下缘附着处	上臂外侧三角肌下缘附着处	上臂外侧三角肌下缘附着处	上臂外侧三角肌下缘附着处	上臂三角肌附着处
接种剂量	0.5ml	0.5ml	0.5ml	30μg/0.5ml	100μg/0.5ml	1ml	0.5ml
禁忌对象	同麻风疫苗	发热、传染病、脑及神经系统疾病、免疫缺陷或抑制及有过敏史者	同乙脑减毒活疫苗	神经系统疾病及精神病者;发热、急性传染病、严重疾病、有过敏史者	同A群流脑疫苗	发热、传染病、严重疾病、免疫缺陷或抑制及有过敏史者	同甲肝减毒活疫苗
注意事项	疫苗不足部分用麻腮疫苗替代,麻腮疫苗不足部分继续用麻疹疫苗	第1、2剂次间隔7~10天	第1、2剂次间隔3个月	第1、2剂次间隔3个月	2剂次间隔≥3年;第1剂次与A群流脑疫苗第2剂次间隔≥12个月		2剂次间隔≥6个月

5. 严格执行无菌操作原则及查对制度　接种活疫苗时用 70%～75% 乙醇消毒；抽吸后如果有剩余药液放置不能超过 2 小时；接种后的剩余活菌苗应烧毁。

6. 其他　①2 个月以上婴儿接种卡介苗前应作 PPD 试验,结果阴性方能接种；②接种麻疹疫苗前 1 个月及接种后 2 周内避免使用胎盘球蛋白、丙种球蛋白制剂；③脊髓灰质炎疫苗用冷开水送服,且服用后 1 小时内禁热饮。

四、预防接种的反应及处理

疫苗对于人体来说是一种异物,在诱导人体免疫系统产生对特定疾病的保护作用的同时,疫苗本身的生物学特性及人体的个体差异(如健康状况、免疫功能、过敏性体质、精神因素等)可能导致少数儿童出现一些不良反应。

1. 一般反应　是指由疫苗本身所引起的反应。大多为一过性反应,在接种 24 小时内出现,主要表现为发热和局部红肿、疼痛,有时伴有食欲减退、全身不适、乏力等。大多数儿童的反应是轻微的,一般持续 2～3 天可自行消退,无须特殊处理,多饮水,适当休息即可。反应较重者,应对症处理,如局部热敷、物理降温等；反应严重者,如局部红肿持续扩大,高热不退,应及时到医院就诊。

2. 异常反应　极少数儿童可能出现晕厥、过敏性皮疹、过敏性休克、血管神经性水肿等。一旦发生,应立即抢救或治疗。

3. 偶合症　是指受种者正处于某种疾病的潜伏期,或存在尚未发现的基础性疾病,接种后巧合发病,所以偶合症的发生与疫苗的接种无关,仅是时间上的巧合,如夏季偶合腹泻,冬季偶合流感等。

(沙丽艳)

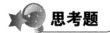 **思考题**

患儿,女,19 个月,面色苍白,精神差,口唇苍白,家长诉进食少、偏食,查体：体温 36.7℃,脉搏 100 次/分,呼吸 28 次/分,体重 10.5kg,皮肤黏膜无皮疹和黄染,毛发干、黄,浅表淋巴结未扪及。辅助检查：WBC $9.5×10^9$/L,Hb 64g/L。

问题：(1) 该患儿最可能的诊断是什么？

(2) 根据患儿目前的状况,列出其主要护理诊断。

(3) 应如何对家长做健康指导？

第 四 章

住院患儿及其家庭的护理

住院对儿童及其家庭来讲是一个压力事件。小儿正处于体格不断生长发育、心理活动和社会行为不断发展的重要阶段。患病及住院不仅给小儿身体带来痛苦,而且极易对其身心健康产生不良影响,从而影响其正常的生长发育及人格发展,同时也会给小儿的家庭带来压力。因此,为了减轻住院对儿童及其家庭产生的压力,护士在住院期间需要为患儿提供全面的身心护理,同时为其家庭提供帮助。

第一节　儿童医疗机构的设置特点及护理管理

学习目标

- 识记
  能准确列举出我国儿童医疗机构的分类。
- 理解
  能正确描述儿童医疗机构的设置及护理管理特点。

我国的儿童医疗机构主要有三类:儿童医院、妇幼保健院和综合性医院的儿科,它们共同负担着我国儿童的医疗和保健工作。其中以儿童医院的设置最为全面。包括儿科门诊、儿科急诊和儿科病房。

一、儿 科 门 诊

(一)设置特点

1. 预诊处

(1)目的:鉴别和隔离传染病患儿、减少交叉感染、指导家长正确就诊、及时发现危重患儿并争取抢救时机。

(2)设置:应设在医院内距大门最近处或儿科门诊的入口处。其出口应有两个通道,分别通向候诊室及隔离室。预诊处应备有简单的预诊用具及一般的消毒隔离设备等。

（3）预诊方式：主要有简单扼要的问诊、望诊及查体。在短时间内迅速提炼关键的病史、症状及体征，作出判断，以避免因患儿停留过久而发生交叉感染。当遇有危重患儿急需抢救时，预诊处护士要将其护送至抢救地点。因此，预诊工作要求由经验丰富、责任心强、动作迅速、决断能力强、处理果断的高年资护理人员担当。

2. 挂号收费处　患儿经过预诊后，便可在此处挂号交费就诊。

3. 体温测量处　发热患儿须在就诊前到体温测量处测量体温，测温室内设有候诊椅。

4. 候诊室　由于小儿就诊多由家长陪同，候诊室要宽敞、明亮、空气流通，有足够的候诊椅，并设 1～2 张床，供患儿换尿布、包裹之用。候诊室是门诊健康教育的重要场所，可在此利用宣传栏、电视视频、健康小手册等媒介进行科普卫生知识的宣传。

5. 诊查室　数量不限，室内设有诊查桌、椅、诊查床及洗手设备。每个诊查室内设有 1～2 个诊查桌、椅及诊查床，以减少就诊患儿相互干扰。力求保证一医一患，保护患儿隐私。

6. 治疗室　备有各种治疗所需的设备、器械和药品，可进行必要的治疗，如各种注射、穿刺、换药等。

7. 化验室　应设在诊查室附近，便于患儿化验检查。

8. 门诊药局（房）　方便患儿及家长取药。

9. 其他　根据医院规模及实际情况，还可设置儿科配液中心、输液区及采血中心等以方便患儿就医、提高工作效率。

（二）护理管理

儿科门诊的特点之一是陪伴就诊的人员多，患儿家长焦急程度较其他科别重，根据这一特点，儿科门诊在护理管理上应做好以下几方面工作：

1. 维持良好的就诊秩序　合理安排各诊室就诊人数，随时调整、疏散就诊儿童，做好患儿及家长的沟通协调工作，保证就诊秩序有条不紊。

2. 密切观察病情变化　由于小儿病情变化较快，门诊护理人员须经常巡视，以确保紧急情况下患儿能得到及时的救治。

3. 预防院内感染　严格执行消毒隔离制度，遵守无菌技术操作规程，及时发现传染病的可疑征象，并予以处理。

4. 杜绝差错事故发生　严格执行三查七对，在给药、注射等各项工作中一丝不苟，避免差错发生。

5. 提供健康教育　根据季节及疾病流行情况，护理人员可利用候诊时间，进行科普卫生知识宣传。

二、儿　科　急　诊

（一）设置特点

儿科急诊是抢救患儿生命的第一线，因此急诊的各诊室应必备抢救器械、用具及药品等。儿童病情变化快，突发情况多，应及时发现，随时做好紧急抢救的准备。

1. 抢救室　抢救室内设 2～3 张抢救床，配有气管插管用具、人工呼吸机、心电监护仪、供氧及吸引装置、洗胃机等仪器设备，以及各种穿刺包、切开包、常用无菌用品等。抢救车内备有常用急救药品、物品等，以满足抢救危重患儿的需要。

2. 观察室　设有病床及一般抢救设备,如有条件可装备监护仪、婴儿暖箱等,还应按病房要求备有各种医疗文件。

3. 治疗室　应设有治疗床、药品柜、注射用具,各种治疗、穿刺用物品及各种导管等。

4. 简易手术室　应备有用于清创缝合手术、大面积烧伤的初步处理、骨折固定等相应的器械、药品等。

（二）护理管理

1. 急诊抢救的五要素　五要素为人员、医疗技术、药品、仪器设备及时间,其中抢救人员起主要作用。急诊护士应有高度的责任心,熟练掌握儿童各种急诊抢救的理论与技术,具备敏锐的观察力和坚强的抢救意志。此外,药品种类齐全,仪器设备先进,时间争分夺秒都是保证抢救成功缺一不可的重要环节。

2. 执行急诊岗位责任制度　坚守岗位,责任分明,随时做好抢救患儿的准备。经常巡视、观察病情变化并及时给予处理。对抢救药品和设备的使用、保管、补充、维护等应有明确的分工及交接班制度,确保仪器设备性能良好,放在指定位置。

3. 建立并执行各科常见急诊的抢救护理常规　定期组织护理人员学习、掌握各科常见疾病的抢救程序、护理要点,熟练掌握各种急救技术,培养高度的责任心及良好的应急能力,不断提高抢救效率。

4. 加强急诊文件管理　急诊工作繁忙而紧张,但仍要保持病历材料的完整性、真实性和准确性,记录患儿就诊时间、一般情况、诊治过程等。紧急抢救中遇有口头医嘱,须当面复述确保无误后执行,抢救结束后及时补记于病历上。

三、儿科病房

（一）设置特点

1. 病室　儿科病房最适宜的床位数是30~40张。设有大、小两种病室,大病室容纳4~6张床,小病室为1~2张床,作为观察、隔离之用。一个床单位占地 $2m^2$,床与床之间距离为1米,床与窗台的距离为1米,床外设有护栏。每个病室均应设有卫生间,墙壁设壁灯,供夜间照明。病室墙壁可装饰颜色鲜明、儿童喜爱的各种图案,减轻患儿的恐惧心理。

2. 重症监护室　收治病情危重、需要观察及抢救的患儿。室内备有各种抢救设备和监护设备,待患儿病情平稳后可转入普通病室。监护室为了满足患儿家长的探视需求,可在室内安装摄像头,家长可通过屏幕看到监护室内患儿的情况。

3. 护士站及医生办公室　设在病房中间,靠近危重病室,以便观察和抢救。

4. 治疗室　备有各种治疗所需的设备、器械和药品。可进行各种注射和必要的治疗,如各种穿刺、换药等。

5. 配膳（奶）室　将营养部门备好的患儿食品在配膳室分发。室内配备消毒锅、冰箱、配膳桌、碗柜及分发膳食用的餐车。如为营养部门集中配奶,另备有加热奶的用具。新生儿室及重症监护室应设配奶室。

6. 游戏室　供住院患儿游戏、活动时使用。设有桌椅、可清洁的玩具及图书等,备有电视机、收录机等。地面采用地板或塑料材质,以防患儿跌倒。

7. 厕所与浴室　各种设置要适合患儿年龄特点。浴室要宽敞,便于护士协助患儿沐浴,厕所可有门,但不应加锁,以防意外发生。

此外,病房还须设有库房、值班室、仪器室、干燥间及开水间等。

(二)护理管理

1. 环境管理 病房环境要适合儿童生理、心理特点,可张贴或悬挂卡通画,以动物形象作为病房标记等。病室窗帘及患儿被服采用颜色鲜艳、图案活泼的布料制作。新生儿与未成熟儿病室一定要有照明,以便观察;儿童病室夜间灯光应调暗,以免影响睡眠。室内温、湿度依患儿年龄大小而定(表4-1)。

表4-1 不同年龄患儿适宜的温、湿度

年龄	室温	相对湿度
新生儿	22~24℃	55%~65%
婴幼儿	20~22℃	55%~65%
年长儿	18~20℃	50%~60%

2. 生活管理 患儿的饮食不仅要符合疾病治疗的要求,也要满足其生长发育的需要。食具由医院供给,做到每次用餐后进行消毒。医院负责提供式样简单、布料柔软的患儿病号服,经常更换,集中清洗消毒,保持整洁。根据患儿的不同疾病与病情决定其活动与休息的时间。对长期住院的学龄期患儿要适当安排学习时间,形成规律的作息生活,减轻或消除离开学校后的寂寞、焦虑心理。

3. 安全管理 儿科病房安全管理的范围广泛、内容繁杂。无论设施、设备还是日常护理的操作,都要考虑患儿的安全问题。防止坠床、跌倒、烫伤,防止误饮误服。病房应有紧急事件的应急预案,消防、照明器材应专人管理,安全出口要保持通畅。在治疗护理过程中要细心,严格执行查对制度,保证护理安全。

4. 防止交叉感染 病房应明确清洁区、半污染区及污染区。严格执行清洁、消毒隔离、探视和陪伴制度。病室定时通风,按时进行空气、地面及设施的消毒,操作前后认真洗手。

第二节 住院患儿的心理反应及护理

学习目标

- **识记**
  能正确描述住院患儿的主要压力来源。
- **理解**
  能解释不同年龄段患儿对疾病的认识。
- **运用**
  能准确分析各年龄阶段患儿对住院的反应特点并对其实施心理护理。

住院对患儿的心理和身体都会造成很大影响。小儿对未知事物的恐惧远甚于已知事物，刚入院的患儿通常对陌生的环境、陌生的人群、尤其是各种侵入性的治疗感到不适应甚至是恐惧。此外，住院使患儿日常生活被打乱，致使患儿适应社会生活的能力减低。护理人员应根据患儿的年龄、疾病的严重程度、住院期间主要的压力来源等引起的心理反应，为患儿提供帮助，尽量缩短患儿对医院的适应时间，最大限度地减少对其身心的影响。

一、各年龄阶段患儿对疾病的认识

小儿由于认知能力的局限，其对患病、住院的认识往往与惩罚、罪恶、自责联想在一起。各年龄阶段患儿对疾病的认识有不同特点：

1. 幼儿与学龄前期　此期患儿只注重疾病的现象，认为患病是外在的事物，仅仅是使其身体感到不适，但他们不能从疾病的现象中找出原因，常将疼痛等感觉与惩罚相联系，对疾病的发展及预后缺乏认识。

2. 学龄期　此期患儿具有一定的抽象思维能力，对疾病的病因有一定的认识。他们常认为道德行为与病因有关，并能注意疾病的程度，喜欢询问相关问题，开始恐惧身体的伤残和死亡。

3. 青春期　此期患儿的抽象思维能力进一步发展，能够认识到疾病的原因，明确疾病与器官功能不良有关。对疾病的发生及治疗有一定的理解，能够用言语表达身体的不适，并具有一定的自我控制能力。

二、住院患儿的主要压力来源

医院常被小儿认为是最不安全、最可怕的地方。陌生的环境，陌生的人群，紧张的气氛，特别是某些创伤性的治疗，都会给患儿造成压力。他们常感到不安、焦虑和恐惧，护理人员有必要了解住院患儿的主要压力来源，采取相应的护理措施，使他们尽快适应住院生活，平静地接受治疗。

1. 疾病本身及侵入性治疗所带来的痛苦和创伤。
2. 住院限制了患儿的日常活动。
3. 对疾病的认识不足而产生情绪反应。
4. 身体形象改变所造成的情绪影响。
5. 与亲人分离。
6. 对陌生的环境缺乏安全感。
7. 学习中断。
8. 父母的不良情绪。

三、各年龄阶段患儿对住院的反应及护理

（一）婴儿期患儿对住院的反应及护理
1. 婴儿期患儿对住院的反应

（1）6个月以内的婴儿：此期患儿一般比较平静，较少哭闹。婴儿出生2个月后，开始注视母亲的脸并微笑，母婴感情不断加深，而住院使这一过程中断，婴儿的安全感减弱，信任感的发展中断；同时，婴儿所需的外界刺激减少，感觉及运动的发育将受到一定影响。

（2）6个月至1岁的婴儿：此期患儿主要反应是分离性焦虑（separation anxiety），即患儿与其父母或最亲密的人分开所表现出来的行为特征，可有哭闹不止、寻找父母、避开和拒绝陌生人，亦可有抑郁、退缩等表现。

2. 婴儿期患儿的护理　6个月以内的患儿，要及时满足其生理需要和解除病痛，特别要多给予抚摸、怀抱、微笑，在护理中与患儿建立感情。提供适当的颜色、声音等感知觉的刺激，协助进行全身或局部的动作训练，维持患儿正常的发育。6个月至1岁的患儿，对亲人，尤其是父母的依赖性很强，住院期间尽量减少患儿与父母的分离，尽可能多与患儿接触，护士须特别注意给患儿留下较好的第一印象。尽量保持患儿住院前的生活习惯，可把患儿喜爱的玩具或物品放在床旁，通过耐心、细致的护理，使患儿感到熟悉和亲切，增加患儿的信任。

（二）幼儿期患儿对住院的反应及护理

1. 幼儿期患儿对住院的反应　幼儿对母亲的依恋变得十分强烈，对住院误认为是惩罚，而且害怕被父母抛弃；对医院环境不熟悉，生活不习惯，缺乏安全感；语言表达能力及理解能力有限，使他们易被误解和忽视，而感到苦恼；自主性开始发展，但住院往往使他们受到约束，有可能产生孤独感和反抗情绪；父母不在身边，会感到失望和孤独无依。主要表现为：

（1）分离性焦虑：可分为3个阶段：第一阶段为反抗期（protest），主要表现为对抗性、攻击性行为，如哭闹、寻找父母、摇床、拒绝护士的关爱和照顾，对护士进行身体攻击，如脚踢、手打等；第二阶段为失望期（despair），表情淡漠、无精打采、看起来很忧伤；第三阶段为否认期（denial），长期住院的儿童可进入此期，患儿压抑自己对父母的思念，以满不在乎的态度对待父母的离去，可将情感依附于某个护士。

（2）退化现象：是小儿倒退出现过去发展阶段的行为，如尿床、吸奶嘴、吸吮手指和过度依赖等，这是儿童逃避压力常用的一种行为方式。

2. 幼儿期患儿的护理　尽量由固定的责任护士对患儿进行连续的、全面的护理。多与患儿进行语言沟通，鼓励患儿讨论自己喜欢的事情，以保持患儿语言能力的发展，防止因住院使患儿在语言方面的发育延迟。使患儿获得情感上满足的同时要掌握沟通的方法和技巧，了解患儿表达需要和要求的特殊方式。尽量保持患儿住院前的生活习惯，允许患儿留下心爱的玩具、物品和一些能引起回忆的东西，帮助患儿尽快熟悉住院环境。允许患儿发泄自己的不满情感，接受其退化行为，不要当面批评，并向其父母作适当的解释。在病情及治疗允许的范围内，提供与患儿发育相适应的活动机会，鼓励其自主性行为。

（三）学龄前期患儿对住院的反应及护理

1. 学龄前期患儿对住院的反应　学龄前期患儿对住院和疾病不能完全理解或部分不能理解，住院期间，如与父母分离，同样会出现分离性焦虑。但表现较温和，如悄悄哭泣、难以入睡。由于控制和调节行为的能力增强，能把情感和注意力更多地转移到游戏、绘画等活动中。此阶段患儿可因为对医院陌生环境的不习惯，对疾病与住院的不理解，尤其惧怕因疾病或治疗而破坏身体的完整性而产生恐惧心理。

2. 学龄前期患儿的护理　介绍住院环境及其他病友，尽快与患儿建立友好关系，帮助其减轻陌生感。可组织治疗性游戏，以患儿容易理解的语言，讲解其所患的疾病及治疗的必要性，各种检查、护理操作的过程等,使患儿清楚疾病和住院治疗不会对自己身体的完整性构成威胁,以转移其注意力,帮助其克服恐惧心理。并能促进患儿主动遵守各项制度,安心地配合治疗,促进其正常的生长和发育。在病情允许时,给患儿自我选择的机会,鼓励他们参与自我照顾,以帮助树立自信心。

(四)学龄期患儿对住院的反应及护理

1. 学龄期患儿对住院的反应　学龄期患儿的生活已由游戏为主转变为以学习为主,接触的范围更广,能更好地控制自己;学校生活在他们心目中占有相当重要的位置,因住院而与学校及同学分离,会感到孤独,并担心学业落后;关心自己的病情,由于对疾病缺乏了解,患儿往往忧虑自己会残疾或死亡;喜欢观察医护人员的动作、表情及查房时的讨论等,以此作为估计自己病情的依据;因害羞而不愿配合体格检查;也有的患儿唯恐因自己住院给家庭造成严重的经济负担而感到内疚。由于此阶段患儿自尊心较强、独立性增加,所以,尽管他们的心理活动很多,但表现比较隐匿,可能努力作出若无其事的样子来掩盖内心的恐慌。控制感的丧失可使患儿产生挫折感、抑郁或敌意。

2. 学龄期患儿的护理　关心、爱护患儿,尽量满足他们的合理要求,耐心解答所提出的问题,增强患儿的信任感和安全感。根据患儿的需要及理解程度,提供有关疾病及住院的知识,开导患儿,解除其疑虑,使之确信身体不会受到伤害,积极主动地配合治疗。可让其参与护理计划的制订,鼓励他们从事适当的自我护理。帮助患儿与学校、同学保持联系,允许他们来院探视,交流学习进展情况,病情允许,鼓励患儿尽快恢复学习。进行体格检查及各项操作时,采取必要的措施维护患儿的自尊。

(五)青春期患儿对住院的反应及护理

1. 青春期患儿对住院的反应　青春期是独立性、自我肯定和角色认同发展的关键时期。此期儿童的个性基本形成,住院后限制了其身体的运动,减少了与伙伴沟通交流的机会,使其归属感丧失,常常不愿受医护人员过多的干涉,心理适应能力加强,但情绪容易波动。

2. 青春期患儿的护理　多与患儿交谈,向其解释病因、治疗过程及预计的出院时间,增加患儿的安全感,使其安心治病。根据病情,与患儿共同制订每日生活时间表,安排治疗、学习、锻炼及娱乐活动等。允许患儿表达其情绪的波动。在执行治疗护理措施时,提供给患儿部分选择权,通过强调患儿的个人能力,否定不合作或消极行为,来强化患儿的自我管理能力。

第三节　住院患儿的家庭应对及护理

学习目标

- **理解**
  能正确理解患儿住院对其父母及其他家庭成员产生的不良影响。
- **运用**
  能根据不同住院患儿家庭的反应特点对其父母及其他成员实施心理护理。

一、患儿住院对家庭的影响

（一）患儿住院对患儿父母的影响

对于家庭来说，孩子患病和住院是一个压力事件。它打破了家庭的正常生活，在患儿确诊疾病和住院的初期，家庭成员往往处于震惊和慌乱中，如果病情较严重，父母往往会对诊断表示质疑和难以接受。家庭成员特别是母亲受到的影响最大。她会将孩子患病归罪于自己的过失，许多家长会表现出对患儿不正确行为的容忍和支持，他们认为孩子的生病是自己照顾不周造成的，对孩子有内疚感，于是对患儿的不合理要求尽量满足，甚至许多无理的行为也不加管教。特别是一些绝症患儿的家长可能会感到不平和愤怒，并将这种愤怒向其他家庭成员甚至是医护人员发泄，使护患矛盾激化，不利于患儿的疾病康复。目睹患儿忍受病痛和接受痛苦的诊疗程序时，对家长而言是极其痛苦的，尤其是当诊断不明确或病情比较严重时，由于对患儿的预后顾虑重重，家长可能会焦虑、担心，严重时会产生心理障碍，以至于影响生理功能，造成内分泌失调及心血管系统、消化系统、呼吸系统功能的紊乱。部分患儿病程长、预后不良、家庭缺少经济或社会的支持等，都增加了家长适应的难度。

（二）患儿住院对其他家庭成员的影响

对于有多个孩子的家庭，一个孩子的住院打破了其余孩子的生活习惯。兄弟姐妹们可能会为过去与患儿打架或对其刻薄而感到内疚，并认为他们在引起患儿的疾病中起到了不好的作用。兄弟姐妹还可能会对自身的健康状况感到担忧，害怕自己也患上类似的疾病。随着患儿住院时间的延长，家长们常全神贯注于患儿而忽视其他兄弟姐妹，家庭角色和日常生活的改变，兄弟姐妹可能会感到焦虑和不安，并可能妒忌患儿独占了父母的注意力和关爱，甚至产生怨恨心理。此时，恰当的心理支持，可帮助他们很好地应对这种改变。

二、住院患儿的家庭支持

儿科护理强调以家庭为中心的护理，只有将家庭作为一个整体意义上的"患者"，对住院患儿的护理才是最完整的护理。因此在护理住院儿童的过程中，应优先考虑家庭的价值和需要、促进家庭合作、强化家庭整体的力量来为家庭提供支持，家长就会不同程度地减轻紧张、焦虑的心理，与医护人员建立信任的关系，减少家庭对患儿住院的不良反应，有利于医护工作的进行，更好地促进患儿的康复。

（一）为患儿的家庭成员提供情感支持

1. 为患儿父母提供情感支持

（1）护士应经常陪伴患儿父母并与之沟通，接受父母语言和非语言信息。

（2）虽然有时候护士不能给予患儿父母直接的支持，但可通过陪伴患儿，让其父母有独处时间或安排其他家庭成员探视，与家庭其他成员讨论满足患儿父母的需要，使患儿父母得到休息。

（3）也可以通过邀请父母参与患儿的护理，指导父母如何照顾患儿等来减轻父母的压力。

（4）组织住院患儿家长座谈，共同讨论孩子住院后的感受、体会和经验，为家长提供支持。

（5）护士还应提供机会让患儿父母表达悲伤、内疚、愤怒等情感，并帮助其明确产生这些感觉的原因，从而选择适当的应对方式。

2. 为患儿家庭其他成员提供情感支持　为患儿家庭其他成员特别是兄弟姐妹提供恰当的心理支持,使他们能很好地应对因患儿住院而带来的家庭改变,是十分必要的。

(1) 护士应当事先告知家长患儿兄弟姐妹可能出现的反应,如内疚、焦虑、嫉妒等,使家长了解患儿住院可能对家庭其他成员产生的影响并采取相应的措施防止消极变化的发生。

(2) 允许兄弟姐妹探视或参与对患儿的护理。

(3) 通过集体讨论兄弟姐妹的感觉来评估他们的适应能力,并制订相应护理措施。

(4) 帮助患儿与兄弟姐妹之间通过写信、打电话、交换视频信息等方式交流感情。

(二) 为患儿家庭提供信息支持

在患儿住院期间为家庭提供有关患儿治疗、生理心理反应及预后的相关信息能减轻父母的紧张和焦虑,使父母能以良好的心态正视疾病、面对患儿住院的事实,这样才能真正担负起照护患儿的责任。因此,应让家庭成员清楚地了解事情将会如何发展、他们应该做些什么,怎么做。医护人员应以热情、客观、理解、关心的态度向患儿家长传递各种信息。提供信息时,要注意因人而异,选择适当的时间和方法。同时应避免一次性给予太多信息,少量多次给予有利于家长更好地理解信息的实质。

第四节　儿童临终关怀

学习目标

- **识记**
  能正确解释儿童临终关怀的含义。
- **理解**
  1. 能正确描述儿童临终前的心理反应。
  2. 能准确叙述患儿死亡后家长的心理反应过程。
- **运用**
  能正确运用各种护理措施对临终患儿及其父母实施整体护理。

儿童临终关怀(hospice care)是指一种照护方案,为濒死的患儿及其家长提供缓和性和支持性照顾,以及患儿死亡后对家长的心理辅导。目的是为临终患儿提供一种最舒适的服务和照顾,减轻身心痛苦,使患儿及其家长接纳患儿临终的事实,协助患儿与家长度过濒死的过程,平静地走完生命的最后一程。

一、临终患儿的护理

(一) 临终患儿的心理反应

临终患儿的心理反应与其对死亡的认识有关。儿童是一个特殊的群体,对死亡的认识还不够成熟、不够清楚,而且不同年龄段的儿童对死亡的认识各不相同。婴幼儿尚不能理解死亡;学龄前儿童对死亡的概念仍不清楚,常与睡眠相混淆,认为死亡是可逆的、暂时的,死后仍可以复生;学龄儿童开始认识死亡,但 7~10 岁的儿童并不理解死亡的真正意义,仅仅认为死亡是非常可怕的大事,而不能将死亡与自己直接联系起来。因此,对 10 岁以下的儿童来说,与亲人在一起,便能有安全感。随着心理的发展,10 岁以后的儿童逐渐懂得死亡是生命的终结,是普遍存在且不可逆的,自己也不例外,对死亡有了和成人相似的概念,因此惧怕死亡及死亡前的痛苦。

（二）临终患儿的护理

1. 减轻躯体痛苦　临终前,患儿常常经历各种疼痛和身体的不舒适,对于儿童来说,减轻其躯体的痛苦是首要的,因此,护士应当积极地采取各种措施缓解患儿的疼痛与不适,及时满足其生理需要。

2. 减轻心理痛苦　心理支持在儿童临终关怀中起着十分重要的作用。医护人员要以耐心、细致的护理服务支持患儿,帮助患儿减轻对死亡的恐惧和焦虑等心理。结合 10 岁以后患儿对死亡的理解程度,认真面对患儿提出的与死亡相关的问题并给予回答。不要用太多不固定的信息来增加患儿的负担,但避免给予预期死亡的时间。随时观察患儿情绪的变化,提供必要的支持与鼓励。鼓励患儿交谈、倾听,询问患儿希望如何被支持,对于患儿提出的一些合理要求,应尽量予以满足,使患儿建立起对护理人员的信赖,主动说出内心的感受和想法。护理人员应与家长一起努力,尽量满足患儿的要求,帮助患儿在最后的生命阶段建立最佳的心理状态。

3. 为患儿创造一个安静、舒适的良好环境　病室应安静、舒适,具有家庭氛围。允许其家长守护在身边,参与适当的照顾,并将患儿最喜欢的玩具陪伴在其身边,让临终患儿及家长在这里感受到如家一般的宁静和温馨。

二、对临终患儿父母的情感支持

儿童临终期间,父母承受着比儿童更大的心理负担,对临终患儿父母的支持是儿童临终关怀中不可忽视的部分。在护理临终患儿的过程中,父母的悉心照顾很大程度上能缓解患儿的疼痛,减轻患儿的心理负担。但同时,他们内心也承受着巨大的痛苦,心理健康受到严重影响。随着患儿病情的加重及不可逆转,极度悲伤的父母会感到失去生活的意义,甚至有轻生的意念。因此,医护人员在精心护理患儿的同时,更要理解患儿父母的心理感受,及时给予安慰和舒缓,使他们安全度过心理障碍期。

（一）患儿临终前

医护人员在护理临终患儿时,应选择恰当的言辞与患儿父母交谈,与父母谈论有关死亡的问题,使其有充分的时间作心理准备。最重要的是让父母面对现实、接受现实,和他们谈谈其他家庭相似的经历,对家长的一些过激言行,应容忍和谅解,鼓励他们适当地宣泄感情,或是让其无拘无束地大哭一场。为父母提供有价值的信息,使其明确知道患儿现在最需要的是什么,帮助他们合理安排与患儿剩余的相处时间。鼓励父母配合患儿临终关怀工作并成为主要的参与者,还可以邀请他们一起探讨患儿的治疗方案。

（二）患儿死亡后

在患儿死亡后,父母极度悲伤,绝大多数父母的心理反应可分为 5 期。

1. 第1期极度痛苦期　父母一旦得知患儿死亡,感到异常悲伤;

2. 第2期全心贯注期　父母凝视着已故的患儿,心情茫然;

3. 第3期内疚期　父母感到对患儿疾病的治疗未竭尽全力,有负罪感;

4. 第4期敌对反应期　部分父母可能会责怪医护人员,会臆想患儿的死亡与医护人员的治疗和护理不当有关;

5. 第5期丧失理智期　部分父母可能会作出不理智的举动(哭、叫、与医护人员吵闹等)。

医护人员应正确理解患儿死亡后父母的心理反应,根据不同的心理反应过程,给予恰当的劝慰和解释,并表示出极大的同情,以利于其心理的康复。尽量安排一个安静的环境,允许父母在患儿身边停留一段时间,给予最后的照顾。

第五节　儿童用药护理

学习目标

- **识记**
  能准确说出儿童用药剂量的计算方法。
- **理解**
  1. 能正确描述儿童用药特点。
  2. 能准确列举出儿童用药常用的给药方法。
- **运用**
  能熟练掌握儿童常用药物的作用及副作用,并对患儿实施用药指导。

药物治疗是疾病治疗的重要手段,合理及时的用药可以控制病情、促进康复。但药物的过敏反应、副作用和毒性作用会对机体产生不良的影响。生长发育中的小儿因器官功能发育尚不够成熟,对药物的毒、副作用较成人更为敏感,因此,儿童用药应慎重选择,剂量准确、针对性强,做到合理用药。

一、儿童用药特点

由于药物在体内的分布受体液的 pH 值、细胞膜的通透性、药物与蛋白质的结合程度、药物在肝脏内的代谢和肾脏排泄等因素的影响,儿童的用药具有以下特点。

1. 肝肾功能及某些酶系发育不完善,对药物的代谢及解毒功能较差。

2. 血-脑脊液屏障不完善,药物容易通过血-脑脊液屏障到达神经中枢。

3. 年龄不同,对药物反应不同,药物的毒副作用有所差别。

4. 乳儿可受母亲用药的影响。

5. 易发生电解质紊乱。

二、儿童药物选用及护理

儿童用药应慎重选择,不可滥用。应结合儿童的年龄、病情,有针对性地选择药物,同时要考虑儿童对药物的特殊反应和药物的远期影响,注意观察用药效果和毒副作用。如何指导患儿正确使用药物,提高药物的安全性和有效性,降低药物不良反应的发生,是每一个医护人员的重要职责。

（一）抗生素的应用及护理

儿童易患感染性疾病,抗生素是儿童临床最常用的药物之一。首先要掌握不同抗生素的抗菌谱,有针对性地使用。通常以应用一种抗生素为宜,儿童长期联合应用大量抗生素,容易造成肠道菌群失调和消化功能紊乱,甚至可引起二重感染(真菌感染)或细菌耐药性的发生。在应用抗生素时还要注意药物的毒副作用,如应用链霉素、卡那霉素、庆大霉素等时,注意有无听神经、肾脏损害,且此类药剂量不要过大,疗程不宜太长。

（二）退热药的应用及护理

儿童发热常使用布洛芬和对乙酰氨基酚类药物退热,作用机制是抑制前列腺素合成酶,使前列腺素合成减少,使体温下降。该类药物可反复使用,但剂量不可过大,用药时间不可过长,保证足够的给药间隔时间。用药后注意观察患儿的体温和出汗情况,及时补充液体,防止发生虚脱。复方解热止痛片(APC),对胃有一定的刺激性,可引起白细胞减少、再生障碍性贫血、过敏等不良反应,大量服用时会因出汗过多、体温骤降而导致虚脱,婴幼儿应禁用此类药物。小婴儿应首选物理降温,必要时再给予药物降温。

（三）镇静药的应用及护理

儿童有高热、过度兴奋、烦躁不安、频繁呕吐、剧咳不止、惊厥等情况时,可考虑使用镇静药。它可以使患儿得到休息,以利病情恢复。常用的药物有苯巴比妥、地西泮、水合氯醛等,使用中应特别注意观察呼吸情况,以免患儿发生呼吸抑制。婴儿不应使用阿司匹林,以免发生Reye综合征。

（四）止泻药和泻药的应用及护理

儿童腹泻时一般不主张使用止泻药,应该先调整饮食。因为使用止泻药后虽然腹泻可以得到缓解,但是由于肠蠕动减弱可以增加肠道内毒素吸收而加重全身中毒症状。多采用口服或静脉补充液体,防治脱水和电解质紊乱,满足机体所需,再辅以肠黏膜保护剂或微生态制剂(如乳酸杆菌、双歧杆菌)调节肠道微生态环境。儿童便秘也应首先多吃水果、蔬菜等先调整饮食,或使用开塞露等外用药物通便,在十分必要的时候才使用泻药。

（五）止咳、化痰、平喘药的应用及护理

由于呼吸道的解剖特点所致,儿童发生炎症时易致黏膜肿胀,分泌物增多,而咳嗽反射较弱,容易出现呼吸困难。因此,在呼吸道感染时一般不用止咳药,而应用祛痰药或雾化吸入法稀释分泌物,配合体位引流排痰,使之易于咳出。哮喘患儿提倡局部吸入β_2受体激动剂类药物。必要时可选用静脉滴注平喘药,但应注意药物的副作用,静脉输注过快或浓度过高时,可兴奋中枢神经系统和循环系统,应观察有无精神兴奋、头晕、心律失常,小婴儿观察有无惊厥等。

（六）肾上腺皮质激素的应用及护理

肾上腺皮质激素是肾上腺皮质分泌的甾体类激素的总称,按其作用机制分为糖皮质激素、盐皮质激素和促肾上腺皮质激素。短疗程常用于过敏性疾病、重症感染性疾病等;长疗程则用于治疗肾病综合征、血液病、自身免疫性疾病等。糖皮质激素应用最多,有抗炎、抗毒素、抗休克等作用。应严格掌握使用指征,在诊断未明确时避免滥用,以免掩盖病情。长期使用,可影响蛋白质、脂肪、糖代谢,抑制骨骼生长,降低机体免疫力。用药过程中不可随意减量或停药,防止出现反弹现象。此外,患水痘时用药可使病情加重,应禁止使用。

(七)细胞毒性药物的应用及护理

细胞毒性药物是常用的抗癌药,能抑制恶性肿瘤的生长和发展,并在一定程度上杀灭肿瘤细胞。多为静脉给药,刺激性较强,极易引起局部组织损伤,包括静脉炎,药物外渗所致局部化学性蜂窝织炎和渗出性坏死。因此应严格按医嘱以适当剂量的生理盐水或葡萄糖液稀释,以免药物浓度过高,给药速度不宜过快。选择外周静脉注射时,应选择条件较好的静脉,并经常更换注射部位,以利于损伤静脉的修复。一旦出现外渗立即停止注射,并尽量自静脉注射处以空注射器回抽渗漏于皮下的药液,然后拔出针头,局部进行封闭治疗。患肢抬高勿受压,根据具体药物选用合适的拮抗药。可局部冷敷6~12小时,但草酸铂及长春碱类药则不宜采用冷敷,以免加重末梢神经毒性反应的发生。

三、药物剂量计算

儿童用药剂量较成人更应计算准确,可按下列方法计算。

(一)按体重计算

是最基本的计算方法,多数药物已给出每公斤体重、每日或每次需要量,按体重计算总量方便易行,故在临床广泛应用。

每日(次)剂量=患儿体重(kg)×每日(次)每公斤体重需要量。

患儿体重应按实际测得值为准。若计算结果超出成人剂量,则以成人量为限。

(二)按体表面积计算

由于许多生理过程(如心搏出量、基础代谢)与体表面积关系密切,按体表面积计算药物剂量较其他方法更为准确,但计算过程相对复杂。

每日(次)剂量=儿童体表面积(m^2)×每日(次)每平方米体表面积需要量。

儿童体表面积可按下列公式计算,也可按"儿童体表面积图或表"求得。

<30kg 儿童体表面积(m^2)=体重(kg)×0.035+0.1

>30kg 儿童体表面积(m^2)=[体重(kg)-30]×0.02+1.05

(三)按年龄计算

方法简单易行,用于剂量幅度大、不需十分精确的药物,如营养类药物。

(四)从成人剂量折算

仅用于未提供儿童剂量的药物,所得剂量一般偏小,故不常用。

儿童剂量=成人剂量×儿童体重(kg)/50。

四、儿童给药方法

儿童给药的方法应以保证用药效果为原则,综合考虑患儿的年龄、疾病和病情严重程度,选择适当的给药途径、药物剂型、剂量和用药频次,以排除各种不利因素对患儿产生的影响。

（一）口服法

口服法是最常用的给药方法,对患儿身心的不良影响小,只要条件许可,尽量采用口服给药。婴幼儿通常选用糖浆、水剂或冲剂,也可将药片捣碎加糖水吞服。年长儿可用片剂或药丸。小婴儿可用滴管或去掉针头的注射器给药,喂药时最好抱起患儿或抬高其头部,以防呛咳。喂药应在喂奶前或两次喂奶间进行,以免因服药时呕吐而将奶吐出引起误吸。

（二）注射法

注射法比口服法疗效快,但对儿童刺激大,易造成患儿恐惧,适用于急、重症及不宜口服给药的患儿。常用肌内注射、静脉推注及静脉滴注法。肌内注射一般选择臀大肌外上方,对年长儿注射前应作适当解释,注射中给予鼓励;对不合作、哭闹挣扎的婴幼儿,可采取"三快"(进针、注药及拔针均快)的特殊注射技术,以缩短时间,防止发生意外。肌内注射次数过多可造成臀肌挛缩,影响下肢功能,使用中应尽量注意避免。静脉推注多用于抢救危重患儿,在推注时速度要慢,并密切观察,防止药液外渗。静脉滴注不仅用于给药,还可补充水分及营养、供给能量等,使用中须根据患儿年龄、病情、药物性质调节滴速,保持静脉通畅。

（三）外用法

以软膏为多,也可用水剂、混悬剂、粉剂等。根据不同的用药部位,可对患儿手进行适当约束,以免因患儿抓、摸使药物误入眼、口而发生意外。

（四）其他方法

雾化吸入较常应用,但需有人在旁照顾;对神志不清、昏迷不能吞服药物时可采用鼻饲给药;灌肠给药采用不多,可用缓释栓剂;含剂、漱剂在婴幼儿时期使用不便,年长儿可用。

第六节　儿科常用护理技术

学习目标 ▮▮

- **识记**
  能准确复述儿科常用护理技术的操作流程及注意事项。
- **理解**
  能正确描述儿童常用诊疗技术的护理配合。
- **运用**
  能将儿科常用护理技术熟练地应用于患儿的疾病护理中。

一、儿科常用诊治技术的护理配合

给患儿作诊断性操作时,护士的职责包括以下几个方面:

1. 征得患儿和家长同意　知情同意权指从法律和伦理上而言,家长和患儿有权了解实施操作的危险性、可供选择的方式和不实施的危险性;

2. 心理准备　向患儿和家长解释操作过程,可以减轻其焦虑或恐惧,提高其在应对压力事

件时的控制能力,并促使他们配合;

3. 备好用物和仪器设备;

4. 陪伴患儿去治疗室或操作室;

5. 保护患儿隐私,在诊查操作的过程中给予支持;

6. 操作中评估患儿的反应并给予护理;

7. 操作结束后注意观察患儿的反应并收集标本、整理物品等。

二、温箱使用法

【目的】　为新生儿创造一个温度和湿度相适宜的环境,使患儿体温保持稳定,用以提高未成熟儿的成活率。

【准备】

1. 物品准备　婴儿温箱(图4-1),应检查其性能完好,保证安全,用前清洁消毒。

2. 护士准备　了解患儿的孕周、出生体重、日龄、生命体征、有无并发症等。操作前洗手。

3. 患儿准备　患儿穿单衣,裹尿布。

【操作步骤】

1. 入箱前准备　温箱水槽内加入蒸馏水,使用前将温箱预热,以达到所需的温、湿度。温箱的温、湿度应根据早产儿的体重及出生日龄而定(表4-2)。

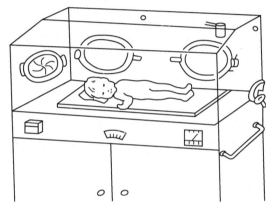

图4-1　婴儿温箱

表4-2　不同出生体重早产儿温箱温、湿度参数

出生体重 （g）	温　度				相对湿度
	35℃	34℃	33℃	32℃	
1000	初生10天内	10天	3周	5周	
1500	—	初生10天内	10天	4周	55%~65%
2000	—	初生2天内	2天	3周	
2500	—	—	初生2天内	2天后	

2. 入箱　温箱达到预定温度,核对后将患儿放入温箱内。患儿可穿单衣,裹尿布。如果温箱采用肤控模式调节箱温时,将温度探头用胶布固定于患儿腹部平坦处。

3. 入箱后护理

(1) 一切护理操作应尽量在箱内进行,如喂奶、换尿布、清洁皮肤、观察病情及检查等,操作可从边门或袖孔伸入进行,以免箱内温度波动。

(2) 定时测量体温,根据体温调节箱温,并做好记录,在患儿体温未升至正常之前应每小时监测1次,升至正常后可每4小时测1次,注意保持体温在36~37℃之间,并维持相对湿度。

(3) 保持温箱的清洁,每天用消毒液将温箱内外擦拭,然后用清水再擦拭一遍,每周更换温箱 1 次,以便清洁、消毒,并用紫外线照射,要定期细菌培养。

4. 出温箱条件

(1) 体重达 2000g 左右或以上,体温正常者。

(2) 在不加热的温箱内,室温维持在 24~26℃时,患儿能保持正常体温者。

(3) 患儿置温箱内 1 个月以上,体重虽不到 2000g,但一般情况良好者。

5. 患儿出箱后,温箱应进行终末清洁消毒。

【注意事项】

1. 温箱不宜放置在阳光直射、有对流风及取暖设备附近,以免影响箱内温度的控制。

2. 严禁骤然提高温箱温度,以免患儿体温上升造成不良后果。

3. 使用肤控模式时,注意防止探头脱落,造成箱温调节失控。

4. 使用温箱要严格遵守消毒隔离制度,工作人员接触患儿前必须洗手,定期作细菌监测,防止发生院内感染。

5. 随时观察使用效果,如温箱发出报警信号,应及时查找原因,妥善处理。

三、光 照 疗 法

【目的】 光照疗法(phototherapy)是一种通过荧光照射治疗新生儿高胆红素血症的辅助疗法。主要作用是使患儿血中的间接胆红素氧化分解为水溶性胆红素,从而易于从胆汁和尿液中排出体外,以减轻黄疸。

【准备】

1. 物品准备

(1) 光疗箱:一般采用波长 425~475nm 的蓝色荧光灯最为有效,还可用白光照射,光亮度 160~320W 为宜。分单面和双面光疗箱,双面光优于单面光。灯管与皮肤距离 33~50cm。

(2) 遮光眼罩:用不透光的布或纸制成。

(3) 其他:长条尿布、尿布带、胶布等。

2. 护士准备 了解患儿诊断、日龄、体重、黄疸的范围和程度、胆红素检查结果、生命体征、精神反应等资料。操作前戴墨镜、洗手。

3. 患儿准备 患儿入箱前须进行皮肤清洁,禁忌在皮肤上涂粉和油类;剪短指甲;双眼佩戴遮光眼罩,避免光线损伤视网膜;脱去患儿衣裤,全身裸露,只用长条尿布遮盖会阴部,男婴注意保护阴囊。

【操作步骤】

1. 光疗前准备 清洁光疗箱,特别注意清除灯管及反射板的灰尘。接通电源,检查线路及光管亮度。使箱温升至患儿适中温度,相对湿度 55%~65%。

2. 入箱 将患儿全身裸露,用尿布遮盖会阴部,佩戴护眼罩,放入已预热好的光疗箱中,记录开始照射的时间(图 4-2)。

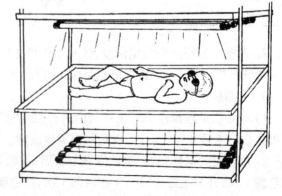

图 4-2 婴儿光疗

3. 光疗　应使患儿皮肤均匀受光,并尽量使身体广泛照射。若使用单面光疗箱一般每2小时更换体位一次,可以仰卧、侧卧、俯卧交替更换。俯卧照射时要有专人巡视,以免口鼻受压影响呼吸。

4. 监测体温和温箱变化　光疗时应每4小时测体温1次,使体温保持在36~37℃为宜,根据体温调节箱温。若光疗时体温上升超过38.5℃时,要暂停光疗。

5. 密切观察病情变化　观察患儿精神反应、生命体征、大小便颜色与性状;注意黄疸的部位、程度及其变化。

6. 出箱　一般光照12~24小时才能使血清胆红素下降,光疗总时间按医嘱执行,一般情况下,血清胆红素<171μmol/L(10mg/dl)时可停止光疗。出箱时给患儿穿好衣服,除去眼罩,抱回病床,并做好各项记录。

【注意事项】

1. 光疗过程中,应按医嘱静脉输液,按需喂奶,因光疗时患儿不显性失水比正常儿童高2~3倍,故应在喂奶间喂水,记录出入量。

2. 若患儿在光疗中出现呼吸暂停、烦躁、嗜睡、发热、皮疹、腹胀、呕吐、惊厥等情况须立即与医师联系,及时进行处理。

3. 保持灯管及反射板清洁,及时更换灯管,每天应清洁灯箱及反射板,灯管使用300小时后其灯光能量输出减弱20%,900小时后减弱35%,因此灯管使用1000小时必须更换。

4. 光疗箱应放置在干净,温、湿度变化较小,无阳光直射的场所。

5. 在光疗期间注意观察患儿的皮肤完整性,防止患儿在哭闹时皮肤摩擦箱体受损。

四、婴儿抚触

 知识链接

婴儿抚触

抚触源于英语 Touch。婴儿抚触并不是一项时髦活动,它是一种医疗方法。因为抚触从一开始就是和医学探索联系在一起的。自从有了人类就有了抚触,在自然分娩的过程中,胎儿都接受了母亲产道收缩这一特殊的抚触。皮肤是人体接受外界刺激的最大感觉器官,是神经系统的外在感受器。早期抚触就是在婴儿脑发育的关键期给脑细胞和神经系统以适宜的刺激,促进婴儿神经系统发育,促进生长及智能发育。

在我国,每年六月的最后一个星期日,是由强生婴儿联合中华医学会儿科学分会、中华医学会围产医学分会在2008年共同设立的"强生婴儿抚触日",旨在将先进的婴儿护理理念带给中国妈妈,加深她们对于"婴儿抚触"的了解,鼓励更多的妈妈通过"婴儿抚触"促进宝宝的健康成长,打造母子间情感凝聚的纽带。

【目的】

1. 促进神经系统的发育,增强免疫力,有利于婴儿的生长发育。

2. 增进食物的消化和吸收,减少婴儿的哭闹,增加睡眠。

3. 增强婴儿与父母的交流,帮助婴儿获得安全感,发展对父母的信任感。

【准备】

1. 物品准备　平整的操作台、温度计、润肤油、尿布及干净的衣服、包被。

2. 环境准备　关闭门窗,调节室温至28℃。

3. 护士准备　评估婴儿身体情况。操作前洗手。

4. 患儿准备　患儿不宜太饱或太饿,无烦躁及疲倦时。

【操作步骤】

1. 解开婴儿包被和衣服。

2. 将润肤油倒在手中,揉搓双手后进行抚触。

3. 进行抚触动作,动作开始要轻柔,慢慢增加力度,每个动作重复4~6次。

4. 抚触的顺序:前额→下颌→头部→胸部→腹部→上下肢→背部→臀部。

5. 两拇指指腹从前额中央滑向两侧至发际。

6. 两拇指从下颌部中央向两侧向上滑动成微笑状。

7. 一手轻托婴儿头部,另一手指腹从婴儿一侧前额发际抚向枕后,避开囟门,中指停在耳后乳突部轻压一下;换手,同法抚触另一侧。

8. 两手掌分别从胸部的外下方向对侧上方交叉推行进行胸部抚触。

9. 双手指分别按顺时针方向按摩婴儿腹部,避开脐部和膀胱。

10. 双手呈半圆形交替握住婴儿的上臂向腕部滑行,在滑行过程中,从近端向远端分段挤捏上肢;用拇指从手掌心按摩到手指,并从手指两侧轻轻提拉每个手指;同法抚触婴儿的对侧上肢和双下肢。

11. 使婴儿呈俯卧位,双手平放婴儿背部,以脊柱为中线,两手掌分别从脊柱两侧由中央向两侧滑行,从背部上端开始逐渐下移至臀部,最后由头顶沿脊椎作迂回动作抚触至臀部。

12. 包好尿布、穿衣。

13. 清理用物,洗手。

【注意事项】

1. 抚触最好在婴儿沐浴后或穿衣服时进行,根据婴儿状态决定抚触时间,一般10~15分钟。避免在饥饿和进食后1小时内进行。

2. 抚触开始时动作要轻柔,逐渐增加压力,让婴儿慢慢适应起来。

3. 抚触过程中注意观察婴儿的反应,如果出现哭闹、肌张力提高、兴奋性增加、肤色改变等,应暂停抚触,反应持续1分钟以上应停止抚触。

4. 抚触时保持环境安静,温度适宜,可以播放音乐,注意与婴儿进行语言和目光的交流。

五、婴幼儿灌肠法

【目的】

1. 刺激肠壁、促进肠蠕动,使婴儿排出粪便,减轻腹胀。

2. 稀释和清除肠道内的有害物质,减轻中毒。

3. 清洁肠道为检查或手术作准备。

4. 为高热患儿降温。

【准备】

1. 物品准备　治疗盘、灌肠筒、玻璃接头、肛管、血管钳、油布、治疗巾、弯盘、棉签、卫生纸、润滑剂、量杯、水温计、输液架、便盆、尿布。根据医嘱准备灌肠液,溶液温度一般为 $39 \sim 41\,℃$,用于降低体温时为 $28 \sim 32\,℃$ 。

2. 护士准备　了解患儿病情、意识状态、合作程度、腹胀及排泄情况,测量生命体征,观察肛周皮肤情况;根据患儿的年龄,做好说服和解释工作,取得患儿及家长配合;操作前洗手、戴口罩。

3. 环境准备　关闭门窗,屏风遮挡,调节室温。

4. 患儿准备　灌肠前排尿。

【操作步骤】

1. 备齐用物携至患儿床旁,核对无误后遮挡患儿,挂灌肠筒于输液架上,灌肠筒底距离床褥 $30 \sim 40\text{cm}$ 。

2. 将枕头竖放,使其厚度与便盆高度相等,下端放便盆。

3. 将油布和治疗巾上端盖于枕头上,下端放于便盆之下防止污染枕头和床单。

4. 协助患儿脱去裤子,使其仰卧于枕头上,臀部放在便盆宽边上。解开尿布,如无大小便则用尿布垫在臀部与便盆之间,两腿屈曲,各包裹一块尿布分别放在便盆两侧,并适当为患儿保暖。

5. 戴手套,连接肛管并润滑其前端,排尽管内气体,一手用血管钳夹紧橡胶管,另一手分开臀部。将肛管轻轻插入直肠,婴儿 $2.5 \sim 4\text{cm}$,儿童 $5 \sim 7.5\text{cm}$,然后固定,再用一块尿布覆盖在会阴部之上,以保持床单的清洁。

6. 松开血管钳,使液体缓缓流入,护士一手始终扶持肛管,同时观察患儿一般状况及灌肠液下降速度。

7. 灌毕夹紧肛管,用卫生纸包裹后轻轻拔出,放入弯盘内,若须保留灌肠液,可轻轻夹紧患儿两侧臀部数分钟。

8. 协助排便,擦净臀部,取出便盆。

9. 整理床单位,为患儿包好尿布,使其舒适。

10. 整理用物,记录。

【注意事项】

1. 根据患儿年龄选用合适的肛管,插管动作轻柔。

2. 根据医嘱决定灌肠液量,一般 6 个月以内的婴儿每次约为 50ml,6 个月 ~ 1 岁每次约为 100ml;1 ~ 2 岁每次约为 200ml;2 ~ 3 岁每次约为 300ml。

3. 准确测量入液量和排出量。

4. 液体流入速度宜慢,并注意患儿情况,如患儿疲乏,可暂停片刻后再继续,以免患儿虚脱;如患儿突然面色苍白、异常哭闹、腹痛或腹胀加剧、排出液为血性时应立即停止灌肠,并与医生联系,给予处理。

六、换血疗法

【目的】　换血疗法(exchange transfusion)是抢救严重溶血患儿的重要措施。通过换血可达到换出致敏红细胞和血清中的免疫抗体,防止继续溶血;降低胆红素,防止核黄疸的发生;纠正溶血导致的贫血,防止缺氧及心功能不全。换血疗法常用于治疗新生儿溶血、高胆红素血症、败血症及弥散性血管内凝血等疾病。

【准备】

1. 物品准备

(1) 血源选择:Rh 血型不合应采用 Rh 血型与母亲相同,ABO 血型与患儿相同(或抗 A、抗 B 效价不高的 O 型)的供血者;ABO 血型不合者可用 O 型的红细胞加 AB 型血浆或用抗 A、抗 B 效价不高的 O 型血或患儿同型血。有明显贫血和心功能不全者,可用血浆减半的浓缩血。换血量为 150~180ml/kg 体重(约为患儿全血量的 2 倍),应尽量选用新鲜血,库存血不应超过 3 天。

(2) 药物:生理盐水、10% 葡萄糖液、10% 葡萄糖酸钙、利多卡因、肝素、盐酸肾上腺素、5% $NaHCO_3$、10% 苯巴比妥、地西泮(安定),并按需要准备急救药物。

(3) 用品:24G 留置针、小切包、注射器、三通管、换药碗、弯盘、无菌外科手套、1000ml 量杯、心电监护仪、远红外线辐射保温床、干燥试管、尿袋、安尔碘、换血记录单等。

2. 环境准备　应在消毒处理的环境中进行,室温保持在 26~28℃。

3. 护士准备

(1) 掌握换血指征:①母婴有 ABO 血型不合或 Rh 血型不合,产前确诊为溶血病;②出生时有胎儿水肿,脐血总胆红素>68μmol/L(4mg/dl),明显贫血(脐带血 Hb<120g/L);③血清胆红素在足月儿>342μmol/L(20mg/dl),早产儿体重在 1500g 者>256μmol/L(15ml/dl),体重 1200g 者>205μmol/L(12mg/dl);④有早期核黄疸症状者。

(2) 了解病史:明确患儿诊断、出生日龄、体重、生命体征及一般状况。操作前戴口罩,术前洗手,穿手术衣。

4. 患儿准备　换血前禁食 4 小时或抽空胃内容物,进行静脉输液,术前半小时肌注苯巴比妥,患儿在辐射式保暖床上仰卧,贴上尿袋,固定四肢。

【操作步骤】

1. 准备用物,准确核对。

2. 将患儿置于远红外线辐射保温床上,仰卧位,贴上尿袋,固定四肢。

3. 选择合适的外周动、静脉,按常规消毒皮肤,行外周动、静脉留置套管针,动脉留置连接三通管,抽血测定胆红素及生化等项目,确定抽血输血速度后开始换血。

4. 换血量为患儿血量的 2 倍(150~180ml/kg),每换血 100ml,监测静脉压一次,维持静脉压在 0.588~0.785kPa(6~8cmH_2O)。

5. 换血过程中,每换 100ml 血后要缓慢推注稀释的 10% 葡萄糖酸钙 1ml,每换出 200ml 血要监测血气、血糖、胆红素一次。

6. 详细记录每次出量、入量、累积出入量及用药等。

7. 换血完毕后,正压封管,清理用物。

【注意事项】

1. 严格执行无菌操作,避免感染。

2. 插管动作轻柔,避免损伤。

3. 换血过程应要保证出入量平衡,注射器内不能有空气,防止空气栓塞,换血过程中要匀速抽出血液,抽血不畅时可用含肝素的生理盐水冲洗动脉留置针,防止凝血堵管。

4. 密切观察全身情况及反应,注意给患儿保暖,观察皮肤颜色并监测生命体征,记录心率、呼吸、血压、尿量及用药等,发生意外情况及时给予处置。

5. 在换血开始前、术中、换血结束时均须抽取血样本送检测定血胆红素,并根据需要检查各生化项目,以判断换血效果及病情变化。

【换血后护理】

1. 密切观察生命体征,监测血糖、血胆红素变化及黄疸消退情况,注意观察有无胆红素脑病的早期征象,有无并发症等。

2. 维持静脉输液通畅。

3. 保持呼吸道通畅,换血后应先禁食 4~6 小时,4 小时后可遵医嘱试喂糖水,吸吮正常无呕吐,可正常喂养。

4. 拔掉动脉留置针须按压针眼 5~10 分钟,严密观察有无渗血,防止血肿发生。

七、小儿动、静脉采血法

（一）桡动脉穿刺术

【目的】 采集动脉血作相关检查。

【准备】

1. 物品准备 治疗盘、采血针、1ml 或 2ml 注射器、真空采血管、碘附、棉签,必要时备肝素用于注射器抗凝。

2. 护士准备 评估患儿一般情况,用 Allen(艾勒试验)检查桡动脉供血情况;向家属解释,取得理解和配合;操作前洗手、戴口罩。

3. 患儿准备 让患儿手臂外展放置于治疗台上,助手用两臂约束患儿躯干及四肢,两手固定穿刺的上臂。

【操作步骤】

1. 携用物置患儿床旁,准确核对。操作者用左或右手食指和中指触摸桡动脉搏动最强处,确定穿刺点。

2. 常规消毒穿刺点周围皮肤。

3. 右手持针以 15°~30°角度进针,见回血后固定针头,左手轻轻抽回血至所需血量或连接真空采血管让血流出至所需量。

4. 拔针后用无菌棉签按压穿刺点 5~10 分钟至不出血为止。

【注意事项】

1. 严格执行无菌技术操作原则,做好三查七对。

2. 穿刺中密切观察患儿面色和呼吸情况,发现异常立即停止操作。

3. 有出血倾向或凝血功能障碍者应延长按压时间并观察局部渗血情况。

（二）四肢静脉穿刺术

【目的】 采取血标本。

【准备】

1. 物品准备 治疗盘、采血针、5ml 注射器、真空采血管、碘附、棉签、止血带、胶布。

2. 护士准备　了解患儿病情、意识状态、合作程度;根据血管情况选择合适静脉;向患儿及家长解释,取得理解和配合;操作前洗手、戴口罩。

3. 患儿准备　四肢是静脉穿刺最常用的部位,尤其是胳膊,抽血前应固定患儿的手臂,另一个人按住患儿的上半身,以阻止身体的移动,并用胳膊固定穿刺的部位。

【操作步骤】

1. 携用物置患儿床旁,准确核对。在穿刺点上方扎止血带,碘附消毒皮肤。

2. 左手绷紧皮肤,右手持针穿刺,见回血后固定针头,抽取所需血量或连接真空采血管。

3. 拔针,以棉签压迫穿刺点至血止。

【注意事项】

1. 严格执行无菌技术操作原则及查对制度。

2. 穿刺过程中注意观察患儿的反应,并注意安慰患儿。

（三）股静脉穿刺术

【目的】　用于婴幼儿外周静脉条件不良及肥胖儿的血标本采取。

【准备】

1. 物品准备　治疗盘、采血针、5ml 注射器、真空采血管、碘附、棉签、纱布垫、胶布。

2. 护士准备　了解患儿病情、年龄、意识状态、心理状态;根据患儿的年龄做好解释工作;操作前洗手、戴口罩。

3. 患儿准备　患儿处于仰卧位,大腿外展成蛙形,以便暴露腹股沟区。由站于患儿头侧的助手用左手及前臂压住患儿左下肢,右手固定患儿的右膝关节处。

【操作步骤】

1. 携用物置患儿床旁,准确核对。碘附消毒患儿穿刺点周围皮肤及操作者左手食指。

2. 患儿腹股沟中、内 1/3 交界处,以左手食指触及股动脉搏动处,右手持注射器在股动脉搏动内侧 0.5cm 处垂直穿刺;或在腹股沟下 1cm 处与皮肤成 35°～45°角进针,有障碍感后边退针边抽回血。

3. 回血后固定针头,抽取所需血量或连接真空采血管。

4. 拔针,压迫穿刺点约 5 分钟至血止,胶布固定(图 4-3)。

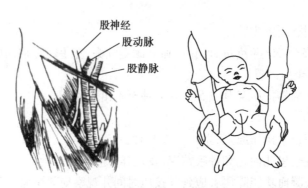

图 4-3　股静脉穿刺法示意图

【注意事项】

1. 严格执行无菌技术操作原则及查对制度。

2. 在整个过程中注意观察患儿的反应,若穿刺失败,不宜多次反复穿刺,以免造成局部血肿。

3. 若穿刺过程中误入动脉应延长加压止血时间。

（四）颈外静脉穿刺术

【目的】　用于婴幼儿外周静脉条件不良及肥胖儿的血标本采集。

【准备】

1. 物品准备　治疗盘、采血针、5ml注射器、真空采血管、碘附、棉签、胶布。

2. 护士准备　了解患儿病情、年龄、意识状态；做好解释工作，取得患儿及家长配合；核对抽血项目；操作前洗手、戴口罩。

3. 患儿准备　让患儿仰卧于治疗台上，肩部用软枕适当垫高，头部转向一侧并下垂，暴露颈外静脉，助手用双臂约束患儿躯干及四肢，两手固定其头部。

【操作步骤】

1. 携用物置患儿床旁，准确核对。穿刺者位于患儿头端，常规消毒局部皮肤。

2. 用左手食指压迫颈外静脉近心端，使颈外静脉充盈显露，拇指拉紧穿刺点下方皮肤，右手持针以30°～40°角沿显露的颈外静脉边缘按向心方向刺入血管，见回血后固定，抽取所需血量或连接真空采血管。

3. 拔针后用无菌棉签按压穿刺点5～10分钟至血止。

【注意事项】

1. 严格执行无菌技术操作原则，做好三查七对。

2. 穿刺过程中密切观察患儿面色及呼吸情况，发现异常立即处理。

3. 穿刺者应技术熟练，动作迅速，以防头部下垂时间过长，影响血液回流。

4. 有出血倾向或凝血功能障碍者，延长按压时间并观察局部渗血情况。

八、小儿静脉输液法

（一）小儿头皮静脉输液法

婴幼儿头皮静脉极为丰富，分支甚多，互相沟通交错成网状且静脉表浅，易于固定，方便肢体活动。故婴幼儿静脉输液多采用头皮静脉，常选用额上静脉、颞浅静脉及耳后静脉等（图4-4）。

【目的】

1. 补充液体、营养，维持体内电解质平衡。

2. 使药物快速进入体内以达到治疗疾病的目的。

【准备】

1. 物品准备　治疗盘、输液器、液体及药物、碘附、棉签、胶布、头皮针、剃刀、治疗巾等。

2. 护士准备　了解患儿病情、年龄、意识状态、对输液的认识程度、心理状态，观察穿刺部位的皮肤及血管状况；在治疗室做好输液前各项准备工作；根据患儿的年龄做好解释工作，洗手、戴

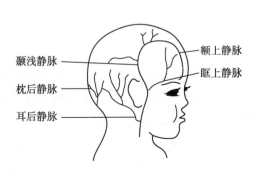

图4-4　头皮浅静脉示意图

口罩。

3. 患儿准备　为小婴儿更换尿布,协助幼儿排尿,顺头发方向剃净局部毛发。

【操作步骤】

1. 携用物置患儿床旁,核对患儿,再次核对药液,将输液瓶挂于输液架上,排尽空气。

2. 将枕头放在床沿,使患儿横卧于床中央,头下垫治疗巾,必要时全身约束法约束患儿。

3. 如两人操作,则一人固定患儿头部,另一人进行穿刺。穿刺者位于患儿头端,常规消毒皮肤后,一手绷紧血管两端皮肤,另一手持针在距静脉最清晰点向后移0.3cm处与皮肤成5°～15°角将针头沿静脉向心方向平行刺入皮肤,然后将针头稍挑起,沿静脉走向徐徐刺入,见回血后打开调节器,如点滴通畅、针尖处无肿胀,可用胶布固定,调节滴速。

4. 整理用物,并做好相关记录。

5. 向家属作输液相关知识的健康指导。

【注意事项】

1. 严格执行无菌技术操作原则和三查七对制度,注意药物浓度、剂量及配伍禁忌。

2. 穿刺中注意观察患儿的面色和一般情况,必要时暂缓穿刺。

3. 根据患儿病情、年龄、药物性质调节输液速度。

4. 加强巡视,观察速度是否合适,穿刺点局部有无红、肿、热、痛,以及有无输液反应发生。

5. 输液结束及时更换输液瓶或拔针。

(二)小儿静脉留置针输液法

【目的】

1. 安全留置,用于长期和反复输液的患儿。

2. 可保护血管,减轻反复穿刺的痛苦。

【准备】

1. 物品准备　治疗盘、输液器、液体及药物、碘附、棉签、静脉留置针、无菌敷贴、封管液、正压输液接头、胶布、治疗巾、止血带、注射器等。

2. 护士准备　了解患儿病情、年龄、意识状态、对输液的认识程度、心理状态,观察穿刺部位的皮肤及血管状况;根据患儿的年龄做好解释工作,洗手、戴口罩。

3. 患儿准备　为小婴儿更换尿布,协助幼儿及年长儿排尿。

【操作步骤】

1. 携用物置患儿床旁,核对患儿,再次核对药液,将输液瓶挂于输液架上,排尽空气,连接静脉留置针。

2. 选择粗、直、易于固定的血管。

3. 操作者扎上止血带,常规消毒穿刺点皮肤。

4. 去除留置针针套,旋转松动外套管,排尽留置针内的空气,操作者左手食指、拇指绷紧穿刺处皮肤,固定血管,右手持针柄,以15°～20°刺入,见回血后再将留置针缓慢送入0.1～0.2cm后,再缓慢边送套管边退出针芯,用无菌敷贴固定好留置针,连接正压接头。

5. 根据患儿年龄、病情及药物性质调节滴速。

6. 整理用物,并做好相关记录。

7. 向家属作输液相关知识的健康指导。

【注意事项】

1. 避免选择靠近神经、韧带、关节、硬化、受伤、感染部位的静脉。

2. 在送外套管过程中若遇到阻力,不能硬行推进,否则导管可能发生折叠或弯曲。

3. 送管时固定针芯的右手将针尾稍抬起,避免外套管紧贴皮肤,产生一定的阻力。

4. 静脉留置针可保留 3~5 天,时间不宜过长,如穿刺处针眼发红或周围有炎性反应,应停止使用并拔出留置针套管,局部做相应处理。

5. 输液完毕后,拔出头皮针,用封管液正压封管(边推边退关闭夹子),以防回血凝块阻塞,使用正压接头封管时推完封管液断开即可。

九、经外周静脉导入中心静脉置管

经外周导入中心静脉置管(peripherally inserted central catheter,PICC)是由外周静脉穿刺插管,远端到达上腔静脉的方法。该技术操作快速简便、创伤小,减少了反复浅静脉穿刺给患儿带来的痛苦。为危重儿的药物治疗及长期输液提供了安全、可靠、有效的途径。

【目的】

1. 为穿刺困难的患儿输注高渗液体、刺激性药物及化疗药物提供中期至长期的静脉途径。

2. 为中心静脉压监测、肠外营养提供重要通道。

3. 减轻药物对周围静脉的刺激和反复穿刺给患儿带来的痛苦。

【准备】

1. 物品准备　PICC 导管套件(包括 PICC 导管、套管针、肝素帽等)、PICC 穿刺包(包含止血带、厘米刻度尺、20ml 注射器 2 个、孔巾 1 块、方巾 2 块、大无菌单 1 块、无菌隔离衣 1 件、直剪刀、镊子、无菌纱布等)、无菌手套、生理盐水、肝素液、10cm×12cm 无菌贴膜、专用胶布、棉签、含氯己定浓度超过 0.5% 的乙醇溶液(不宜用于小于 2 个月的婴儿,可选用 70% 乙醇和聚维酮碘)。

2. 护士准备　了解患儿病情、意识状态;评估穿刺部位的皮肤及血管情况,首选贵要静脉,其次为肘正中静脉和头静脉;新生儿和小婴儿患者还可以选用耳后静脉、颞浅静脉、大隐静脉。做好解释工作,取得患儿及家长的配合,并签署知情同意书。

3. 患儿准备　平卧、手臂外展呈 90°,戴圆帽和口罩。

【操作步骤】

1. 备齐用物,携用物置患儿床旁,核对患儿。

2. 选择穿刺部位,贵要静脉一般为最佳选择。

3. 定位穿刺点,测量穿刺点至上腔静脉的长度及上臂周围长并记录。

4. 洗手,戴口罩。

5. 打开 PICC 穿刺包,按要求备物。

6. 消毒穿刺部位后更换无菌手套,在穿刺部位建立无菌区,用生理盐水预冲导管。

7. 请助手协助扎止血带。

8. 穿刺,见回血推进外套管,压迫血管,取出针芯。

9. 自导入鞘置入 PICC 导管,至腋静脉时,将患儿头偏向穿刺侧,使下颌紧贴肩头,以防止导管误入颈静脉。

10. 导管顶端到达上腔静脉后,撤出导入鞘和导丝。

11. 用生理盐水注射器抽吸回血并注入生理盐水冲洗导管,保证管路通畅。

12. 连接正压接头,用肝素稀释生理盐水封管。

13. 清理穿刺点,置纱布加压,粘贴透明敷料,注明穿刺日期及时间。

14. 联系胸部 X 线拍片,确定导管位置。

15. 向患儿及家属宣教有关注意事项,并填写相关记录单。

【注意事项】

1. 测量长度要准确,避免导管过长或过短。

2. 严格执行无菌技术操作原则,操作时动作轻柔、匀速、短距离送管和撤导丝,不能用镊子钳夹导管。

3. 密切观察穿刺点和血管情况,如有红、肿、热、痛时给予适当处理,必要时拔出导管。

4. 穿刺后确认导管末端在上腔静脉内方可开始输液治疗。

5. 规范维护导管,保持导管通畅。

6. 封管时采用脉冲方式,禁止使用小于 10ml 的注射器,以防止压力过大导管断裂。

7. 透明敷料应在导管置入的第一个 24 小时更换,以后每周更换一次透明敷料和接头,如遇污染、潮湿等随时更换。

十、静脉输液港的使用与维护

 知识链接

静脉输液港

　　静脉输液港是一种完全可以植入体内的输液装置,主要是由供穿刺的输液座和静脉导管组成。利用手术的方法将导管经皮下穿刺置于上腔静脉中,剩余导管及输液港座埋藏在皮下组织,只在患者体表可触摸到一圆形凸起。治疗时从此处定位,将无损伤针经皮垂直穿刺到注射座的储液槽,即可用于输注各种药物、补液、营养支持治疗、输血及血样采集等。

　　静脉输液港能够建立一个长期、稳定的深静脉通道,避免了反复外周静脉穿刺,静脉输液港植入后,较现在常用的 PICC 及其他中心静脉导管而言无伤口,日常生活、洗澡不受限制,不须换药,从而降低了感染的风险。特别是夏季可以维护患者良好的形象,可正常洗澡和参加游泳等户外活动,显著提高了患者的生活质量。

【目的】

1. 为需要长期输液、重复给药及化疗的患儿提供可靠稳定的深静脉通道。

2. 体表无伤口、护理简单、感染风险低。

3. 较其他中心静脉导管并发症少。

(一)静脉输液

【准备】

1. 物品准备　输液器、药液、10ml 注射器、输液港专用无损伤针、中心静脉护理包(皮肤消毒剂、乙醇棉片、无菌手套、无菌胶带、10cm 以上透明敷贴、无菌开口纱布)、肝素帽、乙醇、抗菌棉签、碘附棉签、生理盐水、肝素稀释液。

2. 护士准备　了解患儿病情、意识状态；评估输液港植入部位有无发红、肿胀、渗血、感染等并发症，询问患儿有无肢体麻木、疼痛等症状。做好解释工作，取得患儿及家长的配合。

3. 患儿准备　平卧,年长儿协助排尿。

【操作步骤】

1. 备齐用物,洗手,戴口罩。

2. 携用物置患儿床旁,核对患儿,按触,确认注射座的位置。

3. 洗手,戴无菌手套。

4. 以注射座为中心,用乙醇棉签螺旋状消毒,直径 10～12cm。同法以碘附消毒 3 次。

5. 10ml 注射器抽吸 10ml 生理盐水,连接无损伤蝶翼针,排气,夹闭延长管。

6. 用非主力手的拇指、食指与中指做成等边三角形,将输液港固定,确定此三指的中心。

7. 将无损伤针自三指中心处轻柔地垂直刺入穿刺隔,直达储液槽底部。

8. 打开延长管的夹子,抽回血,以确定针头位置无误,用生理盐水脉冲方式冲洗输液港后,夹注延长管并分离注射器,安装肝素帽。

9. 针头下垫无菌开口纱布,用无菌胶带固定针翼,再用无菌透明敷贴固定无损伤针。

10. 用乙醇棉片擦拭接口,连接输液系统或抽好药的注射器。

11. 当输液或静脉注射结束后,夹闭延长管,撤掉输液系统或注射器。

12. 每次输液或静脉注射后,用 10ml 生理盐水冲管。

13. 每次间歇式输液后用浓度为 10U/ml 的肝素盐水正压封管。当输液港用于连续输液时,专用无损伤针一般每 7 天更换一次。

(二)血样采集

【准备】

1. 物品准备　输液港专用无损伤针、10ml 注射器、20ml 注射器、真空采血管、无菌手套、无菌胶带、乙醇、抗菌棉签、碘附棉签、生理盐水、肝素稀释液。

2. 护士准备　了解患儿病情、意识状态；评估输液港植入部位有无发红、肿胀、渗血、感染等并发症,询问患儿有无肢体麻木、疼痛等症状。告知家属采血项目及目的,取得配合。

3. 患儿准备　平卧,暴露采血部位。

【操作步骤】

1. 备齐用物,洗手,戴口罩。

2. 核对患儿,准备注射部位,无菌条件下定位并连接输液座(方法同输液)。

3. 抽回血后用 10ml 无菌生理盐水冲洗输液座。

4. 抽出至少 2.5ml 血,丢弃。

5. 更换一新的 20ml 注射器抽取足量血标本于注射器内。

6. 采血完毕后,用 20ml 无菌生理盐水脉冲冲管、正压封管。

7. 将采集的血转移至恰当的采血管内。

(三)更换敷料

【准备】

1. 物品准备　清洁手套、无菌手套、无菌胶带、敷料、透明贴膜、肝素帽、乙醇、抗菌棉签、碘附棉签。

2. 护士准备　了解患儿病情、意识状态；评估输液港植入部位有无发红、肿胀、渗血、感染等并发症，询问患儿有无肢体麻木、疼痛等症状。做好解释工作，取得患儿及家长的配合。

3. 患儿准备　平卧。

【操作步骤】

1. 洗手、戴清洁手套。

2. 使用生理盐水棉签小心去除透明贴膜及其他敷料，观察穿刺点和局部皮肤有无红、肿、热、痛、炎性反应。

3. 脱去手套，再次清洗双手戴无菌手套。

4. 以乙醇、碘附围绕穿刺点螺旋状消毒皮肤各 3 次，直径 10～12cm，以乙醇棉签擦拭穿刺针座及延长管部分。

5. 戴无菌手套，以透明敷贴固定穿刺针，以低于插针水平位置置换肝素帽。

6. 贴膜上填写好更换敷料日期，固定延长管。

【注意事项】

1. 必须使用无损伤针穿刺输液港。针头必须垂直刺入，以免针尖刺入输液港侧壁。

2. 穿刺动作轻柔，感觉有阻力不可强行进针，以免针尖与注射座底部推磨，形成倒钩。

3. 应该用透明的半透膜敷料或者纱布敷料覆盖在无损伤针和穿刺部位上。如果纱布被用来垫在针头的一个侧翼，且在透明的半透膜敷料之下，它没有妨碍穿刺部位的观察，可以视为半透膜敷料，每隔 7 天更换一次。

4. 在拔除无损伤针的过程中，应该使用正压，以减少血液的反流和引起血栓闭塞导管危险。

5. 冲洗导管、静脉注射给药时必须使用 10ml 以上的注射器，防止小注射器的压强过大，损伤导管、瓣膜或导管与注射座连接处。

6. 每次给药后都以标准脉冲方式冲洗导管。

7. 注射器推注化疗药物时，须边推注药物边检查回血，以防药物渗出血管外损伤邻近组织。

8. 使用两种以上不同药物时，应使用 10ml 以上生理盐水以脉冲方式对输液港进行适时的冲洗，以防止因药物化学成分不同而产生的沉淀。

9. 治疗间歇期每 4 周冲管一次。

10. 从植入式输液港撤除连接针和（或）定期进行连接和冲洗之前，应该用 100U/ml 的肝素盐水封管液封管。

（范玲　贺琳晰）

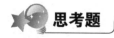 **思考题**

患儿，女，2 岁，体重 15kg，以"发热、轻咳伴流涕 3 天"为主诉收入院，查体：神志清，哭闹，体温 39.2℃，呼吸 50 次/分，听诊两肺呼吸音粗，可闻及湿啰音，患儿既往有高热惊厥史，入院后给予苯巴比妥钠肌内注射预防惊厥发生，同时给予抗感染、退热等治疗。

问题：(1) 简述此患儿对疾病的认识程度。

（2）对于该患儿来说主要的压力来源有哪些？

（3）该年龄段儿童对住院主要的心理反应有哪些？应如何进行护理？

（4）说明书给定儿童剂量 $3 \sim 5mg/(kg \cdot d)$，$125mg/m^2$，成人剂量为 $100 \sim 200mg/d$。试按体重、体表面积、年龄三种方式计算并比较苯巴比妥钠的给药剂量。

（5）在使用苯巴比妥钠的过程中，作为当班护士，护理上应注意哪些问题？

第五章

新生儿及高危新生儿的护理

第一节　新生儿分类

新生儿(neonate)指从脐带结扎至生后 28 天的婴儿。

围生期(perinatal period)通常是指从妊娠 28 周至生后 7 天。包括了产前、产时和产后三个阶段,国际上常以围生儿和新生儿死亡率作为一个国家卫生保健水平的衡量标准。

(一)根据胎龄分类

1. 足月儿(full-term infant)　是指胎龄大于等于 37 周至 42 周(259~293 天)的新生儿。

2. 早产儿(pre-term infant)　是指胎龄小于 37 周(<259 天)的新生儿。

3. 过期产儿(post-term infant)　是指胎龄大于等于 42 周(≥294 天)的新生儿。

(二)根据出生体重分类

1. 低出生体重儿(low birth weight neonate)　是指出生体重<2500g 的新生儿。其中,体重<1500g 者称为极低出生体重儿(very low birth weight neonate);体重<1000g 者称为超低出生体重儿(extremely low birth weight neonate)。低出生体重儿常见于早产儿或小于胎龄儿。

2. 正常出生体重儿(normal birth weight neonate)　是指出生体重为 2500~4000g 的新生儿。

3. 巨大儿(giant neonate)　是指出生体重>4000g 的新生儿。

（三）根据出生体重与胎龄关系分类（图5-1）

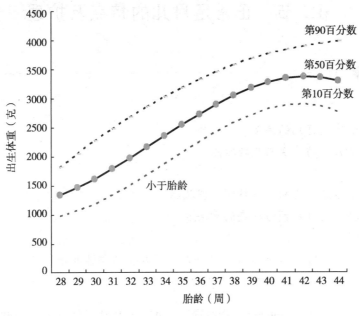

图5-1　新生儿命名与胎龄及出生体重的关系

1. 小于胎龄儿（small for gestational age，SGA）　是指出生体重在同胎龄儿平均出生体重的第10百分位以下的新生儿。

2. 适于胎龄儿（appropriate for gestational age，AGA）　是指出生体重在同胎龄儿平均出生体重的第10百分位至90百分位之间的新生儿。

3. 大于胎龄儿（large for gestational age，LGA）　是指出生体重在同胎龄儿平均出生体重的第90百分位以上的新生儿。

（四）根据出生后周龄分类

1. 早期新生儿（early newborn）　是指出生后1周内的新生儿，也属于围生儿。通常也是新生儿发病率与死亡率最高的时期。

2. 晚期新生儿（late newborn）　是指出生后2周至4周末的新生儿。

（五）高危儿

高危儿（high risk infant）是指已发生或可能发生危重状况而需要密切监护的新生儿。通常包括以下情况：

1. 母亲疾病史　母亲患有糖尿病、高血压、感染、吸烟、酗酒史，曾经有死胎史，及母亲为Rh阴性血型等。

2. 母亲异常妊娠史　母亲年龄>40岁或<16岁，孕期有阴道流血，妊高征、先兆子痫、胎膜早破、前置胎盘等。

3. 异常分娩史　难产、急产、产程延长、钳产，分娩过程使用镇静和止痛药物等。

4. 出生时有异常　早产儿、巨大儿、窒息、脐带绕颈、宫内感染和先天畸形等。

第二节 正常足月儿的特点及护理

> **学习目标** ▐▐▐
>
> - 识记
>   1. 能正确描述足月儿的定义。
>   2. 能描述足月儿的外观与生理特点。
> - 理解
>   1. 能正确描述足月儿的几种特殊生理状态。
>   2. 能正确描述足月儿预防感染的方法。
> - 运用
>   能够结合实际情况,并能按照护理程序对足月儿实施整体护理。

足月新生儿(normal term infant)是指胎龄 37～42 周,出生体重 2500～4000g,身长在 47cm 以上,无畸形和疾病的活产婴儿。

【特点】

（一）外观特点

正常新生儿皮肤红润,皮下脂肪饱满,毳毛少。头大(占全身比例 1/4)。头发分条清楚,耳壳软骨发育好,耳舟成形。乳腺结节>4mm,足纹遍布足底。男婴睾丸已降至阴囊,女婴大阴唇覆盖小阴唇。指、趾甲达到或超过指、趾端。

（二）生理特点

1. 呼吸系统 胎儿肺内充满液体,在产道娩出过程,受到挤压,约 1/3 肺液由口鼻挤出,其余在建立呼吸后被肺毛细血管及淋巴管吸收。由于呼吸中枢发育不成熟,呼吸频率较快,40 次/分左右。胸廓呈圆桶状,肋间肌薄弱,胸廓运动较浅,主要靠膈肌的升降运动带动呼吸,呈腹式呼吸。

2. 循环系统 胎儿娩出后血液循环动力学发生巨大变化:①胎盘-脐血循环终止;②因呼吸的建立和肺膨胀,肺血管阻力降低,肺血流增加;③从肺静脉回流到左心房的血量增加;④体循环压力增加,使卵圆孔、动脉导管功能性关闭。新生儿心率波动较大,90～160 次/分。足月儿平均血压 70/50mmHg(9.3/6.7kPa)。

3. 消化系统 足月儿出生时吞咽功能已完善,但食管下端括约肌松弛,胃呈水平位,幽门括约肌较发达,故新生儿易出现溢奶、呕吐现象。新生儿消化道面积较大,管壁薄、通透性高,有利于吸收。消化道能分泌足够的消化酶,但淀粉酶到 4 个月才能达到成人水平,故不宜过早喂食淀粉类食物。生后 24 小时内开始排胎粪,2～3 天排完。胎粪为胎儿肠道分泌物、胆汁及咽下的羊水等组成,呈墨绿色。如果超过 24 小时未排胎粪,应检查是否存在肛门闭锁或其他消化道畸形。

4. 泌尿系统 新生儿肾小球滤过率低,浓缩功能差,故不能有效地处理过多的水和溶质,容易出现水肿或脱水。新生儿一般在生后 24 小时内开始排尿,如果超过 48 小时未排尿,应检查原因。

5. 血液系统　足月儿出生时血红蛋白为 170g/L,血红蛋白中胎儿血红蛋白(HbF)占70% ~80% ,5 周后降至 55% 左右,逐渐被成人型血红蛋白(HbA)取代。血容量为 80 ~ 100ml/kg。由于胎儿肝脏维生素 K 储存量少,凝血因子 Ⅱ、Ⅶ Ⅸ、Ⅹ 活性较低。

6. 神经系统　新生儿脑相对大,出生后头围生长速率为每月 1.1cm,至 40 周左右逐渐减缓。脊髓相对长,其末端在 3、4 腰椎下缘。足月儿大脑皮质兴奋性低,睡眠时间长,每天睡眠达 20 ~22 小时。新生儿已具备原始反射:觅食反射、吸吮反射、握持反射、拥抱反射、交叉腿反射。

7. 体温　新生儿体温调节中枢发育不完善,皮下脂肪较薄,体表面积相对较大,容易散热。新生儿主要靠棕色脂肪产热。当产后环境温度低于宫内温度,散热增加,生后 1 小时内体温可降低 2.5℃,如果不及时保温,可出现低体温、硬肿症。"中性温度"系指维持正常体温所需的代谢率和耗氧量最低时的最适环境温度。新生儿的中性温度与胎龄、出生后日龄及出生体重有关。

8. 能量及体液代谢　新生儿基础热能耗量为 50 ~70kcal/kg(209.2 ~313.8kJ/kg),随后增至每日总热能 100 ~120kcal/kg(418 ~502kJ/kg)。新生儿体液总量占体重的 70% ~80%。生后第一天需要液体量为 60 ~100ml/kg,每日增加 30ml/kg,至 150 ~180ml/kg。足月儿需要钠量 1 ~2mmol/(kg·d)。十天后需要补钾量为 1 ~2mmol/(kg·d)。

9. 免疫系统　免疫球蛋白 IgG 可以通过胎盘屏障从母体中获得,故新生儿对一些传染病如麻疹有免疫力而不易感染。IgA 和 IgM 不易通过胎盘屏障,易患细菌感染,尤其是革兰阴性杆菌感染,如大肠杆菌感染。由于 T 细胞免疫功能低下,白细胞的吞噬功能较弱,也容易引起新生儿感染。

10. 几种常见的生理状态

(1) 生理性体重下降:新生儿出生后由于水分丢失较多、入量少及胎粪的排出等,出现体重下降,一般不超过 10% ,10 天左右恢复到出生体重。

(2) 生理性黄疸:参照本章"第七节新生儿黄疸的护理"。

(3) "马牙"和"螳螂嘴":"马牙"是指在口腔上腭中线和齿龈部位,有黄白色、米粒大小的颗粒,是由于上皮细胞堆积或黏液腺分泌物积留形成,数周后可自然消退。"螳螂嘴"是指两侧颊部各有一个隆起的脂肪垫,有利于吸吮,不可挑破,以免感染。

(4) 乳腺肿大、假月经:男女新生儿生后 4 ~7 天均可能出现乳腺肿大,2 ~3 周消退。部分女婴在生后 5 ~7 天出现阴道少许血性分泌物或大量非脓性分泌物,1 周左右消失。是由于母体的雌激素进入胎内,在出生后突然中断的原因。

(5) 新生儿红斑及粟粒疹:生后 1 ~2 天,在新生儿的头部、躯干及四肢出现大小不等的斑丘疹,称为"新生儿红斑",1 ~2 天后自然消退。也可在鼻尖、鼻翼、颜面形成米粒大小的黄白色皮疹,称为"粟粒疹",是由于皮脂腺堆积的原因,可自然消退。

【常见护理诊断/问题】

1. 有误吸的危险　与呕奶有关。

2. 母乳喂养无效　与母亲知识缺乏及母乳分泌不足有关。

3. 有感染的危险　与新生儿免疫功能低下有关。

【护理措施】

（一）保持呼吸道通畅

在新生儿娩出时开始呼吸前尽快吸尽口、鼻腔及呼吸道分泌物，以免引起吸入性肺炎。吸奶后保持新生儿舒适体位，以免呕吐引起误吸。

（二）保暖

新生儿娩出后应立即用预热好的毛巾抹干身体。根据季节采取各种保暖措施，使新生儿处于中性温度，减少散热，维持正常体温。室温维持在 22 ~ 24℃，相对湿度在 55% ~ 65%。出生后 24 小时内监测体温 4 次，24 小时后每天测体温 2 次，有异常按要求监测体温。

（三）合理喂养

生后半小时即可抱给母亲喂奶，以促进乳汁分泌，并可防止低血糖。随后可按需喂奶，吃完后应将婴儿抱起轻拍背 1 ~ 2 分钟，排出胃内空气，或者抬高床头 30°，以防呕吐。

（四）防止感染

严格执行消毒隔离制度，工作人员入病室前更换清洁工作服、鞋，洗手，护理每 1 个新生儿前后均应洗手。每天空气消毒 2 次。工作人员或新生儿如有感染性疾病应立即隔离，防止交叉感染。

（五）皮肤黏膜护理

足月儿每天沐浴 1 次，保持皮肤清洁。勤换尿片，每次大便后用温水清洗臀部，防止红臀及尿布疹发生。保持脐部的清洁、干燥，注意脐部不可被尿液或粪便污染。脐带一般在 3 ~ 7 天脱落，观察脐部有无渗血、渗液、红肿等。如有渗液可选用过氧化氢清洗后，再用 0.2% ~ 0.5% 碘附消毒，如果有肉芽组织，可用硝酸银烧灼局部。

第三节　早产儿的特点及护理

学习目标

- 识记
  1. 能正确描述早产儿的定义。
  2. 能描述早产儿的外观与生理特点。
- 理解
  1. 能正确描述早产儿的生理特性。
  2. 能正确描述早产儿预防感染的方法。
- 运用
  能够结合实际情况，并能按照护理程序对早产儿实施整体护理。

早产儿（preterm infant）是指胎龄小于 37 周，出生体重大多小于 2500g，无畸形和疾病的活产婴儿。

【特点】

（一）外观特点

正常早产儿身长通常小于 47cm，皮肤绛红，皮下脂肪薄，毳毛多。头占全身比例达 1/3。头发细而乱，耳壳软，耳舟未成形。乳腺结节<4mm，足纹少。男婴睾丸未降至阴囊，女婴大阴唇不能覆盖小阴唇。指、趾甲未达到指、趾端。

（二）生理特点

1. 呼吸系统　由于呼吸中枢及呼吸器官发育不成熟，以及红细胞内缺乏碳酸酐酶，碳酸分解为二氧化碳的数量减少，因而不能有效刺激呼吸中枢等原因，早产儿的呼吸浅促不规律，常会出现呼吸暂停。呼吸暂停时间>20 秒，心率下降<100 次/分。因肺表面活性物质少，易发生呼吸窘迫综合征（bronchopulmonary dysplasia，BPD）。

2. 循环系统　早产儿心率较快，可达 90～160 次/分。血压较低，部分可伴有动脉导管开放。

3. 消化系统　因食管下部括约肌松弛，胃呈水平位，幽门括约肌较发达，易溢乳或呕吐。由于早产儿的含量较低，胆酸分泌少，脂肪的消化吸收较差。在缺氧或喂养不当时易导致坏死性小肠炎。同时由于肝糖原储存不足，蛋白质的合成能力较差，容易出现低血糖及低蛋白血症。

4. 泌尿系统　由于早产儿的肾浓缩功能较差，排钠增多，容易导致低钠血症。葡萄糖的阈值较低，容易出现糖尿。碳酸氢根阈值低及肾小管的排酸能力不足，在使用含酪蛋白较高的牛乳喂养时，容易出现代谢性酸中毒。

5. 血液系统　早产儿的血容量为 85～110ml/kg。由于早产儿红细胞生成素较低，"生理性贫血"出现较早。而且由于维生素 K、维生素 D 缺乏，容易出现佝偻病。

6. 神经系统　早产儿神经系统成熟程度与胎龄有关，胎龄愈小，原始反射愈不完全。另外，由于早产儿的脑室管膜下存在丰富的胚胎生发层，易发生脑室周围-脑室内出血。

7. 体温调节　早产儿的体温调节中枢发育不成熟，皮下脂肪薄，尤其是棕色脂肪少，产热不足，而早产儿体表面积大，散热较快，易导致体温不升，常出现硬肿症。

8. 免疫系统　早产儿皮肤娇嫩易损伤。IgG 含量低，T 细胞免疫功能低下，易发生各种感染。

【护理评估】

（一）健康史

了解母亲妊娠期情况。出生情况，包括胎龄、体重、是否顺产，有无窒息史等。

（二）身体状况

评估新生儿肌张力、哭声、各种反射、有无发绀、体温是否正常，皮肤有无硬肿等。

（三）心理-社会状况

评估家长对早产儿的护理、喂养知识的了解程度。家长对早产儿的照顾能力等。

【常见护理诊断/问题】

1. 体温过低　与体温调节功能差、产热不足、散热增加有关。

2. 有误吸的危险　与呕奶有关。

3. 营养失调:低于机体需要量　与吞咽反射差、消化功能低有关。

4. 自主呼吸受损　与呼吸中枢发育不完善、呼吸肌无力有关。

5. 有感染的危险　与免疫功能低下有关。

【预期目标】

1. 早产儿能维持正常的体温。

2. 住院期间不出现并发症或出现并发症时及早被发现、及时得到处理。

3. 早产儿母亲能掌握有效的喂养方法及采用有效的方法促进乳汁的分泌,早产儿得到足够的营养。

4. 能得到有效的护理,避免感染的发生。

【护理措施】

（一）保暖

根据早产儿的体重、成熟程度及病情,给予相应的保温措施。如果体重低于2000g者,应尽量置于温箱保暖,温度根据体重、出生天数调整(表5-1)。体重大于2000g者,可给予毛巾、棉被包裹,加强保暖,降低耗氧量及散热。尽量减少暴露的机会。维持室温在24～26℃,相对湿度在55%～65%之间。

表5-1 不同出生体重新生儿温箱温度及湿度参考

体重（kg）	温 度				湿 度
	35℃	34℃	33℃	32℃	
1.0	≤10 天	>10 天	>3 周	>5 周	
1.5	–	≤10 天	>10 天	>4 周	55%～65%
2.0	–	≤2 天	>2 天	>3 周	
>2.5	–	–	≤2 天	>2 天	

（二）喂养

尽量早吸吮,早喂奶。以母乳喂养为宜,如果无法母乳喂养者,用早产儿配方奶。喂奶的量以不发生胃潴留和呕吐为止,早产儿胎龄愈小,喂奶的量愈少,间隔时间愈短(表5-2)。早产儿由于缺乏维生素K,应及时补充维生素K。

表5-2 早产儿喂入量与间隔时间

出生体重（g）	<1000	1000～1499	1500～1999	2000～2500
开始奶量（ml）	1～2	3～4	5～10	10～15
每天隔次增加奶量	1	2	5～10	10～15
间隔时间（小时）	1	2	2～3	3

（三）维持有效呼吸

早产儿在仰卧位时,可在肩下垫软枕,避免颈部弯曲,扩大呼吸道角度,有利于呼吸。有低氧血症者,可给予吸氧,维持动脉氧分压6.7～9.3kPa(50～70mmHg),或氧饱和度为90%～95%为宜。但应控制吸氧的浓度及时间,以防出现视网膜病变。

（四）预防感染

工作人员应严格遵守消毒隔离制度。每次接触早产儿前后要洗手或用快速手消毒液,避免交叉感染。

（五）密切观察病情

由于早产儿的病情变化快,常出现呼吸暂停,应严密观察生命体征的改变。还应观察早产儿的精神反应、肌张力、皮肤颜色等。在输液过程中严密控制补液速度,防止高血糖或低血糖的发生。

（六）健康教育

早产儿的母亲常因对孩子的生命安危产生一定焦虑与不安,对小孩的照顾能力产生怀疑与担忧,需要医务人员的耐心指导与心理支持。鼓励母亲的参与照顾与树立信心,指导合理的喂养、正确的沐浴方法等。尽量为小孩提供发展性的照顾。

 知识链接

发展性照顾

发展性照顾(developmental care)是20世纪80年代在美国、日本、中国台湾等国家和地区发展起来的一种新生儿护理新理念,根据每个早产儿的不同情况,采取个性化护理,尽可能排除环境中妨碍其生长发育的因素,并创造更良好的环境,注重患儿行为上的呼唤及环境对生长发育的影响,使刺激适度。主要措施包括:模拟宫腔环境温度、鸟巢式护理、降低噪音及光线刺激、增加母婴接触、抚触、袋鼠式照顾方式、减少疼痛刺激、提供充足的睡眠等。通过发展性照顾,早产儿体重增长明显,住院时间缩短,住院费用减少,生存能力增强,从而真正提高早产儿的存活质量。

【护理评价】

经过治疗和护理,新生儿能否维持正常体温;能否维持有效的呼吸;住院期间是否产生各种并发症。

第四节 新生儿呼吸窘迫综合征的护理

学习目标

- 识记
  1. 能正确叙述新生儿呼吸窘迫综合征的定义、病因。
  2. 能正确陈述新生儿呼吸窘迫综合征的临床表现。
- 理解
  1. 能正确解释新生儿呼吸窘迫综合征的病理生理。
  2. 能正确描述新生儿呼吸窘迫综合征的治疗要点。
- 运用

  能够提出新生儿呼吸窘迫综合征常见的护理诊断,并能按照护理程序对呼吸窘迫综合征的患儿实施整体护理。

新生儿呼吸窘迫综合征(respiratory distress syndrome,RDS)又称肺透明膜病(hyaline membrane disease，HMD），是由于肺表面活性物质（pulmonary surfactant，PS）缺乏导致。临床表现为出生后不久即出现进行性呼吸窘迫和呼吸衰竭。

【病因】　PS 是由Ⅱ型上皮细胞合成并分泌的一种磷脂蛋白复合物。PS 的作用是覆盖在肺泡表面，降低肺泡表面张力，防止肺泡萎缩塌陷，以保证功能残余气量。PS 在孕 18～20 周开始产生，35～36 周迅速增加，故早产儿胎龄愈小，PS 的量也愈少。糖尿病母亲所生的新生儿由于其血中的高胰岛素能拮抗肾上腺皮质激素对 PS 合成的促进作用，故其发生 RDS 的几率比正常增加 5～6 倍。

【病理生理】　早产儿由于功能肺泡量少，气体交换功能差；胎龄愈小，PS 的量愈低，使肺泡表面张力增加，呼吸末功能残余气量降低，肺泡容易萎陷。表现为肺顺应性下降，气道阻力增加，通气/血流降低，气体弥散障碍，从而导致缺氧，以及所导致的代谢性酸中毒及由于通气功能障碍引起的呼吸性酸中毒。缺氧及酸中毒使肺毛细血管通透性增加，液体渗出，肺间质水肿和肺纤维蛋白沉着于肺表面形成嗜伊红透明膜，进一步加重气体弥散障碍，形成恶性循环。

【临床表现】　常在生后 4～6 小时内出现呼吸窘迫，表现为：呼吸急促（>60 次/分）、鼻翼扇动、呼气时呻吟、吸气时呈三凹征、发绀，并呈进行性加重。严重时可出现呼吸浅促、不规律、肌张力下降、呼吸暂停甚至出现呼吸衰竭，肺部可闻及湿啰音。在生后 2、3 天最严重，72 小时后好转。

【辅助检查】

1. 实验室检查

（1）泡沫试验：取胃液 1ml 加入 95% 乙醇 1ml，振荡 15 秒后静置 15 分钟后观察，如果沿试管壁有多层泡沫形成为阳性，则可排除本病。

（2）肺成熟度判定：分娩前进行羊水穿刺，测定羊水中磷脂（PL）/鞘磷脂（S）的比值，判断肺的成熟程度，若 ≥2，则表示肺已发育成熟，否则为未成熟。

（3）血气分析：PaO_2 降低，$PaCO_2$ 升高，PH 降低。

2. X 线检查　两肺透明度下降，可见细颗粒状网状影；可见清晰充气的树枝状支气管；严重时肺野呈白色。

【治疗原则】

1. 纠正缺氧　根据患儿情况，轻者可选用鼻导管、面罩吸氧，重者可选用维持气道正压（continuous positive airway pressure，CPAP）吸氧或者气管插管、机械通气等。

2. PS 替代治疗　可明显降低 RDS 病死率及气胸发生率，改善肺顺应性和换气功能。临床常用的表面活性物质有 3 种：天然制剂、人工制剂、混合制剂。将制剂溶于生理盐水，然后采用不同体位（仰卧、左侧、右侧、再仰卧位各 1/4）从气管插管内滴入。

3. 维持酸碱平衡　代谢性酸中毒使用 5% 碳酸氢钠治疗，呼吸性酸中毒以改善通气为主。

4. 支持治疗　放在温箱或辐射式抢救台保暖，维持皮肤温度在 36.5℃。保证液体和营养的供应，但补液量不宜过多，以免导致动脉导管开放。

【常见护理诊断/问题】

1. 气体交换障碍　与肺泡缺乏 PS 致肺泡萎陷、换气功能障碍有关。

2. 自主呼吸受损　与 PS 缺乏导致肺不张、呼吸困难有关。

3. 营养失调：低于机体需要量　与摄入量不足有关。

4. 有电解质失衡的危险　与代谢紊乱有关。

5. 有感染的危险　与抵抗力低下有关。

【护理措施】

（一）保持呼吸道通畅

新生儿仰卧时肩部垫一软枕，使气道打开。及时清除呼吸道分泌物，必要时可给予雾化吸入，稀释痰液。

（二）合理供氧

使 PaO_2 维持在 50 ~ 70mmHg，SaO_2 维持在 87% ~ 95% 之间，避免氧中毒。做好病情观察及血氧监测。

1. 头面罩供氧　头面罩的选择必须与小孩的头围大小合适，太小不利于 CO_2 排出，太大容易漏氧，降低吸氧浓度。氧流量为 5ml/min 为宜。

2. CPAP　使患儿在整个呼吸周期都接受高于大气压的气体，增加肺残余气量，防止肺泡萎陷。可用呼吸机 CPAP 供氧，也可用简易鼻塞瓶装法。

3. 机械通气　在使用 CPAP 疗效不明显者，应考虑采用机械通气法（CMV），包括间隙正压通气（IPPV）及呼气末正压呼吸（PEEP）。

（三）合理喂养

保证营养供给，不能吸乳者，可用鼻饲或静脉营养。

（四）保暖

将患儿置于温箱或辐射式抢救台，维持环境温度在 22 ~ 24℃，肤温在 36.5℃，相对湿度在 55% ~ 65%，以减少能量的消耗及并发硬肿症。

（五）预防感染

严格执行消毒隔离制度，接触患儿前后均应洗手，病室环境每天消毒两次或采用空气净化。

（六）健康教育

让家属了解各治疗的方法及进程，减轻家属的焦虑，取得配合，指导家属相关的照顾知识。

第五节　新生儿缺氧缺血性脑病的护理

学习目标

- 识记
  1. 能正确叙述新生儿缺氧缺血性脑病的定义、病因。
  2. 能正确陈述新生儿缺氧缺血性脑病的临床表现。
- 理解
  1. 能正确解释新生儿缺氧缺血性脑病的病理生理。
  2. 能正确描述新生儿缺氧缺血性脑病的治疗要点。
- 运用

  能够结合病例，提出新生儿缺氧缺血性脑病常见的护理诊断，并能按照护理程序对缺氧缺血性脑病的患儿实施整体护理。

新生儿缺氧缺血性脑病(hypoxic-ischemic encephalopathy,HIE)是指由于在围生期因各种原因引起新生儿缺氧或缺血而导致脑损伤,是新生儿窒息后的严重并发症,病死率高,幸存者常产生永久性神经功能缺陷,如:智力障碍、癫痫、脑性瘫痪等。

【病因】

1. 缺氧　围生期窒息、反复呼吸暂停、呼吸系统疾病、右向左分流型先天性心脏病等。

2. 缺血　心跳停止或严重的心跳过缓、心力衰竭或周围循环衰竭。

【病理生理】

1. 脑血流改变　当缺氧发生时,体内各器官血流重新分布,以保证脑组织血液供应;如果缺氧未改善或继续加重,出现失代偿,脑血流灌注减少,供应大脑半球的血流减少,以保证丘脑、脑干和小脑的灌注,此时,大脑皮质矢状旁区及白质将受到损伤。同时缺氧及酸中毒可导致脑血管自主调节功能下降,形成压力性的血流改变,当脑血流压力过大时引起脑毛细血管破裂,而当缺血时可引起缺血性损伤。

2. 脑组织生化代谢改变　缺氧时无氧糖酵解增加、乳酸堆积,容易导致低血糖和代谢性酸中毒。ATP 的产生减少,细胞膜上的钠泵及钙泵功能不足,导致钠钙离子的转运失调,使脑细胞膜的完整性受损。

3. 神经病理学改变　神经病理学改变以皮质梗死及深部灰质核坏死为主,尤其是早产儿则以脑室周围出血及白质病变为主。

【临床表现】　以意识改变及肌张力变化为主,严重者可伴有脑干功能障碍。根据意识、肌张力、原始反射、有无惊厥、病程及预后不同可分为轻、中、重 3 度。

1. 轻度　表现为兴奋、易激惹,拥抱反射活跃,肌张力正常,前囟平,未出现惊厥。症状一般在 72 小时消失,预后较好。

2. 中度　表现为嗜睡、反应迟钝,肌张力低下,可出现惊厥。前囟张力正常或稍高。拥抱反射和吸吮反射减弱,瞳孔缩小,对光反应迟钝。症状在 72 小时内明显。如果患儿嗜睡程度加重或者昏迷,抽搐则提示病情加重,可能有后遗症。

3. 重度　意识不清,处于昏迷状态,肌张力低下,肢体自发动作消失,反复出现抽搐或呼吸暂停。前囟张力高,瞳孔不等大或对光反射消失,心率减慢。死亡率高,存活者多有后遗症。

【辅助检查】

1. 血清肌酸磷酸激酶同工酶　正常值<100U/L,脑组织受损时升高。

2. 神经元特异性烯醇化酶　正常值<6μg/L,神经元受损时血浆中此酶活性升高。

3. 腰椎穿刺　无围生期窒息史时,需要排除其他疾病引起的脑病时可采用此法,可行脑脊液常规、生化及脑特异性肌酸激酶检测。

4. B 超　对基底神经节、脑室及其周围出血具有较高的敏感性。

5. CT 扫描　有助于了解颅内出血的范围和类型,检查时间为生后 2~5 天为宜。

6. 磁共振成像　对脑灰质与白质的病变分辨率高,对脑损伤的判断敏感性高。

7. 脑电图　可反映脑损害严重程度、判断预后,以及有助于惊厥的诊断。表现为脑电活动延迟、异常放电、背景活动异常。

【治疗原则】

1. 支持疗法

（1）保证通气功能：保持使 PaO_2>60～80mmHg，$PaCO_2$ 及 pH 在正常范围。可根据情况给予不同的吸氧方式、机械通气、NO 吸入等。但应避免 PaO_2 过高或 $PaCO_2$ 过低。

（2）维持脑及全身的血流灌注：可使用多巴胺或多巴酚丁胺。

（3）维持正常的血糖值：提供神经细胞代谢所需的能量。但应避免高血糖。

2. 控制惊厥　首选苯巴比妥，首剂量为 20mg/kg，在 15～30 分钟内静脉滴入，如果效果不好，可在 1 小时后增加 10mg/kg，每日维持剂量为 3～5mg/kg。地西泮（安定）的作用时间短，起效快，在使用苯巴比妥疗效不理想时可以加用，但应观察抑制呼吸的现象。

3. 治疗脑水肿　控制液体的入量，每日液体的总量不能超过 60～80ml/kg。在颅内压增高时，使用呋塞米利尿，每次 0.5～1mg/kg 静脉推注。严重者选用 20% 甘露醇滴注，每次 0.25～0.5g/kg。

4. 亚低温治疗　采用人工诱导的方法将体温下降 2～4℃，减少脑组织的基础代谢。可采用冰敷头部的方法降温，保护脑细胞。

【常见护理诊断/问题】

1. 低效性呼吸型态　与缺氧缺血所致的呼吸中枢损害有关。

2. 有脑组织灌注无效的危险　与脑缺氧缺血引起脑血流灌注不足有关。

3. 有废用综合征的危险　与缺氧缺血导致的后遗症有关。

【护理措施】

（一）给氧

及时清理呼吸道分泌物，保持呼吸道通畅。按照病情的需要给予合适的吸氧方式，例如：面罩吸氧、鼻导管吸氧及机械通气等。应观察吸氧效果，缺氧症状是否改善。

（二）病情观察

严密观察患儿的呼吸、心率、血氧饱和度等，观察患儿的神志、肌张力、前囟的改变，有无抽搐等症状。

（三）亚低温治疗的护理

1. 降温护理　可采用循环的水冷却法在头部进行降温，水的起始温度为 10～15℃，在体温降至 35.5℃时开始躯体保暖，脑室温度下降至 34℃时保持 30～90 分钟。

2. 维持温度　使头部温度维持在 34～35℃，但应避免体温下降引起的硬肿症，做好躯体的保温工作，肤温控制在 35～35.5℃。

3. 复温护理　复温宜逐渐进行，时间>4～5 小时，每小时上升速度不超过 0.5℃。避免体温升高过快引起低血压或颅内出血，复温过程应采用肛温监测。

4. 监测护理　在整个亚低温的治疗过程中，给予持续的心电血氧监护、肛温监测及每小时血压监测。同时观察患儿有无出现惊厥、抽搐、各种反射、末梢循环情况。如果出现心率过慢或心律失常，应报告医生是否中断治疗。

（四）康复干预

早期给予患儿动作训练和感知觉刺激训练，有助于促进脑功能的恢复。指导家长掌握早期的康复干预措施，以取得配合，增加康复信心。

第六节 新生儿颅内出血的护理

学习目标

- **识记**
  1. 能正确叙述新生儿颅内出血的定义、病因。
  2. 能正确陈述新生儿颅内出血的临床表现。
- **理解**
  1. 能正确解释新生儿颅内出血的病理生理。
  2. 能正确描述新生儿颅内出血的治疗要点。
- **运用**
  能够结合病例,提出新生儿颅内出血常见的护理诊断,并能按照护理程序对颅内出血的患儿实施整体护理。

新生儿颅内出血(intracranial hemorrhage of the newborn)是由于缺氧或产伤引起,早产儿发病率较高,是新生儿期最严重的脑损伤。病死率高,存活者常有后遗症。

【病因】

1. 产伤 由于胎位不正,胎头过大或漏斗骨盆、产程延长等因素使胎儿头部受压时间过长,或使用产钳、吸引器等使胎头机械损伤。

2. 缺氧缺血 由于缺氧缺血、高碳酸血症等易引起脑血管的被动性压力血流,脑血流量增高而致毛细血管破裂。

3. 早产 胎龄小于32周的早产儿,其脑室周围的室管膜下及小脑软膜下的颗粒层存在胚胎生发层基质,该组织为一个未成熟的血管网,当脑血流改变时,可导致毛细血管破裂。

4. 其他 新生儿的肝功能不成熟,凝血因子不足,容易引起颅内出血。

【病理生理】

1. 脑血管破裂出血 任何原因引起的头部受压时间过长或压力过大均可导致大脑膜镰及小脑膜撕裂而致硬膜下出血。

2. 脑血流动力学改变 在缺氧或酸中毒时,脑血流的自主调节功能受损,形成压力性血流,当脑血流量增加导致毛细血管破裂;当血压下降,脑血流量减少导致缺血性坏死。不恰当的输注高渗液体,可引起血压的急剧上升,导致脑血流量的改变而引起颅内出血。

3. 凝血功能障碍 由于肝功能不足,凝血因子的生成不足或合并其他出血性疾病,母亲有原发性血小板减少性紫癜,使用某些药物影响凝血因子的合成,例如:苯巴比妥、利福平等药物,均可导致凝血功能障碍。

【临床表现】

（一）常见症状

主要与出血的部位与出血的量有关。

1. 神志改变　兴奋、激惹、嗜睡、昏迷等。

2. 呼吸改变　呼吸不规律,增快或变慢,甚至出现呼吸暂停。

3. 颅内压增高表现　前囟隆起、尖叫、惊厥,抽搐、角弓反张。

4. 眼部症状　凝视、斜视、眼球上转困难、眼球震颤。

5. 瞳孔对光反射　反射消失或不对称。

6. 肌张力　肌张力增高或逐步减弱、消失。

7. 其他　贫血、黄疸。

（二）不同类型颅内出血的临床表现

1. 脑室周围-脑室内出血　多见于早产儿。胎龄越小,发生率越高。根据 CT 图像分为 4 级:Ⅰ级:室管膜下出血;Ⅱ级:脑室内出血;Ⅲ级:脑室内出血伴有脑室扩大;Ⅳ级:脑室内出血伴有脑实质出血。一般在出生后 3 天内出现,常见症状为拥抱反射消失,肌张力低下,表情淡漠或呼吸暂停。Ⅰ~Ⅱ级,出血量小,症状较轻,大部分可存活;Ⅲ~Ⅳ级病情进展快,可在数分钟至数小时内意识状态从迟钝变为昏迷,呼吸暂停,心跳过缓,甚至死亡。存活率仅为 50% ,并有后遗症。

2. 原发性蛛网膜下腔出血　出血的原发部位在蛛网膜下腔内。较常见,主要原因为缺氧、酸中毒、产伤等,预后较好。表现是在生后第 2 天出现间歇性抽搐、惊厥,出血量少者症状较轻,大量出血者可在数小时内死亡。

3. 硬膜下出血　多为产伤性出血。出血量少时可无症状,出血量大时,可在出生后 24 小时出现惊厥、偏瘫、斜视等症状。严重的天幕、大脑镰撕裂和大脑表浅静脉破裂可在出生后数小时内死亡。

4. 小脑出血　多发生在早产儿。严重者除一般症状外,主要表现脑干症状,如频繁呼吸暂停、心动过缓等,预后较差。

【辅助检查】　影像学检查:头颅 B 超、CT、MRI 等检查有助于诊断及预后判断。

【治疗原则】

1. 止血　可选用维生素 K、酚磺乙胺、血凝酶(立止血)等。

2. 控制惊厥、抽搐　选用苯巴比妥、地西泮等。

3. 降低颅内压　有颅内高压者用呋塞米。出现呼吸不规律、叹息样呼吸等中枢性呼吸衰竭者可用小剂量甘露醇。

4. 外科处理　对脑室内或蛛网膜出血者可行腰椎穿刺。如有梗阻性脑积水者,可行脑室、腹腔分流术。

5. 支持疗法　保持患儿安静,尽可能避免搬动、刺激患儿,维持正常的 PaO_2、$PaCO_2$、pH、渗透压及灌注压。

【常见护理诊断/问题】

1. 低效性呼吸型态　与呼吸中枢损害有关。

2. 有窒息的危险　与惊厥、抽搐有关。

3. 有废用综合征的危险　与出血导致的后遗症有关。

4. 体温调节无效　与体温中枢受损有关。

【护理措施】

（一）密切观察病情

注意观察生命体征、神志、瞳孔变化。密切观察呼吸形态,及时清除呼吸道分泌物,保持呼吸道通畅。在惊厥或抽搐发作时注意安全,防止误吸、窒息。

（二）减少刺激

绝对卧床减少不必要的刺激,所有操作集中进行,减少反复穿刺。注意保持环境的安静,减少噪音。

（三）合理用氧

注意用氧的浓度与时间,维持血氧饱和度在85%～95%即可,避免长时间、高浓度地给氧导致氧中毒。如有呼吸衰竭者,须气管插管、机械通气。

（四）维持体温稳定

体温过高时采用物理降温,体温过低时加强保暖,可采用温箱或辐射式抢救台保暖。

（五）健康教育

向家长解析治疗的方案及进程,减轻家长的焦虑症状,取得配合。有后遗症的患儿,应指导家长掌握康复训练方法,效果判断,随访计划等。

第七节　新生儿黄疸的护理

> **学习目标 ▮▮**
>
> * **识记**
>   1. 能正确叙述新生儿黄疸的定义、病因。
>   2. 能正确陈述新生儿黄疸的临床表现。
> * **理解**
>   1. 能正确解释新生儿黄疸的病理生理。
>   2. 能正确描述新生儿黄疸的治疗要点。
> * **运用**
>   能够结合病例,提出新生儿黄疸常见的护理诊断,并能按照护理程序对黄疸的患儿实施整体护理。

新生儿黄疸(neonatal jaundice)是因胆红素在体内积聚引起的皮肤或其他器官黄染。可分为生理性及病理性,严重者可导致中枢神经损害,产生胆红素脑病。

【病因】

1. 感染性

（1）新生儿肝炎:由于母亲在怀孕期间感染了巨细胞病毒、乙型肝炎、风疹、单纯疱疹等。通过胎盘屏障传染给胎儿或分娩时产道感染。

（2）新生儿败血症及其他感染:由于细菌感染,其毒素加快了红细胞的破坏所致。

2. 非感染性

（1）新生儿溶血症:可分为ABO血型不合及Rh血型不合导致的溶血病,ABO血型不合多为母亲O型,新生儿A型或B型。Rh血型不合主要发生在Rh阴性母亲和Rh阳性胎儿。

（2）胆道闭锁：多数见于胎儿宫内病毒感染导致胆管炎、胆管闭锁，结合胆红素排泄障碍。

（3）母乳性黄疸：约 1% 母乳喂养的新生儿会出现黄疸，非结合胆红素升高。在停止母乳喂养后 3 天，黄疸下降可诊断。

（4）遗传性疾病：葡萄糖 6-磷酸脱氢酶（G6-PD）、丙酮酸激酶和己糖激酶缺陷均可影响红细胞正常代谢。

（5）药物性黄疸：某些药物如磺胺类、水杨酸盐、维生素 K_3 等，可与胆红素竞争 Y、Z 蛋白的结合点。影响胆红素的代谢。

【病理生理】　当患儿饥饿、缺氧、脱水、酸中毒、感染或颅内出血时，使红细胞破坏加速，胆红素的生成过多，肝细胞处理胆红素的能力减弱，肝肠循环增加，则使黄疸加重。Rh 溶血可引起胎儿重度贫血。由于重度贫血、低蛋白血症和心力衰竭可导致全身水肿。骨髓外造血增加，可出现肝、脾大。血清未结合胆红素增高，可透过血-脑脊液屏障，使基底核黄染、坏死，发生胆红素脑病，多留有后遗症。

【临床表现】

1. 生理性黄疸　有 50%～60% 的足月儿和 80% 的早产儿会出现生理性黄疸。特点：一般在生后 2～3 天出现黄疸，4～5 天达到高峰，5～7 天消退，不超过 2 周。胆红素值<221μmol/L（12.9mg/dl）；早产儿多于生后 3～5 天出现黄疸，5～7 天高峰，7～9 天消退，最长可延续到 3～4 周。胆红素值<257μmol/L（15mg/dl）。

2. 病理性黄疸　其特点为：生后 24 小时出现黄疸；血清胆红素值足月儿>221μmol/L（12.9mg/dl），早产儿>257μmol/L（15mg/dl），或每日上升>85μmol/L（5mg/dl）；黄疸持续时间：足月儿>2 周，早产儿>4 周；黄疸退而复现；血清结合胆红素>34μmol/L（2mg/dl）。只要具备上述任何一项即可诊断为病理性黄疸。

3. 溶血性黄疸表现

（1）黄疸：Rh 溶血比 ABO 溶血的症状严重，在出生后 24 小时内进展迅速，以未结合胆红素为主，如果溶血严重，可造成胆汁淤积，结合胆红素亦升高。

（2）贫血：Rh 溶血者在生后即可出现严重贫血、水肿或心力衰竭。

（3）肝、脾大：Rh 溶血者多有不同程度的肝、脾增大，ABO 溶血患儿则不明显。

（4）胆红素脑病：一般在生后 4～7 天出现，临床分为 4 期：警告期、痉挛期、恢复期、后遗症期。约有 50% 的患儿因呼吸衰竭或 DIC 死亡，存活者多有后遗症。

【辅助检查】

1. 血型检测　检查母子 ABO 血型及 Rh 血型，证实是否存在血型不合。

2. 确定有无溶血　溶血时红细胞和血红蛋白减少，早期新生儿血红蛋白<145g/L，网织红细胞增高（>6%），有核白细胞增多（>10/100 个白细胞）。血清胆红素增高。

3. 致敏红细胞和血型抗体测验　改良直接抗人球蛋白试验、红细胞抗体释放试验阳性是新生儿溶血的确诊实验，而血清中游离抗体试验，是提示是否继续溶血。

【治疗原则】

1. 产前治疗　可采用提前分娩、血浆置换、宫内输血。

2. 新生儿治疗　包括换血疗法、光照疗法、药物治疗，以及防止低血糖、低体温、纠正酸中毒、贫血、水肿和心力衰竭等。

【护理评估】

（一）健康史

了解母亲的妊娠史、生育史,分娩过程有无窒息史、抢救史。母婴血型、新生儿体重、用药史等。

（二）身体状况

评估新生儿的皮肤情况、神志、反应、肌张力。监测新生儿心率、体温、呼吸。患儿有无抽搐、惊厥,了解血胆红素监测及其他临床检验结果的意义。

（三）心理-社会状况

评估家长的心理状况,对新生儿黄疸知识的了解程度;家庭经济状况;家长对患儿的照顾能力等。

【常见护理诊断/问题】

1. 新生儿黄疸　与胆红素浓度增高有关。

2. 有废用综合征的危险　与并发胆红素脑病有关。

【预期目标】

1. 黄疸能得到及时处理,并逐渐消退。

2. 有效预防胆红素脑病的发生,降低后遗症。

【护理措施】

（一）密切观察病情

注意观察皮肤、巩膜黄染情况,每天监测血清胆红素值,掌握变化情况。观察患者大便颜色。注意观察患者神志、反应,如果出现拒乳、呕吐、烦躁、惊厥、肌张力减低、嗜睡等胆红素脑病的早期症状,应立即通知医生,做好抢救准备。给予吸氧、镇静等处理。

（二）喂养

因饥饿使胆红素产生增加,早期喂养可减少胆红素的肝肠循环,故建议早期喂养,在新生儿吸吮无力时,应给予少量多餐或管饲喂养。

（三）预防核黄疸的发生

1. 行光照疗法、换血疗法。

2. 遵医嘱给予白蛋白和酶诱导剂,纠正酸中毒,有利于胆红素和白蛋白结合,促进胆红素的排泄。

3. 控制输液速度,防止短时间内输入高渗液体,使血-脑脊液屏障开放,导致胆红素进入脑组织。

（四）健康教育

向家长介绍治疗的过程与效果,取得配合。如果是母乳性黄疸,可隔次喂母乳,逐步过渡至正常喂母乳,严重者可暂停母乳至黄疸消退。指导家长慎用容易导致溶血的药物。

【护理评价】　经过治疗和护理,患儿黄疸是否消退;家长是否能掌握正确的照顾方法,患儿出现核黄疸时能及时得到救治,并尽量减少后遗症的发生。

第八节　新生儿败血症的护理

新生儿败血症(neonatal septicemia)指细菌侵入血液循环,生长、繁殖、产生毒素并发生全身炎症反应综合征。

【病因】

1. 病原菌　我国以金黄色葡萄球菌多见,其次为大肠杆菌。随着近年来留置针、气管插管等技术的广泛使用,表皮葡萄球菌、铜绿假单胞菌、克雷白杆菌等条件致病菌引起的感染逐渐增多。

2. 感染途径　新生儿败血症的感染途径分为产前、产时、产后。产前感染与孕妇的感染有关,通过羊膜腔感染。产时感染与新生儿通过产道时感染有关,例如胎膜早破、产程延长、产伤等。产后感染与脐部、皮肤黏膜及呼吸道、消化道感染有关。

3. 自身因素　新生儿由于IgG主要来自母体,早产儿胎龄愈小,含量愈少。IgM、IgA不能通过胎盘屏障,体内含量少等,对革兰阴性菌易感。同时由于皮肤、脐部等屏障功能较差,补体、中性粒细胞储备不足,吞噬、杀菌力不强等,易致全身感染。

【临床表现】　在出生后7天内起病为早发型,出生后7天后发病为晚发型。早期症状为反应差、嗜睡、发热或体温不升。有时表现为黄疸、出血倾向、休克、呕吐、腹胀,甚至出现呼吸衰竭、DIC等。可合并有肺炎、脑膜炎、坏死性小肠结肠炎等。

【辅助检查】

1. 外周血检查　白细胞总数$<5×10^9/L$或$>20×10^9/L$、中性粒细胞杆状核细胞所占比例$\geqslant$0.20,出现中毒颗粒,血小板计数$<100×10^9/L$有诊断价值。

2. 细菌培养　血培养、脑脊液培养或咽拭子、脐带残端培养阳性。

3. 急相蛋白检测　C反应蛋白、触珠蛋白升高。

【治疗原则】

1. 合理选用抗生素　早期、联合、足量用药,保证充足的疗程,血培养阳性者,疗程需10～

14 天。注意用药的毒副作用观察。

2. 处理严重并发症　休克时可输新鲜血浆或全血,及时纠正酸中毒及低氧血症。

3. 清除感染病灶　及时查找可能引起感染的病灶,处理脐部、皮肤感染灶。

4. 支持治疗　注意维持正常体温、供氧,提供足够的热能及液体。纠正电解质紊乱。

【常见护理诊断/问题】

1. 体温调节无效　与感染有关。

2. 营养失调:低于机体需要量　与反应差、拒乳有关。

3. 有电解质失衡的危险　与心力衰竭、中毒性脑病、中毒性肠麻痹等有关。

【护理措施】

（一）维持正常体温

密切观察体温变化,每天监测体温 4~6 次,体温超过 38℃时,可给予物理降温,头部垫冷水枕,多喂水,松解衣被等。如果新生儿出现四肢发凉、体温不升时,应加强保暖。

（二）合理安排输液

注意输液速度不宜过快,并注意观察药物的毒副作用。

（三）妥善处理局部病灶

及时处理如脐部、皮肤、口腔感染病灶,避免感染加重。

（四）保证营养供给

根据新生儿的消化功能情况,少量多餐,必要时给予管饲喂养、静脉营养。观察新生儿的残余奶量,有无腹胀及肠鸣音情况,早期发现坏死性小肠炎的症状。

（五）病情观察

观察新生儿的面色、四肢温度、反应等,如果出现患儿脸色青灰、皮肤发花、四肢厥冷、脉搏细弱等应考虑休克或 DIC 的可能,及时做好抢救准备。

第九节　新生儿寒冷损伤综合征的护理

学习目标

● 识记

1. 能正确叙述新生儿寒冷损伤综合征的定义、病因。

2. 能正确陈述新生儿寒冷损伤综合征的临床表现。

● 理解

1. 能正确解释新生儿寒冷损伤综合征的病理生理。

2. 能正确描述新生儿寒冷损伤综合征的治疗要点。

● 运用

能够结合病例,提出新生儿寒冷损伤综合征常见的护理诊断,并能按照护理程序对寒冷损伤综合征的患儿实施整体护理。

新生儿寒冷损伤综合征(neonatal cold injure syndrome)称为新生儿冷伤。因受冷后引起皮肤及皮下脂肪变硬、水肿,并出现低体温和多器官功能损伤。因此又称为新生儿硬肿症。尤其是早产儿多见。

【病因和病理生理】

1. 寒冷与保温不足　新生儿的体温调节功能不足:①体温调节中枢发育不成熟,在温度下降时,未能及时地增加产热及减少散热,导致体温下降。②新生儿体表面积相对较大,皮下脂肪少,皮肤薄,血管丰富,散热较大。③由于新生儿缺乏寒战反应,在寒冷时由棕色脂肪代偿性产热,但由于早产儿的棕色脂肪储存不足,产热能力较差。④新生儿由于饱和脂肪酸含量高,其熔点较高,遇冷时容易凝固,出现皮下硬肿。

2. 疾病影响　在严重感染、缺氧、休克等情况下使产热物质消耗增加,摄入不足,产热能力不足。颅脑疾病可直接抑制体温中枢,使其体温调节功能受损。出现体温不升。

3. 器官损害　在低体温及皮下脂肪硬肿时,血管血流减慢,循环障碍,引起缺氧或酸中毒,毛细血管通透性增大,导致水肿。在循环障碍进一步加重时可出现,可引起心力衰竭。

【临床表现】　本病多发生在寒冷季节。常在出生后1周内发病,早产儿多见。以低体温及皮下硬肿为主要特征,严重者可出现多器官损害。

1. 一般表现　反应低下,吸吮无力或拒乳,哭声弱,可出现呼吸暂停。

2. 低体温　新生儿肛温<35℃,轻症30～35℃,重症<30℃,末梢循环差,四肢变冷。

3. 皮下硬肿　皮肤紧贴皮下组织,伴有水肿者,按压有凹陷。硬肿发生的顺序是:小腿→大腿外侧→臀部→面颊→上肢→全身。硬肿的面积计算方法:头部20%、双上肢18%、前胸及腹部14%、背部及腰骶部14%、臀部8%、双下肢26%。

4. 多器官损害　早期可出现心率减慢,微循环障碍。严重者可出现DIC、休克、急性肾衰竭及肺出血等。

【辅助检查】　根据病情,进行血常规、血电解质、酸碱平衡、血糖、血生化、DIC筛查、X线等检查。

【治疗原则】

1. 复温　若肛温>30℃,可将患儿置于中性温度的温箱中保暖,逐渐复温,一般6～12小时可复温。若肛温<30℃,将患儿置于箱温比肛温高1～2℃的温箱中保暖,每小时提高箱温0.5～1℃,在12～24小时内体温恢复正常。

2. 支持疗法　补充足够的热量有助于体温恢复,喂养困难者可用胃管喂养及静脉补充营养,控制输液的量及速度,防止肾衰竭及心力衰竭。

3. 控制感染　根据血培养结果应用抗生素治疗。

4. 纠正器官功能紊乱　及时发现并处理心力衰竭、休克、DIC等并发症。

【常见护理诊断/问题】

1. 体温调节无效　与感染有关。

2. 营养失调:低于机体需要量　与反应差、拒乳有关。

3. 有电解质失衡的危险　与酸中毒、肾衰竭等有关。

4. 有皮肤完整性受损的危险　与硬肿及水肿有关。

【护理措施】

（一）复温

通过提高环境温度,减少散热,以恢复及保持正常温度。

1. 若肛温>30℃,腋温-肛温(T_{A-R})≥0,提示体温较低,但棕色脂肪产热较好,可通过减少散热复温,可将患儿置于中性温度的温箱中保暖,逐渐复温。一般 6~12 小时可复温。

2. 若肛温<30℃,T_{A-R}<0,提示体温极低,棕色脂肪产热严重不足,将患儿置于箱温比肛温高 1~2℃的温箱中保暖,每小时提高箱温 0.5~1℃,在 12~24 小时内体温恢复正常。

3. 如果无上述条件者,可采用温水浴、热水袋、电热毯等措施。

（二）支持疗法

补充足够的热量有助于体温恢复,喂养困难者可用胃管喂养及静脉补充营养。控制输液的量及速度,最好使用输液泵控制速度,防止肾衰竭及心力衰竭。

（三）控制感染

严格按照消毒隔离措施,加强皮肤护理,尽量避免肌内注射,防止皮肤损伤。

（四）硬肿部位护理

每天使用喜辽妥涂抹在硬肿部位,并按摩局部 2~4 次,以促进硬肿的消退。

（五）观察病情

每天监测体温 4~6 次,注意观察心率、呼吸等的变化,观察四肢末梢循环、硬肿的消退情况。

（六）健康教育

向患者家属解释有关硬肿症的知识,做好保暖指导。指导有效的喂养方法,提供足够的热能。

第十节　新生儿坏死性小肠结肠炎的护理

学习目标

- **识记**
  1. 能正确叙述新生儿坏死性小肠结肠炎的定义、病因。
  2. 能正确陈述新生儿坏死性小肠结肠炎的临床表现。
- **理解**
  1. 能正确解释新生儿坏死性小肠结肠炎的病理生理。
  2. 能正确描述新生儿坏死性小肠结肠炎的治疗要点。
- **运用**
  能够结合病例,提出新生儿坏死性小肠结肠炎常见的护理诊断,并能按照护理程序对坏死性小肠结肠炎的患儿实施整体护理。

新生儿坏死性小肠结肠炎(neonatal necrotizing enterocolitis,NEC)是新生儿尤其是早产儿胃肠道的一种严重需要急救治疗的疾病。临床表现以腹胀、呕吐、腹泻、便血为表现,腹部 X 线平片以肠壁囊样积气为特征,病理以回肠远端和结肠近端坏死为特点。病死率为 10%~50%。

【病因】 发病原因、确切机制尚不清楚,可能与如下原因有关。

1. 肠黏膜缺氧缺血 机体在缺氧缺血时全身血液重新分配,为保证心、脑等重要器官的供血,肠道血流减少,致肠黏膜缺血而损伤,发生 NEC。如围生期窒息、呼吸暂停、休克、低体温等。

2. 感染 败血症或肠道感染时,细菌及其毒素直接损伤肠道黏膜,或通过激活免疫细胞产生多种细胞因子,产生肠道黏膜损伤。另外,肠道内菌群失调,造成肠管胀气对黏膜损伤,常见细菌有大肠杆菌、产气荚膜杆菌、铜绿假单胞菌等,以及病毒和真菌。

3. 其他 由于早产儿胃肠道功能不成熟,胃酸分泌少,胃肠道动力差,消化酶活力不足,消化道通透性高,在摄入渗透压高(>460mmol/L)的配方乳或药物时,使大量的液体渗入肠腔,引起水肿或肠黏膜缺血等。

【病理生理】 本病好发于回肠远端及升结肠,重者可累及全部胃肠道部分。肠腔充气,黏膜呈斑片状或大片坏死,肠壁积气、出血坏死。严重者整个肠壁全部坏死并穿孔。

【临床表现】 一般在生后 2 周内(2~12 天)发病,多见于早产儿。早期表现为:体温不升、心动过缓、拒乳、反应低、胃潴留、腹胀、呕吐、呼吸暂停,大便为果酱样或带有血丝。体查可见腹胀或肠型等,肠鸣音减弱或消失,严重者可并发败血症、肠穿孔、呼吸衰竭、休克、DIC 而死亡。

【辅助检查】 腹部 X 线检查可见肠道充气,麻痹性肠梗阻、肠壁积气、门静脉充气为本病的特征性表现。重者肠袢固定、腹水、气腹。血常规表现为外周中性粒细胞及血小板减少,代谢性酸中毒及呼吸性碱中毒。故血气分析、血常规、血培养、大便潜血及培养等对疾病的判断很重要。

【治疗原则】

1. 禁食 怀疑本病的患儿须禁食 3 天,确诊者禁食 7~10 天,重症者禁食 14 天或更长时间,在腹胀消失,大便潜血转阴后才可逐渐恢复进食。禁食的同时进行胃肠减压。

2. 抗感染 根据血培养结果选用敏感抗生素治疗。

3. 支持疗法 在禁食期间,静脉补充营养和维持水、电解质平衡。每天补充液体量按 120~150ml/kg,热能从 209kJ/kg(50kcal/kg),逐渐增加至 418~503kJ/kg(100~120kcal/kg)。有凝血障碍者可输注全血、新鲜冰冻血浆或白蛋白。

【常见护理诊断/问题】

1. 体温调节无效 与感染有关。

2. 有胃肠道灌注无效的危险 与胃肠道缺血有关。

3. 腹泻 与肠道炎症有关。

4. 营养失调:低于机体需要量 与反应差、拒乳有关。

5. 有电解质失衡的危险 与腹泻、肠道感染等有关。

【护理措施】

(一)合理喂养

根据病情禁食 7~14 天。待病情好转,大便潜血阴性可恢复喂养。先喂 5% 葡萄糖水,再用稀释奶,逐渐增加奶量和浓度。

（二）胃肠减压护理

腹胀明显行胃肠减压,改善肠腔血液供应,并做好胃肠减压的护理,观察腹胀消退情况及引流液的颜色、性质及量。

（三）监测体温

将患儿安置在适宜的环境温度中,早产儿常表现为体温不升,应注意保暖。

（四）保证充足的热量和营养

按医嘱给予静脉高营养及抗感染治疗,准确记录 24 小时出入量。

（五）保护性隔离

接触患儿前后严格手卫生,防止交叉感染。

（六）口腔护理

患儿禁食时间较长,保持口腔清洁、舒适、预防口腔黏膜感染尤为重要。

（七）病情观察

1. 观察患儿面色、呼吸、心率、体温及四肢末梢循环等。

2. 观察腹胀情况,每 8 小时测量腹围一次。测量腹围的方法:将软尺固定于剑突与脐连线中点,经同一水平绕腹一周。平脐绕腹部一周,读数记录至小数点后一位。

3. 观察大便的变化情况,正确留取大便标本送检,做好臀部皮肤的护理。

4. 观察呕吐情况,如患儿出现呕吐,将头偏向一侧,记录呕吐物的颜色、量及性质。

第十一节　新生儿重症监护及护理

学习目标 ▐▐▐

- **识记**
  1. 能正确叙述新生儿重症监护的定义。
  2. 能正确陈述新生儿重症监护的对象。
- **理解**
  1. 能正确解释新生儿重症监护的内容。
  2. 能正确描述新生儿重症监护的护理要点。
- **运用**
  能够熟练掌握新生儿重症监护的护理要点。

新生儿重症监护室(neonatal intensive care unit,NICU)是集中治疗患有危重症的新生儿的病房。是为了对高危新生儿进行病情的连续监护和及时有效的救治,降低新生儿的病死率。

（一）监护对象

1. 需要进行呼吸管理的新生儿　包括各种原因引起的急慢性呼吸衰竭,需要氧疗、呼吸机辅助通气、气管插管的新生儿。

2. 病情不稳定、需要急救的新生儿 如休克、惊厥、抽搐、窒息的新生儿。

3. 各器官功能衰竭的新生儿,心力衰竭以及肝、肾衰竭,DIC、肺出血等,需要全营养者。

4. 胎龄小于 30 周、生后 48 小时内,或胎龄小于 28 周、出生体重小于 1000g 的新生儿。

5. 外科手术后或某些特殊治疗后 例如先天性心脏病、食管气道漏、换血后等。

6. 严重感染 例如败血症、坏死性小肠结肠炎。

(二)监护内容

1. 心脏监护 通过持续的心电监护,及时发现心率、心律、心电图波形的变化。例如:心率加快或减慢、各种心律不齐、心律失常等。

2. 呼吸监护 ①呼吸频率与节律的监护:可与心电监护的电极导线公用,可监测呼吸的频率及波形,对呼吸暂停发出报警;②通气量与呼气量的监护:与呼吸机连接的双向流速和压力传感器,监测气体的流速与气道压力,可作为通气参数调节的依据。

3. 血压监护 包括直接监测(又叫有创监测),是经脐动脉插入导管,由传感器将压力转化为波形,进行血压波形、舒张压监测。间接监测(又叫无创监测),用传统的血压袖带上通过传感器,显示收缩压、舒张压、平均动脉压。

4. 体温监测 将新生儿置于预热好的红外线辐射式抢救台或温箱内,用体温监测仪监测体温,体温监测仪通过预设定的皮肤温度反馈调节温箱温度,以维持患儿的体温在适宜的温度。

5. 经皮血气监护 经皮血氧($TcPO_2$)及二氧化碳($TcPCO_2$)监护是无创的监测仪,可以直接反映低氧血症及高碳酸血症。

6. 血氧饱和度的监护 应用电光分析技术,将人体的血氧饱和度直接显示在监护仪上。

7. 微量血液生化监测 包括生化、胆红素、血糖、肌酐等。

8. 影像学检查 可移动式 X 线机、超声仪,以监测新生儿的心、肺、胸、腹等情况。

(三)监护室的护理管理

1. 环境要求 NICU 应保持恒定温、湿度,温度以 22～24℃、湿度 55%～65% 为宜。每天至少通风一次。

2. 预防感染 入室人员必须严格遵守消毒隔离技术,接触患者前后均应洗手或用快速手消毒液抹手。温箱、监护仪、台面等用 0.5% 含氯消毒液抹洗。每天用 0.5% 过氧乙酸溶液喷雾消毒空气两次,或使用空气净化器定时过滤空气。每天用 0.5% 含氯消毒液拖地两次。

3. 病情观察 护理人员应密切观察患者生命体征的变化,并将所有结果记录在病历内,及时发现病情的变化,并告知医生作出相应的处理。

4. 急救仪器及设备管理 每天由专人负责对 PICU 的急救、监护、抢救仪器进行检测,并登记,以保证仪器设备处于完好备用状态。

5. 急救药物管理 每天对 NICU 的常用急救药物进行检查,保证足够的备用量,并保证在有效期内。

6. 落实患者安全 做好查对工作,防止差错发生。落实安全防范措施,防止坠床、跌倒、烫伤等意外的发生。

(李智英)

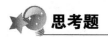 思考题

1. 新生儿,女,胎龄 30 周,体重 1990g,顺产娩出,哭声小,皮肤青紫,呼吸浅促,体温 35.5℃,频率 60 次/分,心率 80 次/分,体查:新生儿肌张力低、呼吸浅促、心音低钝。

问题:(1) 该新生儿的 Apgar 评分为多少?

(2) 该新生儿在温箱的中性温度是多少?

(3) 该新生儿容易并发哪些并发症?

(4) 该新生儿的护理要点有哪些?

2. 新生儿,男,胎龄 29 周,体重 1500g,因胎膜早破,剖宫产娩出,出生后 3 小时,出现呼吸困难,并呈进行性加重,呼吸急促,频率 80 次/分。体查:呼气性呻吟,吸气时三凹征明显,肌张力低下,心音减弱。辅助检查:X 线检查显示两肺透明度降低、支气管充气,肺野呈"白肺"状。血气分析结果:$PaO_2 < 50mmHg(6.7kPa)$,$SaO_2 < 80\%$。

问题:(1) 该新生儿最可能的诊断是什么?

(2) 首先应进行的处理原则是什么?

(3) 新生儿供养的原则是什么?

(4) 该新生儿的护理措施包括哪些?

3. 新生儿,女,胎龄 31 周,体重 2000g,出生时反应好,哭声大,在生后第 4 天,出现发热(T 38.3℃),呕吐,精神萎靡,排果酱样便,反应低下。查体:腹部膨隆,腹壁薄、有水肿,肠鸣音减弱,腹部有压痛。辅助检查:X 线显示肠道充气,门静脉有气体阴影。

问题:(1) 该患儿的可能诊断是什么?

(2) 该疾病特征性临床表现是什么?

(3) 该疾病的病因是什么?

(4) 该疾病的喂养及护理原则是什么?

第 六 章

营养障碍性疾病患儿的护理

第一节　小儿能量与营养的需求

学习目标 ▐▐▐

- 识记
  能简述儿童能量的分配及儿童特殊能量需要。
- 理解
  能比较各种产能营养素的供能比例。
- 运用
  能根据各种元素、维生素的作用及来源进行喂养指导。

一、能量的需要

能量代谢的最佳状态是能量消耗与能量摄入的平衡,能量缺乏或过剩都对身体健康有害。儿童能量消耗包括:基础代谢所需、食物的热力作用、生长发育需要、活动需要和排泄消耗5个方面。能量单位是千焦耳(kJ)。

(一)基础代谢

小儿对基础代谢的能量需要较成人高,随年龄增长逐渐减少。基础代谢的能量需要占总能量的50%~60%。婴儿期每日平均约需能量230kJ/kg,7岁时每日需184kJ/kg;12岁时的需要量接近成人,每日需126kJ/kg。

(二)食物的热力作用

人体摄取食物而引起机体能量代谢的额外增多,称为食物的热力作用。

主要用于食物消化、吸收、转运、代谢与储存。三大产能营养素中以蛋白质的热力作用最高,为本身产生能量的30%。婴儿摄入的食物中蛋白质含量较高,此项能量占总能量的7%~8%,而采用混合食物的小儿则占5%。

(三)活动消耗

小儿对活动所需的能量与其活动量大小及活动持续时间有关。喜爱活动的小儿与同年龄安静小儿相比,活动所需的能量可高 3~4 倍。此项能量波动大,随年龄增加而增加。活动所需的能量占 32%~35%。

（四）生长所需

生长发育消耗的能量为小儿时期所特有,与小儿的生长速度成正比,所需的能量占 32%~35%。随年龄增长逐渐减少。青春期体格发育再次加速,能量需要随之增加。

（五）排泄消耗

通过排泄消耗的能量不超过总能量的 10%。当腹泻或消化功能紊乱时可成倍增长。

以上五个方面能量的总和为小儿总需要量。根据小儿年龄、体重及生长速度估计每天所需的能量,日龄 1 周的新生儿约为 250kJ/kg,第 2~3 周约为 418kJ/kg,1 岁以内婴儿每天为 460kJ/kg,以后每增加 3 岁约减去 42kJ/kg,15 岁时为 250kJ/kg。

二、营养素的需求

（一）产能营养素

1. 蛋白质 主要功能是构成机体组织和器官的重要成分,次要功能是供能,占总能量的 10%~15%。小儿对蛋白质的需要量相对较多,人乳喂养的婴儿,每日约需蛋白质 2g/kg。牛乳中蛋白质的利用率略低于人乳,故牛乳喂养者约需 3.5g/(kg·d)。

蛋白质由 20 种基本氨基酸组成,8 种必需氨基酸为:异亮氨酸(isoleucine,Ise)、亮氨酸(leucine,Leu)、赖氨酸(lysine,Lys)、色氨酸(tryptophan,Trp)、蛋氨酸(methionine,Met)、苯丙氨酸(phenylalanine,Phe)、苏氨酸(threonine,Thr)及缬氨酸(valine,Val)。必需氨基酸在体内不能合成,需要直接由食物供给。因此,小儿摄入的优质蛋白质应占总蛋白的 50% 以上。为使体内的氨基酸具有合适的比例,可混合食用几种食物,使必需氨基酸在种类和数量上互相补充,以发挥蛋白质互补作用,提高食物的生物价值,满足小儿生长发育的需要。

2. 脂类 包括脂肪、胆固醇、磷脂,其共同特点是具有脂溶性。食物中的脂肪占脂类的 95%,发挥提供热量、维持正常体温、保护器官等作用。婴儿时期脂肪提供的能量占每日总能量的 35%~50%。随着年龄的增长,脂肪供能的比例逐渐下降至 25%~30%。

必需脂肪酸是人体不可缺少而自身不能合成的、必须从食物获得的脂肪酸,其中最重要的亚油酸由植物合成。必需脂肪酸在体内的作用广泛,如参与线粒体、细胞膜的构成,保持皮肤的正常代谢等,是小儿时期不可缺少的营养素,缺乏易引起生长发育迟缓。

3. 碳水化合物 是人体能量的主要来源。1 岁以内婴儿对碳水化合物的需要量相对较多,每天约需 12g/kg。碳水化合物所产生的能量占总能量的 55%~65%。当碳水化合物产能 >80% 或 <40% 时都不利于健康。

（二）非产能营养素

1. 维生素 体内不能合成或合成的数量不足,须由食物供给。主要参与新陈代谢。维生素的种类很多,按其溶解性可分为脂溶性(A、D、E、K)与水溶性(B 族和 C)两大类。其中脂溶性维生素可储存于体内,无须每日供应,因其排泄较慢,缺乏时症状出现较迟,过量易中毒;水溶性维生素易溶于水,从尿中排出迅速,不易在体内储存,须每日供给,若体内缺乏可迅速出现相应症状,但过量常不易发生中毒现象。各种维生素的作用和来源见表 6-1。

表 6-1 各种维生素的作用和来源

维生素种类	作　用	来　源
维生素 A	促进生长发育,维持上皮细胞的完整性,增加皮肤黏膜的抵抗力,为形成视紫质所必需的成分,促进免疫功能	肝、牛乳、鱼肝油、胡萝卜素等
维生素 D	调节钙、磷代谢,促进肠道对钙、磷吸收,维持血液钙、磷浓度以及骨骼、牙齿的正常发育	肝、鱼肝油、蛋黄类、人皮肤日光合成
维生素 E	促进细胞成熟与分化,是一种有效的抗氧化剂	麦胚油、豆类、蔬菜
维生素 K	由肝脏利用、合成凝血酶原	肝、蛋、豆类、青菜、肠内细菌合成
维生素 B_1	构成脱羧辅酶的主要成分,为糖代谢所必需,维持神经、心肌的活动功能,调节胃肠蠕动,促进生长发育	米糠、麦麸、豆、花生、酵母
维生素 B_2	为辅黄酶主要成分,参与机体氧化过程,维持皮肤、口腔和眼的健康	肝、蛋、乳类、蔬菜、酵母
维生素 B_6	为转氨酶和氨基酸脱羧酶的组成成分,参与神经、氨基酸及脂肪代谢	各种食物中,亦可在肠道内由细菌合成
维生素 B_{12}	参与核酸的合成,促进四氢叶酸的形成,促进细胞及细胞核的成熟,对生血和神经组织代谢有重要作用	肝、肾、肉等动物食品
维生素 C	参与人体的羟化和还原过程,对胶原蛋白、细胞间黏合质、神经递质的合成与类固醇的羟化、氨基酸代谢、抗体及红细胞的生成等均有重要作用。增强抵抗力并有解毒作用	各种水果及新鲜蔬菜
叶酸	其活性形式四氢叶酸参与核苷酸的合成,有生血作用,胎儿期缺乏引起神经管畸形	绿叶蔬菜、肝、肾、酵母,羊乳含量少

2. 矿物质

(1) 常量元素:每日膳食需要量在 100mg 以上者为常量元素。体内除氢、氧、碳、氮四种基本元素外,钙、磷、镁、钠、钾、氯、硫亦为常量元素,在体内发挥重要的作用。如钙、磷、镁构成骨骼,参与人体组织形成;钠、钾参与水、电解质平衡的维持等。

(2) 微量元素:是体内含量很少、须由食物供给、在体内发挥一定生理功能的元素,碘、锌、硒、铜、钼、铬、钴、铁、锰、镍、硅、锡、钒、氟 14 种元素为人体必需微量元素,是酶、维生素必需的活性因子,参与激素的作用及核酸代谢。其中铁、碘、锌缺乏症是全球最主要的微量营养素缺乏病。不同微量元素体内分布不同,代谢、调节途径不同,检测方法复杂,不宜简单测血清水平反映体内微量元素状况。各种元素的作用和来源见表 6-2。

表6-2 各种元素的作用和来源

元素种类	作 用	来 源
钙	为凝血因子,能降低神经肌肉的兴奋性,是构成骨骼、牙齿的主要成分	乳类、豆类、绿叶蔬菜
磷	是骨骼、牙齿、细胞核蛋白、各种酶的主要成分,协助糖、脂肪及蛋白质的代谢,参与缓冲系统、维持酸碱平衡	乳类、肉类、谷类、豆类
铁	血红蛋白、肌红蛋白、细胞色素和其他酶系统的主要成分、帮助氧的运输	肝、蛋黄、血、豆类、肉类、绿色蔬菜
锌	为多种酶的组成成分,如:与能力代谢有关的碳酸酐酶,与核酸代谢有关的酶,调节DNA的复制转录,促进蛋白质的合成,还参与和免疫有关酶的作用	鱼、蛋、肉、禽、麦胚、全谷
镁	构成骨骼及牙齿的成分,激活糖代谢酶,与神经肌肉兴奋性有关,为细胞内阳离子,参与细胞代谢过程,常与钙同时缺乏,导致手足搐搦症	谷类、豆类、干果、肉类、乳类
碘	为甲状腺素的主要成分,缺乏时引起单纯性甲状腺肿及地方性甲状腺功能减退症	海带、紫菜、海鱼等
钾	构成细胞质的要素,维持酸碱平衡,调节神经肌肉活动	果汁、紫菜、乳类、肉类
钠、氯	调节人体体液酸碱性,调节水分交换,保持渗透压平衡	食盐、新鲜食物、蛋类
铜	对制造红细胞、合成血红蛋白和铁的吸收起很大作用,与许多酶如细胞色素酶、氧化酶的关系密切,存在于人体红细胞、脑、肝等组织内,缺乏时引起贫血	肝、肉、鱼、豆类、全谷
硒	保护心血管,维护心肌健康,促进生长、保护视觉	肝、肾、肉类、海带
钼	是黄素依赖酶的成分,作为酶的辅助因子发挥作用	乳类、内脏、干豆
铬	是葡萄糖耐量因子的重要组成成分,为潜在性胰岛素作用,影响脂肪代谢,增强RNA的合成	肉类、豆类、畜肝
钴	以维生素B_{12}的成分存在,即与红细胞的成熟有关;影响甲状腺代谢	肝、肾、海带等

（三）其他

1. 水　是机体的重要成分,参与体内所有的新陈代谢及体温调节活动。机体内新陈代谢和能量的需要量决定水的需要量,小儿新陈代谢旺盛,对能量的需要量大,因此对水的需要量多。婴儿每日需150ml/kg,以后每3岁约减少25ml/kg,至成人每日需40～45ml/kg。

2. 膳食纤维　具有生理功能的膳食纤维包括纤维素、半纤维素、木质素等。一般从谷类、新鲜蔬菜、水果中获取,膳食纤维可吸收大肠水分,使粪便体积增加,肠蠕动加速。小儿适宜的摄入量为每日20～35g。

第二节　小儿喂养与膳食安排

学习目标

- **识记**
  1. 能简述母乳喂养、人工喂养的概念。
  2. 能正确陈述辅食添加的概念及原则。
- **理解**
  1. 能正确陈述母乳喂养的优点。
  2. 能比较不同月龄儿童辅食添加的顺序。
- **运用**
  1. 能按照儿童月龄、体重、能量的需要正确计算奶量。
  2. 能指导母亲进行正确的母乳与人工喂养。

合理喂养是小儿健康成长的基础。小儿喂养包括 3 个阶段,即以母乳或其他乳类为主要食品的哺乳阶段;在乳类之外添加辅助食品的过渡阶段以及成人饮食阶段。小儿神经系统、胃肠道及肾脏的成熟度决定小儿饮食改进的速度。

一、婴 儿 喂 养

婴儿喂养的方式有母乳喂养、部分母乳喂养及人工喂养 3 种。

(一)母乳喂养

母乳是满足婴儿生理与心理发育的天然食物。一般健康母亲的乳汁分泌量可满足 4~6 个月内婴儿营养需要。

1. 乳汁的成分　乳汁的成分有近百种,且在一定程度上有个体差异。

(1) 蛋白质:母乳中的白蛋白为乳清蛋白,与酪蛋白的比例为 4:1,优于牛乳。乳清蛋白在婴儿胃内形成细小柔软的凝块,有利于消化。母乳蛋白中含有较多的必需氨基酸,如由半胱氨酸转化而来的牛磺酸是牛乳的 10~30 倍,能促进婴儿神经系统和视网膜的发育。

(2) 脂肪:母乳中的脂肪颗粒很小,含有脂肪酶,对胃肠道的刺激小,易于消化、吸收;含较多的不饱和脂肪酸,可在婴儿髓鞘形成及中枢神经系统的发育中发挥作用。

(3) 碳水化合物:母乳中 90% 的碳水化合物为乙型乳糖,有利于脑的发育及促进肠道益生菌双歧杆菌和乳酸菌的生长,抑制大肠杆菌繁殖,有效地抵御病原微生物对肠道的侵袭。

(4) 矿物质:母乳中的含量较低,适应婴儿肾溶质负荷,且吸收率远高于牛乳,如母乳中铁的含量与牛乳相似,但其吸收率为 50%,而牛乳仅为 4%。此外,锌主要与小分子多肽结合,吸收率高达62%。与牛乳相比,母乳钙的含量虽较低,但由于钙、磷比例2:1,吸收率较高。在肠道中,丰富的乳糖可部分转变成乳酸,而降低肠腔的pH值,使钙盐易于溶解和吸收。

(5) 免疫物质:母乳中含有较多的免疫因子。尤其是初乳中的分泌型IgA可保护呼吸道及消化道,防止病原微生物入侵,从而使婴儿安全度过抵抗力低下阶段;初乳中的乳铁蛋白是重要的非特异性防御因子,可通过夺走大肠杆菌、多数厌氧菌及白色念珠菌赖以生存的铁,抑制它们的生长;溶菌酶能将革兰阳性细菌细胞壁中的乙酰基多糖水解、破坏,使抗体的杀菌效能增强;双歧因子能促进双歧杆菌的生长,对大肠杆菌起抑制作用;巨噬细胞具有抗白色念珠菌和大肠杆菌的能力,还可能合成补体、溶菌酶等。

母乳中维生素D及维生素K含量低,母乳喂养的婴儿应及时补充维生素D,适当补充维生素K。

2. 乳汁成分的变化

(1) 初乳:产后4~5天以内的乳汁,淡黄色,量少,每日15~45ml,内含脂肪较少而以免疫球蛋白为主,其他营养素如维生素A、牛磺酸和矿物质等均较丰富,有利于新生婴儿的生长及抗感染。

(2) 过渡乳:产后6~10天的乳汁,总量增多,脂肪含量高,蛋白质及矿物质逐渐减少。

(3) 成熟乳:产后11天~9个月的乳汁,总量达高峰,泌乳总量每天可达700~1000ml,但所含蛋白质更少。

(4) 晚乳:10个月以后的乳汁,总量和营养成分均减少。

3. 母乳喂养的优点

(1) 营养成分合理,比例合适,能满足婴儿的需要,减少营养性疾病的发生。

(2) 方便,经济,天然食品。

(3) 温度适宜,无污染。

(4) 密切母子感情,有利于母儿健康。

(5) 加快母亲子宫复原及体形恢复。

4. 母乳喂养的护理

(1) 产前准备:宣传母乳喂养的优点,做好乳头保健,妊娠后期用清水擦洗、牵拉乳头。

(2) 维护乳母健康:室内空气新鲜,避免各种有害的理化因素影响,使乳母保持良好的身心状态,分泌足够的乳汁。

(3) 尽早开奶,按需哺乳:产后2周是建立母乳喂养的关键期,新生儿在生后15分钟~2小时内尽早开奶,通过有力的吸吮促进母亲乳汁分泌。

随着婴儿的成长,吸入的奶量逐渐增多,可采取按时喂养,一般每2~3小时喂一次,以后随月龄增长添加辅助食品并逐渐减少哺喂次数。每次哺乳时间以15~20分钟为宜。

(4) 哺喂技巧:哺喂前先做好清洁准备,用温水毛巾清洁乳头、乳晕,避免使用肥皂或乙醇类擦洗,以防造成皮肤干燥、皲裂。每次哺乳前轻轻按摩乳房以刺激泌乳反射。哺喂时可采取不同姿势,使母亲全身肌肉放松,体位舒适,一方面利于乳汁排出,另一方面可刺激婴儿的口腔动力,便于吸吮。一般母亲采取坐位,一手怀抱婴儿,使其头、肩部枕于母亲哺乳侧肘腕部;另一手拇指与其余四指分别放在乳房上、下方,手掌托住乳房,将整个乳头和大部分乳晕置入婴儿口中。当奶流过急,婴儿有呛、溢乳时,可采取食、中指轻夹乳晕两旁的"剪刀式"喂哺姿势。

两侧乳房先后交替进行哺乳,每次尽量使一侧乳房排空后再换另一侧。哺乳结束时,用食指向下轻按婴儿下颏退出乳头。每次喂奶后尽量少搬动,将婴儿放于右侧卧位,以防呕吐。

(5) 母亲乳头皲裂的处理:在哺喂前湿热敷乳房和乳头,同时按摩乳房,挤出少量乳汁使乳晕变软,方便婴儿含吮。

5. **断奶时机**　断奶指由完全依靠乳类喂养逐渐过渡到多元化食物的过程。随着婴儿年龄的增长,各项生理功能逐步适应摄入非流质食物,母乳已不能满足婴儿营养与生长所需。因此,婴儿生后 4~6 个月开始添加辅助食品,逐渐减少哺乳次数,增加辅助食物。一般于生后 10~12 个月完全断奶,遇炎热季节或患病可适当延迟,但不宜超过 1 岁半。

6. **不宜哺乳的情况**　母亲感染 HIV 或患有重症心、肾等疾病时不宜哺喂,乙肝病毒携带者并非哺乳禁忌。

(二) 部分母乳喂养

指母乳与牛乳或其他代乳品混合使用的一种喂养方法。分为补授法和代授法两种情况。

1. **补授法**　指补充母乳量不足的方法。即母乳喂养次数不变,每次先喂母乳,将两侧乳房吸空后,再根据小儿需要补充配方奶或其他代乳品。

2. **代授法**　指用配方奶或其他代乳品 1 次或数次代替母乳的方法。在乳汁足够,但因特殊原因不能完全承担哺喂,不得不实行部分母乳喂养时使用,每日母乳哺喂次数最好不少于 3 次。

(三) 人工喂养

以配方奶或其他代乳品代替母乳喂养的方法,称为人工喂养。由于这些乳品所含营养与母乳差异较大,且操作程序繁杂,易被污染,因此人工喂养是万不得已才采用的方法。牛乳、羊乳、马乳等均为代乳品,以所含营养成分与人乳接近程度进行选择,牛乳是最常用的乳品。

1. **配方奶粉**　以母乳的营养素含量及其组成模式为生产依据,对牛乳进行改造后的乳制品。如脱去鲜牛乳的部分盐分,加入脱盐乳清蛋白,调整白蛋白与酪蛋白的比例;加上适当的植物油代替乳脂肪;补充适量的维生素与矿物质,使生产的奶粉成分接近人乳。在不能进行母乳喂养时,首选配方奶粉。

 知识链接

配方奶粉的种类

1. 早产儿配方奶粉　根据早产儿特别需求配制的配方奶粉,适合早产儿使用。
2. 婴儿配方奶粉　根据婴儿特点及需求配制的配方奶粉,适合婴儿使用。
3. 无乳糖配方奶粉　不含乳糖,适用于对乳糖不耐受的婴儿。
4. 水解蛋白配方奶粉　适合于食物蛋白过敏的婴儿。
5. 其他　强化铁配方奶粉、强化维生素 D 配方奶粉、苯丙酮尿症配方奶粉等。

2. **牛乳**　人工喂养时常用牛奶,但成分不适合婴儿。牛乳中蛋白质含量高,以酪蛋白为主,在胃中形成的凝块较大,不易消化;脂肪含量与人乳相似,不饱和脂肪酸仅为2%,明显低于人乳(8%);乳糖含量较少,其中主要为甲型乳糖,易造成大肠杆菌生长;矿物质较多,增加肾脏负荷;缺乏各种免疫因子,使婴儿容易患感染性疾病。牛乳和人乳主要成分比较见表6-3。

表6-3　牛乳与人乳主要成分比较(g/L)

	蛋白质	酪蛋白	白蛋白	脂肪	糖
牛乳	35	30	5	37	46
人乳	12	2.4	9.6	38	68

3. 全牛奶的家庭改造　牛奶成分不适合婴儿,采用牛奶喂养婴儿时,须进行稀释、加糖、煮沸的过程,使之与婴儿的营养需求及消化能力相适应。

稀释:降低牛奶矿物质、蛋白质浓度,减轻婴儿消化道、肾负荷。稀释奶仅用于新生儿,生后2周内将其稀释为2∶1(2份牛奶中加开水1份)牛奶,以后逐渐将其稀释为3∶1或4∶1奶,满月可用全奶。

加糖:加糖改变宏量营养素的比例,利于吸收,软化大便,一般100ml牛奶加5~8g糖,加糖过多或过少均不利于婴儿营养。

煮沸:经过煮沸的牛奶既达到灭菌目的,又使其中的蛋白质变性,在胃中的凝块变小。煮沸时间不宜过长,否则短链脂肪酸易挥发而失去香味,酶及维生素也易破坏。

4. 奶量计算　100ml全牛奶供能280kJ,8%糖牛奶100ml供能约418kJ,婴儿每日需要总能量460kJ/kg,需水量150ml/kg。

5. 人工喂养的注意事项

(1) 乳液应现配现喂,避免污染。

(2) 测试乳液的温度:乳液温度应与体温相似。哺喂前先将乳汁滴在成人手腕掌侧测试温度,若无过热感,则表明温度适宜。

(3) 选用合适的奶嘴:奶嘴的软硬度与奶嘴孔的大小相适应,孔的大小以奶瓶倒置时液体呈滴状连续滴出为宜。

(4) 哺喂技巧:婴儿取坐位或半卧位,奶瓶倾斜,使奶嘴及奶瓶的前半部充满乳汁,防止婴儿在吸奶的同时吸入空气。哺喂完毕后尽量少搬动,将婴儿放于右侧卧位,以防溢奶与呕吐。

(5) 及时调整乳量:婴儿食量存在个体差异,在初次配乳后,要观察小儿食欲、体重及粪便的性状,随时调整乳量。婴儿获得合理喂养的标准是发育良好,二便正常,食奶后安静。

(6)加强卫生:每次配乳前洗手,所用奶具等应清洁无污染,用后的奶具及时清洗与消毒。

(四)辅助食品的添加

随着小儿年龄的增长,饮食从出生时的纯乳类逐渐向以谷类为主的固体食物过渡。过渡时期添加的食品称为婴儿的辅助食品,简称辅食。一般4个月以上的婴儿,单纯母乳喂养已不能满足其生长发育需要。当每天乳量达800~1000ml或每次哺乳量超过200ml时应添加辅食,以保障婴儿的健康。

1. 添加目的

(1) 补充乳类营养的不足:对于乳牙尚未萌出、消化功能不成熟的婴儿来说,乳类是最后的流质食品。随着消化系统酶分泌的逐渐成熟、胃容量的增加、牙齿的萌出,小儿对营养的需求不断增加,母乳中所含的铁、维生素等均不能满足小儿生长发育的需要,须另外予以补充。因此,应逐渐改善食物的质和量。尤其对6个月以上的小儿,应逐渐增加固体食物的比例。

（2）利于食物性状的转换：食物从流质、半流质饮食向固体食物的转换，有利于训练小儿的咀嚼功能，满足小儿的食入量。在增添辅食的过程中，使小儿对各种食物的味道逐渐适应并产生兴趣，为断乳打下良好的基础。

（3）培养孩子的生活技能及智力：增加辅食的同时，食具亦由奶瓶改变为匙、碗，不仅锻炼了小儿进食的技能，而且可促进其智力及情感的发育。

2. 添加原则 辅食的质和量的改变均应循序渐进，从少到多，从稀到稠，从细到粗，一种到多种，逐步过渡到固体食物，婴儿患病时暂缓添加辅食。

3. 添加顺序（表6-4）。

表6-4 添加辅食顺序

| 月龄 | 食物性状 | 添加辅食 | 餐　　数 | | 进食技能 |
			主餐	辅餐	
4~6个月	泥状食物	含铁配方米粉、配方奶、鱼泥、豆腐、动物血、菜泥、水果泥	6次奶（断夜间奶）	逐渐加至1次	用勺喂
7~9个月	末状食物	粥、烂面、饼干、馒头片、鱼、肝泥、肉末	4次奶	1餐饭 1次水果	学用杯
10~12个月	碎食物	稠粥、软饭、面条、馒头、面包、碎菜、豆制品、碎肉、带馅食品等	3餐饭	2~3次奶 1次水果	自用勺 断奶瓶

二、幼儿膳食安排

（一）幼儿进食的特点

1. 生长速度减慢 1岁后儿童生长逐渐平稳，进食相对稳定，较婴儿期旺盛的食欲相对略有下降。

2. 心理行为影响 幼儿神经心理发育迅速，对周围世界充满好奇心，表现出探索性行为、不合作、违拗、注意力分散、玩玩具、看电视等行为，成人应理解孩子心理行为变化，让孩子参与进食，满足自我进食欲望，培养独立进食技能。

3. 家庭成员的影响 家庭成员进食的行为和对食物的反应可作为榜样。积极的氛围可激发孩子对食物的偏爱，强迫进食可致厌食。

4. 食欲波动 幼儿有调节进食的能力，有研究显示幼儿餐间摄入差别可达40%，但一日能量摄入比较一致。

（二）幼儿膳食安排

幼儿膳食中各种营养素和能量的摄入应满足该年龄段儿童的生理需要。蛋白质每日40g左右，其中优质蛋白（动物蛋白质和豆类蛋白质）应占总蛋白的1/2。蛋白质、脂肪和碳水化合物产能比约为1:3:6。膳食安排须合理，要注意色、香、味、形，同种食物烹饪时要富于变化，以刺激儿童食欲。以一日四餐（奶类2，主食2）两点为宜。进食过频、夜间进食过多均对小儿食欲、消化功能有所影响。

三、学龄前小儿膳食安排

学龄前小儿越来越主动参与到家庭生活中,饮食与成人逐渐接近,以一日三餐两点为宜,早晨应吃饱,富于营养。食物成分搭配合理,食谱应做到粗、细粮交替,荤、素食搭配,以保证小儿良好的生长发育。食品制作中避免坚硬、油腻、辛辣。食谱要经常更换,以促进小儿食欲。避免挑食、偏食,培养良好的饮食习惯。

四、学龄儿童和青春期少年膳食安排

学龄儿童食物种类同成人,应含足够蛋白质尤其是动物蛋白,以增强理解力和记忆力。早餐要保证较高营养价值,以保证上午精力充沛,满足体力活动量大的需求。提倡课间加餐。

青少年体格发育进入高峰时期,各种营养素需求增加。三餐定时定量,多吃富含钙、铁、锌及高维生素食物,避免盲目节食。

第三节　蛋白质-能量营养不良患儿的护理

学习目标 ■▶

- 识记
  1. 能简述营养不良的概念、病因。
  2. 能正确陈述营养不良的临床表现。
- 理解
  1. 能正确解释营养不良的病理生理。
  2. 能正确陈述营养不良的治疗原则。
- 运用
  能够结合病例,提出营养不良患儿常见的护理诊断,并能按照护理程序对营养不良患儿实施整体护理。

蛋白质-能量营养不良(protein-energy malnutrition,PEM)是由于多种原因引起能量和(或)蛋白质长期摄入不足导致的一种慢性营养缺乏症。主要表现为体重减轻,皮下脂肪减少和皮下水肿,常伴有各个器官不同程度的功能紊乱。多见于 3 岁以下的婴幼儿。临床上常见 3 种类型:以能量供应不足为主的消瘦型;以蛋白质供应不足为主的水肿型;介于两者之间的消瘦-水肿型。

【病因】

1. 摄入不足　喂养不当是导致婴儿营养不良的主要原因,因母乳不足而未及时添加其他乳品;突然断奶而未及时添加辅食;奶粉配制过稀;长期以淀粉类食物为主食,或因为不良的饮食习惯如偏食、挑食、吃零食过多、早餐过于简单或不吃早餐等引起。

2. 疾病因素　消化道畸形,迁延性腹泻,过敏性肠炎,急、慢性传染病,严重心、肝、肾疾病,糖尿病,甲状腺功能亢进,恶性肿瘤等均可使营养素吸收不良或消耗增多。

【病理生理】

（一）新陈代谢异常

1. 蛋白质　由于蛋白质摄入不足或蛋白质丢失过多,使体内蛋白质代谢处于负平衡,当血清总蛋白浓度<40g/L、白蛋白浓度<20g/L 时,可发生低蛋白性水肿。

2. 脂肪　由于患儿体内脂肪大量消耗以补充能量的不足,故血清胆固醇浓度下降。脂肪代谢主要在肝内进行,当体内脂肪消耗过多,超过肝脏的代谢能力时,可导致肝脏脂肪浸润及变性。

3. 碳水化合物　由于摄入不足或消耗增多,使糖原储存不足和血糖偏低,轻度时症状并不明显,重者可引起昏迷甚至猝死。

4. 水、盐代谢　由于脂肪的大量消耗,造成细胞外液容量增加,低蛋白血症可进一步加剧而呈现水肿;PEM 时 ATP 合成减少,影响细胞膜上钠-钾-ATP 酶的转运,钠在细胞内潴留,细胞外液一般为低渗状态,易出现低渗性脱水、酸中毒、低钾、低钠、低钙和低镁血症。

5. 体温调节能力低下　能量摄入不足、皮下脂肪较薄造成散热快、血糖降低以及氧耗量低、脉率和周围血循环血量减少,体温偏低。

（二）各系统功能低下

1. 消化系统　由于消化液和酶的分泌减少,酶活性降低,肠蠕动减弱,菌群失调,致消化吸收功能低下,易发生腹泻。

2. 循环系统　重度营养不良者,心肌收缩力减弱,心排出量减少、血压偏低和脉搏细弱。

3. 泌尿系统　肾小管重吸收功能降低,造成尿量增多而比重下降。

4. 神经系统　表情淡漠、反应迟钝、记忆力减退、烦躁不安以及条件反射不易建立。

5. 免疫功能　非特异性免疫功能及特异性免疫功能明显降低,极易并发各种感染。

【临床表现】　体重不增是营养不良最早的表现。随后患儿体重下降,皮下脂肪逐渐减少以至消失。皮下脂肪的消耗首先累及腹部,其次为躯干、臀部、四肢,最后为面颊。因皮下脂肪减少首先发生于腹部,故腹部皮下脂肪层厚度是判断营养不良程度的重要指标之一。随着病程的进展,营养不良程度由轻变重,各种临床症状也逐步加重。起初仅表现为体重减轻、皮下脂肪变薄、皮肤干燥,但身高(长)无影响,精神状态正常;进而患儿体重和皮下脂肪进一步减少,身高(长)停止增长,皮肤干燥、苍白,肌肉松弛;病情进一步加重时体重明显减轻,皮下脂肪消失,皮肤苍白、干燥无弹性,额部出现皱纹如老人状,肌肉萎缩成皮包骨样,身高(长)明显低于同龄人,精神萎靡、反应差,或抑制与烦躁交替出现,食欲低下,腹泻和便秘交替,体温偏低、脉细无力,血浆白蛋白明显降低时出现水肿。重度营养不良可有重要脏器功能损害,如心脏功能下降等。

常见的并发症有营养性贫血,主要与铁、叶酸、维生素 B_{12}、蛋白质等造血原料缺乏有关;营养不良可有多种维生素和微量元素缺乏,常见者为维生素 A 缺乏和锌缺乏;由于免疫功能低下,易患各种感染,如上呼吸道感染、支气管肺炎、鹅口疮、结核病、中耳炎、尿路感染等,特别是婴儿腹泻,可迁延不愈,加重营养不良,形成恶性循环。

营养不良还可并发自发性低血糖,患儿可突然表现为面色灰白、神志不清、脉搏减慢、呼吸暂停、体温不升,一般无抽搐,若不及时诊治,可致死亡。

根据患儿体重及身高(长)减少情况,营养不良的分型和分度如下:

1. **体重低下型**(underweight) 体重低于同年龄、同性别参照人群值的均数减 2 个标准差。体重介于均数减 2 个与减 3 个标准差之间为中度;低于均数减 3 个标准差为重度。此项指标主要反映患儿有慢性或急性营养不良,但单凭此项指标不能区别是急性还是慢性营养不良。

2. **生长迟缓型**(stunting) 身高(长)低于同年龄、同性别参照人群值的均数减 2 个标准差。身高(长)介于均数减 2 个与减 3 个标准差之间为中度;低于均数减 3 个标准差为重度。此项指标主要反映过去或长期慢性营养不良。

3. **消瘦型**(wasting) 体重低于同年龄、同身高(长)参照人群值的均数减 2 个标准差。体重介于均数减 2 个与减 3 个标准差之间为中度;低于均数减 3 个标准差为重度。此项指标主要反映小儿近期、急性营养不良。

【辅助检查】

1. **血清白蛋白浓度测定** 血清白蛋白浓度降低是特征性改变,但由于其半衰期较长(19~21 天),故不够灵敏。

2. **胰岛素样生长因子测定** 胰岛素样生长因子-1(IGF-1)水平下降,由于其不仅反应灵敏而且受其他因素影响较少,被认为是诊断 PEM 的较好指标。

3. **酶活性测定** 血清淀粉酶、脂肪酶、胆碱酯酶、转氨酶、碱性磷酸酶、胰酶等活力下降,经治疗后可迅速恢复正常。

4. **其他** 血浆胆固醇、各种电解质及微量元素浓度皆可下降;生长激素增多。

【治疗原则】 积极处理各种危及生命的并发症、祛除病因、调整饮食、促进消化功能。

【护理评估】

(一)健康史

了解患儿的喂养史、饮食习惯以及生长发育情况,注意是否存在母乳不足、喂养不合理以及不良的饮食习惯;有无消化系统解剖和功能上的异常;有无急、慢性疾病史;是否为双胎、早产等。

(二)身体状况

测量体重、身高(长)并与同年龄、同性别健康小儿正常标准相比较,判断有无营养不良及其程度;测量皮下脂肪厚度;检查有无肌张力下降;有无水肿甚至胸腔、腹腔积液等。

分析血清总蛋白、白蛋白等浓度有无下降,血清酶的活性、血浆胆固醇水平是否降低,有无维生素和微量元素下降等。

(三)心理-社会状况

了解父母角色是否称职,育儿知识水平以及对疾病的认识程度,患儿的心理个性发育情况,家庭亲子关系,家庭经济状况等。

【常见护理诊断/问题】

1. **营养失调:低于机体需要量** 与能量、蛋白质摄入不足和(或)需要、消耗过多有关。

2. **有感染的危险** 与机体免疫功能低下有关。

3. **生长发育迟缓** 与营养物质缺乏,不能满足生长发育的需要有关。

4. **潜在并发症**:营养性缺铁性贫血、低血糖、维生素 A 缺乏。

5. 知识缺乏:患儿家长缺乏营养知识及育儿知识。

【预期目标】

1. 遵循饮食调整原则,增加营养素摄入,体重逐渐增加。

2. 患儿不发生感染等并发症。

3. 患儿的体重、身高(长)等体格发育指标能达到同年龄、同性别正常小儿的水平。

4. 家长了解营养不良的原因,能正确选择合适的婴幼儿食品、合理喂养小儿;能够采取预防感染的措施。

【护理措施】

(一)调整饮食,补充营养

营养不良患儿因长期摄入量少,消化道已适应低营养的摄入,过快增加摄入量易出现消化不良、腹泻,应根据营养不良的程度、消化吸收能力和病情,逐渐增加,不可急于求成,其饮食调整的原则是:少到多、稀到稠、循序渐进,逐渐增加饮食,直至恢复正常。

1. 能量的供给

(1) 对于轻度营养不良小儿,开始每日可供给能量 250～330kJ/kg,以后逐渐递增。能量供给达每日 585kJ/kg 时,体重一般可获满意增长。

(2) 对于中、重度营养不良小儿,能量供给从每日 165～230kJ/kg 开始,逐步少量增加;若消化吸收能力较好,可逐渐增加到每日 500～727kJ/kg,并按实际体重计算所需能量。待体重恢复,体重与身高(长)比例接近正常后,恢复供给正常需要量。

2. 蛋白质的供给　蛋白质摄入量从每日 1.5～2.0g/kg 开始,逐步增加到每日 3.0～4.5g/kg,过早给予高蛋白质食物,可引起腹胀、肝大。食品除乳制品外,可给予豆浆、蛋类、肝泥、肉末、鱼粉等高蛋白食物,必要时可给予酪蛋白水解物、氨基酸混合液或要素饮食。

3. 维生素及矿物质的补充　食物中应含有丰富的维生素及矿物质,一般采用每日给予蔬菜及水果的方式,应从少量开始,以免引起腹泻。

4. 鼓励母乳喂养　无母乳或母乳不足者,可给予稀释牛奶,少量多次喂哺,若消化吸收好,逐渐增加牛奶量及浓度。待患儿食欲及消化功能恢复后,再添加适合小儿月龄的高能量、高蛋白食物。

5. 营养补充途径　评估胃肠功能,如能口服尽量经口补充营养,如吞咽困难、吸吮力弱者可用管饲(经鼻或口)。不能进食、危重者,遵医嘱静脉高营养。

6. 重塑良好的饮食行为　树立良好的饮食习惯,纠正偏食、挑食、吃零食的不良习惯,保证供给足够的能量和蛋白质。

(二)促进消化、改善食欲

遵医嘱给予各种消化酶(胃蛋白酶、胰酶等)和 B 族维生素以助消化;给予蛋白同化类固醇制剂如苯丙酸诺龙(促进蛋白质的合成并增进食欲)10～25mg,肌内注射,每周 1～2 次,连续2～3 周;胰岛素(增加饥饿感以提高食欲)2～3 单位,每日皮下注射一次,1～2 周为一疗程,注射前先服葡萄糖 20～30g;补充锌制剂,每日口服元素锌 0.5～1.0mg/kg,可提高味觉敏感度、增加食欲。

(三)预防感染

保持皮肤清洁、干燥,防止皮肤破损;做好口腔护理、臀部护理,注意保护性隔离,防止继发感染。

（四）病情观察

重度营养不良患儿反应低下，特别夜间注意有无低血糖表现，发现并及时报告，并做好急症抢救准备。同时严密观察体重、皮下脂肪的厚度、身高（长）、维生素 A 缺乏、酸中毒、进食情况、食物耐受情况、治疗效果等。

（五）健康教育

向患儿家长介绍科学育儿知识，纠正小儿的不良饮食习惯；合理安排生活作息制度，坚持户外活动，保证充足睡眠；预防感染，做好消毒隔离，按时进行预防接种；先天畸形患儿应及时手术治疗；做好生长发育监测。

【护理评价】　经过治疗及护理，患儿进食量是否增加，耐受正常饮食时间；体重是否增加；家长是否了解合理喂养、防治营养不良的有关知识以及能否正确选择婴幼儿食品；患儿不良的饮食习惯是否得到纠正；是否发生并发症。

第四节　单纯性肥胖患儿的护理

学习目标 ▮▮▮

- **识记**
  能简述儿童单纯性肥胖的病因及临床表现。
- **理解**
  能正确陈述儿童单纯性肥胖的治疗原则。
- **运用**
  能够结合病例，提出单纯性肥胖患儿常见的护理诊断，并能按照护理程序对单纯性肥胖患儿实施整体护理。

小儿单纯性肥胖症（obesity）是由于长期能量的摄入超过人体消耗，导致体内脂肪过度积聚，体重超过一定范围的营养障碍性疾病。肥胖不仅影响小儿健康，还成为成人肥胖症、冠心病、高血压、糖尿病、胆石症、痛风等疾病以及猝死的诱因，应引起社会和家庭的高度重视。

【病因】　95%～97%肥胖患儿为单纯性肥胖，不伴有明显的内分泌和代谢性疾病，其发病与下列因素有关：

1. 能量摄入过多　长期摄入淀粉类、高脂肪的食物过多，超过机体代谢需要，剩余能量转换为脂肪，积聚于体内。

2. 活动量过少　缺乏适当的活动和体育锻炼也是发生肥胖症的重要因素，即使摄食不多，也可引起肥胖。

3. 遗传因素　肥胖具有高度的遗传性，目前认为肥胖与多基因遗传有关。肥胖双亲的后代发生肥胖者高达70%～80%；双亲之一肥胖者，后代肥胖发生率为40%～50%；双亲正常的后代发生肥胖者仅为10%～14%。

4. 其他　进食过快；精神创伤（如亲属病故、学习成绩落后等）以及心理异常等因素亦可致小儿过食而出现肥胖。

【病理生理】 肥胖的主要生理改变是脂肪细胞的体积增大和(或)数目增多。人体脂肪细胞的数量增多主要在小儿出生后 3 个月、出生后第 1 年和 11～13 岁 3 个阶段。在这 3 个阶段引起的肥胖特点为脂肪细胞数目增多并且体积增大,治疗较困难且易复发。

肥胖患儿可发生下列代谢及内分泌改变:①对环境温度变化的应激能力降低,有低体温倾向;②脂类代谢异常,常伴有血浆甘油三酯、胆固醇、极低密度脂蛋白(VLDL)及游离脂肪酸增加,但高密度脂蛋白(HDL)减少,以后易并发动脉硬化、冠心病、高血压、胆石症等疾病;③嘌呤代谢异常,血尿酸水平增高,易发生痛风症;④内分泌改变,在肥胖小儿较常见,如男性患儿的雄激素水平可降低,而女性患儿的雌激素水平可增高。

【临床表现】 肥胖可发生于任何年龄,最常见于婴儿期、5～6 岁和青春期。患儿食欲旺盛且喜吃甜食和高脂肪食物。

明显肥胖的患儿常有疲劳感,用力时出现气短或腿痛。严重肥胖者可因脂肪过度堆积而限制胸廓扩展及膈肌运动,导致肺通气不良,引起低氧血症、红细胞增多、发绀,严重时心脏扩大、心力衰竭甚至死亡,称肥胖-换气不良综合征(Pickwickian syndrome)。

体格检查可见患儿皮下脂肪丰满,但分布均匀。重度肥胖者可因皮下脂肪过多,使胸腹、臀部、大腿出现白色或紫色皮纹。少数肥胖患儿因体重过重,走路时双下肢负荷过度而出现扁平足以及膝外翻。女性肥胖患儿的外生殖器发育大多正常,胸部脂肪增多,应与乳房发育鉴别;男性肥胖患儿由于大腿内侧、会阴部脂肪过多,阴茎可隐藏在阴阜脂肪垫中而被误诊为阴茎发育不良。肥胖儿性发育较早,故最终身高常略低于正常小儿。怕别人讥笑而不愿与其他小儿交往,常出现自卑、胆怯、孤独等心理障碍。

小儿肥胖的诊断以体重超过同性别、同身高(长)参照均值 10%～19% 者为超重;超过 20% 以上者为肥胖;超过 20%～29% 者为轻度肥胖;超过 30%～49% 者为中度肥胖;超过 50% 者为重度肥胖。

体质指数(body mass index,BMI)指体重/身高(长)的平方(kg/m^2),是判断肥胖的另一种指标。小儿 BMI 因年龄性别而异,可查阅图表,如 BMI 值在 P_{85}～P_{95} 之间为超重,超过 P_{95} 为肥胖。

【辅助检查】 血清甘油三酯、胆固醇大多增高,严重肥胖患儿血清 β 脂蛋白也增高;常有高胰岛素血症;血生长激素水平减低,生长激素刺激试验的峰值也较正常儿童为低。肝脏超声检查常有脂肪肝。

【治疗原则】 采取控制饮食、加强运动、消除心理障碍、配合药物治疗的综合措施。饮食疗法和运动疗法是两项最主要的措施。慎用药物,外科手术不宜用于小儿。

【常见护理诊断/问题】

1. 营养失调:高于机体需要量 与摄入高能量食物过多和(或)运动过少有关。

2. 体像紊乱 与肥胖引起自身形体改变有关。

3. 社交障碍 与肥胖造成心理障碍有关。

4. 潜在并发症:高血压、高血脂、高血糖。

5. 知识缺乏:患儿和家长缺乏合理营养的知识。

【护理措施】

(一)饮食疗法

在满足小儿基本营养及生长发育需要,避免影响其正常生长发育的前提下,为了达到减轻体重的目的,患儿每日摄入的能量必须低于机体消耗的总能量。

1. 肥胖患儿正处于生长发育阶段,加上治疗的长期性,多采用低脂肪、低碳水化合物和高蛋白食谱。

2. 鼓励患儿选择体积大、饱腹感明显而能量低的蔬菜类食品,如萝卜、青菜、黄瓜、番茄、莴苣、苹果、柑橘、竹笋等均可选用,其纤维还能减少糖类的吸收和胰岛素的分泌,并能阻止胆盐的肠肝循环,促进胆固醇排泄,且有一定的通便作用。

3. 养成良好的饮食习惯,提倡少食多餐,杜绝过饱,不吃夜宵和零食,细嚼慢咽等。

（二）运动疗法

适当的运动能促进脂肪分解,减少胰岛素分泌,使脂肪合成减少,蛋白质合成增加,促进肌肉发育。选择有效而又容易坚持的运动如游泳、踢球、爬楼梯、晨间跑步、散步等,运动量根据患儿的耐受力而定,以运动后轻松愉快、不感到疲劳为原则。

（三）心理支持

注意避免因家长对子女的肥胖过分忧虑而到处求医,对患儿的进食习惯经常指责而引起患儿精神紧张;引导肥胖儿正确认识自身体态改变,帮助其对自身形象建立信心,消除因肥胖带来的自卑心理,鼓励其参与正常的社交活动。

（四）健康教育

向家长宣传科学喂养的知识,培养儿童良好的饮食习惯,对患儿实施生长发育监测,定期门诊随访。

第五节　维生素 D 缺乏性疾病患儿的护理

学习目标

- 识记
  能简述维生素 D 缺乏性佝偻病及手足搐搦症的概念及病因。
- 理解
  能正确解释维生素 D 缺乏性佝偻病及手足搐搦症的发病机制、临床表现和治疗原则。
- 运用
  能够结合病例,提出维生素 D 缺乏性佝偻病及手足搐搦症患儿常见的护理诊断,并能按照护理程序对维生素 D 缺乏性佝偻病及手足搐搦症患儿实施整体护理。

一、维生素 D 缺乏性佝偻病患儿的护理

维生素 D 缺乏性佝偻病(rickets of vitamin D deficiency)简称佝偻病。是由于维生素 D 缺乏导致钙、磷代谢失常,以骨骼改变为特征的一种全身慢性营养不良性疾病。主要见于 3 个月至 2 岁的婴幼儿,患病率北方高于南方。

【维生素 D 的来源、转化和生理功能】

1. 维生素 D 的来源　婴幼儿体内维生素 D 的来源有三种途径：

（1）母体-胎儿的转运：胎儿可通过胎盘从母体获得维生素 D。

（2）皮肤的光照合成：是人类维生素 D 的主要来源。人和动物皮肤内的 7-脱氢胆固醇经日光中紫外线的光化学作用转化为胆骨化醇，即内源性维生素 D_3。

（3）食物中的维生素 D：天然食物及母乳中维生素 D 含量少，应从维生素 D 强化食品中补充。

2. 维生素 D 的转化　维生素 D_3 和维生素 D_2 均无生物活性，被人体吸收进入血循环后，与血浆中的维生素 D 结合蛋白（DBP）结合，被转运后贮存于肝脏、脂肪和肌肉等组织内，经过两次羟化作用后发挥生物效应：首先经肝细胞发生第一次羟化，生成 25-$(OH)D_3$，与 α-球蛋白结合被运载到肾脏，在近端肾小管上皮细胞线粒体中的 1-α 羟化酶的作用下再次羟化，生成 1,25-二羟维生素 $D[1,25$-$(OH)_2D_3]$（1,25 二羟胆骨化醇），具有很强的抗佝偻病生物活性。

3. 维生素 D 的生理功能　25-$(OH)D_3$ 是维生素 D 在人体血循环中的主要形式，浓度较稳定，可反映体内维生素 D 的营养状况，血中正常值为 11~60ng/ml，其虽有一定的生物活性，但作用较弱。

正常情况下，血循环中的 1,25-$(OH)_2D_3$ 主要与 DBP 结合，对靶器官（肠、肾、骨）发挥其生物效应。其抗佝偻病的主要生理功能包括：①促进小肠黏膜合成钙结合蛋白（CaBP），增加肠道对钙的吸收；②增加肾小管对钙、磷的重吸收，特别是磷的重吸收，提高血磷浓度，有利于骨的矿化；③促进成骨细胞的增殖和破骨细胞分化，直接影响钙磷的沉积与重吸收。

【病因】

1. 围生期维生素 D 不足　母亲妊娠后期维生素 D 营养不足，以及早产、双胎均可导致婴儿体内维生素 D 贮存不足。

2. 日光照射不足　紫外线不能通过普通玻璃窗，小儿缺少户外活动，高层建筑群、烟雾、尘埃、寒冷季节等均可使内源性维生素 D 生成不足。

3. 维生素 D 摄入不足　天然食物包括乳类含维生素 D 少，不能满足婴幼儿需要；虽然人乳中钙磷比例适宜（2:1），有利于钙的吸收，但纯母乳喂养儿若户外活动少或未及时添加鱼肝油，亦易患佝偻病。

4. 生长过速　早产或双胎婴儿体内贮存的维生素 D 不足，出生后生长速度较足月儿快，需要维生素 D 多，若未及时补充，易发生佝偻病。

5. 疾病与药物的影响　胃肠道或肝胆疾病影响维生素 D 及钙磷的吸收和利用；肝、肾严重损害影响维生素 D 的羟化作用；长期服用抗惊厥药物可使维生素 D 加速分解为无活性的代谢产物而导致体内维生素 D 不足；服用糖皮质激素可对抗维生素 D 对钙转运的调节。

【发病机制】　维生素 D 缺乏性佝偻病可认为是机体试图维持正常血钙水平而对骨骼造成损害的结果。维生素 D 缺乏时，肠道吸收钙磷减少，血钙、血磷水平降低。刺激甲状旁腺分泌增加，从而加速旧骨溶解，释放骨钙入血，以维持血钙正常或接近正常水平。但因甲状旁腺素（PTH）同时也抑制肾小管对磷的重吸收而使尿磷排出增加，导致血磷降低，最终骨样组织钙化受阻，成骨细胞代偿性增生，局部骨样组织堆积，碱性磷酸酶分泌增多，从而形成骨骼病变和一系列佝偻病的症状体征以及血液生化改变（图 6-1）。

【临床表现】　本病最常见于 3 个月至 2 岁的小儿。主要表现为骨骼改变、肌肉松弛和非神经兴奋性改变。重症佝偻病患儿可见消化功能紊乱、心肺功能障碍并可影响智能发育及免疫功能等。临床上分 4 期。

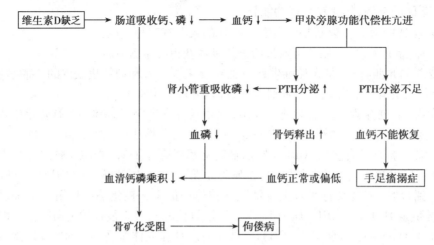

图6-1 维生素缺乏性佝偻病和手足搐搦症的发病机制

（一）初期

初期（早期）主要以神经精神症状为主。如易激惹、烦躁、睡眠不安、夜间啼哭。常伴与室温季节无关的多汗，尤其头部多汗而刺激头皮，至婴儿常摇头擦枕，出现枕秃，多见于3个月以内婴儿。

（二）活动期

主要表现为骨骼改变为主。可伴运动功能以及智力发育迟缓。

1. 骨骼改变

（1）头部：3~6个月患儿可见颅骨软化，重者可出现乒乓球样的感觉，即用手指轻压枕骨或顶骨后部可感觉颅骨内陷；7~8个月患儿可有方颅，即额骨与顶骨双侧骨样组织增生呈对称性隆起（图6-2），严重时呈鞍状或十字状颅形；前囟增宽及闭合延迟，重者可延迟至2~3岁方才闭合；出牙延迟、牙釉质缺乏易患龋齿。

（2）胸部：胸部畸形多见于1岁左右小儿。肋骨与肋软骨交界处骨骺端因骨样组织堆积而膨大呈钝圆形隆起，上下排列如串珠状，称为佝偻病串珠（rachitic rosary）（图6-3），以两侧

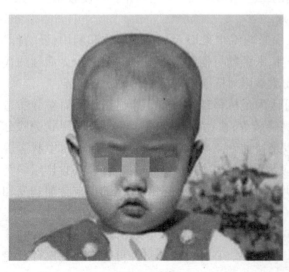

图6-2 方颅

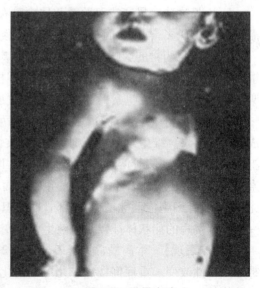

图6-3 肋骨串珠

7~10 肋最明显;膈肌附着部位的肋骨长期受膈肌牵拉内陷,形成一条沿肋骨走向的横沟,称为郝氏沟(Harrison groove);第7、8、9肋骨与胸骨相连处软化内陷,致胸骨柄前突,形成鸡胸(pigeon chest);如胸骨剑突处向内凹陷,可形成漏斗胸(funnel chest)。这些胸廓病变均会影响呼吸功能,导致并发呼吸道感染,甚至肺不张。

(3) 四肢:6个月以上小儿腕、踝部肥厚的骨骺形成钝圆形环状隆起,称佝偻病手镯或脚镯(图6-4);小儿开始行走后,由于骨质软化,因负重可出现下肢弯曲,形成严重膝内翻("O"形腿)(图6-5)或膝外翻("X"形腿)(图6-6)畸形。

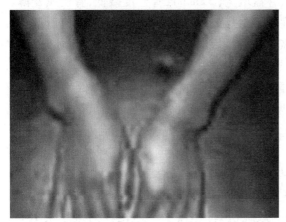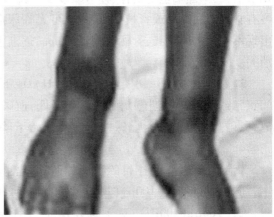

图6-4 手镯、脚镯

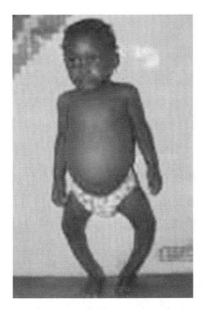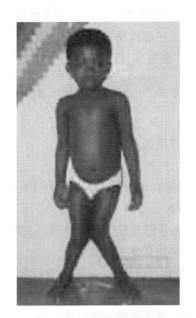

图6-5 "O"形腿(膝内翻)　　　　　图6-6 "X"形腿(膝外翻)

(4) 脊柱:长久坐位者有脊柱后突或侧弯畸形。

2. 运动功能发育迟缓　患儿肌肉发育不良,肌张力下降,韧带松弛,表现为头颈软弱无力,坐、立、行等运动功能落后。腹肌张力下降,腹部膨隆如蛙腹。

3. 神经、精神发育迟缓　重症患儿脑发育受累,条件反射形成缓慢,患儿表情淡漠,语言发育落后。

（三）恢复期

经适当治疗后患儿临床症状和体征减轻或消失,精神活泼,肌张力恢复。

（四）后遗症期

多见于 2 岁以后小儿,临床症状消失,仅遗留不同程度的骨骼畸形。

【辅助检查】

1. X 线检查　初期常无明显的骨骼改变,可正常或钙化带稍模糊。激期 X 线骨片显示钙化带消失,干骺端呈毛刷样、杯口状改变,骨骺软骨盘增宽($>2mm$),骨密度减低,骨皮质变薄。可有骨干弯曲畸形或青枝骨折,骨折可无临床症状。治疗 2 ~ 3 周后骨骼 X 线改变有所改善,出现不规则的钙化线,骨骺软骨盘$<2mm$,逐渐恢复正常。后遗症期 X 线检查骨骼干骺端病变消失。

2. 血生化检查　初期血清 25-（OH）D_3 下降,PTH 升高,血钙下降,血磷降低,碱性磷酸酶正常或增高。激期患儿血清钙稍降低,血磷明显降低,碱性磷酸酶正常或增高。恢复期血清钙、磷逐渐恢复正常。碱性磷酸酶开始下降,1 ~ 2 个月降至正常。后遗症期血生化恢复正常。

【治疗原则】　治疗目的在于控制病情活动,防止骨骼畸形。治疗应以口服维生素 D 为主,剂量为每日 50 ~ 100μg（2000 ~ 4000IU）或 1,25-（OH）$_2D_3$ 0.5 ~ 2.0μg,1 个月以后改预防量,每日 100μg（400IU）;对于有并发症的佝偻病或无法口服者,一次肌内注射维生素 D 20万 ~ 30 万 IU,3 个月后口服预防量。治疗一个月后应复查效果。

严重骨骼畸形者需外科手术治疗。

【常见护理诊断/问题】

1. 营养失调:低于机体需要量　与日光照射不足和维生素 D 摄入不足有关。

2. 有感染危险　与免疫功能低下有关。

3. 潜在并发症:骨骼畸形、药物副作用。

4. 知识缺乏:患儿家长缺乏佝偻病预防及护理知识。

【护理措施】

（一）户外活动

指导家长每日带患儿进行一定时间的户外活动。生后 2 ~ 3 周即可带婴儿户外活动,冬季也要注意保证每日 1 ~ 2 小时户外活动时间。夏季气温太高,应避免太阳直射,可在阴凉处活动,尽量多暴露皮肤。冬季室内活动时开窗,让阳光能够透过。

（二）补充维生素 D

1. 提倡母乳喂养,按时添加辅食,给予富含维生素 D、钙、磷和蛋白质的食物。

2. 遵医嘱供给维生素 D 制剂,注意维生素 D 过量中毒的表现。

（三）预防骨骼畸形和骨折

衣着柔软、宽松,床铺松软,避免早坐、久坐、早站、久站和早行走,以防骨骼畸形。严重佝偻病患儿肋骨、长骨易发生骨折,护理操作时应避免重压和强力牵拉。

（四）加强体格锻炼

对已有骨骼畸形的患儿可采取主动和被动运动的方法矫正。如遗留胸廓畸形,可作俯卧位抬头展胸运动;下肢畸形可施行肌肉按摩,"O"形腿按摩外侧肌,"X"形腿按摩内侧肌,以增加肌张力,矫正畸形。对于行外科手术矫治者,指导家长正确使用矫形器具。

(五)预防感染

保持室内空气清新,温、湿度适宜,阳光充足,避免交叉感染。

(六)健康教育

宣传有关疾病的预防、护理知识,鼓励孕妇多进行户外活动和晒太阳,选择富含维生素 D、钙、磷和蛋白质的食物;宣传母乳喂养,尽早开始户外活动;新生儿出生后 2 周每日给予维生素 D 400～800IU;对于处于生长发育高峰的婴幼儿更应加强户外活动,给予预防量维生素 D 和钙剂,并及时添加辅食。在预防用药的同时,告知家长过量服用可造成中毒。

二、维生素 D 缺乏性手足搐搦症患儿的护理

维生素 D 缺乏性手足搐搦症(tetany of vitamin D deficiency)是由于维生素 D 缺乏致血钙降低,导致神经肌肉兴奋性增高,而出现惊厥、喉痉挛或手足抽搐等症状,多见于 6 个月以内的婴儿。

【病因和发病机制】 维生素 D 缺乏时,血钙下降,而甲状旁腺不能代偿性分泌增多,则低血钙不能恢复,当血总钙浓度低于 1.75～1.88mmol/L(正常血清钙浓度为 2.25～2.27mmol/L)或离子钙浓度降至 1.0mmol/L 以下时,即可出现神经肌肉兴奋性增高、手足抽搐、喉痉挛甚至全身惊厥的发生。

维生素 D 缺乏时,机体出现甲状旁腺功能低下的原因尚不清楚。导致本病的可能因素有:①春季开始,接触日光增多,或开始使用维生素 D 治疗时,骨脱钙减少,肠吸收钙相对不足,而骨骼加速钙化,大量钙沉着于骨而致血钙暂时降低,促发本病;②人工喂养儿食用含磷过高的奶制品,导致高血磷、低血钙症状;③当合并发热、感染、饥饿时,组织细胞分解释放磷,使血磷增加,抑制 25-(OH)D$_3$ 转化为 1,25-(OH)$_2$D$_3$,致钙离子下降,可出现低钙抽搐。

【临床表现】 典型发作表现为惊厥、喉痉挛和手足搐搦,并有程度不同的活动性佝偻病的表现。

1. 惊厥 以无热惊厥为最常见,多见于小婴儿。表现为突然发生四肢抽动,两眼上翻,面肌抽动,神志不清。发作时间持续数秒至数分钟,发作时间持续久者可有发绀。发作停止后意识恢复,精神萎靡而入睡,醒后活泼如常。发作次数可数日一次至一日数次甚至数十次。

2. 喉痉挛 喉痉挛主要见于 2 岁以下的小儿。表现为喉部肌肉、声门突发痉挛,出现呼吸困难,吸气时喉鸣。有时可突然发生窒息而猝死。

3. 手足搐搦 手足搐搦多见于较大的婴儿、幼儿。表现为突然发生手足肌肉痉挛呈弓状,手腕屈曲,手指僵直,拇指内收贴紧掌心,踝关节僵直,足趾弯曲向下,发作停止后活动自如。

隐匿型没有典型发作的症状,可通过刺激神经肌肉引出下列体征:①面神经征(Chvostek sign):以手指尖或叩诊锤轻击患儿颧弓与口角间的面颊部,引起眼睑和口角抽动者为阳性;②陶瑟征(Trousseau sign):以血压计袖带包裹上臂,使血压维持在收缩压与舒张压之间,5 分钟之内该手出现痉挛状为阳性;③腓反射(peroneal reflex):以叩诊锤叩击膝下外侧腓神经处,引起足向外侧收缩者为阳性。

【治疗原则】

1. 急救处理 立即吸氧,保持呼吸道通畅;控制惊厥与喉痉挛,可用 10% 水合氯醛,每次 40~50mg/kg,保留灌肠;或地西泮每次 0.1~0.3mg/kg,静脉或肌内注射。

2. 钙剂治疗 常用 10% 葡萄糖酸钙 5~10ml,以 10%~25% 葡萄糖液稀释 1~3 倍后缓慢推注(10 分钟以上)。

3. 维生素 D 治疗 症状控制后按维生素 D 缺乏性佝偻病补充维生素 D。

【常见护理诊断/问题】

1. 有窒息的危险 与惊厥、喉痉挛发作有关。

2. 营养失调:低于机体需要量 与维生素 D 缺乏有关。

【护理措施】

(一)控制惊厥、喉痉挛

遵医嘱立即使用镇静剂、钙剂。静脉注射钙剂时须缓慢推注(10 分钟以上)或滴注,并监测心率,以免因血钙骤升,发生呕吐,甚至心搏骤停;避免药液外渗(绝不可皮下或肌内注射),以免造成局部坏死。

(二)防止窒息

密切观察惊厥、喉痉挛的发作情况,做好气管插管或气管切开的术前准备。一旦发现症状应立即吸氧,喉痉挛者须立即将舌头拉出口外,同时将患儿头偏向一侧,清除口鼻分泌物,保持呼吸道通畅,避免吸入窒息;对已出牙的小儿,应在上、下门齿间放置牙垫,避免舌被咬伤,必要时行气管插管或气管切开。

(三)定期户外活动,补充维生素 D

(四)健康教育

指导家长合理喂养,合理安排小儿日常生活,坚持每天有一定时间的户外活动,遵医嘱补充维生素 D,适量补钙,教会家长惊厥、喉痉挛发作时的处理方法,如使患儿平卧,松开衣领,颈部伸直,头后仰,以保持呼吸道通畅,同时呼叫医护人员等。

【附】维生素 D 中毒

长期服用大剂量维生素 D,或短期内反复多次注射大剂量维生素 D,或对维生素 D 敏感者可中毒。维生素 D 中毒剂量的个体差异大。一般小儿每日服用 500~1250μg(2 万~5 万 IU),或每日 50μg/kg(2000IU/kg),连续数周或数月即可发生中毒。敏感小儿每日 100μg(4000IU),连续 1~3 个月即可中毒。发病机制主要是由于过量维生素 D 引起持续高血钙,继而钙盐沉积于各器官组织,影响其功能。

【临床表现】 早期表现为厌食、烦躁不安、哭闹,继之呕吐、腹泻或顽固性便秘,体重下降。患儿嗜睡、表情淡漠。也可出现惊厥、高血压等症状。由于大量钙由肾脏排出,使肾小管变性坏死,加上肾钙化,后期及严重病例表现为多饮、多尿、夜尿增多,甚至脱水、酸中毒、慢性肾衰竭。长期慢性中毒,可引起组织器官的钙化,影响体格和智力发育。

实验室检查血清钙增高,大于 3mmol/L,碱性磷酸酶降低。X 线可见长骨干骺端临时钙化带致密,增宽>1mm。

【治疗原则】

1. 立即停用维生素 D 和钙剂,限制钙盐和富含钙的食物的摄入。

2. 降血钙　可用呋塞米静脉注射,以加速钙排泄。口服泼尼松或氢氧化铝、依地酸二钠以减少肠黏膜对钙的吸收。亦可使用降钙素皮下或肌内注射,保持水电解质平衡。

(周碧琼)

思考题

1 岁宝宝,生后牛乳喂养,未添加辅食,很少晒太阳,平日易腹泻。体检:发育营养较差,不能走路,肋骨串珠,轻度鸡胸,血钙 2mmol/L,血磷 1.0mmol。

问题:(1) 该宝宝最可能的诊断是什么?

(2) 请你分析该宝宝的护理评估包括哪些内容?

(3) 可能会出现哪些护理诊断/问题?

第七章

呼吸系统疾病患儿的护理

呼吸系统疾病包括上、下呼吸道急慢性感染性疾病、呼吸道变态反应性疾病、呼吸道异物等,是导致 15 岁以下儿童住院治疗的最常见原因。在门诊患儿中以上呼吸道感染最常见,约占门诊患儿的 60% 以上;在住院患儿中,上、下呼吸道感染占 60% 以上,以肺炎最常见。

第一节 小儿呼吸系统解剖生理特点

学习目标

- **识记**
  能正确叙述小儿呼吸系统的解剖特点。
- **理解**
  能正确解释小儿呼吸系统的生理特点。
- **运用**
  1. 能准确解释小儿呼吸系统解剖生理特点与本系统疾病的关系。
  2. 运用小儿呼吸系统的免疫特点说明小儿易患呼吸道感染的原因。

儿童时期易患呼吸道疾病与儿童呼吸系统的解剖生理特点密切相关。

一、解 剖 特 点

呼吸系统以环状软骨为界,划分为上、下呼吸道。上呼吸道包括鼻、鼻窦、咽、咽鼓管、会厌及喉;下呼吸道包括气管、支气管、毛细支气管、呼吸性支气管、肺泡管及肺泡。

(一)上呼吸道

1. 鼻 婴幼儿无鼻毛,鼻腔相对短小、鼻道狭窄,鼻黏膜柔嫩,血管丰富,易于感染;感染时黏膜肿胀易出现鼻塞致呼吸困难或张口呼吸,影响吮奶。此外,婴儿鼻黏膜下层缺乏海绵组织,所以很少发生鼻出血。

2. 鼻窦 由于鼻窦黏膜与鼻腔黏膜相连续,鼻窦口相对较大,故急性鼻炎常累及鼻窦,易发生鼻窦炎,以上颌窦及筛窦最易感染。

3. **鼻泪管和咽鼓管** 婴幼儿的鼻泪管短,开口接近于内眦部,且瓣膜发育不全,故鼻腔感染易侵及结膜引起炎症。咽鼓管较宽,短而且直,呈水平位,故患上呼吸道感染时易侵及中耳而致中耳炎。

4. **咽部** 咽部狭窄且垂直。扁桃体包括腭扁桃体及咽扁桃体。腭扁桃体在1岁末逐渐增大,4~10岁时达高峰,14~15岁后逐渐退化,故扁桃体炎多见于年长儿,婴儿少见。咽扁桃体又称腺样体,位于鼻咽顶部与后壁交界处,严重肥大易引起儿童阻塞性睡眠呼吸暂停综合征。

5. **喉** 儿童喉部呈漏斗型,相对狭小,软骨柔软,黏膜柔嫩而富有血管及淋巴组织,且小儿声门最狭窄处在组织结构疏松的声门下区,故炎症时易引起充血、水肿而致喉梗阻,出现吸气性呼吸困难和声音嘶哑。

（二）下呼吸道

1. **气管、支气管** 婴幼儿气管及支气管相对较成人短且管腔狭窄,支气管壁缺乏弹力组织,软骨柔软,支撑作用弱;黏膜柔嫩,血管丰富,黏液腺分泌不足,纤毛运动差,清除能力弱,因此易发生呼吸道感染,且易致呼吸道阻塞。右侧支气管粗短且较直,似气管的直接延伸,因此,异物易坠入右支气管。毛细支气管平滑肌在生后5个月以内薄且少,3岁后才明显发育,因此小婴儿呼吸道梗阻除支气管痉挛外,主要是黏膜肿胀和分泌物堵塞引起。

2. **肺** 婴幼儿肺组织发育尚未完善,弹力组织发育差且富于血管,间质发育旺盛,肺泡数量较少且面积小,致肺含血量多而含气量少,故易于发生感染,感染时易致间质性肺炎、肺不张及肺气肿等。

（三）胸廓

婴幼儿胸廓较短、呈桶状,肋骨呈水平位;膈肌呈横位且位置较高;胸腔小,呼吸肌发育较差,胸壁柔软,难以抵抗胸腔负压造成的胸廓塌陷,因此,呼吸时胸廓运动不充分,肺的扩张受到限制,影响通气和换气,易出现呼吸困难。此外,膈肌和肋间肌中耐疲劳的肌纤维数量少,容易引起呼吸衰竭。儿童纵隔相对较大,周围组织松软、富于弹性,胸腔积液或积气时易致纵隔移位。

二、生 理 特 点

1. **呼吸频率和节律** 儿童生长发育快,需氧量高,但肺组织发育尚未完善,肺容量及潮气量均较小,通气换气不充分,只能增加呼吸频率满足机体代谢需要。且年龄越小,呼吸频率越快。各年龄呼吸频率见表2-5。新生儿(尤其早产儿)及生后数月的婴儿,由于呼吸中枢发育未成熟,易出现呼吸节律不齐,甚至呼吸暂停。

2. **呼吸类型** 婴幼儿呼吸肌发育不完善,胸廓的活动范围小,所以呼吸时主要依靠膈肌的活动,呈腹膈式呼吸;随着年龄的增长,呼吸肌逐渐发育,膈肌下降,肋骨由水平位逐渐变为斜位,逐渐转化为胸腹式呼吸。7岁以后以混合式呼吸为主。

3. **呼吸功能** 儿童肺活量为50~70ml/kg、潮气量仅为6~10ml/kg,均较成人小,而气道阻力较成人大,各项呼吸功能的储备能力均较低,当患呼吸道疾病时,易发生呼吸功能不全。

4. **血气分析** 通过血气分析了解氧饱和度水平及血液酸碱平衡状态。儿童动脉血气分析正常值,见表7-1。

表 7-1　儿童动脉血气分析正常值

项　目	新生儿	2 岁以内	2 岁以后
pH 值	7.35 ~ 7.45	7.35 ~ 7.45	7.35 ~ 7.45
PaO_2(kPa)	8 ~ 12	10.6 ~ 13.3	10.6 ~ 13.3
$PaCO_2$(kPa)	4 ~ 4.67	4 ~ 4.67	4.67 ~ 6.0
HCO_3^-(mmol/L)	20 ~ 22	20 ~ 22	22 ~ 24
BE(mmol/L)	−6 ~ +2	−6 ~ +2	−4 ~ +2
SaO_2	0.90 ~ 0.9656	0.95 ~ 0.97	0.955 ~ 0.977

三、免疫特点

儿童呼吸道的非特异性及特异性免疫功能均较差。婴幼儿咳嗽反射弱,纤毛运动功能差,难以有效清除吸入的尘埃和异物;肺泡巨噬细胞功能不足,体内的免疫球蛋白 IgA、IgG 和 IgG 亚类,尤其是分泌型 IgA(SIgA)含量均较低,乳铁蛋白、溶菌酶、干扰素、补体等数量和活性不足,故易患呼吸道感染。

第二节　急性上呼吸道感染患儿的护理

学习目标 ▮▮▮

- **识记**
  能正确叙述小儿急性上呼吸道感染的临床表现。
- **理解**
  1. 能正确解释小儿急性上呼吸道感染的病因。
  2. 能正确描述几种特殊类型的上呼吸道感染的特点。
- **运用**
  能够结合病例,提出小儿急性上呼吸道感染的常见护理诊断,并能按照护理程序对急性上呼吸道感染患儿实施整体护理。

急性上呼吸道感染(acute upper respiratory infection,AURI)简称上感,病原体主要侵犯鼻、鼻咽和咽部而引起炎症,常诊断为急性鼻咽炎、急性咽炎、急性扁桃体炎等,统称为上呼吸道感染,是小儿的常见病、多发病,一年四季均可发病,但以冬春季节及气候骤变时多见。

【病因】　各种病毒和细菌均可引起,但以病毒多见,约占 90% 以上,常见的病毒有鼻病毒、流感病毒、副流感病毒、呼吸道合胞病毒、腺病毒、柯萨奇病毒、单纯疱疹病毒、EB 病毒、埃可病毒、冠状病毒等。细菌感染多继发于病毒感染后,少数为原发感染,常见细菌为溶血性链球菌,其次为肺炎球菌、流感嗜血杆菌等。也可为病毒与细菌混合感染。肺炎支原体亦可引起。

【临床表现】　本病症状轻重不一,与患儿年龄大小、体质强弱、病原体及病变部位有关,一般年长儿症状较轻,以局部症状为主,婴幼儿则大多病情较重,常有明显的全身症状。

1. 一般类型急性上呼吸道感染

(1) 症状:婴幼儿全身中毒症状较重,局部症状较轻,多骤起高热,甚至出现高热惊厥,常伴有拒食、呕吐、腹泻或便秘等消化道症状,3 个月以下的小婴儿可因鼻塞严重,出现哭闹不安、张口呼吸、吸吮困难、拒乳。年长儿全身症状较轻,局部症状较明显,可出现鼻塞、喷嚏、流涕、干咳、咽部不适等。部分患儿在发病早期可有脐周阵发性疼痛,无固定压痛,与发热所致的肠痉挛、肠蠕动增强、肠系膜淋巴结炎有关。

(2) 体征:可见咽部充血,扁桃体肿大、充血,可有渗出物,颌下淋巴结肿大、触痛等。肺部听诊一般正常。肠道病毒感染者可见不同形态的皮疹。病程一般 3~5 日,若体温持续不退或病情加重,应考虑感染可能侵袭其他部位。

2. 几种特殊类型的上呼吸道感染

(1) 咽-结膜热:由腺病毒感染所致。多在春夏季发病,以 2~3 岁幼儿多见,可在儿童集体机构中造成流行。临床以高热、咽炎、结膜炎为特征。多呈稽留热,咽痛、咽部充血,眼部刺痛,单侧或双侧眼结膜充血、滤泡性眼结膜炎,耳后、双侧颈及颌下淋巴结肿大,有时伴胃肠道症状。病程 1~2 周。

(2) 疱疹性咽峡炎:由柯萨奇 A 组病毒感染所致。好发于夏秋季,多见于婴幼儿。起病急,患儿高热、咽痛、流涎、拒乳、烦躁、哭闹,咽部充血,咽腭弓、软腭、扁桃体及悬雍垂上有特征性病变,初为散在性红疹,很快变为疱疹,破溃后成为小溃疡,周围有红晕,疼痛明显。病程 1 周左右。

(3) 流行性感冒:由流感病毒、副流感病毒引起,以冬春季多见,有明显的流行病学史,临床以全身中毒症状重而呼吸道卡他症状较轻为特征,传染性强。患儿持续高热、畏寒、头痛、乏力、咽痛、肌肉酸痛等,可伴有腹痛、腹泻、腹胀等消化道表现。严重病例可并发肺炎、中毒性脑病、心肌炎,甚至可引起死亡。

3. 并发症　上呼吸道感染可波及邻近器官或向下蔓延,并发急性结膜炎、中耳炎、鼻窦炎、口腔炎、咽后壁脓肿、喉炎、颈淋巴结炎、支气管炎、支气管肺炎等。年长儿若因链球菌感染可引起急性肾炎、风湿热等。

【辅助检查】　病毒感染者血常规检查白细胞计数正常或偏低,淋巴细胞比例升高;细菌感染者白细胞计数和中性粒细胞比例可增高。病毒分离、抗原及血清学检测、细菌培养等可明确病原。

【治疗原则】

1. 一般治疗　上呼吸道感染的病原多为病毒,呈自限性,无须特殊治疗,注意休息、多饮水,注意呼吸道隔离,预防并发症。

2. 抗感染治疗　常用抗病毒药物可选用利巴韦林,3~5 日为一疗程,也可采用中药治疗;细菌感染者或病情重、有并发症者可加用抗菌药物治疗,常用青霉素类、头孢菌素类及大环内酯类抗生素,疗程 3~5 日。如为溶血性链球菌感染或既往有肾炎、风湿热病史者,青霉素应用至 10~14 日。局部可用 1% 利巴韦林滴鼻液,每日 4 次;病毒性结膜炎可用 0.1% 阿昔洛韦滴眼,每 1 ~ 2 小时 1 次。

3. 对症治疗 高热者给予口服解热镇痛药,亦可用物理降温。高热烦躁者给退热剂的同时应注意预防惊厥的发生,发生热性惊厥可予镇静、止惊等处理。咽痛可含服咽喉片。

【常见护理诊断/问题】

1. 急性疼痛 与发热、炎症有关。

2. 体温过高 与病毒、细菌等感染形成致热原,致体温调节中枢失调有关。

3. 潜在并发症:高热惊厥等。

【护理措施】

(一)促进舒适

1. 卧床休息,限制活动量,保持病室安静,空气清新,维持病室温度 18 ~ 22℃,湿度 55% ~ 60%,以减少空气对呼吸道黏膜的刺激。每日定时通风,但应避免对流,注意保暖。做好呼吸道隔离,避免交叉感染。

2. 口唇可涂油膏类保护唇黏膜,婴幼儿饭后喂少量温开水,年长儿饭后漱口,以保持口腔清洁。及时清除鼻腔干痂及分泌物,保持鼻孔周围的清洁,并可在局部涂凡士林或液状石蜡,以减轻分泌物刺激,保护局部黏膜及皮肤。鼻塞严重时应先清除鼻腔分泌物,然后可用 0.5% 麻黄碱滴鼻剂滴鼻,每次 1 ~ 2 滴。咽部不适时可给予润喉含片。

3. 出汗后及时给患儿擦汗,更换衣被,衣被薄厚适度。每日应温水清洁皮肤,保持床单位清洁干燥。

(二)发热的护理

1. 监测体温变化,每 4 小时测量体温一次,如为超高热或有热性惊厥史者每 2 小时测量一次,一般体温 38.5℃ 以上时应给予物理降温或药物降温处理,如患儿有高热惊厥史,退热应积极,并可给予镇静药,如地西泮等预防惊厥。退热处理 1 小时后复测体温。

2. 给予清淡易消化的高热量、高蛋白、高维生素的流质或半流质,少食多餐。鼓励患儿多饮水,保证摄入充足的水分,如因大量出汗出现虚脱表现,应予保暖、饮热水,必要时静脉补充营养和水分。

(三)病情观察

密切观察病情变化,观察患儿口腔黏膜有无改变及皮肤有无皮疹,以便早期发现急性传染病。注意咳嗽的性质、神经系统症状、咽部情况,对有惊厥可能的患儿要加强巡视,密切观察体温变化,拉起床档,防止突然发生惊厥而坠床,并做好急救准备。

(四)健康教育

1. 儿童的居室应宽敞、整洁、光线充足,经常通风换气,保持室内空气新鲜。室内采取湿式清扫。

2. 嘱患儿和家长不可用力擤鼻涕,以免炎症经咽鼓管蔓延引起中耳炎。穿衣要适当,在气候骤变时及时增减衣服,以逐渐适应气温的变化,避免过热或过冷。

3. 注意加强体育锻炼,增强体质,提高抵抗力及环境适应能力,多进行户外活动,多晒太阳,预防佝偻病;合理喂养,及时添加换乳期食物,营养应均衡,纠正挑食、偏食,预防营养不良及贫血。

4. 指导家长掌握上呼吸道感染的预防知识,在上呼吸道感染的高发季节,避免带儿童去人多拥挤的公共场所。如有流行趋势,可用食醋熏蒸法将居室空气消毒。在集体儿童机构中,应早期隔离患儿。

第三节　肺炎患儿的护理

肺炎(pneumonia)是由不同病原体或其他因素(如吸入羊水、乳汁或过敏等)所引起的肺部炎症。临床以发热、咳嗽、气促、呼吸困难及肺部固定湿啰音为特征。重者可累及循环、神经及消化等系统而出现相应的临床症状。肺炎是婴幼儿时期的一种主要常见病,是发展中国家5岁以下儿童死亡的主要原因,肺炎死亡占我国住院儿童死亡的第一位,是我国儿童保健重点防治的"四大疾病"之一。一年四季均可发病,而以冬春季节气候变化时多见,多由上呼吸道感染或急性支气管炎向下蔓延所致,也可继发于麻疹、百日咳等疾病。

目前,小儿肺炎的分类尚未统一,常用的分类方法有:

1. 病理分类　大叶性肺炎、小叶性肺炎(支气管肺炎)、间质性肺炎。儿童以支气管肺炎最常见。

2. 病因分类

(1) 感染性肺炎:如病毒性肺炎、细菌性肺炎、支原体肺炎、衣原体肺炎、原虫性肺炎、真菌性肺炎等;

(2) 非感染性肺炎:如吸入性肺炎、坠积性肺炎及过敏性肺炎(嗜酸性粒细胞性肺炎)等。

3. 病程分类

(1) 急性肺炎:病程<1个月。

(2) 迁延性肺炎:病程1~3个月。

(3) 慢性肺炎:病程>3个月。

4. 病情分类

（1）轻症肺炎：以呼吸系统症状为主，无全身中毒症状。

（2）重症肺炎：除呼吸系统受累外，其他系统也受累，且全身中毒症状明显。

5. 临床表现典型与否分类

（1）典型肺炎：由肺炎链球菌、流感嗜血杆菌、金黄色葡萄球菌及革兰阴性杆菌、厌氧菌引起。

（2）非典型肺炎：由肺炎支原体、衣原体、军团菌、病毒引起。

6. 肺炎发生地点分类

（1）社区获得性肺炎：是指无明显免疫抑制的患儿在院外或住院48小时内发生的肺炎。

（2）院内获得性肺炎：是指住院48小时后发生的肺炎，又称医院内肺炎。

临床上若病原体明确，则以病因分类命名，以利于指导治疗，否则常按病理分类命名。本节重点介绍支气管肺炎。

一、支气管肺炎患儿的护理

支气管肺炎（bronchopneumonia）为儿童时期最常见的肺炎，多见于婴幼儿。全年均可发病，以冬、春寒冷季节及气候骤变时多见。

室内居住拥挤、通风不良、空气污浊，致病微生物增多，易发生肺炎。此外，营养不良、维生素 D 缺乏性佝偻病、先天性心脏病等患儿均易发生本病，且病情严重，易迁延不愈，病死率较高。

【病因】 引起肺炎的病原体主要以病毒和细菌为主，也可由病毒、细菌"混合感染"引起。发达国家儿童肺炎病原体以病毒为主，发展中国家儿童肺炎病原体以细菌为主。病毒以呼吸道合胞病毒最常见，其次是腺病毒、流感病毒、副流感病毒等；细菌以肺炎链球菌最多见，其他有葡萄球菌、链球菌、革兰阴性杆菌及厌氧菌等。近年来肺炎支原体、衣原体和流感嗜血杆菌引起的肺炎日见增多。

【病理生理】 病原体常由呼吸道侵入，少数经血行入肺，引起肺组织充血、水肿、炎性细胞浸润。炎症使肺泡壁充血水肿而增厚，肺泡腔内充满炎性渗出物，支气管黏膜水肿管腔狭窄，造成通气和换气功能障碍，导致缺氧和二氧化碳潴留，从而引起一系列病理生理改变。为代偿缺氧，患儿呼吸和心率增快，以增加每分通气量；为增加呼吸深度，呼吸辅助肌参与活动，出现鼻翼煽动和三凹征，严重者发展为呼吸衰竭。缺氧、二氧化碳潴留和毒血症可导致器官功能障碍及机体代谢紊乱。

1. 循环系统 缺氧和 CO_2 潴留可引起肺小动脉反射性收缩，致肺动脉高压，引起右心负荷加重，加之病原体毒素作用于心肌，致中毒性心肌炎、心力衰竭。重症患儿常出现微循环障碍、休克，甚至弥散性血管内凝血。

2. 神经系统 高碳酸血症使脑血管舒缩功能失调、脑血管扩张、血流减慢、毛细血管通透性增加；严重缺氧可使细胞无氧酵解增强，乳酸堆积，ATP 生成减少，影响 Na^+-K^+ 离子泵运转，引起细胞内钠、水潴留，均可形成脑水肿，导致颅内压增高。病原体毒素作用也可引起脑水肿、中毒性脑病。

3. 消化系统 低氧血症和病原体毒素可致胃肠道黏膜受损，发生糜烂、出血、上皮细胞坏死脱落等应激反应,导致黏膜屏障功能破坏,胃肠功能紊乱,出现呕吐、腹痛、腹泻,严重者出现中毒性肠麻痹和消化道出血。

4. 水、电解质紊乱和酸碱平衡失调　缺氧和二氧化碳潴留致呼吸性酸中毒、呼吸衰竭;低氧血症、高热、进食少、吐泻等致代谢性酸中毒,所以重症肺炎常出现混合性酸中毒。缺氧和 CO_2 潴留可使肾小动脉痉挛、ADH 分泌增加,可致水钠潴留。严重缺氧细胞膜通透性改变、钠泵功能失调,Na^+ 进入细胞内,造成稀释性低钠血症;吐泻严重,钠摄入不足、排钠增多,可致脱水和缺钠性低钠血症。

【临床表现】

1. 一般症状　起病可急可缓,起病急者多有发热、拒食和呕吐、嗜睡或烦躁、喘憋等症状。发病前数日常先有上呼吸道感染。早期体温多在 38 ~ 39℃,也可高达 40℃左右,大多为不规则发热,也可为弛张热、稽留热。新生儿和重度营养不良患儿可不发热或体温不升。小婴儿大多起病迟缓,常见拒食、呛奶、呕吐、呼吸困难等,发热、咳嗽和肺部体征多不明显。

2. 呼吸系统症状及体征　主要为发热、咳嗽、气促及肺部固定的中、细湿啰音。

(1) 发热:热型不定,大多为不规则发热,也可为弛张热、稽留热。新生儿和重度营养不良患儿可不发热或体温不升。

(2) 咳嗽:较频繁,早期为刺激性干咳,以后咳嗽有痰。新生儿、早产儿则仅表现为口吐白沫。

(3) 气促及呼吸困难:多发生在发热、咳嗽之后。呼吸增快,可达 40 ~ 80 次/分,可伴有呼气时间延长、鼻翼煽动。重者出现点头呼吸、三凹征、呼气性呻吟,且口周、鼻唇沟和指(趾)端发绀。

(4) 肺部体征:早期肺部体征不明显或仅呼吸音粗糙,随病情进展可闻及固定的中、细湿啰音,以背部、两肺下方、脊柱两旁较易听到,深吸气末更为明显。肺部叩诊多正常。若病灶融合扩大累及部分或整个肺叶,则出现相应的肺实变体征,如语颤增强、叩诊浊音,听诊呼吸音减弱或出现支气管呼吸音。新生儿、小婴儿常不易闻及湿啰音。

3. 其他系统症状和体征　重症患儿由于严重的缺氧及毒血症,除呼吸系统症状和全身中毒症状加重外,常有循环、神经和消化等系统受累。

(1) 循环系统:常见心肌炎、心力衰竭。心肌炎主要表现为面色苍白、心动过速、心音低钝、心律不齐,心电图显示 ST 段下移、T 波低平或倒置。心力衰竭主要表现为:①呼吸突然加快>60 次/分;②心率突然增快>180 次/分;③突然极度烦躁不安,呼吸困难加重且明显发绀,面色苍白或发灰,指(趾)甲微血管再充盈时间延长;④心音低钝,奔马律,颈静脉怒张;⑤肝脏迅速增大;⑥少尿或无尿,眼睑或双下肢水肿。具有前 5 项即可诊断为心力衰竭。重症革兰阴性杆菌肺炎还可发生微循环障碍、休克甚至 DIC。

(2) 神经系统:轻度缺氧表现为精神萎靡、烦躁不安或嗜睡;脑水肿和(或)中毒性脑病时可出现意识障碍、惊厥、前囟隆起,眼球凝视、斜视,脑膜刺激征阳性,呼吸节律不整,瞳孔对光反射迟钝或消失。严重者颅内压升高可出现脑疝。

(3) 消化系统:轻者常表现为食欲减退、呕吐、腹泻、腹痛等;重者可发生中毒性肠麻痹,听诊肠鸣音消失,腹胀严重时使膈肌升高,加重呼吸困难。消化道出血时则呕吐咖啡样物,大便潜血试验阳性或柏油样便。

【辅助检查】

1. 外周血检查 细菌性肺炎白细胞总数及中性粒细胞常增高,可见核左移,细胞质中可有中毒颗粒,且有 C 反应蛋白(CRP)升高;病毒性肺炎白细胞总数大多正常或降低,CRP 升高不明显。

2. 病原学检查 可采集血液、痰液、气管分泌物、胸腔穿刺液、肺活检组织等进行细菌培养;取鼻咽或气管分泌物标本作病毒分离,以明确病原体,但均需时较长,不能用作早期诊断。病原特异性抗体和特异性抗原检测以及聚合酶链反应(PCR)有助于快速诊断。血清冷凝集试验可作为肺炎支原体感染的过筛试验。

3. 胸部 X 线检查 早期肺纹理增粗,以后出现大小不等的点状或斑片状阴影,以双肺下野、内中带、心膈角区居多,并可伴有肺不张或肺气肿。斑片状阴影可融合成大片状,甚至波及肺节段。

【治疗原则】 应采取综合性措施,从整体出发,加强护理,保证休息、营养和液体入量,积极控制炎症,改善肺通气功能,对症治疗,防止并发症。

1. 控制感染 明确为细菌感染或病毒感染继发细菌感染者使用抗生素控制感染。使用原则为:①根据病原菌选用敏感抗生素:肺炎链球菌首选青霉素或阿莫西林,青霉素耐药或存在危险因素者首选万古霉素或头孢曲松、头孢噻肟;流感嗜血杆菌首选阿莫西林加克拉维酸或氨苄西林加舒巴坦;肺炎支原体和衣原体首选大环内酯类抗生素如红霉素、罗红霉素或阿奇霉素;②选用渗入下呼吸道浓度高的药物;③早期、联合、足量、足疗程,重症患儿宜静脉给药。用药时间应持续至体温正常后 5～7 日,临床症状基本消失后 3 日。支原体肺炎至少用药 2～3周,以免复发。葡萄球菌肺炎比较顽固,易复发及产生并发症,疗程宜长,体温正常后应继续用药 2～3 周,总疗程≥6 周。抗病毒可选用利巴韦林、干扰素等。

2. 对症治疗 有缺氧症状时应及时吸氧;发热、咳嗽、咳痰者,给予退热、祛痰、止咳、雾化吸入,保持呼吸道通畅,改善通气功能;喘憋严重者给予支气管解痉剂;烦躁不安者可使用镇静剂;腹胀明显者应禁食、胃肠减压,皮下注射新斯的明。

3. 防治并发症 纠正水、电解质与酸碱平衡紊乱;中毒症状明显或严重喘憋、脑水肿、感染性休克、呼吸衰竭者,可应用糖皮质激素;发生感染性休克、心力衰竭、中毒性肠麻痹、脑水肿等,应及时处理;脓胸和脓气胸者应及时胸腔穿刺抽脓、排气,必要时进行胸腔闭式引流。

【护理评估】

(一)健康史

详细询问发病情况及发病后精神、食欲状况,有无呕吐、腹泻等伴随症状,小婴儿有无呛奶、口吐白沫、呕吐或呼吸困难;询问发病后治疗经过;既往病史,包括既往有无反复呼吸道感染史以及病前有无呼吸道传染病如麻疹、百日咳等,有无基础疾病,如先天性心脏病、营养不良、贫血等,是否长期使用糖皮质激素或免疫抑制剂等;出生情况,包括是否足月顺产,有无窒息史;生长发育史;预防接种史,即生后是否按时接种疫苗;家庭成员是否有呼吸道疾病史。

(二)身体状况

测定患儿体温、脉搏、呼吸频率,评估其营养发育情况、精神和神志状态;评估患儿发热程度和热型,咳嗽、咳痰的性质,有无气促、心率增快等;有无喘憋、呻吟、鼻翼煽动、点头呼吸、吸气三凹征等呼吸困难表现;有无口周、甲床发绀、面色苍白及肺部啰音等症状和体征;观察有无循环、神经、消化系统受累的表现;及时了解血常规、胸片等结果及意义。

（三）心理-社会状况

评估家长对肺炎病因和防护知识的了解程度;患儿及其家长对于住院的心理反应;患儿居住环境及家庭经济状况;患儿既往有无住院经历,家长对患儿的照顾能力等。

【常见护理诊断/问题】

1. 气体交换受损　与肺部炎症致通气、换气功能障碍有关。

2. 清理呼吸道无效　与呼吸道分泌物过多、痰液黏稠、咳嗽无力有关。

3. 体温过高　与肺部感染有关。

4. 营养失调:低于机体需要量　与摄入不足、消耗增加有关。

5. 潜在并发症:心力衰竭、中毒性脑病、中毒性肠麻痹等。

【预期目标】

1. 患儿气促、发绀症状消失,呼吸平稳。

2. 患儿能有效地咳痰,呼吸道通畅。

3. 患儿体温恢复正常。

4. 患儿住院期间能得到充足的营养。

5. 患儿住院期间不出现并发症或出现并发症时及时被发现和处理。

【护理措施】

（一）改善呼吸功能

1. 环境的调整与休息　保持室内空气清新,室温维持在 18~20℃,湿度以 60% 为宜,定时开窗通风,每次 20~30 分钟。为减少氧耗、促进舒适,急性期应卧床休息、减少活动;衣服应宽松,不宜过多,被褥应轻暖;保持皮肤清洁,及时更换汗湿的衣服和被褥,勤换尿布;护理操作集中完成,以减少刺激,避免哭闹。同时,做好呼吸道隔离,不同病原引起的肺炎应分室居住,防止交叉感染。

2. 氧疗　有缺氧表现,如呼吸困难、口唇发绀、烦躁、面色灰白等情况应立即给氧,以改善低氧血症。多采用鼻前庭导管给氧,氧流量为 0.5~1L/min,氧浓度不超过 40%;缺氧明显者可用面罩或头罩给氧,氧流量 2~4L/min,氧浓度为 50%~60%。氧气应湿化,以免损伤呼吸道黏膜。若出现呼吸衰竭,及时给予气管插管和人工呼吸支持。吸氧过程中应经常检查鼻导管是否通畅,监测生命体征、血氧饱和度、动脉血气指标等,并评估呼吸形态变化、面色、肤色和毛细血管充盈度,以了解氧疗效果,发现异常及时处理。

（二）保持呼吸道通畅

及时清除患儿鼻痂、口鼻分泌物和呼吸道痰液;根据病情选择合适的体位,以利于肺的扩张和肺部分泌物的排出,并经常变换体位,减少肺部淤血,病情许可时可进行体位引流;指导和鼓励患儿进行有效的咳嗽,协助翻身、叩背、帮助痰液排出。方法是五指并拢,稍向内合掌,由下向上、由外向内地轻拍背部。痰液黏稠不易咳出者,可用超声雾化吸入,以稀释痰液,利于咳出,必要时予以吸痰。但吸痰不能过频,以免刺激黏液分泌。遵医嘱给予祛痰剂如复方甘草合剂等,对严重喘憋者遵医嘱给予支气管解痉剂。

（三）发热的护理

密切观察体温变化,采取相应的护理措施。参见本章"第二节急性上呼吸道感染患儿的护理"。

知识链接

输 液 泵

输液泵是一种能够自动、准确地控制输液滴数或输液流速,保证药物能够速度均匀,药量准确并且安全地进入患者体内发挥作用的一种仪器。输液泵通常是机械或电子的控制装置,它通过作用于输液导管达到控制输液速度的目的。常用于需要严格控制输液量和药量的情况,如在应用升压药物、抗心律失常药物、危重婴幼儿静脉输液或静脉麻醉时。

(四)营养及水分的补充

给予患儿营养丰富、易消化的流质、半流质饮食,少量多餐,以免过饱影响呼吸。喂哺时应耐心,注意抬高头部或抱起,防止呛咳。重症不能进食时,应予静脉营养支持,且应严格控制输注量及速度,最好使用输液泵,保持均匀滴入。鼓励患儿多饮水,以稀释痰液,易于痰液咳出,同时也可补充因发热等而损失的水分。

(五)密切观察病情

1. 注意观察患儿体温、呼吸、心率、神志、面色的变化。当患儿出现烦躁不安、面色苍白、呼吸加快(>60 次/分)、心率增快(>180 次/分)、心音低钝或奔马律、肝脏短期内迅速增大时,考虑肺炎合并心力衰竭,应及时报告医生,并立即给予吸氧、减慢输液速度,遵医嘱予强心、利尿、血管活性药物;保持患儿安静,必要时给予镇静剂。若患儿突然口吐粉红色泡沫痰,应考虑肺水肿,可给患儿吸入经 20%~30% 乙醇湿化的氧气,间歇吸入,每次吸入不宜超过 20 分钟。

2. 密切观察神经系统症状,若患儿出现烦躁、嗜睡、惊厥、昏迷、呼吸不规则、肌张力增高等,应考虑脑水肿、中毒性脑病,立即报告医生并配合抢救。有可能发生惊厥的患儿应加强巡视,床边设置床档,防坠床,备好急救物品。

3. 观察呕吐的性质、是否有便血等。如患儿出现严重腹胀、肠鸣音消失、呼吸困难加重,则考虑中毒性肠麻痹,遵医嘱予以禁食、胃肠减压、皮下注射新斯的明等。

4. 若患儿病情突然加重,出现体温持续不降或退而复升、剧烈咳嗽、烦躁不安、呼吸困难加重、面色青紫、胸痛及一侧呼吸运动受限等,应考虑并发脓胸或脓气胸,及时报告医生,配合进行胸腔穿刺或胸腔闭式引流,并做好术后护理。

(六)健康教育

向患儿家长解释肺炎的病因、治疗和护理要点,使其能积极配合治疗和护理,促进患儿早日恢复健康。指导家长合理喂养,培养良好的饮食和卫生习惯;经常户外活动,加强体格锻炼,以增强儿童体质、提高其抗病能力;保持室内空气清新,以减少交叉感染的机会;注意气候变化,及时增减衣服,避免着凉,感冒流行季节,应让儿童远离患病人群,少去或不去公共场所;定期健康检查,按时预防接种;教会家长处理呼吸道感染的方法,使患儿在疾病早期能得到及时控制。

【护理评价】 经过治疗和护理,患儿能否有效地咳痰,呼吸道是否通畅;患儿气促、发绀等缺氧症状及体征是否消失;体温是否恢复到正常,生命体征是否平稳;住院期间是否产生各种并发症;能否得到充足的营养。

二、不同病原体所致肺炎的特点

不同病原体所致肺炎的特点见表7-2。

表7-2　几种不同病原体所致肺炎的特点

	呼吸道合胞病毒肺炎	腺病毒肺炎	金黄色葡萄球菌肺炎	肺炎支原体肺炎
病原体	呼吸道合胞病毒	腺病毒(3、7型最常见)	金黄色葡萄球菌	肺炎支原体
好发年龄	多见于婴幼儿,尤多见于1岁以内儿童	6个月~2岁多见	新生儿、婴幼儿多见	年长儿常见,婴幼儿亦不少见
主要临床表现	起病急,干咳,低中度发热;喘憋为突出表现,很快出现呼吸困难及缺氧症状;肺部听诊以喘鸣音为主,肺底可闻及中、细湿啰音	起病急骤,发热呈稽留高热,持续时间长;精神萎靡,面色苍白等全身中毒症状明显;咳嗽剧烈、频繁,可出现喘憋、呼吸困难、发绀等;肺部啰音出现较迟,多于高热3~7日后才出现,肺部病变融合时可出现肺实变体征	起病急、病情重、发展快,全身中毒症状明显;常呈弛张高热或稽留热,但早产儿和体弱儿有时可无发热或仅有低热;烦躁不安、面色苍白、呻吟、呼吸困难及发绀,时有呕吐、腹胀;皮肤常见猩红热样或荨麻疹样皮疹;严重时出现惊厥甚至休克,易并发脓胸、脓气胸等。肺部体征出现较早,可闻及中、细湿啰音	起病缓慢,常有发热,热型不定,可持续1~3周;以刺激性咳嗽为突出表现,少数酷似百日咳样咳嗽;肺部体征常不明显,少数可闻及干、湿啰音,故体征与临床表现不一致为本病特点之一。部分患儿有多系统受累
胸部X线	两肺可见小点片状、斑片状阴影,部分患儿有不同程度的肺气肿	肺部X线改变较肺部啰音出现早;可见大小不等的片状阴影或融合成大病灶,甚至一个大叶	小片浸润阴影,病变发展迅速,持续时间长,可很快出现肺脓肿、肺大疱或胸腔积液	支气管肺炎改变;间质性肺炎改变;均一肺实变影;肺门阴影增浓。体征轻而X线改变明显为本病特点之一
血常规检查	白细胞总数大多正常	白细胞数正常或偏低	白细胞总数及中性粒细胞增多,可见核左移和中毒颗粒	白细胞数大多正常,有时增多
治疗	抗病毒	抗病毒	苯唑西林钠等抗生素,耐药者选用万古霉素或联用利福平	大环内酯类抗生素

第四节　支气管哮喘患儿的护理

支气管哮喘(bronchial asthma)简称哮喘,是由肥大细胞、嗜酸性粒细胞和T淋巴细胞等多种炎性细胞参与的气道慢性炎症,导致易感个体的气道高反应性,引起广泛而可逆的不同程度气道阻塞症状。临床以反复发作的喘息、呼吸困难、胸闷和(或)咳嗽等为特点,多在夜间和(或)清晨发作或加剧,多数患儿可自行或经治疗后缓解。

【病因】　病因尚未完全清楚。特应性体质及遗传因素是哮喘的重要危险因素,70%~80%的儿童哮喘首次发病于5岁以前,多数患儿有婴儿湿疹、过敏性鼻炎和食物、药物过敏等过敏性疾病史,大多为多基因遗传性疾病,20%患儿有家族哮喘史,部分患儿伴有轻度免疫缺陷。诱发支气管哮喘的常见因素有:环境因素(如寒冷刺激、呼吸道感染和过敏原吸入等)、食物、药物、精神因素、运动等。

【发病机制】　哮喘的发病机制十分复杂,遗传和环境因素共同影响哮喘的发展。主要为慢性气道炎症、气流受限及气道高反应性。支气管哮喘的慢性气道炎症是哮喘的本质,以肥大细胞的激活、嗜酸性粒细胞与活化T淋巴细胞浸润、许多炎性介质产生为特点。哮喘发作时有四种原因致使气流受限,即急性支气管痉挛、气道壁肿胀、慢性黏液栓形成、气道壁重塑,见图7-1。

气道高反应性是哮喘的基本特征之一,即气道对各种特异或非特异刺激的反应性异常增高。支气管哮喘患儿用过敏原激发后会出现即刻及迟发反应,即刻反应为支气管平滑肌痉挛所致,气道在10分钟内很快收缩,4~6小时后出现迟发性气道反应,迟发反应是由于黏液产生增加,黏膜水肿及炎症所致。

【临床表现】　支气管哮喘的典型症状为发作性伴有哮鸣音的呼气性呼吸困难,常于夜间或清晨加重。发作前可有流涕、流泪、打喷嚏、刺激性干咳和胸闷等先兆。婴幼儿起病较缓,发病前往往有1~2日上呼吸道感染,与一般支气管炎相似。年长儿起病急,且多在夜间,哮喘症

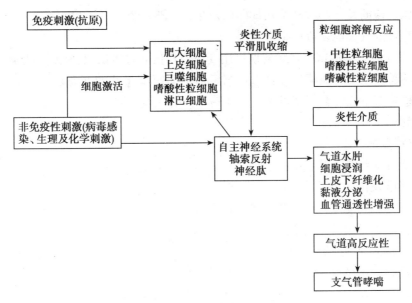

图 7-1 支气管哮喘发病机制

状可在数分钟内发作,干咳或咯大量白色泡沫痰,经数小时至数日,用支气管扩张药或自行缓解。有的患儿咳嗽剧烈可致上腹部肌肉疼痛。体格检查可见桶状胸、三凹征,同时颈静脉显著怒张。有肺气肿时叩诊两肺呈鼓音,并有膈肌下移,心浊音界缩小。呼气相延长,呼吸音减弱,肺部满布哮鸣音,肺部粗大湿啰音时隐时现,在剧烈咳嗽后或体位变化时可消失。

特别严重的病例,一开始即呈危重表现。患儿烦躁不安,面色苍白,呼气性呼吸困难,呈端坐呼吸,鼻翼煽动、口唇及指甲发绀,甚至冷汗淋漓,面容惶恐不安。若哮喘发作在合理应用常规缓解药物治疗后,严重或进行性呼吸困难仍不能缓解,持续较长时间者,称哮喘持续状态(status asthmaticus),此时由于肺通气量减少,两肺几乎听不到呼吸音,称闭锁肺,是支气管哮喘最危险的体征。

在发作间歇期可无任何症状和体征,但在感染或接触外界变应原时,可立即触发哮喘。儿童慢性或反复咳嗽有时可能是支气管哮喘的唯一症状,即咳嗽变异性哮喘。

【辅助检查】

1. 胸部 X 线检查 哮喘急性发作早期胸片可正常,或有间质性改变,可有肺气肿或肺不张,如并发呼吸道感染,可见肺纹理增加及炎症性浸润阴影。偶见气胸、纵隔气肿。

2. 血常规检查 白细胞总数及中性粒细胞一般正常,如并发感染可有白细胞数增高,分类中性粒细胞比例增高。发作时外周血可有嗜酸性粒细胞增高,但多数不明显。

3. 肺功能检查 可确定是否有气流受限,在支气管扩张剂使用前后测定可确定支气管收缩的可逆性,也可用于监测病情变化,在哮喘加重时可判断气流梗阻的程度及其对治疗的反应。适用于 5 岁以上患儿。主要用一秒用力呼气容积/用力肺活量(FEV_1/FVC)及呼气峰流速(PEF)两种方法测定气流受限是否存在及其程度。FEV_1/FVC 正常值:成人 >75%,儿童 >85%。凡 FEV_1/FVC 低于 70% ~75% 提示气流受限,比值越低气流受限程度越重。若 FEV_1/FVC 测定有气流受限,吸入支气管扩张剂 15 ~ 20 分钟后 FEV_1/FVC 增加 12% 或更多,表明有可逆性气流受限,是诊断支气管哮喘的有力依据。PEF 就是气流流过气道的最大速率,PEF 改变可能在症状出现前几个小时甚至几日即已发生,当 PEF 变异率≥20% 表示存在可逆性气流受限。缓解期肺通气功能多数在正常范围。

4. 变态反应状态的测试 在缓解期可用变应原作皮肤过敏试验,有助于明确过敏原,是诊断变态反应的首要工具。血清特异性 IgE 测定对证实哮喘患儿的变态反应状态也很有价值。取痰或鼻分泌物找嗜酸性粒细胞可评估与哮喘相关的气道炎症。

【治疗原则】

（一）治疗目标

1. 尽可能控制哮喘症状(包括夜间症状);

2. 减少哮喘发作次数,甚至达到不发作;

3. 尽可能将肺功能维持在正常或接近正常水平;

4. 防止发生不可逆的气流受限;

5. 保持正常活动,包括运动能力;

6. 避免药物的不良反应;

7. 防止因哮喘死亡。

（二）治疗原则

坚持长期、持续、规范、个体化的治疗原则。急性发作期快速缓解症状:抗炎、平喘;慢性持续期和临床缓解期防止症状加重和预防复发:抗炎、降低气道高反应性、避免触发因素、防止气道重塑、做好自我管理。

（三）阶梯治疗方案

哮喘患儿治疗方案的确定均要根据平时病情的轻重程度采取阶梯治疗,从初始病情严重程度的那一级开始,之后根据病情变化及治疗反应随时进行调整。每 1~3 个月审核一次治疗方案,若哮喘控制 3 个月以上可逐步降级治疗,若未能控制要首先审核患儿用药技术、是否遵医嘱用药及避免变应原和其他触发因素等,在排除上述因素后立即升级治疗。

（四）药物治疗

1. 急性发作期的药物治疗 主要是解痉和抗炎治疗。用支气管扩张药和糖皮质激素,以缓解支气管痉挛,减轻气道黏膜水肿和炎症,减少黏液分泌,所用药物种类和剂量取决于哮喘发作的严重程度。

（1）支气管扩张剂:主要作用为扩张支气管,控制哮喘的急性症状:①β_2 受体激动剂:常用药物有吸入短效 β_2 受体激动剂,包括气雾剂、干粉剂和溶液等,如沙丁胺醇、特布他林,松弛气道平滑肌作用强,通常在数分钟内起效,疗效可维持数小时,是缓解轻、中度急性哮喘症状的首选药物,也可用于运动性哮喘的预防,应按需间歇使用,不宜长期、单一、过量使用,否则可引起骨骼肌震颤、低血钾、心律失常等不良反应。口服给药比吸入给药时心悸、骨骼肌震颤等不良反应明显。②茶碱类:常用的有氨茶碱、缓释茶碱等。可舒张支气管平滑肌、强心、利尿、扩张冠状动脉、兴奋呼吸、抗炎等,是目前常用的平喘药物。静脉滴注氨茶碱可作为儿童危重哮喘附加治疗的选择,但须注意严格控制剂量和滴速,以免引起心律失常、血压下降等不良反应。③抗胆碱药物:吸入抗胆碱药物常用溴化异丙托品,通过降低迷走神经张力而舒缓支气管平滑肌,不良反应少,但作用较 β_2 受体激动剂弱,起效也较慢,可与 β_2 受体激动剂联合吸入。

（2）糖皮质激素:是目前最有效的抗炎药物。吸入糖皮质激素通常需要连续、规则吸入 1 周后方能奏效,因此哮喘急性发作时应与吸入 β_2 受体激动剂或茶碱类合用,病情较重的急性病例应给予口服泼尼松,疗程 1 ~ 7 日;严重哮喘发作时应静脉给予甲泼尼龙或琥珀酸氢化可的松,不超过 7 日,症状缓解后即停止静脉给药。

(3) 抗生素:伴有细菌感染时,同时选用抗生素。

2. 慢性持续期的药物治疗

(1) 吸入型糖皮质激素:吸入糖皮质激素是哮喘长期控制的首选药物,用于哮喘发作的预防,优点是药物可经呼吸道吸入直接作用于气道黏膜,局部抗炎作用强,全身不良反应少。轻、中度以上的哮喘须长期吸入糖皮质激素。常用的吸入激素有丙酸倍氯米松、布地奈德、丙酸佛替卡松等,局部不良反应为口咽部念珠菌感染、声音嘶哑或上呼吸道不适,吸药后用清水漱口可减轻局部反应和胃肠道吸收,年幼儿吸药时须加用储雾罐。

(2) 白三烯受体拮抗剂:是新一代非糖皮质激素类抗炎药,具有舒张支气管平滑肌、预防和减轻黏膜炎性细胞浸润等作用。常用的有孟鲁司特和扎鲁司特。耐受性好,副作用少,可用于哮喘长期预防,不宜用于发作期的解痉治疗。

(3) 缓释茶碱:主要是协助吸入型糖皮质激素抗炎。口服茶碱与糖皮质激素、抗胆碱药有协同作用,但须慎与口服 β_2 受体激动剂联合应用,易诱发心律失常,如欲合用应适当减量。

(4) 长效 β_2 受体激动剂:吸入长效 β_2 受体激动剂适用于哮喘(尤其是夜间哮喘和运动诱发哮喘)的预防和持续期的治疗,其舒张支气管平滑肌的作用可维持 12 小时以上。目前常用的吸入型长效 β_2 受体激动剂有沙美特罗、福莫特罗和班布特罗等。福莫特罗因起效迅速,可按需用于哮喘急性发作时的治疗。

(五)哮喘持续状态的治疗

给氧、镇静、补液、纠正酸中毒;迅速缓解气道痉挛。首选雾化吸入短效 β_2 受体激动剂,亦可同时加入异丙托溴铵进行雾化吸入;早期、较大剂量、全身应用糖皮质激素;静脉使用氨茶碱、肾上腺素皮下注射有助于缓解气道痉挛。持续严重的呼吸困难、闭锁肺、呼吸肌疲劳致胸廓活动受限、嗜睡、神志模糊等,应及时进行人工通气。

(六)去除诱因,预防复发

注意寻找和去除诱发因素,避免继续接触过敏原,积极治疗和清除感染病灶。吸入维持量糖皮质激素,控制气道反应性炎症,是预防复发的关键。此外,在无法避免接触过敏原或药物治疗效果不理想时,可考虑特异性的免疫治疗。

【常见护理诊断/问题】

1. 低效性呼吸形态 与支气管痉挛、气道阻力增加有关。

2. 清理呼吸道无效 与呼吸道分泌物多且黏稠、无力排痰有关。

3. 活动无耐力 与缺氧有关。

4. 潜在并发症:呼吸衰竭、心力衰竭等。

5. 焦虑 与哮喘反复发作有关。

6. 知识缺乏:缺乏支气管哮喘相关的防护知识。

【护理措施】

(一)一般护理

1. 环境 环境应整洁、安静,保持室内空气清新、温湿度适宜,避免摆放花草及有刺激性气味的物品。

2. 休息 哮喘急性发作期患儿应卧床休息,取半卧位或坐位,以利于肺部扩张。为了减少长时间坐位的疲劳,可在床上放一小桌,上垫软枕,以便患儿伏在枕上休息或睡眠。护理操作应尽可能集中进行。协助患儿的日常生活,尽量避免情绪激动,依据病情轻重确定活动量。患儿活动前后,监测其呼吸和心率,活动时如有气促、心率加快可给予持续吸氧并充分休息。

3. 饮食 保证液体入量,以降低气道分泌物的黏稠度,有利于分泌物排出;给予患儿清淡易消化、营养丰富的流质或半流质饮食,少食多餐,不宜过饱,以免加重心脏负担、影响膈肌运动。避免冷食及诱发哮喘发作的食物,以免引起气管收缩。

(二)缓解呼吸困难,维持呼吸道通畅

1. 给氧 鼻导管或面罩吸氧,氧浓度以40%为宜,监测血气,根据血气分析情况及时调整氧流量,维持 PaO_2 在 $70\sim90mmHg(9.3\sim12.0kPa)$。给氧前应先清除呼吸道分泌物,以保证给氧效果。

2. 遵医嘱给予支气管扩张剂和糖皮质激素等,并注意观察疗效和副作用。

3. 痰多、黏稠、不易咳出者,给予雾化吸入、翻身、拍背,病情允许者可行体位引流,以协助患儿排痰,必要时吸痰。

4. 指导并鼓励患儿做深而慢的呼吸运动。

5. 有感染者遵医嘱给予抗生素。

(三)密切观察病情变化

监测生命体征,注意患儿是否有发绀、出汗、烦躁不安、气喘加剧、心率加快、肝脏增大、血压下降、呼吸音减弱或消失等表现。若发生意识障碍、呼吸困难加重、哮喘持续状态、心力衰竭、呼吸衰竭时,应立即报告医生并协助医生积极抢救。

(四)心理护理

哮喘急性发作时,要守护并安抚患儿,使其保持平静,采取措施缓解患儿的恐惧心理,鼓励患儿表达其不适及思想情感,满足患儿的合理要求。解除患儿及家长的思想负担,树立治疗疾病的信心,调动其应对疾病发作的积极态度和自我护理的主观能动性。指导患儿和家长平时除采取积极措施防止哮喘发作外,还可适当做户外活动,进行锻炼,不断增强体质、提高机体的抗病能力。

(五)健康教育

1. 普及哮喘知识 对患儿及其家长进行哮喘知识的普及,解答患儿及家长提出的问题,使之对哮喘这个慢性疾病有一个较为全面、正确的认识,如病因、疾病严重程度、危害、预后以及坚持治疗的益处等。告知患儿家长治疗原则为长期、持续规范和个体化治疗。通过对患儿及家长进行哮喘基本防治知识的教育,调动其对哮喘防治的主观能动性,提高依从性,避免各种触发因素,减少复发,巩固治疗效果,提高生活质量。

2. 指导呼吸运动

(1)腹部呼吸运动:平卧,双手平放在身体两侧,膝弯曲,脚平放地面;用鼻连续吸气并放松上腹部,但胸部不扩张;缩紧双唇,慢慢吐气直至吐完;重复以上动作10次。

(2)向前弯曲运动:坐在椅上,背伸直,头向前、向下低至膝部,使腹肌收缩;慢慢抬起躯干并由鼻吸气,扩张上腹部;胸部保持直立不动,将气由口慢慢吹出。

(3)胸部扩张运动:坐在椅子上,将手掌放在左右两侧的最下肋骨上;吸气,扩张下肋骨,然后由口吐气,收缩上胸部和下胸部,用手掌下压肋骨,可将肺底部的气体排出;重复以上动作10次。

3. 介绍用药方法 教会患儿和家长正确使用快速缓解药物和长期预防药物。应训练指导患儿正确掌握吸入技术,以确保药效。如先将药物摇匀,轻轻呼气,口含吸入器吸嘴,闭紧口唇,开始缓慢深吸气同时按压气雾剂,使药物随吸气吸入肺内深部,屏气10秒后缓慢呼气,吸药完毕后用清水漱口,以免引起声音嘶哑及真菌感染。对年龄幼小或不能配合的患儿,可采用储雾罐吸入。

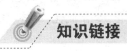

知识链接

儿童哮喘临床常用吸入疗法

吸入疗法是儿童哮喘的首选给药方法,但吸入治疗是一个长期过程,因此如何选择吸入药物和吸药装置十分重要。护理人员应熟悉各种药物、吸药装置和给药方法的特点,正确指导吸药方法,用尽可能少的药物达到最佳临床治疗效果。临床常见吸入方法及装置有以下几种:

1. 压力定量气雾吸入器　压力定量气雾吸入器具有装置小巧便于携带,作用快捷,使用方便,为多剂量装置,装置不需要维护及价格便宜等特点,是目前临床应用最广的一种吸入装置。典型的压力定量气雾吸入器由三个主要部分所组成(贮药腔、定量阀和气雾启动器),内含药物、推进剂和一种或多种表面活性物质或润滑剂3种成分。其临床疗效与吸入方法密切相关,如正确操作,吸入肺部的药量可达10%以上,但大约有80%的药物沉积在口咽部。应用压力定量气雾吸入器有较高的吸入技术要求,幼龄儿童由于较难掌握复杂的吸入技术,可考虑加用储雾罐作为辅助装置吸药,既解决了吸药的协调性问题,又增加了达到下气道的药量,进而提高了疗效。

2. 干粉吸入器(DPI)　根据干粉的剂型可将DPI分成单剂量型(旋转吸入器)、多剂量型(准纳器、碟式吸入器)和贮存剂量型(都保)三种。

3. 雾化吸入器　雾化吸入器是所有吸入装置中最不需要患儿刻意配合的一种给药装置,治疗时患儿作平静呼吸即可,药液不含刺激物。虽然以单位剂量计算,经雾化器吸药释放入下气道的药量并不高(一般不足10%),但由于输出药雾颗粒小,药雾沉积时间长,药物在肺内的分布较均衡,疗效较佳。但雾化吸入有动力要求(气泵或氧气),治疗费用相对较贵,使用时携带不方便。

4. 做好家庭内治疗管理和监测　哮喘具有反复发作的特征,即使严格遵医嘱坚持用药仍有可能发作,因此应对患儿进行家庭内治疗管理和监测,让患儿及家长了解发作的诱因、先兆,也可使用简易峰流速仪监测最大呼气峰流速,可及时发现病情变化,及时控制病情,减少严重哮喘发作。同时注意改善生活环境,避免接触过敏原和触发因素。

5. 加强日常护理,增强患儿体质　指导患儿及家长注意天气变化,适时增减衣物,房间定时通风换气,不去人群拥挤的公共场所,预防感冒等。体育锻炼可改善心肺功能,增强体质,哮喘患儿在应用药物的同时进行适当的体育运动,如游泳、间歇性运动、呼吸训练、步行等,可加强治疗效果,特别鼓励室外运动,经常接触大自然,多晒太阳,逐渐适应气候和环境的变化,避免或减少呼吸道感染机会。

(孙　霞)

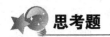

思考题

1. 男婴,8个月,2天前出现咳嗽,痰多,不易咳出,发热,体温波动于38~39.5℃之间,1天前出现咳嗽加剧,气喘,烦躁不安。查体:体温38.8℃,脉搏160次/分,呼吸60次/分,面色苍白,呼吸急促,可见鼻翼煽动及三凹征,双肺可闻及散在哮鸣音及细湿啰音,心音低钝,律齐,未闻及杂音,肝右肋下3.5cm,双下肢无明显水肿。

　　问题:(1) 该患儿最可能的诊断是什么?

　　　　　(2) 根据患儿目前的状况,列出其主要护理诊断。

　　　　　(3) 该患儿在输液过程中,应注意哪些问题?

2. 男孩,6岁,因咳嗽、流涕3天,喘息2天,加重1天入院。既往有多次类似病史。体格检查:体温36.5℃,呼吸26次/分,脉搏120次/分,精神差,呼吸急促,口周稍发绀,可见三凹征,双肺叩诊鼓音,听诊呼吸音减弱,可闻及哮鸣音,无湿性啰音,心音有力,心律齐,无杂音,腹平软,肝脾肋下未及。

　　问题:(1) 该患儿最可能的诊断是什么?

　　　　　(2) 根据患儿目前状况,列出其主要护理诊断。

　　　　　(3) 应如何指导患儿用药?

　　　　　(4) 对其进行健康教育的内容应包括哪些方面?

第八章

循环系统疾病患儿的护理

第一节　小儿循环系统解剖生理特点

小儿循环系统疾病主要是指心脏和与其相连的大血管的病变,其病理生理改变要追溯到心脏的胚胎发育,胎儿出生后的循环与胎儿期有所不同,在生理和解剖上会发生很大的变化。

一、心脏的胚胎发育

胚胎第 2 周开始形成原始心脏。原始心脏是一个纵直管道,由外表收缩环把它分为三部分,由前至后为心球、心室、心房(图 8-1)。在遗传基因的作用下,心管逐渐扭曲生长,从上到下构成静脉窦(逐步发育成上、下腔静脉及冠状窦)、共同心房、共同心室、心球(以后形成心室的流出道)和动脉总干(以后分隔为肺动脉和主动脉)。由于心室的扩展和伸张较快,心室渐向腹面突出,使静脉窦、动脉总干和心球都位于心脏的前端,心脏流入和流出孔道并列在一端,四组瓣膜环连在一起,组成纤维支架。从心管到四腔心,心脏的旋转是正常心脏结构生成的关键步骤(图 8-2)。

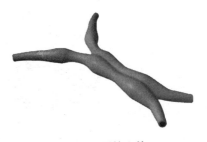

图 8-1　原始心管

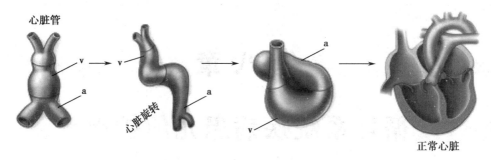

心脏管

心脏旋转

正常心脏

图8-2 四腔心的发育过程

　　心房和心室在胚胎第4周时是共腔的,其划分是先在房室交界处的背、腹面各长出一心内膜垫,然后两垫相接将心脏分为心房和心室。心房的左右之分起始于胚胎第3周末,先是心房腔的前背部向心内膜垫长出一镰状隔,即第一房间隔,其下缘向心内膜垫生长,暂时未闭合时形成第一房间孔,第一房间隔上部组织吸收形成第二房间孔,左右心房仍保持相通(图8-3)。至胚胎第5、6周,第一房间隔右侧长出一镰状隔,即第二房间隔。此隔向心内膜延伸的过程中,其游离缘留下一个孔道,即卵圆孔,此孔与第一房间隔的第二房间孔上下相对,随着心脏的生长,两个房间隔逐渐黏合,第二房间隔将第二房间孔完全掩盖,而第一房间隔成为卵圆孔的帘膜,血流可由右侧推开帘膜流向左侧而不能反流。胚胎发育过程中,若心内膜垫未能与第一房间隔完全接合,第一孔没有关闭,就形成房间隔第一孔缺损(原发孔缺损);若第一房间隔上部吸收过多,或第二房间隔发育不良,就形成第二孔缺损(继发孔缺损)。临床上以后者多见。

　　心室间隔由下部分的室间隔肌部和上部分的室间隔膜部构成(图8-4)。胚胎发育过程中,若肌部发育不良,形成室间隔的低位缺损,临床较少见;若膜部发育不完善,则形成室间隔

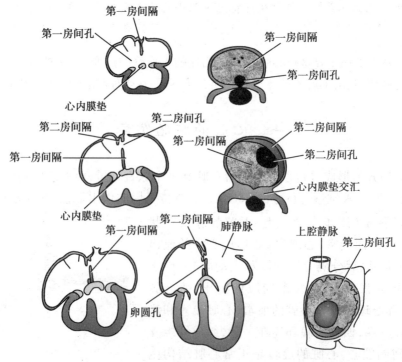

图8-3 人类胚胎30天左右房间隔的发育过程

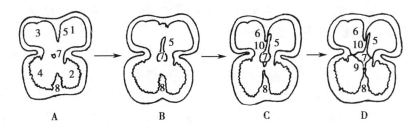

图8-4 人类室间隔的发育

的高位缺损。胚胎第8周房室间隔完全长成,即成为四腔心脏。

原始心脏的出口是一根动脉总干,动脉总干以后被其分支处螺旋形向心室生长的纵隔分开,形成主动脉和肺动脉,主动脉向左、向后旋转与左心室相连,肺动脉向右、向前旋转与右心室相连。胚胎发育过程中,若该纵隔发育障碍、分隔不均或扭转不全,则可造成主动脉骑跨、肺动脉狭窄或大血管错位等畸形。

综上所述,心脏胚胎发育的关键时期是胚胎2~8周,在此期间如受到某些化学、物理和生物因素的不良影响,则易导致心血管发育畸形。

二、胎儿血液循环和出生后的改变

(一)正常胎儿血液循环

胎儿时期的营养代谢和气体交换通过脐血管和胎盘与母体之间以弥散的方式进行。正常胎儿的循环过程如下(图8-5):

(二)出生后血液循环的改变

1. 胎盘血液循环终止 胎儿娩出后脐血管被阻断,在血流停止后6~8周完全闭锁,形成韧带。

2. 肺循环阻力下降 出生后呼吸建立,在肺脏开始进行气体交换。由于肺泡的扩张,肺小动脉管壁肌层逐渐退化,管壁变薄、扩张,肺循环压力降低。

3. 卵圆孔闭合 肺循环阻力下降后从右心室流入肺内的血液增多,以至于流到左心房的血液增多,左心房压力随之增高。当左心房压力超过右心房压力时,卵圆孔的瓣膜则发生功能上的关闭,到生后5~7个月,解剖上大多闭合,15%~20%的人仍保留卵圆孔,但无左向右分流。

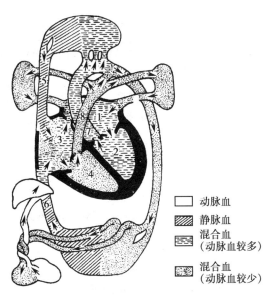

图8-5 胎儿血液循环过程

▢ 动脉血
▨ 静脉血
▤ 混合血
(动脉血较多)
▦ 混合血
(动脉血较少)

4. 动脉导管闭合 由于肺循环压力降低,体循环压力增高,使流经动脉导管内的血流逐渐减少,最后停止,动脉导管形成功能上的关闭。同时,由于自主呼吸使动脉血氧含量增高,使动脉导管壁平滑肌受到刺激后收缩,加上出生后体内前列腺素E浓度降低,故导管逐渐闭塞,最后形成动脉韧带。80%婴儿生后 3～4 个月、95%婴儿 1 岁时形成解剖上的闭合。

（三）正常小儿心脏、心率、血压的特点

1. 心脏大小和位置　小儿心脏体积较成人相对大。随着年龄的增长，心脏重量与体重的比值下降，并且左、右心室增长不平衡。出生时两心室壁厚度几乎相等，随着体循环量的增长，左心室负荷明显增加，加之肺循环阻力在生后明显下降，左心室壁较右心室壁增厚更快。小儿心脏在胸腔的位置随着年龄的增长而发生变化。新生儿和小于 2 岁婴幼儿的心脏多呈横位，心尖冲动位于左侧第 4 肋间、锁骨中线外侧，心尖部主要为右心室；以后心脏逐渐由横位转为斜位，3～7 岁心尖冲动已位于胸腔左侧第 5 肋间、锁骨中线处，左心室形成心尖部；7 岁以后心尖位置逐渐移到锁骨中线以内 0.5～1cm。

2. 心率　小儿心率较快，是由于小儿新陈代谢旺盛和交感神经兴奋性较高所致，随着年龄的增长，逐渐减慢而接近正常成人（表 8-1）。进食、活动、哭闹和发热可使小儿心率发生变化，因此，测量心率和脉搏应在小儿安静或睡眠时进行。一般体温每升高 1℃，心率增加 10～15 次/分。凡脉搏显著增快，并且在睡眠时也不减慢者，应怀疑有器质性心脏病。

表 8-1　不同年龄正常小儿的心率、血压参考值

年龄	心率（次/分）	收缩压（mmHg）	舒张压（mmHg）
新生儿	120～140	60～70	40 左右
<1 岁	110～130	70～80	50 左右
2～3 岁	100～120	80～90	50
4～7 岁	80～100	85～95	50～60
8～14 岁	80～100	90～130	60～90

3. 血压　由于心搏出量较少，动脉壁的弹性较好和血管口径相对较大，故小儿血压偏低，但随着年龄的增长而逐渐升高（表 8-1）。2 岁以后收缩压可按公式计算，收缩压（mmHg）= 年龄×2+80mmHg。收缩压的 2/3 为舒张压。收缩压高于此标准 20mmHg 为高血压，低于此标准 20mmHg 为低血压。正常情况下，下肢的血压比上肢约高 20mmHg。

 知识链接

国内应用儿童高血压参考标准

新生儿>90/60mmHg；

婴幼儿>100/60mmHg；

学龄前儿童>110/70mmHg；

学龄儿童>120/80mmHg；

13 岁以上儿童>140/90mmHg；

所有年龄儿童血压>150/100mmHg 为重症高血压。

第二节　各种常见的先天性心脏病

学习目标

* **识记**
  1. 能复述法洛四联症,差异性发绀,缺氧发作,蹲踞,杵状指(趾),周围血管征的概念。
  2. 能复述先天性心脏病的病因、预防及临床表现。
* **理解**

  能说明室间隔缺损、房间隔缺损、动脉导管未闭、法洛四联症的血流动力学改变及治疗原则。

一、概　　述

先天性心脏病(congenital heart disease,CHD)简称先心病,是胎儿时期心脏血管发育异常导致的心血管畸形,是小儿最常见的心脏病。中国每年新增先天性心脏病患儿约有 15 万,它是除了早产以外 1 岁以内儿童死亡的主要原因。先天性心脏病患儿症状轻重不一,轻者可无症状,重者可有乏力、活动后呼吸困难、发绀、晕厥等。

随着心导管检查、心血管造影术和超声心动图等的应用,介入性导管术、在低温麻醉和体外循环下心脏直视手术的发展,以及术后监护技术的提高,先天性心脏病的诊治已取得跨越式发展。多数患儿获得彻底根治,先心病的预后已大为改观,病死率明显下降。

【病因】　先天性心脏病的病因尚未完全明确,目前认为其发病主要受遗传因素和环境因素的影响,是其相互作用的结果。

1. **遗传因素**　主要由染色体异常、单一基因突变、多基因病变引起。15% 的先天性心脏病患儿中有单基因和染色体异常,如唐氏综合征常合并心内膜垫缺损、房间隔缺损、室间隔缺损、动脉导管未闭;性染色体异常如特纳综合征常合并主动脉狭窄。5% 的先天性心脏病患儿出于同一家族,其病种相同或相近。

知识链接

CHD 与家族基因相关

若母亲患有 CHD,孩子患 CHD 的几率为 2.5% ~18%;若父亲患有 CHD,孩子患 CHD 的几率为 1.5% ~3%;已经有一个孩子患有 CHD,第二个孩子患病的可能为 1.5% ~5%;既有两个孩子患有 CHD,第三个孩子患病的可能为 5% ~10%。

2. 环境因素　主要的是怀孕早期宫内感染,如风疹、流行性腮腺炎、流行性感冒和柯萨奇病毒感染等,其他如孕妇缺乏叶酸、与大剂量的放射线接触,服用抗癌、抗癫痫等药物,患代谢紊乱性疾病(如糖尿病、高钙血症、苯丙酮尿症等),妊娠早期饮酒、吸食毒品、食用锂盐等均可能与发病有关。另外,氧气浓度也是影响先天性心脏病的一个因素,居住在高山等海拔高的地区,因氧气浓度低,易发生动脉导管未闭。

虽然引起先天性心脏病的病因尚未完全明确,但对孕妇加强保健工作很重要,同时可以在怀孕早、中期通过胎儿超声心动图及染色体、基因诊断等对先天性心脏病进行早期诊断和早期干预。

【分类】　先天性心脏病的种类很多,且可以两种或两种以上的畸形并存,临床常用的分类方法有:

1. 根据左、右心腔及大血管间有无直接分流和临床有无青紫,可分为三大类:

(1) 左向右分流型(left-to-right shunt lesions)(潜伏青紫型):在左、右心腔之间或主动脉与肺动脉之间存在异常通路。正常情况下,由于体循环压力高于肺循环,血液从左向右分流而不出现青紫。当屏气、剧烈哭闹或任何病理情况致肺动脉和右心室压力增高并超过左心压力时,则可使含氧低的血液自右向左分流而出现暂时性青紫,故此型又称潜伏青紫型。常见的有室间隔缺损、房间隔缺损和动脉导管未闭等。

(2) 右向左分流型(right-to-left shunt lesions)(青紫型):为先天性心脏病中最严重的一组,某些畸形(如右心室流出道狭窄等)的存在,致右心压力增高并超过左心而使血液从右向左分流,或大动脉起源异常时,导致大量回心静脉血进入体循环,引起全身持续性青紫。常见的有法洛四联症、大动脉错位等。

(3) 无分流型(non-shunt lesions)(无青紫型):在心脏左、右两侧或动、静脉之间没有异常分流或通路存在,故无青紫现象,只有在心力衰竭时才发生青紫,如主动脉缩窄、肺动脉狭窄等。

2. Silber 分类法　以病理变化为基础,结合临床表现及心电图等辅助检查分类。

(1) 单纯心血管间交通:如房间隔缺损、室间隔缺损、动脉导管未闭等。

(2) 心脏瓣膜畸形:如主动脉瓣狭窄、肺动脉狭窄、二尖瓣关闭不全等。

(3) 血管畸形:如主动脉狭窄、冠状动-静脉瘘、主动脉窦瘤等。

(4) 复合畸形:如法洛四联症、大血管转位、完全性心内膜垫缺损等。

(5) 立体构相异常:如单纯右位心、中位心。

(6) 心律失常:如预激综合征、先天性房室传导阻滞、致命性家族性心律失常等。

(7) 心内膜弹力纤维增生症。

(8) 家族性心肌病。

(9) 心包缺失。

(10) 心脏异位和左心室憩室。

二、临床常见的先天性心脏病

(一)室间隔缺损

室间隔缺损(ventricular septal defect, VSD)是心脏胚胎发育异常形成的左、右心室间的异常通道,是小儿最常见的先天性心脏病,约占我国先天性心脏病的50%。约25%单独存在,其余合并其他畸形。本节只限于单纯性室间隔缺损的讲解。

【分型】　室间隔缺损分类方法很多,主要介绍两种。

1. 与外科手术切口结合,按缺损解剖位置不同,可分为两大类型和若干亚型,缺损可单独存在,也可多个并存。

(1) 膜周部缺损:最为常见,占60%～70%,位于主动脉下,由膜部向与其相接的三个区域(流入道、流出道或小梁肌部)延伸而成。

(2) 肌部缺损:占20%～30%,又分为窦部肌肉缺损、漏斗膈肌肉缺损及肌部小梁部缺损。

2. 按缺损大小分类(表8-2)。

表8-2　室间隔缺损的分类

	小型室间隔缺损（Roger 病）	中型室间隔缺损	大型室间隔缺损
缺损直径(mm)	<5	5～15	>15
缺损面积(cm²)	<0.5	0.5～1.5	>1.0
分流量	少	中等	大
症状	无或轻微	有	明显
肺血管	可无影响	有影响	肺高压 Eisenmenger 综合征

【病理生理】　疾病早期由于左心室压力高于右心室压力,其分流为左向右分流,肺循环血流量增加。从肺动脉瓣(二尖瓣)血流量中减去主动脉瓣(三尖瓣)血流量即所谓的分流量。缺损小,心室水平左向右分流量少,血流动力学变化不大,可无症状(表8-2);大型缺损,血液在两心室间自由交通,大量左向右分流量使肺循环血流量增加,产生容量性肺动脉高压,晚期可导致肺小动脉肌层及内膜改变,管腔壁变厚,管腔变窄,逐渐演变为不可逆的阻力性肺动脉高压。右心压力增加,左向右分流逆转为双向分流或右向左分流,患儿出现发绀,右心衰竭征象,如颈静脉怒张、周围组织水肿等,即艾森曼格综合征(图8-6)。这一阶段的患儿已失去手术的机会,还容易引起感染性心内膜炎。

【临床表现】　临床表现取决于缺损的大小及肺循环的阻力。小型缺损多无临床症状,生长发育正常。缺损较大时,患儿多生长迟缓,体重不增,喂养困难,面色苍白,活动后乏力、气短、多汗,反复呼吸道感染及心力衰竭等。疾病晚期分流量大的室间隔缺损患儿可出现艾森曼格综合征。体格检查发现心界向左下扩大,心尖冲动增强并向左下移位等,典型心脏杂音为胸骨左缘第3、4肋间可闻及Ⅲ～Ⅳ级粗糙的全收缩期杂音,可扪及震颤。明显肺动脉高压者,肺动脉第二心音显著亢进而心脏杂音较轻。

室间隔缺损常见的并发症为感染性心内膜炎、支气管

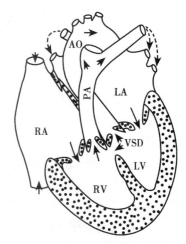

图 8-6　室间隔缺损血液循环示意图

炎、支气管肺炎、充血性心力衰竭等。

【辅助检查】

1. 胸部X线检查　小型室间隔缺损无明显改变,或肺动脉段延长或轻微突出,肺野轻度充血。中度以上缺损心影轻度至中度扩大,左、右心室增大,以左心室增大为主,肺纹理增粗,肺动脉段突出,主动脉弓影缩小(图8-7)。出现艾森曼格综合征时,心影可基本正常或轻度增大,肺动脉主支增粗,肺外周血管影很少,形似枯萎的秃枝。

2. 心电图检查　小型室间隔缺损可正常或表现为轻度左心室肥大;中型室间隔缺损以左心室肥厚为主;大型室间隔缺损为双心室或右心室肥厚。

3. 超声心动图检查　为诊断先天性心血管畸形的主要手段。二维超声可从多个切面显示缺损的直接征象;彩色多普勒超声可显示分流束的起源、部位、数目、大小及方向;频谱多普勒超声可测量分流速度,估测肺动脉压,还可间接测

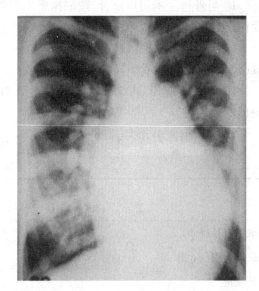

图8-7　室间隔缺损的X线片

量肺循环血流量(Qp)和体循环血流量(Qs),正常时 $Qp/Qs \approx 1$,此值增高≥1.5提示为中等量左向右分流,≥2.0为大量左向右分流。

4. 心导管检查　了解心脏及大血管不同部位的血氧含量和压力变化,明确有无分流及分流的部位。导管术示右心室的含氧浓度增高,表示左心室的动脉血流向右心室,而且肺动脉的压力增高。

5. 心血管造影　适用于心导管检查仍不能明确诊断而又考虑手术治疗的患者。可显示心脏形态、大小及心室水平分流束的起源、部位、时相、数目与大小,有无其他并发畸形等。

【治疗原则】

1. 内科治疗

(1) 中小型室间隔缺损可门诊随访至学龄前期,膜周部和肌部小梁部缺损有自然闭合可能,有反复呼吸道感染和充血性心力衰竭时进行抗感染、强心、利尿、扩血管等对症处理,直到手术。

(2) 心导管封堵:可应用蘑菇伞等装置经心导管堵塞进行介入治疗,初步应用表明该方法对关闭肌部、部分膜部室间隔缺损是安全有效的。

2. 外科治疗

(1) 在体外循环下行缝合术或补片关闭。

(2) 姑息法:将一段缩窄带环绕在肺动脉的周围,减少肺血流,控制心力衰竭。适用于肺水肿严重,年幼手术危险性高的患儿。

(二)房间隔缺损

房间隔缺损(atrial septal defect, ASD)是房间隔在胚胎发育过程中发育不良所致,是一种常见的先天性心脏病,占先天性心脏病总数的5%~10%。女性多见,男女比例1:2。小儿时期

症状较轻,不少患者到成年后才被发现。

【分型】　根据缺损的病理解剖位置,可分为以下四个类型(图8-8):

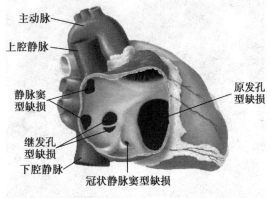

图8-8　房间隔缺损的分型

1. 原发孔型房间隔缺损　也称部分性心内膜垫型房间隔缺损,约占15%,缺损位于心内膜垫与房间隔交接处。

2. 继发孔型房间隔缺损　最常见,约占75%,也称中央型,缺损位于房间隔中心卵圆窝部位。

3. 静脉窦型房间隔缺损　约占5%,分上腔型和下腔型。

4. 冠状静脉窦型房间隔缺损　约占2%,缺损位于冠状静脉窦上端与左心房之间,致左心房血流经冠状静脉窦缺口分流入右心房。

【病理生理】　患儿出生后,左心房压力高于右心房,房间隔缺损时则出现左向右分流,左向右分流的大小取决于ASD缺损的大小、左右心房的压差及右心室舒张期顺应性。随着年龄的增长,肺血管阻力及右心室压力下降,加之右心室壁较左心室壁薄,使得右心室充盈阻力也较左心室低,故分流量增加。分流造成右心房和右心室负荷过重导致右心房和右心室增大(图8-9)。疾病晚期,随着肺动脉压力的升高,当右心房压力大于左心房时,则出现右向左分流,出现青紫。

【临床表现】　根据缺损大小而定。缺损小者,可无症状。缺损大者,可有面色苍白,活动后乏力、气短、心悸,反复呼吸道感染,生长发育延迟等。肺动脉高压出现右向左分流者,临床表现为发绀,常见于口唇、鼻尖及指(趾)甲床。

体格检查可见心前区隆起,心尖冲动弥散,心浊音界扩大。典型心脏杂音可闻及胸骨左缘2、3肋间收缩中期Ⅱ～Ⅲ级喷射样杂音;第一心音正常或分裂。肺动脉瓣区第二心音增强或亢进,呈固定分裂(肺动脉瓣延迟关闭所致)。

常见并发症为肺炎,至青、中年期可合并心律失常、肺动脉高压和心力衰竭等。

【辅助检查】

1. 胸部X线检查　心影轻～中度增大,以右心房、右心室增大为主,肺动脉段突出,肺野充血,主动脉影缩小,透视下可见"肺门舞蹈"征(图8-10)。

2. 心电图检查　典型病例可见心电轴右偏,右心房、右

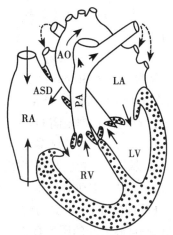

图8-9　房间隔缺损血液循环示意图

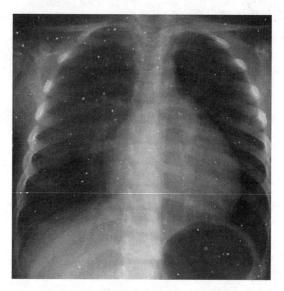

图 8-10 房间隔缺损的 X 线片

心室肥大,不完全性或完全性右束支传导阻滞,1/4 病例可有 P 波轻微增高。

3. 超声心动图检查 右心房和右心室内径增大。二维超声心动图可见房间隔回声中断,并可显示缺损的位置和大小。多普勒彩色血流显像可观察到分流的位置、方向并能估测分流的大小。

4. 心导管检查 可发现右心房血氧含量高于上、下腔静脉平均血氧含量。心导管可经缺损由右心房进入左心房。

【治疗原则】

1. 内科治疗

(1) 抗心力衰竭、抗感染治疗:使用地高辛可以增强心肌功能,增加心排出量。使用抗生素可预防心内膜炎等感染。

(2) 心导管封堵:应用双面蘑菇伞等关闭缺损。

2. 外科治疗 手术治疗,缺损较大影响生长发育者宜在学龄前体外循环下做房间隔缺损修补术。

（三）动脉导管未闭

动脉导管未闭(patent ductus arteriosus,PDA)指动脉导管异常持续开放导致的病理生理改变,占先天性心脏病的 15%。大都单独存在,只有 10% 的病例合并其他心脏畸形。

【分型】 根据未闭的动脉导管的大小、长短和形态,分为三型(图 8-11):

1. 管型 导管长度多在 1cm 左右,直径粗细不等。

2. 漏斗型 长度与管型相似,近主动脉端粗大,向肺动脉端逐渐变窄。

3. 窗型 主动脉与肺动脉紧贴,直径往往较大,分流量大。

【病理生理】 主要的病理生理学改变是通过导管的分流。分流量大小与导管的粗细和主动脉、肺动脉之间的压差有关。由于主动脉压力高于肺动脉压力,主动脉血流持续分流入肺动脉,肺循环血量增加,左心负荷加重,左心房、左心室扩大,心室壁肥厚(图 8-12)。长期大量分流,可使肺动脉收缩,压力增高,导致肺动脉高压。当肺动脉压力超过主动脉时,肺动脉血液流

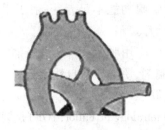 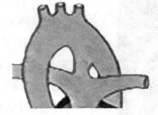 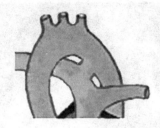

管型　　　　　　　漏斗型　　　　　　　窗型

图8-11　动脉导管未闭的分型

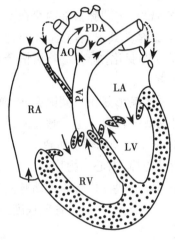

图8-12　动脉导管未闭血液循环示意图

入主动脉,产生右向左分流,患儿表现出下半身青紫,左上肢轻度青紫,而右上肢正常,称为差异性发绀。

【临床表现】　临床症状取决于动脉导管的粗细。导管口径较细者,分流量小,临床常无症状,仅在体检时发现心脏杂音;导管粗者分流量大,患儿生长发育落后、疲劳无力、多汗,易合并呼吸道感染,表现为咳嗽、气急等。如合并高度肺动脉高压,即出现青紫。偶因扩大的肺动脉压迫喉返神经而引起声音嘶哑。

体格检查可见患儿多消瘦,轻度胸廓畸形,心前区隆起,心尖冲动增强,典型心脏杂音为胸骨左缘第2~3肋间可闻及粗糙响亮的连续性机器样杂音,占据整个收缩期和舒张期,可伴有震颤,肺动脉瓣区第二心音增强或亢进。婴幼儿期及合并肺动脉高压或心力衰竭时,主动脉与肺动脉舒张期压力差很小,往往仅能听到收缩期杂音。由于肺动脉分流使动脉舒张压降低,收缩压多正常,脉压增宽,可有水冲脉、毛细血管搏动和股动脉枪击音等周围血管征。

常见并发症为感染性动脉炎、充血性心力衰竭、心内膜炎等。

【辅助检查】

1. 胸部X线检查　小分流量者,心血管影可正常。大分流量者,心胸比率增大,左心室增大,心尖向下扩张,左心房轻度增大。肺血增多,肺动脉段突出,肺门血管影增粗(图8-13)。肺动脉高压时,右心室有扩大肥厚征象。主动脉结正常或突出。

2. 心电图检查　分流量大者,可有不同程度的左心室增大,偶有左心房肥大。显著肺动脉高压者,左、右心室肥厚,严重者甚至有右心室肥厚。

3. 超声心动图　对诊断极有帮助。可探查到未闭合的导管及收缩期和舒张期的连续湍流。

4. 心导管检查　可发现肺动脉血氧含量高于右心室。有时心导管可以通过未闭导管从肺动脉进入降主动脉。

5. 心血管造影　对复杂病例的诊断有重要价值。

【治疗原则】

1. 任何年龄、不同大小的动脉导管均应及时行内科心导管封堵或外科导管结扎术。

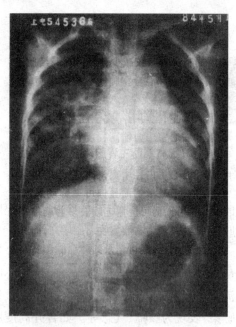

图8-13 动脉导管未闭的X线片

2. 先天性甲状腺功能不足者，一般于手术前给予甲状腺激素治疗。

3. 对早产儿可应用吲哚美辛（消炎痛）等前列腺素合成酶抑制剂，诱导导管自然闭合。

（四）法洛四联症

法洛四联症（tetralogy of Fallot，TOF）是婴儿期后最常见的一种青紫型先天性心脏病，约占先天性心脏病的10%。主要由四种畸形组成：①右心室流出道狭窄：以漏斗部狭窄多见，其次为漏斗部和动脉瓣合并狭窄，也可有单独动脉瓣狭窄；②室间隔缺损；③主动脉骑跨：主动脉根部骑跨在室间隔缺损上；④右心室肥厚。其中，右心室流出道狭窄是最主要的病理生理变化，它决定着病情严重程度及预后。

【病理生理】 基本畸形是由室间隔漏斗部前移所致。通常室间隔缺损较大。主动脉骑跨是继发的，因室间隔缺损位于主动脉瓣下所致。

由于右心室流出道狭窄，血液进入肺循环受阻，右心室代偿性肥厚，右心压力增高，当压力超过左心室时，血液从室间隔缺损处流出呈右向左分流，临床表现为青紫；骑跨的主动脉同时接收来自左心室和右心室的血液，来自右心室的静脉血被输送到全身各处，加重青紫程度（图8-14）。

【临床表现】

1. 青紫 为主要症状、体征。多见于毛细血管丰富的浅表部位，如口唇、指（趾）甲床、球结膜等。其出现的早晚和程度与右心室流出道的狭窄程度有关。由于血氧含量下降，啼哭、情绪激动、寒冷等即可引起青紫加重。

2. 杵状指（趾） 长期缺氧可使指（趾）端毛细血管扩张增生，局部软组织和骨组织也增生，表现为指（趾）端膨大如杵状。

3. 蹲踞现象 患儿常于行走、游戏时，主动蹲下休息片刻（图8-15）。蹲踞时，一方面下肢屈曲，使静脉回心血量减少，从而减轻心脏负担；另一方面，下肢屈曲血管受压，体循环阻力增加，使右向左分流减少，肺血流量增加，从而暂时缓解缺氧症状。不会行走的小儿，常喜欢大人抱起，双下肢屈曲状。

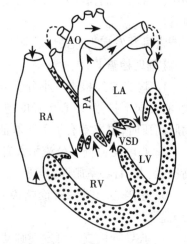

图8-14 法洛四联症血液循环示意图

4. 阵发性缺氧发作 好发于2岁以下小儿，常在晨起时、吃奶时、大便时或大便后及哭闹后出现阵发性呼吸困难、烦躁、青紫加重，重者可突然晕厥、抽搐或脑血管意外。其原因在于肺动脉漏斗部狭窄的基础上，该处肌肉突然发生痉挛，致使一时性肺动脉梗阻，导致脑缺氧加重所致。年长儿常诉头晕、

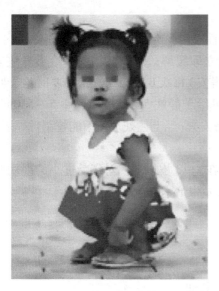

图 8-15　法洛四联症的蹲踞姿势

头痛。

体格检查可见,患儿生长发育较迟缓,智能发育也可能稍落后。心前区稍隆起,典型心脏杂音为胸骨左缘第 2～4 肋间可闻及Ⅱ～Ⅲ级收缩期喷射性杂音,以第 3 肋间最响。肺动脉第二心音减弱或消失。

常见并发症有脑血栓,由长期缺氧、机体代偿作用使红细胞增加,使血液黏稠度增高所致,若为细菌性血栓,易形成脑脓肿;还有亚急性细菌性心内膜炎等。

【辅助检查】

1. 实验室血液检查　周围血红细胞计数、血红蛋白浓度和血细胞比容增高。血小板降低,凝血酶原时间延长。

2. 胸部 X 线检查　典型者为"靴形心",由右心室肥大使心尖圆钝上翘、漏斗部狭窄使肺动脉段凹陷所致。肺门血管影缩小,肺纹理减少(图 8-16)。

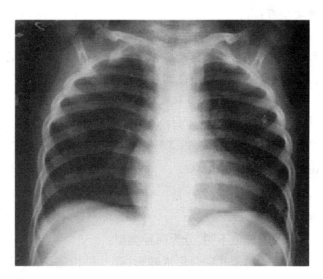

图 8-16　法洛四联症的 X 线片

3. 心电图检查　典型病例显示心电轴右偏,右心室肥大。也可见右心房肥大。

4. 超声心动图检查　二维超声心动图显示主动脉内径增宽并且向右移位。左心室内径缩小。右心室内径增大,流出道狭窄。彩色多普勒超声血流显像可见右心室将血液直接注入骑跨的主动脉内。

5. 心导管检查　导管容易从右心室进入主动脉,还有时能从右心室进入左心室。测量肺动脉和右心室之间的压力差,根据压力曲线可辨别肺动脉狭窄的类型。右向左分流的存在可通过股动脉血氧饱和度降低来证实。

6. 心血管造影　造影对制订手术方案有很大帮助。造影剂注入右心室,可见主动脉和肺动脉几乎同时显影。主动脉影增粗,位置偏前、稍偏右。还可显示肺动脉狭窄部位、程度和肺血管的情况。

【治疗原则】

1. 内科治疗 及时治疗呼吸道感染,有效防治感染性心内膜炎,预防并发症的发生。

2. 缺氧发作的处理 ①立即置于膝胸位,轻症者可立即缓解;②及时吸氧;③给予静注去氧肾上腺素(新福林)每次0.05mg/kg,或普萘洛尔(心得安)每次0.1mg/kg;④必要时给予吗啡0.1~0.2mg/kg皮下注射;⑤为纠正代谢性酸中毒,可给予静注5%碳酸氢钠1.5~5.0ml/kg;⑥重者可缓慢静脉注射β受体阻滞剂普萘洛尔(心得安)。经上述处理仍不能控制发作者,可考虑急诊外科手术修补。

3. 外科治疗 以根治手术治疗为主,手术年龄一般在2~3岁以上。对年龄过小的婴幼儿及重症患儿宜先行姑息手术,待年长后一般情况改善,再做根治术。

 知识链接

TOF 的姑息手术类型

姑息手术是在体循环和肺循环之间做个通道,使更多的血液流入肺脏,增高血液中的含氧浓度。其主要类型有:

(1) BT-Shunt术:锁骨下动脉-肺动脉吻合术,适用于6个月以内的婴儿;

(2) Glenn术:上腔静脉-右肺动脉吻合术,适用于1岁到1岁半的患儿,其适应范围更广,可以适用于没有肺动脉高压的患儿;

(3) Rastelli术:适用于肺动脉发育极差(闭锁状态)的患儿,以外管道连接右心室和肺动脉补片修补VSD。

(五)肺动脉瓣狭窄

肺动脉瓣狭窄(pulmonary stenosis,PS)是一种常见的先天性心脏病,约占先天性心脏病10%,约20%合并其他畸形。

【分型】 根据病变累及的部位不同,分为两种类型:

1. 典型肺动脉狭窄 肺动脉瓣叶融合形成畸形,瓣叶结构完整,瓣环完整,肺动脉干呈狭窄后扩张。

2. 发育不良型肺动脉瓣狭窄 肺动脉瓣叶不规则畸形,明显增厚或呈结节状,瓣环发育不良,肺动脉干不扩张或发育不良。

【病理生理】 肺动脉狭窄是由于妊娠中晚期瓣叶融合而致。由于瓣口狭窄,右心室向肺动脉射血受阻,导致右心室后负荷增加,右心室肥厚。狭窄严重者,右心室壁极度增厚可使心肌供血不足,发生右心衰竭。

【临床表现】 轻度狭窄可无症状。中度狭窄在年长后体力劳动时易疲乏及气促。严重狭窄者,中度体力劳动可引起乏力、呼吸困难、心悸,甚至晕厥、猝死。也有患儿活动时有胸痛或上腹痛。生长发育多正常。大多无青紫,面颊和指(趾)端可能暗红。

体格检查心前区可较饱满,可摸得右心室的抬举搏动。典型心脏杂音胸骨左缘第2肋间有洪亮的Ⅳ/Ⅵ级以上喷射性收缩期杂音。第一心音正常,第二心音分裂并减弱。

【辅助检查】

1. 胸部 X 线检查　重度狭窄时,心脏可轻度增大,若有心力衰竭,则右心室和右心房扩大,心脏明显增大。

2. 心电图检查　右心房扩大,P 波高耸。还可见右心室肥大,电轴右偏。严重狭窄时,T 波倒置,ST 段压低。

3. 超声心动图检查　多普勒超声可较可靠地评估肺动脉瓣狭窄的程度。

4. 心导管检查　右心室压力明显增高,肺动脉压力明显降低,连续压力曲线显示明显的无过渡区的压力阶差。

5. 心血管造影　右心室造影可见明显"射流征"(图 8-17)。

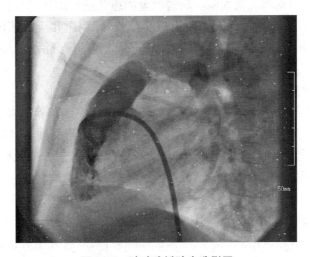

图 8-17　肺动脉瓣狭窄造影图

【治疗原则】　球囊瓣膜成形术是大多患儿的首选治疗方案。如无该术适应证,则应接受外科瓣膜切开术。

第三节　先天性心脏病患儿的护理

学习目标

● 运用

结合病例,能够提出先天性心脏病患儿常见的护理诊断,并能按照护理程序对先天性心脏病患儿实施整体护理。

先天性心脏病患儿的护理包括儿科一般护理和围术期护理。本节着重阐述非手术先心病患儿的一般护理。

【常见护理诊断/问题】

1. 活动无耐力　与体循环血量减少或血氧饱和度下降有关。

2. 生长发育迟缓　与体循环血量减少或血氧下降影响生长发育有关。

3. 营养失调:低于机体需要量　与喂养困难及体循环血量减少、组织缺氧有关。

4. 有感染的危险　与肺血流量增多及心内缺损易致心内膜损伤有关。

5. 潜在并发症:心力衰竭、感染性心内膜炎、脑血栓。

6. 焦虑　与疾病的威胁和对手术担忧有关。

【护理措施】

（一）合理休息，适当活动

安排好患儿的作息时间,保证良好的睡眠、休息。根据病情安排适量的活动,若患儿出现面色苍白、精神恍惚、发绀、眩晕、心悸等,要立即停止活动,卧床休息,抬高床头。护理操作相对集中,避免引起情绪激动和大哭大闹。病情严重的患儿应卧床休息。保持大便通畅,以免加重心脏负担。介入治疗患儿治疗当天术肢要制动,动脉穿刺患儿应卧床休息 24 小时以上,静脉穿刺患儿应至少卧床休息12 小时,术后 3 天可进行适宜的床旁活动,术后 3 个月内应避免剧烈运动。

（二）供给充足营养

注意营养搭配,供给高蛋白、高维生素、易消化的食物,保证营养需求;同时,尽量做到食物的色、香、味俱全,以增进患儿食欲、增强体质,提高对手术的耐受性。对喂养困难的小儿要耐心喂养,可少量多餐,避免呛咳和呼吸困难。患儿可先吸氧再进食,婴儿给予斜抱位间歇喂乳。心功能不全者有水钠潴留时,应根据病情,给予无盐饮食或低盐饮食。

（三）预防感染

保证环境空气清新,温、湿度适宜。注意体温变化,穿着厚薄适中,按气温改变及时增减衣物,避免因受凉引起呼吸系统的感染。注意保护性隔离,病房应分室居住,不去公共场所,以免交叉感染。做各种小手术时,如拔牙、摘除扁桃体等,应在术前给予足量抗生素预防感染,防止感染性心内膜炎的发生,一旦发生感染应积极治疗。做好预防接种。

（四）注意观察病情，防止并发症发生

1. 预防心力衰竭的护理　协助患儿取半坐位,尽量使患儿安静。适当限制活动量并保持情绪稳定。严格控制输液速度和量。密切观察病情变化,若出现:①呼吸困难突然加重,安静时呼吸频率达 60 次/分以上;②安静时心率增快,婴儿>180 次/分,幼儿>160 次/分,不能用发热或缺氧解释;③肝脏短时间内迅速增大;④心音明显低钝并出现奔马律等情况,常提示发生了心力衰竭。应立即置患儿于半卧位,给予吸氧,及时与医生取得联系。

2. 预防脑血栓的护理　法洛四联症患儿血液黏稠度高,尤其在发热、出汗、吐泻时,随着体液量的减少,易加重血液浓缩而形成血栓,因此要保证液体摄入量,注意供给充足的液体,必要时可给予静脉输液。

3. 预防缺氧发作的护理　观察病情变化,尤其在缺氧发作的好发时间注意观察患儿有无呼吸困难、烦躁、青紫加重,甚至晕厥、抽搐等。一旦发生应将患儿置于膝胸屈曲位(图 8-18),此体位可增加体循环阻力,使右向左分流减少,同时给予吸氧,并与医生合作给予吗啡及普萘洛尔等进行抢救治疗。

（五）心理护理

对患儿关心爱护、态度和蔼,建立良好的护患关系,消除患儿的紧张感。对家长和患儿解释病情和检查、治疗经过,取得他们的理解和配合。减轻患儿家长的心理困扰,尤其是母亲的

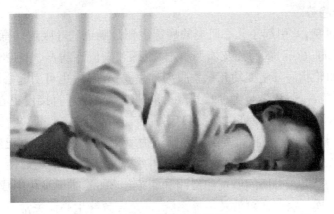

图 8-18　膝胸屈曲姿势

焦虑、抑郁、沮丧和挫折感。

（六）健康教育

1. 日常护理指导　家长掌握先天性心脏病患儿的作息规律，建立合理的生活制度；指导家长及患儿勿到人多的公共场所，避免交叉感染；注意预防感冒；合理用药，预防其他并发症。调整心功能到最好状态，使患儿能安全到达手术年龄，安全度过手术关。

2. 定期复查　已经手术治疗的患儿按期来院复查心电图、超声心动图等相关检查；按时服药，到门诊适时调整药物剂量。

第四节　病毒性心肌炎患儿的护理

学习目标

- 识记
  1. 能正确叙述小儿病毒性心肌炎的定义、病因。
  2. 能列举出小儿病毒性心肌炎的症状及体征。
  3. 能正确陈述小儿病毒性心肌炎的临床表现。
- 理解
  1. 能正确理解小儿病毒性心肌炎的发病机制。
  2. 能正确解释小儿病毒性心肌炎的病理生理。
- 运用
  能结合病例，提出病毒性心肌炎患儿常见的护理诊断，并能按照护理程序对病毒性心肌炎患儿实施整体护理。

病毒性心肌炎（viral myocarditis）是病毒侵犯心脏所致，引起心肌细胞变性、坏死为主要病理特征的疾病，病变也可累及心包或心内膜。本病临床表现轻重不一，轻者大多预后良好，重者可发生心力衰竭、心源性休克，甚至猝死，但重症患儿占少数。近年来，小儿病毒性心肌炎的发病率呈逐年上升趋势。

【病因及发病机制】　引起小儿心肌炎的病毒主要是肠道和呼吸道病毒,如柯萨奇病毒(B组和A组)、埃可病毒、腺病毒、脊髓灰质炎病毒、流感和副流感病毒、单纯疱疹病毒、腮腺炎病毒等。其他病毒,如轮状病毒是婴幼儿秋季腹泻的主要病原体,也可引起心肌的损伤。本病发病机制尚不完全清楚,一般认为与病毒及其毒素早期经血液循环直接侵犯心肌细胞有关,另外病毒感染后的变态反应和自身免疫也与发病有关。

【病理生理】　病变多以心肌间质组织和附近血管周围单核细胞、淋巴细胞和中性粒细胞浸润为主,少数为心肌变性(肿胀、断裂、溶解和坏死等),病灶可呈局灶性、散在性或弥漫性。慢性心肌炎多有心脏扩大、心肌间质炎症浸润和瘢痕组织(心肌纤维化形成)。心包可有浆液渗出,个别会发生粘连。病变还可波及传导系统,甚至导致终生心律失常。

【临床表现】　本病临床表现轻重不一。轻症患儿可无自觉症状,仅表现为心电图的异常;重者则会因暴发心源性休克、急性心力衰竭而在数小时或数天内死亡。典型病例在起病前1~3周内多有前驱病毒感染史,如上呼吸道或肠道感染等。常伴有发热、周身不适、胸痛、咽痛、肌痛、腹泻和皮疹等症状;心肌受累时患儿常诉疲乏无力、气促、心悸和心前区不适或腹痛。会有烦躁不安、面色苍白、血压下降等体征。

体格检查发现心脏扩大、心搏异常,心尖区第一心音低钝或奔马律,心动过速,伴心包炎者还可听到心包摩擦音。严重时会有心力衰竭及心源性休克体征。

多数患儿预后良好,病死率不高。

【辅助检查】

1. 心电图检查　可见心律失常,持续性心动过速,多导联ST段下移和T波低平、双向或倒置,QT间期延长,QRS波群低电压。

2. 实验室检查

(1) 血象及血沉:急性期白细胞总数轻度增高,以中性粒细胞为主;部分病例血沉轻度或中度增快。

(2) 血清心肌酶谱测定:病程早期血清肌酸激酶(CK)及其同工酶(CK-MB)、乳酸脱氢酶(LDH)及其同工酶(LDH1)、血清谷草转氨酶(SGOT)均增高。心肌肌钙蛋白(cTnI或cTnT)升高,具有高度的特异性。

(3) 病毒分离:咽拭子、粪便、血液、心包液或心肌中分离出病毒,对诊断具有辅助意义。

(4) PCR:在疾病早期可通过PCR技术检测出病毒核酸。

3. X线检查　透视下心搏动减弱,胸片示心影正常或增大。心功能不全时两肺呈淤血表现。

【治疗原则】　本病为自限性疾病,目前尚无特效治疗。

1. 休息　十分重要,可以减轻心脏负荷,急性期须卧床休息。

2. 保护心肌和清除自由基的药物治疗　①大剂量维生素C和能量合剂:维生素C有清除自由基的作用,可改善心肌代谢及促进心肌恢复,对心肌炎有一定疗效,能量合剂有加强心肌营养、改善心肌功能的作用;②辅酶Q_{10}:有保护心肌和清除自由基的作用;③1,6-二磷酸果糖(FDP):可改善心肌细胞代谢;④中药:在常规治疗的基础上加用中药生脉饮、丹参或黄芪等中药。

3. 应用肾上腺皮质激素　有改善心肌功能、减轻心肌炎性反应和抗休克作用,一般病程早期和轻症者不用,多用于急重病例。

4. 应用丙种球蛋白　用于重症病例,2g/kg,单剂 24 小时静脉缓慢滴注。

5. 控制心力衰竭　常用的强心药有地高辛、毛花苷丙。重症患儿加用利尿剂时,尤应注意电解质平衡,以免引起心律失常。

6. 救治心源性休克　一般应用肾上腺皮质激素静脉大剂量滴注或大剂量维生素 C 静脉推注可取得较好的效果,如效果不满意可应用调节血管紧张度的药物如多巴胺、异丙肾上腺素和间羟胺(阿拉明)等。

【护理评估】

（一）健康史

评估患儿有无呼吸道或消化道感染病史、起病情况、用药情况、生长发育史、接种史等。

（二）身体状况

评估患儿有无发热、周身不适、胸痛、咽痛、肌痛、腹泻、皮疹、疲乏无力、气促、心悸和心前区不适或腹痛等症状;观察患儿有无烦躁不安、面色苍白、血压下降等;及时了解心电图、血液实验室检查及 X 线的结果及意义。

（三）心理-社会状况

评估患儿及家长对该病的了解程度;患儿及家长对休息的重要性的认识;患儿居住环境及社区医疗条件;家庭经济状况;患儿有无住院经历;家长对患儿的照顾能力;家长和患儿有无焦虑、恐惧等不良心理反应。

【常见护理诊断/问题】

1. 活动无耐力　与心肌收缩力下降,组织供氧不足有关。

2. 潜在并发症:心律失常、心力衰竭、心源性休克、药物中毒等。

3. 焦虑　与病程长,活动受限制和休学后落课有关。

【预期目标】

1. 住院期间患儿乏力有所减轻,活动耐力逐渐增强。

2. 住院期间患儿不出现并发症或出现并发症时及早被发现并及时得到处理。

3. 患儿及家长能说出疾病的病因及主要表现,了解限制活动的意义,积极配合治疗和护理。

【护理措施】

（一）适当休息，减轻心脏负担

急性期完全卧床至少 8 周;一般需 3 个月后,X 线心影恢复正常,可轻微活动;恢复期至少半日卧床 6 个月;半年至一年后,可恢复全日学习;心脏增大者、心力衰竭者,须卧床半年以上至心脏缩小,待心力衰竭控制、心脏情况好转后再逐渐开始活动。

（二）严密观察病情，及时发现并发症并处理

1. 密切观察和记录患儿的心律,有明显心律失常者应连续心电监护,一旦发现多源性期前收缩、高度或完全性房室传导阻滞、频发室性期前收缩、心动过速、心动过缓等应立即报告医生,协助采取紧急处理措施。

2. 密切观察和记录患儿的精神状态、心率和呼吸频率,有胸闷、心悸、气促时应立即休息,必要时可给予吸氧。烦躁不安者可遵医嘱给予镇静剂。发生心力衰竭时应置患儿于半卧位,尽量保持其安静,静脉给药时速度不宜过快。

3. 密切观察和记录患儿面色、心率、呼吸、体温及血压的变化。心源性休克使用血管活性药物和扩张血管药时,要准确控制滴速,最好能使用输液泵,以避免血压过大的波动。

4. 使用洋地黄时严格掌握剂量,注意观察有无心率过慢,有无新的心律失常、恶心、呕吐等消化系统症状,如有上述症状应暂停用药并与医生联系处理,避免洋地黄中毒。

（三）心理支持与健康教育

1. 对患儿及家长介绍本病的病因、治疗过程和预后,减少患儿和家长的焦虑、恐惧心理。

2. 强调休息对心肌炎恢复的重要性,使其能自觉配合治疗和护理。

3. 告知预防呼吸道感染、消化道感染的常识,疾病流行期间尽量避免去公共场所。

4. 带抗心律失常药物出院的患儿,应让患儿和家长了解药物的名称、剂量、用药方法及其副作用。

5. 指导患儿进食高蛋白、高维生素（尤其是维生素 C）及易消化的食物,忌食油炸食品,少量多餐。

6. 教会家长测量脉率、节律,发现异常要及时复诊。

7. 嘱其出院后定期到门诊复查,复查时间分别在出院后 1 个月、3 个月、6 个月及 1 年。

【护理评价】 经过治疗和护理,患儿的活动耐力是否得到提高;住院期间是否有并发症发生,出现并发症是否得到及时处理;患儿和家长能否理解疾病发生的病因,必要时适当限制活动;患儿和家长是否及时获得心理支持和疾病的相关知识。

（吴心琦）

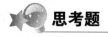 思考题

患儿,女,7 岁,因感冒后感乏力伴心前区不适 2 天入院。体检发现心脏扩大,心率 130 次/分,第一心音低钝。血常规检查:白细胞总数轻度增高,以中性粒细胞为主,血沉轻度增快;心肌酶测定:血清肌酸激酶（CK）及其同工酶（CK-MB）、心肌肌钙蛋白 T 升高;心电图示心动过速,室性期前收缩,多导联 T 波低平。

问题:（1） 该患儿可能的诊断是什么?

（2） 该疾病患儿的主要护理诊断有哪些?

（3） 如何指导患儿的休息?

（4） 护理时病情观察的内容有哪些?

第 九 章

消化系统疾病患儿的护理

第一节 小儿消化系统解剖生理特点

学习目标 ▐▌▌

- **识记**
  能叙述小儿消化系统的解剖特点。
- **理解**
  能解释小儿消化系统的生理特点。
- **运用**
  能解释小儿消化系统解剖生理特点与本系统疾病的关系。

消化系统疾病是小儿最常见的疾病之一,此类疾病往往对营养物质的摄取、消化和吸收造成影响。由于小儿的消化功能尚不完善,极易发生消化紊乱和水电解质以及酸碱平衡紊乱,从而造成慢性营养障碍甚至影响小儿的生长发育,也造成机体抵抗力下降而导致感染。因此,应全面评估消化系统疾病对消化系统功能以及小儿身心方面的影响。

一、口　　腔

足月新生儿出生时已具有较好的吸吮吞咽功能,两颊脂肪垫发育良好,有助于吸吮活动,早产儿则较差。新生儿口腔黏膜柔嫩,血管丰富,唾液腺发育不够完善,唾液分泌少,口腔黏膜干燥,易受损伤和细菌感染;3~4个月时唾液分泌逐渐增多,5~6个月时明显增多,但由于口底浅,不能及时吞咽所分泌的全部唾液,故常出现生理性流涎。3个月以下小儿唾液淀粉酶分泌不足,不宜喂淀粉类食物。

二、食　　管

食管长度因年龄而异:新生儿8~10cm,1岁时12cm,5岁时16cm,学龄儿童20~25cm,成人 25~30cm。婴儿食管横径为 0.6~0.8cm,幼儿为 1cm,学龄儿童为 1.2~1.5cm。新生儿食管下端贲门括约肌发育不成熟,控制能力差,常发生胃食管反流,绝大多数在 8~10 个月时此症状消失。婴儿吸奶时常因吞咽过多空气,而易发生溢奶。

三、胃

新生儿胃容量为 30~60ml,1~3 个月时 90~150ml,1 岁时 250~300ml,5 岁时为 700~850ml,成人约为 2000ml。哺乳后不久幽门即开放,胃内容物逐渐流入十二指肠,故实际哺乳量常超过上述胃容量。胃排空时间因食物种类不同而异:一般水的排空时间为 1.5~2 小时;母乳 2~3 小时;牛乳 3~4 小时;早产儿胃排空更慢,易发生胃潴留。

四、肠

小儿肠管相对比成人长,一般为身长的 5~7 倍,或为坐高的 10 倍。小肠黏膜肌层发育差,肠系膜柔软而长,升结肠与后壁固定差,易发生肠扭转和肠套叠。肠壁薄故通透性高,屏障功能差,肠内毒素、消化不全产物和过敏原等可经肠黏膜进入体内,引起全身感染和变态反应性疾病。由于小儿大脑皮质功能发育不完善,进食时常引起胃-结肠反射,产生便意,所以大便次数多于成人。

五、肝

年龄愈小,肝脏相对愈大。婴幼儿肝在右肋下可触及,6~7 岁后则不易触及。婴儿肝血管丰富,肝细胞再生能力强,但肝功能不成熟,解毒能力差,在传染病、心功能障碍、中毒等情况下易发生肝大和变性,影响其正常生理功能。婴儿时期胆汁分泌较少,故对脂肪的消化、吸收功能较差。

六、胰　　腺

出生时胰腺分泌量少,3~4 个月时随着胰腺的发育而增多,但 6 个月以内胰淀粉酶活性较低,1 岁后才接近成人。婴儿胰脂肪酶和胰蛋白酶的活性均较低,故对脂肪和蛋白质的消化和吸收不够完善,易发生消化不良。

七、肠　道　细　菌

在母体内,胎儿的肠道是无菌的,生后数小时细菌即从空气、奶头、用具等经口、鼻、肛门入侵至肠道,主要分布在结肠和直肠。肠道菌群受食物成分影响,单纯母乳喂养儿以双歧杆菌占绝对优势;人工喂养和混合喂养儿肠内的大肠杆菌、嗜酸杆菌、双歧杆菌及肠球菌所占比例几乎相等。正常肠道菌群对侵入肠道的致病菌有一定的拮抗作用。婴幼儿肠道正常菌群脆弱,易受许多内外界因素影响而致菌群失调,引起消化功能紊乱。

八、健康小儿粪便

食物进入消化道至粪便排出时间因年龄而异：母乳喂养的婴儿平均为 13 小时，人工喂养者平均为 15 小时，成人平均为 18 ~ 24 小时。

（一）胎粪

新生儿出生 24 小时内即会排出胎粪，3 ~ 4 日内排完，胎粪色黑绿或深绿，黏稠，无臭，是由脱落的上皮细胞、浓缩消化液及胎儿时期吞入的羊水所组成。若喂乳充分，2 ~ 3 日后即转为正常婴儿粪便。

（二）母乳喂养儿粪便

粪便为黄色或金黄色，多为均匀糊状，或带少许粪便颗粒，或较稀薄，绿色、不臭，呈酸性（pH4.7 ~ 5.1）。每日排便 2 ~ 4 次，一般在添加辅食后次数即减少，1 周岁后减至 1 ~ 2 次/日。

（三）人工喂养儿粪便

粪便为淡黄色或灰黄色，较干稠，呈中性或碱性反应（pH6 ~ 8）。因牛乳含蛋白质较多，粪便有明显的蛋白质分解产物的臭味，大便 1 ~ 2 次/日，易发生便秘。如果只是排便间隔超过 48 小时，不伴任何不适，不应称为便秘。

（四）混合喂养儿粪便

粪便与人工喂养儿粪便相似，但较软、黄。添加淀粉类食物可使大便增多，稠度稍减，稍呈暗褐色，臭味加重。添加各类蔬菜、水果等辅食时大便外观与成人相似，每日 1 ~ 2 次。

第二节　口炎患儿的护理

学习目标

- **识记**
  能叙述口炎的临床表现及护理诊断。
- **理解**
  能说出几种常见口炎的病因。
- **运用**
  结合病例，能够提出口炎患儿常见的护理诊断，并能运用护理程序对口炎患儿实施整体护理。

口炎（stomatitis）是指口腔黏膜的炎症，若病变限于局部如舌、齿龈、口角亦可称为舌炎、齿龈炎或口角炎等。常由细菌、病毒、真菌或螺旋体感染引起。本病可单独发生，亦可继发于全身疾病如急性感染、腹泻、营养不良、久病体弱和维生素 B、维生素 C 缺乏等。口炎的种类很多，本节主要介绍以下三种。

一、鹅口疮

鹅口疮(thrush,oral candidiasis)又称雪口病,为白色念珠菌感染所致。多见于新生儿、营养不良、腹泻、长期使用广谱抗生素或激素的患儿。新生儿多由产道感染或因哺乳时奶头不洁及污染的奶具感染。

【临床表现】　轻症可见口腔黏膜表面覆盖白色乳凝块样小点或小片状物,可逐渐融合成大片,不易擦去,周围无炎症反应,强行剥离后局部黏膜潮红粗糙、可伴有溢血,患处不痛,不流涎,一般不影响吃奶,无全身症状;重症则全部口腔均被白色斑膜覆盖,甚至可蔓延到咽、喉头、食管、气管、肺等处,可伴低热、声音嘶哑、拒食、吞咽困难、呼吸困难。取白膜化验检查,在显微镜下可见真菌的菌丝和孢子。

【治疗原则】
1. 保持口腔清洁　可用2%碳酸氢钠溶液于哺乳前后清洁口腔。
2. 局部用药　局部涂抹10万～20万 U/ml 制霉菌素鱼肝混悬溶液,每日2～3次。

二、疱疹性口炎

疱疹性口腔炎(herpetic stomatitis)为单纯疱疹病毒Ⅰ型感染所致。多见于1～3岁小儿。全年均可发病,冬春季多见,传染性强,在卫生条件差的家庭和集体托幼机构中感染容易传播。

【临床表现】　起病时发热,体温可达38～40℃,1～2天后,齿龈、唇内、舌、颊黏膜等各部位口腔黏膜出现单个或成簇的小疱疹,周围有红晕,迅速破溃后形成浅表溃疡,其上覆盖白色膜样渗出物。多个溃疡可融合成不规则的较大溃疡,有时累及软腭、舌及咽部。口角及唇周皮肤亦常发生疱疹,疼痛剧烈,患儿可表现拒食、流涎、烦躁、颌下淋巴结肿大,常因拒食啼哭才被发现。体温在3～5天后恢复正常,病程1～2周。局部淋巴结肿大可持续2～3周。

本病应与疱疹性咽峡炎鉴别,后者由柯萨奇病毒引起,多发生于夏秋季,疱疹主要发生在咽部和软腭,有时见于舌但不累及齿龈和颊黏膜,颌下淋巴结不肿大。

【治疗原则】
1. 保持口腔清洁　多饮水,可用3%过氧化氢溶液清洗口腔,避免刺激性食物。
2. 局部用药　局部可涂碘苷(疱疹净)抑制病毒,亦可喷西瓜霜、锡类散等。为预防继发感染可涂2.5%～5%金霉素鱼肝油。疼痛严重者可在进食前用2%利多卡因涂局部。
3. 对症处理　发热者给予物理降温或药物降温,补充足够的营养和水分;有继发感染时按医嘱使用抗生素治疗。

三、溃疡性口炎

溃疡性口炎(ulcerative stomatitis)是由链球菌、金黄色葡萄球菌、肺炎链球菌、绿脓杆菌或大肠杆菌等感染引起的口腔炎症。多见于婴幼儿,常发生于急性感染、长期腹泻等机体抵抗力降低时,口腔不洁更利于细菌繁殖而致病。

【临床表现】　口腔各部位均可发生,常见于唇内、舌及颊黏膜等处,可蔓延到唇及咽喉部。

初起黏膜充血、水肿、可有疱疹,随后形成大小不等的糜烂或溃疡,创面覆盖较厚的纤维素性渗出物形成的灰白色或黄色假膜,边界清楚,易于擦去,擦后遗留溢血的糜烂面,不久又重新出现假膜。患处疼痛、流稠涎、拒食、烦躁、发热 39~40℃,局部淋巴结肿大,外周血象白细胞总数和中性粒细胞增多,创面渗出液涂片染色可见大量细菌。全身症状轻者 1 周左右体温恢复正常,溃疡逐渐痊愈,重者可出现脱水和酸中毒。

血常规:白细胞总数和中性粒细胞增多。

【治疗原则】

1. 控制感染　选用有效抗生素。
2. 保持口腔清洁　可用3%过氧化氢溶液清洁口腔。
3. 局部处理　溃疡面涂5%金霉素鱼肝油、锡类散等。
4. 补充水分和营养。

四、口炎的护理

【常见护理诊断/问题】

1. 口腔黏膜受损　与感染有关。
2. 急性疼痛　与口腔黏膜糜烂、溃疡有关。
3. 营养失调:低于机体需要量　与疼痛引起拒食有关。
4. 体温过高　与口腔炎症有关。
5. 知识缺乏:患儿及家长缺乏本病的预防及护理知识。

【护理措施】

（一）口腔护理

针对病因使用恰当的溶液清洁口腔后涂药,年长儿可用含漱剂。进食后漱口,鼓励患儿多饮水。对流涎者,及时清除流出物,保持皮肤清洁、干燥,避免引起皮肤湿疹及糜烂。

（二）正确涂药

正确涂药是为了确保局部用药疗效,涂药前应先将纱布或干棉球放在颊黏膜腮腺管口处或舌系带两侧,以隔断唾液;再用干棉球吸干病变表面的水分方能涂药。涂药后嘱患儿闭口10分钟,然后取出隔离唾液的纱布或棉球,并叮嘱患儿或家长,不可让患儿马上漱口、饮水或进食。

（三）饮食护理

供给充足的营养和水分,饮食以高热量、高蛋白、富含维生素的温凉流质或半流质为宜,避免摄入刺激性食物。对疼痛影响进食者,在进食前局部涂2%利多卡因。对不能进食者,应给予肠外营养,以保证能量和水分的供给。

（四）监测体温

监测体温,注意观察体温变化,体温超过38.5℃,给予松解衣服、温水擦浴、置冰袋等物理降温,必要时给予药物降温,同时做好皮肤护理。

（五）健康教育

向患儿家属讲解口腔炎发生的原因;示范保持口腔卫生的方法,如小儿奶具、食具、玩具及毛巾的清洁消毒方法,协助小儿漱口,母乳喂养者母亲的衬衣、乳头的清洁卫生;示范饮水、饮食及局部涂药的护理方法;教育小儿养成良好的卫生习惯;宣传均衡营养对提高机体抵抗力的重要性,避免偏食、挑食,培养良好的饮食习惯。

第三节 腹泻病患儿的护理

学习目标 ■II

- 识记
  1. 能说出腹泻的定义及分类。
  2. 能列举腹泻患儿的护理诊断。
- 理解
  能解释腹泻患儿的病因、病理生理和临床表现。
- 运用
  结合病例,能够提出腹泻病患儿常见的护理诊断,并能运用护理程序对腹泻患儿实施整体护理。

婴幼儿腹泻(infantile diarrhea)或称腹泻病,是由多种病原、多种因素引起的,以大便次数增多和大便性状改变为特点的消化道综合征,严重时可引起水、电解质和酸碱平衡紊乱。本症是儿科常见病,2岁以下婴幼儿发病率高,1岁以下者约占半数,一年四季均可发病,但夏秋季发病率最高。

儿童腹泻按病因可分为感染性腹泻和非感染性腹泻两大类,以感染性腹泻多见;按病程分为急性腹泻(<2周)、迁延性腹泻(2周~2个月)、慢性腹泻(>2个月);按病情轻重分为轻型腹泻和重型腹泻。

【病因】

（一）易感因素

1. 消化系统发育不成熟　胃酸和消化酶分泌不足,消化酶活性低,对食物质和量变化的耐受性差。

2. 生长发育快　对营养物质的需求相对较多,消化道负担较重。

3. 机体防御功能差　婴儿血液中免疫球蛋白、胃肠道SIgA及胃内酸度均较低,对感染的防御能力差。

4. 肠道菌群失调　新生儿出生后尚未建立正常肠道菌群,或因使用抗生素等导致肠道菌群失调,使正常菌群对入侵肠道致病微生物的拮抗作用丧失,而引起肠道感染。

5. 人工喂养　母乳中含有大量体液因子(如SIgA、乳铁蛋白)、巨噬细胞和粒细胞、溶菌酶、溶酶体等,有很强的抗肠道感染作用。家畜乳中虽有某些上述成分,但在加热过程中被破坏,而且人工喂养的食物和食具易受污染,故人工喂养儿肠道感染发生率明显高于母乳喂养儿。

（二）感染因素

1. 肠道内感染　可由病毒、细菌、真菌、寄生虫引起,以前两者多见。

（1）病毒感染：寒冷季节的婴幼儿腹泻80%由病毒感染引起，尤其以轮状病毒引起的秋冬季腹泻最为常见，其次为埃可病毒、柯萨奇病毒、腺病毒、冠状病毒等。

（2）细菌感染（不包括法定传染病）：以大肠埃希菌为主要病原，包括致病性大肠埃希菌（EPEC）、产毒性大肠埃希菌（ETEC）、侵袭性大肠埃希菌（EIEC）、出血性大肠埃希菌（EGEC）和黏附-集聚性大肠埃希菌（EAEC），其他如空肠弯曲菌、耶尔森菌、沙门菌、并行杆菌、金黄色葡萄球菌等也可致病。

（3）真菌感染：以白色念珠菌多见，其次是曲菌和毛霉菌。

（4）寄生虫感染：常见有蓝氏贾第鞭毛虫病、阿米巴原虫和隐孢子虫等。

2. 肠道外感染　患中耳炎、上呼吸道感染、肺炎、泌尿道感染、皮肤感染或急性传染病时也可引起腹泻。

知识链接

抗生素相关性腹泻

抗生素相关性腹泻（antibiotic-associated diarrhea，AAD）是指应用抗生素后发生的、与抗生素有关的腹泻。

抗生素相关性腹泻的病因、发病机制复杂。除一些抗生素可降低碳水化合物的运转和乳糖酶水平外，多数研究者认为，抗生素的使用破坏了肠道正常菌群，是引起腹泻最主要的病因。抗生素会破坏肠道正常菌群，引起肠道菌群失调。肠道菌群紊乱时益生菌数量明显下降，条件致病菌数量异常增多，肠道黏膜屏障损伤，消化吸收代谢受到影响，从而导致AAD。

杜绝滥用抗生素是预防AAD的关键。

（三）非感染因素

1. 饮食因素

（1）食饵性腹泻：如喂养时间不定时、饮食量不当、食物种类改变太快以及食物成分不适宜，过早给予淀粉或脂肪类食物等均可引起腹泻。给予含高果糖或山梨醇的果汁，可产生高渗性腹泻。给予肠道刺激物如调料或富含纤维素的食物等也可引起腹泻。

（2）过敏因素：个别婴儿对诸如牛奶、豆浆或其他食物成分过敏或不耐受而引起腹泻，其中以牛奶过敏者多见。

（3）其他因素：原发性或继发性双糖酶缺乏，肠道对糖的消化吸收不良，使乳糖积滞引起腹泻。

2. 气候因素　气温降低、腹部受凉导致肠蠕动增加，天气过热使消化液分泌减少，都可诱发腹泻。

【病理生理】

（一）感染性腹泻

大多数病原微生物随污染的水或饮食进入消化道，亦可通过污染的日用品、手、玩具或带菌者传播。病原微生物能否引起肠道感染，决定于宿主防御功能的强弱，感染剂量的大小和微生物的毒力（黏附力、产毒力、侵袭力、细胞毒性等），其中以黏附力最为重要。

1. 病毒性肠炎 病毒侵入肠道后,侵袭小肠绒毛上成熟的上皮细胞,小肠黏膜回收水、电解质能力下降,肠液在肠腔内大量积累而引起腹泻。同时继发的双糖酶分泌不足,使食物中的糖类消化不完全而积滞在肠腔内,肠道内细菌分解,使肠液的渗透压增高,进一步造成水和电解质的丧失,加重腹泻。

2. 细菌性肠炎 肠毒素性肠炎,主要是产生肠毒素的细菌侵入肠道后黏附于小肠黏膜上皮细胞上,进行繁殖和产生肠毒素,使小肠液总量增多,超过结肠吸收的限度而产生腹泻,排出大量无脓血的水样便;侵袭性肠炎,主要是侵袭性细菌侵入肠黏膜组织,引起充血、水肿、炎症细胞浸润、溃疡和渗出等病变,排出含有大量白细胞和红细胞的菌痢样粪便。

（二）非感染性腹泻

主要是饮食性腹泻,由饮食不当引起。当进食过量或食物成分不恰当时,消化吸收不良的食物积滞于小肠上部,使局部酸度减低,有利于肠道下部细菌上移和繁殖,造成内源性感染和消化功能紊乱,肠蠕动功能增加,引起腹泻,甚至出现水、电解质紊乱及中毒症状。

【临床表现】

（一）腹泻的共同临床表现

1. 轻型腹泻 多由饮食因素或肠道外感染引起。起病可急可缓,以胃肠道症状为主。表现为食欲减退,偶有恶心、呕吐或溢乳,大便呈黄色或黄绿色,稀薄或带水,常见白色或黄白色奶瓣和泡沫,可混有少量黏液,有酸味,次数增多,每日 10 次左右,每次量少。一般无脱水及全身中毒症状。大便镜检可见大量脂肪球和少量白细胞。

2. 重型腹泻 多由胃肠道内感染所致。起病较急,除有较重的胃肠道症状,还有脱水、电解质紊乱及发热等明显的全身中毒症状。

（1）胃肠道症状:大便每日十余次至数十次,多呈黄绿色水样便或蛋花汤样便,量多,可有少量黏液。少数患儿也可有少量血便。食欲低下并伴有呕吐,严重者可吐咖啡渣样物。大便镜检可见脂肪球及少量白细胞。

（2）水、电解质和酸碱平衡紊乱症状:有脱水、代谢性酸中毒、低钾及低钙、低镁血症(参见本章"第四节小儿体液平衡及液体疗法")。

（3）全身中毒症状:高热或体温不升,烦躁不安,精神萎靡,嗜睡,甚至昏迷、休克。

（二）几种常见急性感染性肠炎的临床特点

1. 轮状病毒肠炎 又称秋季腹泻,多发生在秋、冬季节。多见于 6 个月 ~2 岁的婴幼儿,4 岁以上者少见,潜伏期 1~3 天。起病急,常伴有发热和上呼吸道感染症状,发病初期即出现呕吐,大便次数多、量大、水分多,呈黄色或淡黄色,水样或蛋花汤样便带少量黏液,无腥臭味,常并发脱水、酸中毒。本病为自限性疾病,自然病程 3~8 天。近年报道,轮状病毒感染也可侵犯多个脏器,如中枢神经系统、心肌等。

2. 大肠埃希菌肠炎 多发生在 5~8 月气温较高季节。

（1）产毒性大肠埃希菌和致病性大肠埃希菌肠炎:二者引起的肠炎在临床表现上基本相似,主要为腹泻大量绿色水样便,伴恶心、呕吐,可发生水、电解质及酸碱失衡。

（2）出血性大肠埃希菌肠炎:表现为发热、腹泻黏液脓血便或血性便、腹痛、体温多正常,严重者可引起溶血尿毒综合征。

（3）侵袭性大肠埃希菌肠炎:临床表现与菌痢极其相似,可表现为发热、腹痛、腹泻频繁、里急后重、大便为黏液脓血便,可伴有严重的全身中毒症状甚至休克。

3. 抗生素诱发性肠炎

（1）金黄色葡萄球菌肠炎：多继发于使用大量抗生素后，与菌群失调有关。表现为发热、呕吐、腹泻，不同程度中毒症状、脱水和电解质紊乱，甚至发生休克。典型大便为暗绿色，量多，带黏液，少数为血便。大便镜检有大量脓细胞和成簇的 G^+ 球菌，培养有葡萄球菌生长。

（2）伪膜性小肠结肠炎：由难辨梭状芽孢杆菌引起，主要症状为腹泻，轻者每日数次，停用抗生素后很快痊愈；重者腹泻频繁，呈黄绿色水样便，可有毒素致肠黏膜坏死所形成的伪膜排出，大便厌氧菌培养、组织培养法检测细胞毒素可协助诊断。

（3）真菌性肠炎：常见于营养不良或长期使用广谱抗生素的患儿。2 岁以下婴幼儿多见，多由白色念珠菌所致，主要症状为大便次数增多，黄色稀便，泡沫较多带黏液，有时可见豆腐渣样细块（菌落）；大便镜检可见真菌孢子体和假菌丝。婴幼儿病情多较重，常并发于其他感染。

（三）迁延性腹泻和慢性腹泻

迁延性腹泻和慢性腹泻多与营养不良和急性期未彻底治疗有关。迁延性腹泻病程 2 周至 2 个月，超过 2 个月为慢性腹泻。多以人工喂养儿多见，表现为腹泻迁延不愈，病情反复，大便次数和性质极不稳定，严重时可出现水、电解质紊乱。由于营养不良儿患腹泻时易迁延不愈，持续腹泻又加重了营养不良，最终引起免疫功能低下，继发感染，形成恶性循环，导致多脏器功能异常。

（四）非病理性腹泻

1. 生理性腹泻　多见于出生 6 个月以内的婴儿。患儿外观虚胖，常伴湿疹，生后不久即出现腹泻。一般无其他症状，食欲好，生长发育正常，添加辅食后，大便即逐渐转为正常。研究发现，此类腹泻可能为乳糖不耐受的一种特殊类型。

2. 饥饿性腹泻　发生于急性腹泻恢复期，因控制饮食使患儿大便缺少食物残渣而呈黏冻状，而被误认为腹泻未愈，仍继续限食。患儿因有饥饿感而哭闹，粪便水分不多、量少为特点，只要逐渐增加饮食，粪便即可转为正常。

【辅助检查】

1. 血常规　白细胞总数及中性粒细胞增多提示细菌感染，降低则提示病毒感染（也有例外），嗜酸性粒细胞增多提示寄生虫感染或过敏性病变。

2. 生化检查　血液电解质和血气分析测定可了解电解质和体内酸碱平衡状况。重症患儿应同时测尿素氮，必要时查血钙和血镁。

3. 大便检查　大便培养可检出致病菌。大便常规无或偶见白细胞者常为侵袭性细菌以外的病因引起，有较多白细胞者常由于各种侵袭性细菌感染所致。真菌性肠炎，大便涂片发现念珠菌孢子和假菌丝有助于诊断。疑为病毒感染者应作病毒学检查。

【治疗原则】　调整饮食；合理用药，控制感染；纠正水、电解质和酸碱平衡紊乱；预防并发症。

【护理评估】

（一）健康史

1. 询问喂养史　向家长询问喂养史，详细了解喂养的方式，人工喂养儿乳品的种类及配置方法，喂哺次数、量，添加辅食及断奶情况。

2. 了解消化道症状　了解腹泻开始的时间，大便颜色、次数、性状、量、气味，有无发热、呕吐、腹胀、腹痛、里急后重等不适。

3. 询问既往史　询问既往有无腹泻史；注意有无不洁饮食史和食物过敏史；有无其他疾病及长期使用抗生素史。

（二）身体状况

评估患儿的前驱症状和消化系统症状,包括大便性状,水、电解质和酸碱平衡紊乱状况,以及全身中毒症状等。

（三）心理-社会状况

了解患儿和(或)家长的心理状况,对疾病的认识程度,对小儿喂养和卫生保健知识掌握的程度;了解患儿家庭卫生条件、卫生习惯,以及家庭生活环境、经济状况、家长的文化程度等。

【常见护理诊断/问题】

1. 腹泻　与喂养不当、感染导致胃肠道功能紊乱等因素有关。

2. 体液不足　与腹泻、呕吐致体液丢失过多和摄入量不足有关。

3. 体温过高　与肠道感染有关。

4. 有皮肤完整性受损的危险　与大便次数增多刺激臀部皮肤有关。

5. 知识缺乏:家长缺乏喂养知识及相关的护理知识。

【护理目标】

1. 患儿腹泻次数减少,大便性状正常。

2. 脱水的症状和体征得到改善。

3. 体温正常。

4. 不发生皮肤黏膜损伤。

5. 住院期间不出现并发症。

【护理措施】

（一）调整饮食

调整饮食,继续进食是必要的治疗与护理措施。根据患儿病情适当调整饮食,达到减轻胃肠道负担,恢复消化功能之目的。

1. 停止使用可能被污染的食物和饮料,以及可能引起消化不良的食物及富含脂肪类食物。禁食生、冷、硬、粗纤维含量高的食物。

2. 因添加辅食不当而引起腹泻者应暂停辅食,继续母乳喂养。人工喂养者,可喂等量米汤、稀释的牛奶或其他代乳品,随着病情的稳定和好转,逐渐过渡到正常饮食。

3. 疑为双糖酶缺乏者不宜用蔗糖,并暂停乳类,改为豆制代用品或发酵奶喂养。

4. 呕吐严重者,可暂时禁食4~6小时(不禁水),待好转后继续喂食,由少到多,由稀到稠。

5. 腹泻停止后,继续给予营养丰富的饮食,并每日加餐1次,共2周,以满足生长的需求。恢复期应为患儿提供良好的进食环境和喜爱的食物,少量多餐,以保持营养的摄入。

（二）维持水、电解质及酸碱平衡

根据病情可选择口服补液和(或)静脉补液。口服ORS补液时应指导家长让患儿多饮水,预防高钠血症发生;静脉补液时准确调整输液速度,并记录第一次排尿时间及24小时出入量,以此作为调整补液方案的依据。

（三）控制感染

严格按肠道传染病消毒隔离,护理患儿前后须认真洗手,防止交叉感染。对患儿的衣物、尿布、用具及便盆分类消毒。遵医嘱使用抗生素。

（四）维持皮肤的完整性

1. 评估并记录患儿皮肤状况,观察皮肤的颜色及表皮有无破溃。

2. 指导家长保持患儿臀部清洁干燥,勤换尿布,每次便后用温水清洗臀部及会阴部并吸干,女婴尿道口接近肛门,故会阴部的清洁要特别注意,防止上行性尿路感染。

3. 宜选用柔软、吸水性强的纯棉织品做尿布,避免使用不透气塑料布或橡皮布,防止尿布皮炎的发生。

4. 及时更换卧位并给予良好的皮肤护理,以预防可能因脱水而产生的损伤。如局部皮肤发红,应涂以 5% 鞣酸软膏或 40% 氧化锌油并按摩片刻,促进局部血液循环;如局部皮肤发生溃疡可用灯泡局部烘照,每日 1 ~ 2 次,每次 20 ~ 30 分钟,灯距离臀部患处 30 ~ 40cm,照射时护士必须坚持守护患儿,以防意外。

(五)观察病情

1. 监测生命体征　如神志、体温、脉搏、呼吸、血压等。体温过高时应给患儿多饮水、擦干汗液、及时更换汗湿的衣服,并予头部冰敷等物理降温。

2. 观察大便情况　观察并记录大便次数、颜色、气味、性状、量,做好动态比较,为输液方案提供可靠依据。

3. 观察水、电解质和酸碱平衡紊乱症状　如脱水情况及其程度、代谢性酸中毒表现、低钾血症表现。

4. 观察全身中毒症状　如发热、精神萎靡、嗜睡、烦躁等。

(六)健康教育

提倡母乳喂养,避免在夏季断奶,按时逐渐添加辅食,防止过食、偏食及饮食结构突然变动。注意食物新鲜,食具、奶具及玩具等定期消毒,避免肠道内感染。教育儿童饭前便后洗手,勤剪指甲。避免长期滥用广谱抗生素,指导患儿家长正确配置和使用 ORS 溶液。注意气候变化,防止受凉或过热,冬天注意保暖,夏天多喝水,居室要通风。加强体格锻炼,积极参加户外活动。

【护理评价】　经过治疗及护理,患儿腹泻、呕吐次数是否减少至停止、大便是否恢复正常;体温是否正常;脱水是否得以纠正、体重是否恢复正常;皮肤是否完整;住院期间是否有并发症;患儿家长能否掌握腹泻的相关知识及喂养和护理知识。

第四节　小儿体液平衡及液体疗法

学习目标

- 识记
  1. 能叙述水、电解质和酸碱平衡紊乱的相关概念。
  2. 能叙述水、电解质和酸碱平衡紊乱的临床表现。
- 理解
  能解释小儿体液平衡的特点。
- 运用
  1. 运用小儿体液平衡特点说明小儿水、电解质、酸碱失衡紊乱的原因。
  2. 设计小儿脱水后第一天补液方案。

一、小儿体液平衡的特点

体液平衡是维持生命的重要条件。儿童时期,各器官系统处于发育阶段,功能不成熟,受不良因素的影响,极易出现水、电解质及酸碱平衡紊乱。

(一)体液的总量及分布

体液包括细胞内液和细胞外液两大部分,血浆和间质液合称为细胞外液。年龄愈小,体液总量相对愈多,主要变化的是间质液,血浆和细胞内液的比例基本稳定,与成人相近。不同年龄的体液分布,见表9-1。

表9-1 不同年龄小儿的体液分布(占体重%)

年龄	细胞内液	细胞外液		体液总量
		血浆	间质液	
新生儿	35	6	37	78
1岁	40	5	25	70
2~14岁	40	5	20	65
成人	40~45	5	10~15	55~60

(二)体液的电解质组成

小儿体液的电解质与成人相似,唯有生后数日的新生儿血中钾、氯、磷及乳酸偏高,血钠、钙和碳酸氢盐含量偏低。但细胞内液与细胞外液的电解质组成差别显著,细胞内液以 K^+、Ca^{2+}、Mg^{2+}、HPO_4^{2-} 和蛋白质为主;细胞外液以 Na^+、Cl^- 和 HCO_3^- 为主,其中 Na^+ 含量占该区阳离子总量的90%以上,对维持细胞外液的渗透压起主要作用,临床上常可通过测定血钠来估算血浆渗透压,即血浆渗透压(mmol/L)=(血钠+10)×2。

(三)水的代谢

1. 水的需要量大 年龄越小,需水量相对越多,人体每日的需水量和热量消耗成正比,小儿新陈代谢旺盛,需热量多,对水的需要量也相对较多。不同年龄小儿每日需水量,见表9-2。

表9-2 小儿每日水的需要量

年龄(岁)	水的需要量(ml/kg)	年龄(岁)	水的需要量(ml/kg)
<1	120~160	4~9	70~110
1~3	100~140	10~14	50~90

2. 水的交换率快 婴儿每日水的交换量为细胞外液的1/2,而成人仅为1/7,水的交换率为成人的3~4倍。由于婴儿对缺水的耐受力差,若不能及时满足其对水的需求,极易出现脱水。所以小儿较成人容易脱水。

3. 不显性失水量易增加 小儿体表面积相对较大,生长发育快,活动量大,组织细胞增长时水分需要量大,不显性失水是成人的2倍。同时小儿从皮肤和肺蒸发的不显性失水量易受环境温度增高、体温升高等影响,两者均可增加不显性失水量,亦增加了发生脱水的可能性。

4. **体液平衡调节功能不成熟**　肾脏在维持机体水、电解质、酸碱平衡方面起重要作用。年龄越小,肾脏的浓缩功能、稀释功能、酸化尿液和保留碱基的能力越差,越容易发生水、电解质及酸碱平衡紊乱。

二、水、电解质和酸碱平衡紊乱

(一)脱水

脱水(dehydration)是指机体水分摄入不足和(或)丢失过多,导致体液总量尤其是细胞外液量的减少,并有钠、钾和其他电解质的丢失。

1. **脱水程度**　指患病后的累积体液损失量。不同性质脱水的临床表现不尽相同,等渗性脱水的临床表现及分度,见表9-3。

表9-3　等渗性脱水的临床表现及分度

	轻度	中度	重度
神志	清楚	精神萎靡或烦躁	昏睡甚至昏迷
眼窝和前囟	稍凹陷	明显凹陷	深度凹陷
皮肤	稍干燥、弹性可	明显干燥、弹性差	极度干燥、弹性极差
眼泪	有	少	无
尿量	稍减少	明显减少	极少或无尿
口腔黏膜	略干燥	干燥	极干燥或干裂
休克症状	无	无	有
口渴	轻	明显	烦渴
失水占体重比例(ml/kg)	<5%(30~50)	5%~10%(50~100)	>10%(100~120)

2. **脱水性质**　根据脱水时与电解质丢失比例不同,使体液渗透压发生不同的改变,将脱水分为等渗性、低渗性和高渗性脱水三种类型,见表9-4。

表9-4　不同性质脱水的临床特点

临床特点	等渗	低渗	高渗
常见病因	腹泻病	营养不良伴腹泻	高热脱水 不显性脱水
水、电解质丢失比例	成比例丢失	电解质丢失多于水	电解质丢失少于水
血钠(mmol/L)	130~150	<130	>150
临床表现	一般脱水征(表4-3)	脱水征+循环衰竭	口渴、烦躁、高热、惊厥

等渗性脱水最常见,高渗性脱水最少见。钠是决定细胞外液渗透压的主要成分,通常用血钠浓度判定细胞外液的渗透压。

(1)等渗性脱水(isotonic dehydration):水和电解质成比例丢失,血清钠浓度130~

150mmol/L,血浆渗透压正常。主要是循环血量和间质液减少,细胞内液量无明显变化,细胞内外无渗透压变化,临床表现为一般脱水症状。呕吐、腹泻所致的脱水属于此类。

（2）低渗性脱水（hypotonic dehydration）：电解质丢失比例大于水的丢失,血清钠浓度<130mmol/L,血浆渗透压低于正常。由于细胞外液渗透压低于正常,水从细胞外进入细胞内,细胞外液进一步减少,所以在失水量相同的情况下,其脱水症状较其他两种脱水严重。初期无口渴症状,除一般脱水体征如皮肤弹性降低、眼窝和前囟凹陷外,因循环血容量明显减少,多有四肢厥冷、皮肤发花、血压下降、尿量减少等休克症状,低钠严重者可发生脑水肿,出现嗜睡、惊厥和昏迷等。营养不良伴慢性腹泻、腹泻时补充非电解质溶液过多等情况容易发生。

（3）高渗性脱水（hypertonic dehydration）：水丢失比例大于电解质的丢失,血清钠浓度>150mmol/L,血浆渗透压高于正常。由于细胞外液渗透压高于正常,水从细胞内进入细胞外,使细胞内液减少,所以在失水量相同的情况下,其脱水症状较其他两种脱水轻。因细胞内缺水,表现为剧烈口渴、高热、烦躁不安、肌张力增高等,甚至发生惊厥。严重高渗性脱水可致神经细胞脱水、脑血管破裂出血等,引起脑部损伤。高热入水量少、大量出汗或腹泻时补充电解质溶液过多等情况容易发生。

（二）低钾血症

低钾血症（hypokalemia）是指血清钾低于3.5mmol/L时称为低钾血症（正常血清钾浓度为3.5~5.5mmol/L）。

1. 病因　低钾血症在临床上较为多见,由于钾的摄入不足、排出过多,钾在细胞内外异常分布引起。长期禁食或进食量小,消化道丢失,如呕吐、腹泻,长期应用脱水剂、利尿剂等,碱中毒、胰岛素治疗时钾向细胞内转移等,均可使血钾过低。

2. 临床表现　神经肌肉兴奋性降低,如肌肉软弱无力,严重者出现肌腱反射减弱或消失、迟缓性瘫痪、肠麻痹等。心肌兴奋性降低,心律失常,心电图改变。长期缺钾可出现多尿、夜尿、口渴、多饮,还可并发低钾、低氯性碱中毒,伴有反常性酸性尿。

3. 治疗原则　积极治疗原发病,控制钾的进一步丢失。轻症多食入含钾丰富的食物,必要时口服氯化钾,每日3~4mmol/kg（22~30mg/kg）,重症患儿须静脉补钾,每日剂量为4~6mmol/kg（30~45mg/kg）。浓度≤40mmol/L（0.3g/dl）,静脉补钾时间不少于8小时。原则为见尿补钾,一般补钾须持续4~6天,能经口进食时,应将静脉补钾改为口服补钾。补钾时应检测血清钾水平,有条件时给予心电监护。

（三）酸碱平衡紊乱

正常体液pH为7.35~7.45,平均为7.40。发生酸碱平衡紊乱时,机体如能通过体液的缓冲系统及肺、肾的代偿调节,使血pH保持在正常范围内,称为代偿性酸中毒或碱中毒。反之称为失代偿性酸中毒或碱中毒。由于代谢因素引起者称为代谢性酸中毒或碱中毒,由肺部排出CO_2减少或过多引起者称为呼吸性酸中毒或碱中毒。

1. 代谢性酸中毒　是儿童最常见的酸碱平衡紊乱,主要是由于细胞外液中H^+增加或HCO_3^-丢失所致。

（1）病因：小儿腹泻、小肠和胆管引流或瘘管等造成体内碱性物质大量丢失；糖尿病酮症酸中毒、进食不足所致的饥饿性酮症等使体内产生过多的酸性代谢产物；氯化钙、氯化镁等酸性物质摄入过多等。

（2）临床表现：根据[HCO_3^-]测定结果不同,酸中毒分为轻度（18~13mmol/L）、中度（13~

9mmol/L）及重度（<9mmol/L）。轻度酸中毒症状不明显,仅有呼吸稍快,多通过血气分析发现并作出诊断。典型酸中毒表现为精神萎靡或烦躁不安、呼吸深长、口唇樱桃红色、恶心、呕吐、昏睡或昏迷等。若血 pH 在 7.20 以下时,可导致血压偏低、心力衰竭,甚至出现室颤。新生儿及小婴儿因呼吸代偿功能较差,常可仅出现精神萎靡、拒乳、面色苍白等,而呼吸改变并不明显。

（3）治疗原则:积极治疗原发病,采用碳酸氢钠和乳酸钠等碱性药物增加碱储备,中和 H^+。当 pH<7.3 时即可使用碱性液,首选碳酸氢钠。计算方法:①紧急情况或无条件进行血气分析时,可临时以提高血浆[HCO_3^-]5mmol/L 计算(1.4% 碳酸氢钠或 1.87% 乳酸钠 3ml/kg 可提高[HCO_3^-]约 1mmol/L),必要时 2~4 小时可重复使用。②根据血气分析结果:用剩余碱(BE)值按公式计算,所需碱性溶液 mmol 数 =（-BE）×0.3×体重（kg）。因 5% 碳酸氢钠 1ml = 0.6mmol,故需 5% 碳酸氢钠的 ml 数 =（-BE）×0.5×体重（kg）。③根据 CO_2 结合力检测结果,按体液总量计算:所需碱性溶液 mmol 数 =（22-测得的 CO_2-CP 值）mmol/L×0.6×体重（kg）。一般将 5% 的碳酸氢钠稀释成 1.4% 溶液,11.2% 的乳酸钠稀释成 1.87% 溶液,先给予计算量的 1/2,再根据病情变化、复查血气分析的结果、治疗后的反应等调整剂量。在纠正酸中毒的同时注意补钾、补钙。

2. 代谢性碱中毒　由于体内 H^+ 减少或 HCO_3^- 增加所致。

（1）病因:消化道损失过多的酸性物质,如长期呕吐、胃液引流;低血钾,降低了细胞外液[H^+],使用利尿剂引起低钾血症、低氯血症等;应用碱性药物过多,使体内[HCO_3^-]增高。

（2）临床表现:轻症表现不明显,严重时呼吸慢而浅,头昏、躁动,继发血中游离钙减少时,神经肌肉兴奋性增加,出现手足搐搦,甚至喉痉挛,血 pH 及 CO_2 CP 值均增高。低血钾是碱中毒常伴有的症状。

（3）治疗原则:治疗原发病和纠正脱水,停用碱性药物。轻症患儿只须静脉点滴生理盐水即可恢复,一般不需要补充酸性溶液。pH>7.6,[HCO_3^-]>40mmol/L、血[Cl^-]<85mmol/L 的重症碱中毒患儿,可给予氯化铵纠正,但肝、肾功能不全和合并呼吸性酸中毒时禁用。计算公式为:氯化铵 mmol 数 =（测得的 HCO_3^- 值-22）mmol/L×0.3×体重（kg）,其中 0.3 为计算系数。一般先给计算量的 1/2 或 1/3,配成 0.9% 等渗溶液,缓慢静脉滴注。根据临床症状和血气分析的变化予以调整、确定用量。伴低血钾、低血钙时相应补充氯化钾或钙剂。

3. 呼吸性酸中毒　由于 CO_2 排出障碍使体内 CO_2 潴留及 H_2CO_3 增高所致。

（1）病因:呼吸道阻塞,肺部和胸腔疾患,呼吸肌麻痹或痉挛及呼吸中枢受抑制,呼吸机使用不当等。

（2）临床表现:常伴有低氧血症和呼吸困难。高碳酸血症可引起血管扩张,颅内出血、颅内血流增加,致头痛及颅内压增高。

（3）治疗原则:积极治疗原发病,改善通气和换气功能,解除呼吸道阻塞。重症患儿可行气管插管或气管切开人工辅助呼吸。

4. 呼吸性碱中毒　由于通气过度使体内 CO_2 大量排出,H_2CO_3 下降所致。

（1）病因:剧烈哭闹、高热、中枢神经系统疾病、水杨酸制剂中毒等。

（2）临床表现:突出表现为呼吸深快,其他症状与代谢性碱中毒相似。

（3）治疗原则:针对原发病改善呼吸功能,碱中毒可随呼吸改善而逐渐恢复。

三、血气分析

（一）概述

医学上常用血气分析来判断机体是否存在酸碱平衡失调以及缺氧和缺氧程度等。

（二）临床应用价值

1. 判断低氧血症及其程度 动脉血气分析是唯一可靠的诊断低氧血症和判断其程度的指标。即使有呼吸机可以纠正缺氧和低氧血症，如果没有动脉血气分析监测的帮助，也无法合理应用呼吸机。

2. 判断酸碱失衡 在危重病救治过程中，酸碱失衡是继低氧血症之后最常见的临床并发症，及时诊断和纠正酸碱失衡对危重病的救治有着相当重要的意义。动脉血气分析也是唯一可靠的判断和衡量人体酸碱平衡状况的指标。

（三）常见指标的临床意义

最基本的 4 个指标是：pH、$PaCO_2$、PaO_2、HCO_3^-，其他都是派生出来的指标。

1. 酸碱度（pH） 参考值 7.35 ~ 7.45。<7.35 为失代偿性酸中毒症，>7.45 为失代偿性碱中毒症。但 pH 正常并不能完全排除酸碱失衡。代偿性酸中毒或碱中毒时 pH 均在 7.35 ~ 7.45 的正常范围之间。

2. 氧分压（PaO_2） 参考值 10.64 ~ 13.3kPa（80 ~ 100mmHg）。过低、过高分别代表低氧血症和过度通气，对酸碱度影响不大。<60mmHg 即有呼吸衰竭，<30mmHg 可有生命危险。

3. 二氧化碳分压（$PaCO_2$） 参考值 4.65 ~ 5.98kPa（35 ~ 45mmHg），乘 0.03 即为 H_2CO_3 含量。$PaCO_2$ 是呼吸因素引起变化的核心指标，也是酸派为主的指标，此值越高体内酸性物质越多。超出或低于参考值称为高或低碳酸血症。>50mmHg 有抑制呼吸中枢危险。是判断各型酸碱中毒的主要指标。

4. 实际碳酸氢根（AB） 参考值 21.4 ~ 27.3mmol/L，是体内代谢因素引起变化的核心指标，也是碱派为主的指标，此值越高体内碱性物质越多。在特定条件下计算出标准碳酸氢根（SB）也反映代谢因素。SB 不受呼吸因素影响，AB 则有呼吸影响的成分（CO_2 分压对之的影响），AB 也可是呼吸性酸中毒后经肾脏代偿的反映，根据第 7 版诊断学，慢性呼吸性酸中毒时，AB 最大可代偿至 45mmol/L。在代谢性因素为主的情况下，AB 约等于 SB，两者都小于正常，为代谢性酸中毒；AB 约等于 SB，两者都大于正常，为代谢性碱中毒，因为单纯的代谢性酸中毒或碱中毒都没有呼吸因素，所以 AB 和 SB 基本相等。在呼吸性因素为主的情况下，AB>SB，为呼吸性酸中毒，因为 AB 受呼吸影响大（CO_2 潴留，CO_2 分压高），所以 CO_2 分压高的情况下它就比标准理想状态的碳酸氢盐大；AB<SB，为呼吸性碱中毒，因为 AB 受呼吸影响大（过度通气，CO_2 分压低），所以 CO_2 分压低的情况下它就比标准理想状态的碳酸氢盐小。

5. 二氧化碳总量（TCO_2） 参考值 24 ~ 32mmol/L，代表血中 CO_2 和 HCO_3^- 之和，在体内受呼吸和代谢两方面影响。代谢性酸中毒时明显下降，碱中毒时明显上升。二氧化碳结合力（CO_2Cp）和 TCO_2 意义差不多，参考值为 22 ~ 31mmol/L。

6. 氧饱和度（$SatO_2$） 参考值 91.9% ~ 99%。

7. 剩余碱（BE） 参考值 -3 ~ +3mmol/L，>3mmol/L 代表代谢性碱中毒，<3mmol/L 代表代谢性酸中毒。缓冲碱（BB）参考值 45 ~ 55mmol/L，是另一个角度的碱派指标，实际意义和 BE

一样。碳酸氢盐在不同测算条件下,可以派生出 SB、AB、BE、BB、TCO_2 和 CO_2CP 等一堆指标,但归根结底都是碱派的指标,理论上是应该同向变化的。

8. 阴离子间隙(AG) 是指血浆中未测定的阴离子(undetermined anion,UA)与未测定的阳离子(undetermined cation,UC)的差值。由于细胞外液中阴、阳离子总当量数相等,故有:已测定阳离子(Na^+)+未测定阳离子(UC)= 已测定阴离子($Cl^-+HCO_3^-$)+未测定阴离子(UA)。阴离子间隙可根据血浆中常规可测定的阳离子(Na^+)与常规测定的阴离子(Cl^- 和 HCO_3^-)的差算出,即 $AG=[Na^+]-\{[Cl^-]+[HCO_3^-]\}$。AG 的正常值为 $10\sim14mmol/L$,平均值为 $12mmol/L$。目前多以 $AG>16mmol/L$ 作为判断是否有 AG 增高型代谢性酸中毒的界限。

判断酸碱失衡应先了解临床情况,一般根据 pH、$PaCO_2$、BE(或 AB)判断酸碱失衡,根据 PaO_2 及 $PaCO_2$ 判断缺氧及通气情况。pH 超出正常范围提示存在失衡。但 pH 正常仍可能有酸碱失衡。$PaCO_2$ 超出正常提示呼吸性酸碱失衡,BE 超出正常提示有代谢性酸失衡。但血气和酸碱分析有时还要结合其他检查,结合临床动态观察,才能得到正确判断。

(四)呼吸衰竭(低氧血症)的判断

根据 PaO_2 及 $PaCO_2$ 判断缺氧及通气情况。一般来讲,$PaO_2<60mmHg$ 时,才会使血氧饱和度显著减少,引起组织缺氧,方可诊断为低氧血症。在海平大气压下,于静息条件下呼吸室内空气,并排除心内解剖分流和原发于心排血量降低等情况后,$PaO_2<60mmHg$,$PaCO_2$ 正常或减低,为 I 型呼吸衰竭。$PaO_2<60mmHg$,$PaCO_2>50mmHg$,为 II 型呼吸衰竭。呼吸衰竭根据 PaO_2 不同,又分为轻、中和重度呼吸衰竭。

轻度呼吸衰竭:$50mmHg\leqslant PO_2<60mmHg$,$80\%\leqslant O_2SAT<90\%$;

中度呼吸衰竭:$40mmHg\leqslant PO_2<50mmHg$,$60\%\leqslant O_2SAT<80\%$;

重度呼吸衰竭:$PO_2<40mmHg$,$O_2SAT<60\%$。

(五)酸碱失衡的判断

第一步:根据 Henderseon-Hasselbach 公式评估血气数值的内在一致性 $[H^+]=24\times(PaCO_2)/[HCO_3^-]$。如果 pH 和 $[H^+]$ 数值不一致,该血气结果可能是错误的,见表 9-5。

表 9-5 血气分析结果的 pH 值与估测$[H^+]$的内在一致性

pH	估测$[H^+]$(mmol/L)	pH	估测$[H^+]$(mmol/L)
7.00	100	7.35	45
7.05	89	7.40	40
7.10	79	7.45	35
7.15	71	7.50	32
7.20	63	7.55	28
7.25	56	7.60	25
7.30	50	7.65	22

第二步:评估是否存在碱血症或酸血症。pH<7.35 为酸血症;pH>7.45 为碱血症。即使 pH 值在正常范围(7.35~7.45),也可能存在酸中毒或碱中毒,需要核对 $PaCO_2$、HCO_3^- 和 AG。

第三步：评估是否存在呼吸或代谢紊乱。根据 pH 值改变的方向与 $PaCO_2$ 改变方向的关系进行判断，在原发呼吸障碍时，pH 值和 $PaCO_2$ 改变方向相反；在原发代谢障碍时，pH 值和 $PaCO_2$ 改变方向相同。

第四步：评估针对原发异常是否产生适当的代偿。通常情况下，代偿反应不能使 pH 恢复正常(7.35～7.45)。如果观察到的代偿程度与预期代偿反应不符，很可能存在一种以上的酸碱异常，见表 9-6。

表 9-6　临床上常用的单纯性酸碱状态失衡的预计代偿公式

原发失衡	原发改变	代偿反应	预计代偿公式	代偿极限
代谢性酸中毒	$HCO_3^- \downarrow\downarrow$	$PaCO_2 \downarrow$	$PaCO_2 = 1.5 \times HCO_3^- + 8 \pm 2$	1.33kPa
代谢性碱中毒	$HCO_3^- \uparrow\uparrow$	$PaCO_2 \uparrow$	$PaCO_2 = 40 + 0.9 \times \Delta HCO_3^- \pm 5$	7.33kPa
急性呼吸性酸中毒	$PaCO_2 \uparrow\uparrow$	$HCO_3^- \uparrow$	$HCO_3^- = 24 + \Delta PaCO_2 \times 0.07 \pm 1.5$	30mmol/L
慢性呼吸性酸中毒	$PaCO_2 \uparrow\uparrow$	$HCO_3^- \uparrow$	$HCO_3^- = 24 + \Delta PaCO_2 \times 0.35 \pm 5.58$	42mmol/L
急性呼吸性碱中毒	$PaCO_2 \downarrow\downarrow$	$HCO_3^- \downarrow$	$HCO_3^- = 24 + \Delta PaCO_2 \times 0.2 \pm 2.5$	18mmol/L
慢性呼吸性碱中毒	$PaCO_2 \downarrow\downarrow$	$HCO_3^- \downarrow$	$HCO_3^- = 24 + \Delta PaCO_2 \times 0.5 \pm 2.5$	12～15mmol/L

注：①"$\uparrow\uparrow$""$\downarrow\downarrow$"为原发改变，"$\uparrow$""$\downarrow$"为继发改变；
②有"Δ"者为变化值；
③代偿极限：指单纯型酸碱失衡代偿可达到的最小值或最大值

第五步：如果存在代谢性酸中毒，计算阴离子间隙。$AG = [Na^+] - ([Cl^-] + [HCO_3^-]) = 12 \pm 2$。正常的 AG 约为 12mmol/L。对于低白蛋白血症患者，AG 正常值低于 12mmol/L。低白蛋白血症患者血浆白蛋白浓度每下降 1mg/dl，AG"正常值"下降约 2.5mmol/L。例如，血浆白蛋白下降 2.0mg/dl，患者 AG 约为 7mmol/L。如果阴离子间隙增加，在以下情况下应计算渗透压(OSM)间隙：AG 升高不能用明显的原因(DKA、乳酸酸中毒和肾衰竭)解释或怀疑中毒。OSM 间隙 = 测定 OSM - (2×[Na^+] - 血糖/18 - BUN/2.8)。OSM 间隙应当 <10。

第六步：如果阴离子间隙升高，评价潜在 HCO_3^- 的大小。如果潜在 $HCO_3^- < 22$，阴离子升高性代谢性酸中毒伴有离子间隙正常性代谢性酸中毒；如果潜在 $HCO_3^- > 26$，阴离子升高性代谢性酸中毒伴有代谢性碱中毒。潜在 HCO_3^- 是近年来提出的新概念，常用于判断混合型酸碱失衡。因为理论认为高 AG 代谢性酸中毒所消耗的 HCO_3^- 数等于 AG 升高数，潜在 HCO_3^- 等于实测的 HCO_3^- 加 AG 的升高数。其计算公式为：潜在 HCO_3^- = 实测 HCO_3^- + ΔAG。其原理是：根据电中性原则，AG 增加多少，HCO_3^- 即减低多少，换言之 ΔAG$\uparrow$ = $HCO_3^- \downarrow$，按此原理，就可以计算假如无代谢性酸中毒影响时潜在 HCO_3^-(潜在的重碳酸盐) = 实测 HCO_3^- + ΔAG。其临床意义在于可揭示代谢性碱中毒合并高 AG 代谢性酸中毒的混合性酸碱失衡，见表 9-7。

例1：血气分析结果显示 Na^+ = 128，K^+ = 5.9，Cl^- = 94，HCO_3^- = 6，$PaCO_2$ = 15，PaO_2 = 102，pH = 7.19，BG = 324，请判断酸碱失衡情况。

第一步：$[H^+] = 24 \times PaCO_2 / [HCO_3^-] = 24 \times 15/6 = 60$，对照表 4-5，数值内在一致。

第二步：pH = 7.19 < 7.40，为酸中毒。

第三步：pH = 7.19，$PaCO_2$ = 15，同向变化，为代谢性酸中毒。

表9-7　部分混合性酸碱失衡的特点及常见病因

异常	特点	部分病因
呼吸性酸中毒伴代谢性酸中毒	$pH\downarrow$、$HCO_3^-\downarrow$、$PaCO_2\uparrow$	心搏骤停、中毒、多器官功能衰竭
呼吸性碱中毒伴代谢性碱中毒	$pH\uparrow$、$HCO_3^-\uparrow$、$PaCO_2\downarrow$	肝硬化应用利尿剂/妊娠合并呕吐、COPD过度通气
呼吸性酸中毒伴代谢性碱中毒	$pH\uparrow\leftrightarrow\downarrow$、$HCO_3^-\uparrow$、$PaCO_2\uparrow$	COPD应用利尿剂、呕吐、NG吸引、严重低钾血症
呼吸性碱中毒伴代谢性酸中毒	$pH\downarrow\leftrightarrow\uparrow$、$HCO_3^-\downarrow$、$PaCO_2\downarrow$	全身性感染、水杨酸中毒、肾衰竭伴CHF或肺炎、晚期肝脏疾病
代谢性酸中毒伴代谢性碱中毒	$pH\leftrightarrow$、$HCO_3^-\leftrightarrow$	尿毒症或酮症酸中毒伴呕吐、NG吸引、利尿剂等

注:①"↑"为上升;"↓"为下降,"↔"为继发改变

第四步:预期的$PaCO_2$代偿$=1.5\times6+8\pm2=17\pm2$,实测的$PaCO_2=15$在预期代偿$(15\sim19)$范围内,因此是预期的正常代偿。

第五步:阴离子间隙:$AG=UA-UC=Na^+-(Cl^-+HCO_3^-)=128-94-6=28$,比正常的AG$(10\sim12)$高,因此是高离子间隙性代谢性酸中毒(代偿性)。

第六步:潜在$[HCO_3^-]=\Delta AG+$实测$[HCO_3^-]=$实测AG-正常AG+实测$[HCO_3^-]=28-10+6=24$,在$22\sim26$之间。综上所述,为阴离子间隙增高的代谢性酸中毒(代偿性)。

例2:$Na^+=132$,$K^+=3.9$,$Cl^-=82$,$HCO_3^-=4$,$PaCO_2=10$,$PaO_2=110$,$pH=7.25$,$BG=68$,$BUN=14$,Blood alcohol$=106$,请判断酸碱失衡情况。

第一步:$[H^+]=24\times PaCO_2/[HCO_3^-]=24\times10/4=60$,对照表4-5,数值内在一致。

第二步:$pH=7.25<7.40$,是酸中毒。

第三步:$pH=7.25$,$PaCO_2=10$,同向变化,为代谢性酸中毒。

第四步:预期的$PaCO_2$代偿$=1.5\times4+8\pm2=14\pm2$,实测的$PaCO_2=10$在预期代偿$(12\sim16)$范围内,因此是预期的正常代偿。

第五步:阴离子间隙:$AG=UA-UC=Na^+-(Cl^-+HCO_3^-)=132-82-4=46$,比正常的AG$(10\sim12)$高,因此是高离子间隙性代谢性酸中毒。

第六步:潜在$[HCO_3^-]=\Delta AG+$实测$[HCO_3^-]=$实测AG-正常AG+实测$[HCO_3^-]=46-10+6=42$,大于26,伴有代谢性碱中毒,综上所述,是高离子间隙性代谢性酸中毒伴有代谢性碱中毒。

（六）影响因素

1. 采血位置　采血的动脉如有输液,就可能发生溶血及稀释,使K^+升高,Ca^{2+}降低。如误采为静脉血,因为静脉血不能准确地反映动脉血气状况,它的pH值在正常情况下与动脉血接近,但当机体患病时,各种代谢均有不同程度的障碍,此时动脉与静脉的pH就有明显的差异。

2. 采血量及肝素浓度　肝素浓度是保证血气分析结果准确的核心保证,肝素用量过大可造成稀释性误差,使pH、PaO_2值偏低、$PaCO_2$值偏高,出现假性低碳酸血症。但是肝素量过少,便起不到抗凝的作用。国际生化联合会(IFCC)推荐血气标本中肝素的最终浓度为50U/ml。

3. 气泡　因为气泡会影响血气的pH、$PaCO_2$、PaO_2的检测结果,特别是PaO_2值。理想的血

气标本,其空气气泡应低于5%。

4. 标本混匀程度　与其他抗凝标本一样,不充分的混匀会增加凝血的发生,从而影响血色素和血细胞压积结果的准确性。

5. 标本的储存　对于检测乳酸的标本,检测前必须在冰水中保存。其他检测项目可在室温或冰水中保存1小时。

6. 标本的送检时间　宜在30分钟之内检测,否则,会因为全血中有活性的RBC代谢,不断地消耗O_2,并产生CO_2,而影响结果的准确性。如30分钟内不能检测,应将标本置于冰水中保存,最多不超过2小时。

四、液体疗法

（一）常用溶液

1. 非电解质溶液　5%葡萄糖溶液和10%葡萄糖溶液。因葡萄糖输入体内被氧化成水和二氧化碳,供给机体水分和能量,不维持渗透压,属于无张力溶液。

2. 电解质溶液　主要用于补充损失的液体、电解质和纠正酸碱失衡。

（1）生理盐水(0.9%氯化钠):为等张液。3%氯化钠溶液为高张液。

（2）碳酸氢钠溶液:用于纠正酸中毒。1.4%碳酸氢钠为等张液;5%碳酸氢钠为高张液。

（3）乳酸钠:用于纠正酸中毒,缺氧、休克及新生儿不宜用。1.87%乳酸钠为等张液,11.2%乳酸钠为高张液。

（4）10%氯化钾和15%氯化钾为高张液,用于补充钾盐,均不能直接应用,须稀释成0.2%~0.3%溶液静脉点滴,不能静脉推注。

3. 混合溶液　为适应不同情况液体疗法的需要,将各种溶液按不同比例配制成混合溶液。常用混合溶液的配制,见表9-8。

表9-8　几种常用混合溶液的配制方法

溶液种类	溶液总量（ml）	张力	0.9%氯化钠（ml）	5%或10%葡萄糖（ml）	5%碳酸氢钠(11.2%乳酸钠)（ml）
2:1含钠液	100	等张	65	30	10(5)
1:1液	100	1/2张	50	50	–
1:2液	100	1/3张	35	65	–
1:4液	100	1/5张	20	80	–
2:3:1液	100	1/2张	33	63	5(3)
4:3:2液	100	2/3张	45	50	6(4)

注:临床操作中为了配置简便,加入的各液量均为整数,配成的是近似的溶液

4. 口服补液盐(oral rehydration salts,ORS)　简称ORS盐,是由世界卫生组织推荐用以治疗急性腹泻合并脱水的一种口服溶液,适用于轻、中度脱水的患儿。2002年WHO推荐的新配方是:氯化钠2.6g、枸橼酸钠2.9g、氯化钾1.5g、葡萄糖13.5g,加水至1000ml制成,其电解质的渗透压为245mmol/L。

（二）液体疗法

液体疗法具体方案的制订要根据病情、体格检查及实验室资料综合分析确定,输液前要确定补液的量、性质、速度及步骤,输液中遵循"先快后慢、先浓后淡(指电解质浓度)、先盐后糖、见尿补钾、见惊补钙"的原则,以保证液体疗法的顺利实施。第一天补液总量包括累积损失量、继续损失量和生理需要量三部分,见表9-9。

表9-9 液体疗法的定量、定性与定时

		累积损失量	继续损失量	生理需要量
定量	轻度脱水	30～50ml/kg	10～40ml/kg	60～80ml/kg
	中度脱水	50～100ml/kg	(30ml/kg)	
	*重度脱水	100～150ml/kg		
定性	低渗性脱水	2/3 张		
	等渗性脱水	1/2 张	1/3～1/2 张	1/4～1/5 张
	高渗性脱水	1/3～1/5 张		
定时		*于8～12小时内输入(每小时8～10ml/kg)	在补完累积损失量后12～16小时内输入(每小时5ml/kg)	

*注:重度脱水时应先扩容

1. 补充累积损失量 补充自发病以来水、电解质的损失量。

（1）补液量及种类:根据脱水程度及性质补充。轻度脱水 30～50ml/kg,中度脱水 50～100ml/kg,重度脱水 100～150ml/kg。通常低渗性脱水补 2/3 张含钠液,等渗性脱水补 1/2 张含钠液,高渗性脱水补 1/5～1/3 张含钠液。如临床判断脱水性质有困难,可先按等渗性脱水处理,待检验得出结果,再行调整。

（2）补液速度取决于脱水程度:累积损失量常在 8～12 小时内完成,但对伴有循环不良和休克的重度脱水患儿,应迅速输入等渗含钠液(生理盐水或 2∶1 液),按 20ml/kg 于 30～60 分钟快速静脉输入,总量不超过 300ml。其余累积损失量在 8～12 小时内完成,每小时 8～10ml/kg。排尿后及时补钾。低渗性脱水输液速度可稍快,高渗性脱水为防止发生脑细胞水肿,输液速度应适当减慢,严重酸中毒须补给碱性溶液。

2. 补充继续损失量 指进行液体治疗过程中,因呕吐、腹泻等继续丢失的液体量。补液量及种类:应按"丢多少补多少"、"随时丢随时补"的原则进行补充。腹泻患儿可根据大便的次数、性质及脱水纠正情况等估计须补充的液体量,按每日 10～40ml/kg 计算,常用 1/3～1/2 张含钠液。

3. 补充生理需要量 指要满足基础代谢需要的液体量。补液量及种类:正常的生理需要量的估计可按能量需求计算,每代谢 418kJ 热量需要水 120～150ml,婴幼儿每日基础代谢需热量 230～251kJ/kg,故每天补充液体在 60～80ml/kg 才能满足需要。生理需要量尽可能口服补充,不能口服或口服量不足时,以静脉均匀滴入 1/4～1/5 张含钠液。发热、呼吸加快的患儿,应适当增加进液量,营养不良者应注意能量和蛋白质的补充。

继续损失量和生理需要量在累积损失量液体滴注完成后的 12～16 小时均匀输入,每小时须滴注约 5ml/kg。按以上三部分液体量合计,24 小时需要的液体总量为:轻度脱水 90～

120ml/kg,中度脱水 120～150ml/kg,重度脱水 150～180ml/kg。婴幼儿给予计算量的2/3,学龄前及学龄儿童给予3/4。

24小时以后的补液:脱水和电解质紊乱已基本纠正,主要补充生理需要量和继续损失量,一般可改为口服补液。如腹泻频繁或口服量不足者,仍须静脉补液,补液量须根据吐泻和进食情况估算,一般生理需要量为每日 60～80ml/kg,用 1/5 张含钠液;继续损失量是丢多少补多少,随时丢随时补,用1/3～1/2 张含钠液,将这两部分相加于12～24小时内均匀静滴。同时要注意继续补钾和纠正酸中毒。

(三)补液护理

1. 补液前的准备阶段　应全面了解患儿的病史、病情、补液目的及其临床意义;应以高度责任心、迅速认真地做好补液的各项准备工作。向家长解释补液目的,以取得配合;同时也要做好年长患儿的解释和鼓励工作,以消除其恐惧心理,不合作患儿加以适当约束或给予镇静剂。

2. 输液过程中注意事项

(1)按医嘱要求全面安排 24 小时的液体总量,并遵循"补液原则"分期分批输入。

(2)严格掌握输液速度,明确每小时输入量,计算出每分钟输液滴数,防止输液速度过快或过缓。有条件者最好使用输液泵,以便更精确地控制输液速度。

(3)密切观察病情变化:①观察生命体征及一般情况,警惕心力衰竭和肺水肿的发生;②注意有无输液反应,若发现应及时与医师联系,并寻找病因和采取措施;③观察静脉点滴是否通畅,有无堵塞、肿胀及漏出血管外等;④观察脱水是否改善及尿量情况,比较输液前后的变化,判断输液效果;⑤观察酸中毒表现,注意酸中毒纠正后,有无出现低钙惊厥。补充碱性液体时勿漏出血管外,以免引起局部组织坏死;⑥观察低血钾表现,并按照"见尿补钾"的原则,严格掌握补钾的浓度和速度,绝不可直接静脉推注。

(4)记录 24 小时出入量,液体入量包括口服液体量、静脉输液量和食物中含水量。液体出量包括尿量、呕吐和大便丢失的水量、不显性失水量。婴幼儿大小便不易收集,可用"称尿布法"计算液体排出量。

第五节　肠套叠患儿的护理

学习目标

● 识记

1. 能叙述肠套叠的定义。
2. 能说出肠套叠的护理诊断。

● 理解

能解释肠套叠的病因。

● 运用

能够结合病例,提出肠套叠患儿常见的护理诊断,并能按照护理程序对患儿实施整体护理。

肠套叠(intussusception)是指肠管的一部分及其相应的肠系膜套入邻近肠腔内的一种肠梗阻。此病是婴儿时期最常见的急腹症。常见于2岁以下婴幼儿,尤其是4～10个月的婴儿最多见。男孩要比女孩多2～3倍。春秋季发病率较高,可能与此时期儿童上呼吸道炎症和腺病毒感染较多有关。

【病因】　肠套叠的病因至今尚未完全明了。一般将其分为原发性与继发性两种。约95%的儿童肠套叠属于原发性,有人认为与婴儿回盲部系膜固定未完善、活动度大有关;5%为继发性,多见于年长儿,发生肠套叠的肠管可见明显的机械原因,如梅克尔憩室翻入回肠腔内,成为肠套叠的起点,又如肠息肉、肿瘤、腹部紫癜之肠壁血肿等原因也可牵引肠壁导致肠套叠。

【病理生理】　肠套叠可发生于肠管的任何部位,多起于回肠末端套入结肠(回盲型),少数为小肠套入小肠(小肠型)、结肠套入结肠(结肠型)及回肠先套入远端回肠然后整个再套入结肠内形成复套(回回结型)。被套入的肠段进入髓鞘后,其顶点可继续沿肠管推进,肠系膜也被嵌入,肠系膜血管受压迫,造成局部循环障碍,逐渐发生肠管水肿,肠腔阻塞,套入的肠段被绞窄而坏死,鞘部则扩张呈缺血性坏死,甚至穿孔而导致腹膜炎。一般肠套叠是顺行的,近端肠管套进远端肠管内有极少数病例,肠套叠可以是逆行的。肠套叠的外管部分称肠套叠鞘部,肠的近端套入其中,进到里面的部分称套入部,肠管从外面卷入处,名为套叠颈部,而肠套叠的进入部最远点称为肠套叠头部。

肠套叠依据套入部位不同分为下列几种类型:①回盲型:占总数的50%～60%;②回结型:约占30%;③回回结型:占10%左右;④小肠型:即小肠套入小肠,比较少见;⑤结肠型:结肠套入结肠,也很少见;⑥多发性肠套叠,罕见。

【临床表现】　多突然起病,其主要临床表现如下:

1. 腹痛　是疾病早期出现的症状,表现为平素健康的婴幼儿,无任何诱因突发剧烈的有规律的阵发性腹痛。

2. 呕吐　因为肠系膜被牵拉,故起病不久即出现反射性呕吐,呕吐物多为奶块或食物。以后即有胆汁,甚至可为粪便样物,是肠梗阻严重的表现。

3. 血便　是本病特征之一,常于病后6～12小时出现,多为暗红色黏液果酱样便,亦可为新鲜血便或血水,一般无臭味,当疑为本病而尚无便血时可作直肠指诊,如指诊染血则有同样诊断意义。便血出现的原因是套入部肠壁血液循环障碍,致使黏膜渗血与肠黏液混合在一起的结果。

4. 腹部肿块　有重要诊断意义的腹部体征,肿块的部位依套入点和套入程度而定,一般发生在升结肠、横结肠和降结肠位置。在病程早期,肿块多位于右上腹部,呈腊肠样,光滑而不太硬,略带弹性,可稍活动,有压痛。以后随套叠的进展,肿块可沿结肠移至左腹部,严重时可套入直肠内,直肠指诊可触及子宫颈肿物。

5. 全身情况　早期患儿一般情况稳定,体温正常,仅有面色苍白,精神欠佳,食欲减退或拒食。随发病时间延长,一般情况逐渐严重,表现精神萎靡、嗜睡、严重脱水、高热、腹胀,甚至休克或腹膜炎征象。

【辅助检查】

1. X线检查　可见肠梗阻征象。

2. 腹部B超检查　在套叠部位横断面可见同心圆或靶环状肿块图像,纵断面扫描可见套筒征。

【治疗原则】 主要是非手术疗法,即行灌肠疗法;灌肠疗法不能复位的须手术治疗。

【常见护理诊断/问题】

1. 急性疼痛 与肠系膜受牵拉和肠管强烈收缩有关。

2. 知识缺乏:患儿家长缺乏有关疾病治疗及护理的知识。

【护理措施】

（一）密切观察病情

健康婴幼儿突然发生阵发性腹痛、呕吐、便血和腹部扪及腊肠样肿块时可确诊肠套叠,应密切观察腹痛的特点及部位,以助于诊断。

（二）非手术治疗效果观察

密切观察患儿腹痛、呕吐、腹部包块情况。灌肠复位成功的表现:①拔出肛管后排出大量带臭味的黏液血便或黄色粪水;②患儿安静入睡,不再哭闹及呕吐;③腹部平软,触不到原有的包块;④复位后给予口服0.5~1g药用炭,6~8小时后可见大便内炭末排出。如患儿仍然烦躁不安,阵发性哭闹,腹部包块仍存在,应怀疑是否套叠还未复位或又重新发生套叠,应立即通知医师作进一步处理。

（三）手术护理

术前密切观察生命体征、意识状态,特别注意有无水电解质紊乱、出血及腹膜炎等征象,做好术前准备;向家长说明选择治疗方法的目的,消除其心理负担,争取对治疗和护理的支持与配合。对于术后患儿,注意维持胃肠减压功能,保持胃肠道通畅,预防感染及吻合口瘘。患儿排气、排便后可拔除胃肠引流管,逐渐恢复由口进食。

第六节　先天性巨结肠患儿的护理

学习目标

- 识记
  1. 能叙述先天性巨结肠的定义。
  2. 能说出先天性巨结肠的护理诊断。
- 理解
  能解释先天性巨结肠的病因及病理生理。
- 运用
  能够结合病例,提出先天性巨结肠患儿常见的护理诊断,并能按照护理程序对患儿实施整体护理。

先天性巨结肠(congenital megacolon)又称为先天性无神经节细胞症(aganglionosis),是儿童常见的先天性肠道畸形,它是由于直肠或结肠远端的肠管持续痉挛,粪便淤滞在近端结肠,使该肠管肥厚、扩张。该病发病率为1/2000~1/5000,男女比例为(3~4):1,有遗传倾向。

【病因】 本病的病因和发病机制尚未完全明确,目前公认为是一种多基因遗传和环境因素共同作用的结果。

【病理生理】 本病的基本病理变化是局部肠壁肌间和黏膜下的神经丛缺乏神经节细胞,使病变肠段失去推进式正常蠕动,经常处于痉挛状态,形成功能性肠梗阻,粪便通过困难,痉挛肠管的近端由于长期粪便淤积逐渐扩张、肥厚而形成巨结肠。实际上巨结肠的主要病变是在痉挛肠段,90%左右的病例无神经节细胞肠段位于直肠和乙状结肠远端,个别病例波及全结肠、末端回肠或仅在直肠末端。新生儿期常因病变段肠管痉挛而出现全部结肠甚至小肠极度扩张,反复出现完全性肠梗阻的症状,年龄越大结肠扩张越明显、越趋局限。

【临床表现】

1. 顽固性便秘 患儿生后24～48小时内多无胎便或仅有少量胎便排出,生后2～3天后出现腹胀、拒食、呕吐等急性低位性肠梗阻表现,以后逐渐出现顽固性便秘。患儿数日甚至1～2周以上排便一次,腹胀明显,可见肠型和蠕动波,经灌肠排出奇臭粪便和气体后症状好转,后又反复,严重者必须依赖灌肠才能排便。

2. 呕吐、营养不良、发育迟缓 由于功能性肠梗阻,可出现呕吐,量不多,呕吐物含少量胆汁,严重者可见粪液。由于腹胀、呕吐、便秘使患儿食欲下降,影响营养吸收致营养不良、发育迟缓。

3. 并发症 患儿常并发小肠结肠炎、肠穿孔及继发感染。

【辅助检查】

1. X线 腹部立位平片多显示低位结肠梗阻。钡剂灌肠检查可显示痉挛段及其上方的扩张肠管,排钡功能差。

2. 活体组织检查 取直肠黏膜或直肠壁肌层组织检查,多提示无神经节细胞。

3. 肌电图检查 可见低矮波形,频率低,不规则,波峰消失。

【常见护理诊断/问题】

1. 便秘 与远端肠段痉挛、低位性肠梗阻有关。

2. 营养失调:低于机体需要量 与便秘、腹胀引起食欲减退有关。

3. 生长发育迟缓 与腹胀、呕吐、便秘使患儿食欲减退,影响营养物质吸收有关。

4. 知识缺乏:家长缺乏疾病治疗及护理的相关知识。

【治疗原则】 保守治疗适用于痉挛肠段短、便秘症状轻者,包括定时用等渗盐水洗肠、扩肛、使用甘油栓或缓泻药等,并可用针灸或中药治疗,避免粪便在结肠内淤积。若以上方法治疗无效,短段巨结肠亦应手术治疗。

【护理措施】

(一)术前护理

1. 清洁肠道、解除便秘 口服缓泻剂、润滑剂,帮助排便;使用开塞露、扩肛等刺激括约肌,诱发排便;部分患儿须用生理盐水进行清洁灌肠,每日1次,肛管插入深度要超过狭窄段肠管,忌用清水灌肠,以免发生水中毒。

2. 改善营养 对存在营养不良、低蛋白血症者应加强支持疗法。

3. 观察病情 特别注意有无小肠结肠炎的征象,如高热、腹泻、排出奇臭粪液,伴腹胀、脱水、电解质紊乱等,并做好术前准备。

4. 做好术前准备 清洁肠道;术前2天按医嘱口服抗生素,检查脏器功能并作相应处理。

5. 健康教育 向家长说明选择治疗方法的目的,消除其心理负担,争取对治疗和护理的支持与配合。

（二）术后护理

1. 常规护理 禁食至肠蠕动功能恢复；胃肠减压防止腹胀；记尿量；更换伤口敷料以防感染；按医嘱应用抗生素。

2. 观察病情 观察体温、大便情况，如体温升高、大便次数增多，肛门处有脓液流出，直肠指检可扪及吻合口裂隙，表示盆腔感染；如术后仍有腹胀，并且无排气、排便，可能与病变肠段切除不彻底，或吻合口狭窄有关，均应及时报告医师进行处理。

3. 健康教育 指导家长术后2周左右开始每天扩肛1次，坚持3~6个月，同时训练排便习惯，以改善排便功能，如不能奏效。应进一步检查和处理；定期随诊，确定是否有吻合口狭窄。

（陈 慧）

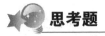 **思考题**

患儿，男，8个月，因"腹泻伴发热2天"入院。2天前无明显诱因出现腹泻，呈蛋花汤样便，每日10余次，伴发热、呕吐、咳嗽、流涕。入院前4小时排尿1次，量少。体格检查：T39℃，精神萎靡，皮肤干，弹性差，前囟和眼眶明显凹陷，口腔黏膜干燥，口唇呈樱桃红色，咽红，双肺（−），心音低钝，腹稍胀，肠鸣音2次/分，四肢稍凉，膝腱反射减弱。生化检查：血钠120mmol/L，血钾3.0mmol/L，血 HCO_3^- 12mmol/L。

问题：（1）请判断该患儿脱水程度和性质。

（2）请判断该患儿酸碱平衡紊乱的类型及程度。

（3）设计第一天补液方案。

（4）根据患儿目前身心状况，列出其主要护理诊断。

（5）在给患儿输液过程中，护理应注意哪些问题？

第十章

血液系统疾病患儿的护理

第一节 小儿造血及血液特点

一、造 血 特 点

小儿造血分胚胎及生后两个阶段。

（一）胚胎期造血

1. 中胚叶造血期 约自胚胎第 3 周卵黄囊壁上的中胚层间质细胞开始分化聚集成细胞团，称为血岛。血岛中间的细胞进一步分化成初级原始红细胞。自胚胎第 6~8 周，血岛开始退化，初级原始红细胞逐渐减少，至第 12~15 周消失。

2. 肝造血期 胎儿中期以肝脏造血为主。肝脏造血自胚胎第 6~8 周开始，4~5 个月达高峰。主要造红细胞，也可造粒细胞和巨核细胞。至胎儿期 6 个月后肝造血逐渐减退，出生后 4~5 日完全停止。胚胎第 8 周左右脾参与造血，主要产生粒细胞、红细胞、少量淋巴细胞和单核细胞，至胚胎第 5 个月后停止造红细胞、粒细胞，仅保留造淋巴细胞的功能。自胚胎第 8~11 周开始胸腺和淋巴结参与造淋巴细胞。

3. 骨髓造血期 骨髓从胚胎第 4 个月开始造血，并成为胎儿后期主要的造血器官，出生 2~5 周后骨髓成为唯一的造血场所。

（二）生后造血

生后造血为胚胎造血的延续。

1. 骨髓造血　骨髓是出生后主要的造血器官。婴儿期所有骨髓均为红骨髓，全部参与造血，以满足生长发育的需要。幼儿期后红骨髓逐渐被脂肪组织（黄骨髓）所代替，至成人时红骨髓仅限于脊椎、胸骨、肋骨、颅骨、锁骨、肩胛骨、骨盆及长骨端。但黄骨髓有潜在的造血功能，当造血需要增加时，它可转变为红骨髓而恢复造血功能。由于小儿在出生后头几年缺少黄骨髓，故造血的代偿潜力甚少，如果造血需要增加时，就容易出现骨髓外造血。

2. 骨髓外造血　在正常情况下，骨髓外造血极少，淋巴结与脾脏有造淋巴细胞的功能。出生后，尤其在婴儿期，当遇到各种感染性贫血或造血需要增加时，肝、脾和淋巴结可随时适应需要，恢复到胎儿时期的造血状态，而出现肝、脾、淋巴结增大。同时末梢血液中可出现有核红细胞和（或）幼稚中性粒细胞。这是小儿造血器官的一种特殊反应现象，称"骨髓外造血"，感染及贫血矫正后可恢复正常。

二、血 液 特 点

小儿各年龄的血象均有特点。

（一）红细胞数及血红蛋白量

红细胞生成需要持续地供给氨基酸、铁、某些维生素和微量元素，并受红细胞生成素的调节。组织缺氧可刺激红细胞生成素的生成。由于胎儿期处于相对缺氧状态，故红细胞数和血红蛋白量较高，出生时红细胞数$(5.0 \sim 7.0) \times 10^{12}$/L，血红蛋白量为 150 ~220g/L。未成熟儿与足月儿基本相等，少数稍低。生后 6 ~ 12 小时因进食较少和不显性失水，其红细胞数和血红蛋白量往往比出生时略高。胎儿红细胞较大，寿命较短，随着自主呼吸的建立，血氧含量增加，过多的红细胞自行破坏（生理性溶血），加之婴儿生长发育迅速，循环血量迅速增加，红细胞数和血红蛋白量逐渐降低，至 2 ~3 个月时红细胞数降至 3.0×10^{12}/L，血红蛋白量降至 100g/L 左右，出现轻度贫血，称为"生理性贫血（physiological anemia）"。"生理性贫血"呈自限性，一般不需要治疗，3 个月后，由于贫血本身对造血的刺激，红细胞生成素生成增加，红细胞数和血红蛋白量又逐渐增加，约 12 岁时达成人水平。此外，初生时末梢血液中可见到少量有核红细胞，生后 1 周内逐渐消失。

网织红细胞数在初生 3 天内为 0.04 ~0.06，于生后 4 ~7 天内迅速下降至 0.02 以下，并维持在较低水平，约 0.003，以后随生理性贫血恢复而短暂上升，婴儿期以后约与成人相同。

（二）白细胞数与分类

初生时白细胞总数$(15 \sim 20) \times 10^9$/L，生后 6 ~ 12 小时达$(21 \sim 28) \times 10^9$/L，然后逐渐下降，至生后 10 天左右降至 12×10^9/L，婴儿期白细胞数维持在 10×10^9/L，8 岁后接近成人水平。

出生时中性粒细胞约占 65%，淋巴细胞约占 30%。随着白细胞总数下降，中性粒细胞比例也相应下降，生后 4 ~6 天时两者比例约相等，形成交叉曲线，称为第一次交叉；随后淋巴细胞比例上升，婴幼儿期淋巴细胞占 60%，中性粒细胞占 35%，至 4 ~6 岁时两者又相等，形成第二次交叉；6 岁以后中性粒细胞比例增多，分类逐渐达成人值。嗜酸性粒细胞、嗜碱性粒细胞及单核细胞各年龄期差异不大。

新生儿末梢血液中可出现少量幼稚中性粒细胞，数天内即消失。婴儿期白细胞总数常因轻微刺激如哭闹、疼痛、肌肉紧张、气温升高等而呈非病理性增加。同一疾病过程中其血象变化与成人亦有不同，例如婴幼儿患伤寒时，白细胞总数往往增加。在严重细菌感染性疾病时，常有核左移现象，甚至出现幼稚中性粒细胞。

（三）血小板数

与成人差别不大,为$(150 \sim 250) \times 10^9/L$。

（四）血红蛋白种类

正常人红细胞内含有三种血红蛋白(简称 Hb),即 HbA(成人占90%以上)、HbA_2(成人占2% ~3%)及胎儿型血红蛋白(HbF)。胎儿6个月时 HbF 占90%,而 HbA 仅占5% ~10%,以后 HbA 的合成增加,至出生时 HbA 约占30%,HbF 约占70%。出生后 HbF 迅速为 HbA 所代替,1岁时 HbF 不超过5%,2岁后不超过2%。了解血红蛋白质的变化,对某些遗传性溶血性贫血的诊断有一定意义。

（五）血容量

小儿血容量相对较成人多,新生儿血容量约占体重的10%,平均300ml,儿童占体重的8% ~10%,成人占体重的6% ~8%。

第二节　营养性贫血患儿的护理

学习目标

- **识记**
  1. 能正确叙述小儿贫血的诊断标准。
  2. 能正确说出营养性缺铁性贫血的定义。
  3. 能列举出小儿缺铁性贫血、巨幼红细胞贫血的临床症状及体征。
- **理解**
  能正确解释小儿缺铁性贫血、巨幼红细胞贫血的病因及发病机制。
- **运用**
  能够结合病例,判断贫血患儿的贫血程度;提出缺铁性贫血、巨幼红细胞贫血常见的护理诊断,并能按照护理程序对患儿实施整体护理。

贫血(anemia)是指外周血液中单位容积内血红蛋白(Hb)含量、红细胞(RBC)计数和红细胞压积(HCT)低于同性别、同年龄正常的最低值。其中血红蛋白的含量最为重要。

新生儿期血红蛋白(Hb)<145g/L,1 ~4月时 Hb<90g/L,4 ~6月时 Hb<100g/L 者为贫血。6个月以上则按世界卫生组织的标准:6个月 ~6岁 Hb<110g/L,6 ~14岁 Hb<120g/L 为贫血。海拔每升高1000米,血红蛋白上升4%。

根据外周血的血红蛋白含量可将贫血分为轻、中、重、极重四度(表10-1)。

表 10-1　贫血的分度

		轻度	中度	重度	极重度
血红蛋白量	儿童	120 ~90	90 ~60	60 ~30	<30
（g/L）	新生儿	144 ~120	120 ~90	90 ~60	<60

一、营养性缺铁性贫血患儿的护理

营养性缺铁性贫血（iron deficiency anemia，IDA）是由于体内铁缺乏导致血红蛋白合成减少（hypochromia）而引起的一种小细胞低色素性贫血。任何年龄均可发病，但以 6 个月至 2 岁的小儿最多见，是小儿贫血中最常见的一种，被卫生部列为儿童重点防治的"四病"之一。

【病因】 铁是构成血红蛋白必需的原料。任何引起体内铁缺乏的原因均可导致贫血。

1. 先天储铁不足 胎儿储存铁主要在胎儿期最后 3 个月从母体获得，故早产、双胎、孕母患缺铁性贫血等都可导致胎儿储存铁减少。

2. 铁摄入不足 食物铁供应不足是小儿缺铁性贫血的主要原因。人乳、牛乳、谷物中含铁量均低，如果不及时添加含铁较多的辅食或年长儿偏食，容易发生缺铁性贫血。

3. 生长发育快 婴儿期和青春期小儿生长发育迅速，早产儿生长发育更快，铁的需要量相对增加，易发生缺铁。小儿由于生长发育的需要，每日须摄入的铁量相对较成人为多。

4. 丢失过多 正常婴儿每日排铁量相对较成人多，长期慢性失血亦可致铁缺乏。正常婴儿每天排泄铁量相对比成人多。每 ml 血约含铁 0.5mg，长期慢性失血可致缺铁，如肠息肉、梅克尔憩室、膈疝、钩虫病等可致慢性失血，用不经加热处理的鲜牛奶喂养的婴儿可因对牛奶过敏而致肠出血（每天失血约 0.7ml）。

5. 吸收减少 饮食搭配不合理可影响铁的吸收，慢性腹泻、反复感染可减少铁的吸收，增加铁消耗，影响铁利用。

【发病机制】 铁缺乏对造血及多种组织器官的功能均有影响。

1. 对造血系统的影响 铁是合成血红蛋白的原料，缺铁时血红素生成不足，进而血红蛋白合成也减少，导致新生的红细胞内血红蛋白含量不足，细胞质减少，细胞变小；而缺铁对细胞的分裂、增殖影响较小，故红细胞数量减少程度不如血红蛋白减少明显，从而形成小细胞低色素性贫血。缺铁的病理生理通常包括以下三个阶段：①铁减少期（iron depletion，ID）：此阶段体内储存铁已减少，但供红细胞合成血红蛋白的铁尚未减少；②红细胞生成缺铁期（iron deficient erythropoiesis，IDE）：此期储存铁进一步耗竭，红细胞生成所需的铁亦不足，但循环中血红蛋白的量尚未减少；③缺铁性贫血期（iron deficiency anemia，IDA）：此期出现小细胞低色素性贫血，还有一些非造血系统的症状。

2. 对其他系统的影响 缺铁可影响肌红蛋白的合成，并可使多种含铁酶（如细胞色素酶、单胺氧化酶、核糖核苷酸还原酶、琥珀酸脱氢酶等）的活性减低。由于这些含铁酶与生物氧化、组织呼吸、神经介质分解与合成有关，故铁缺乏时造成细胞功能紊乱，尤其是单胺氧化酶的活性降低，造成重要的神经介质如 5-羟色胺、去甲肾上腺素、肾上腺素及多巴胺发生明显变化，不能正常发挥功能，因而产生一些非造血系统的表现，如体力减弱、易疲劳、表情淡漠、注意力不集中、记忆力减退和智力减低等。缺铁还可引起组织器官的异常，如口腔黏膜异常角化、舌炎、胃酸分泌减少，脂肪吸收不良和反甲等。此外，缺铁还可引起细胞免疫功能降低，易患感染性疾病。

【临床表现】 起病缓慢，多见于 6 个月至 2 岁小儿及青春期少女，早产儿或低出生体重儿更易发病。

1. 一般表现 皮肤、黏膜苍白为突出表现，小儿因自主神经功能不稳定，故面颊的潮红与苍白有时不一定能正确反映有无贫血,观察甲床、眼结膜及唇黏膜的颜色比较可靠。患儿易疲劳,活动能力受限,年长儿诉头晕、眼前发黑等。

2. 髓外造血表现　肝、脾、淋巴结可肿大,肿大程度与年龄、病程和贫血程度有关。

3. 非造血器官表现

（1）消化系统:可有食欲减退,呕吐、腹泻、舌炎或舌乳头萎缩。少数有异食癖,如喜食泥土、粉笔、煤渣等。

（2）神经系统:常有烦躁不安、精神萎靡,年长儿可出现注意力不易集中,记忆力减退,学习成绩下降,智力多低于同龄儿。

（3）心血管系统:心率增快,心脏扩大,心前区可闻及收缩期吹风样杂音,重者可发生心力衰竭。

4. 其他　由于患儿细胞免疫功能降低,常合并感染而发热。

【辅助检查】

1. 血液一般检查　血红蛋白降低较红细胞减少明显,呈小细胞低色素性贫血。血涂片可见红细胞大小不等,以小细胞为主,中央淡染区扩大。网织红细胞数正常或轻度减少。白细胞、血小板一般无改变,个别极严重者可有血小板减少。

2. 骨髓检查　骨髓幼红细胞增生活跃,以中、晚幼红细胞增生为主,各期红细胞均较小,细胞质少,染色偏蓝,显示细胞质成熟程度落后于细胞核。粒细胞和巨核细胞系一般无明显异常。

3. 铁代谢检查

（1）血清铁蛋白(serum ferritin,SF):可较敏感地反映体内贮存铁情况,在缺铁的 ID 期即已降低,IDE 和 IDA 期降低更明显,因而是诊断缺铁 ID 期的敏感指标。低于 $12\mu g/L$,提示缺铁。

（2）血清铁(SI)、总铁结合力(TIBC)和转铁蛋白饱和度(TS):这三项检查可反映血浆中铁含量,通常在 IDA 期才出现异常:即 SI 和 TS 降低,TIBC 升高。SI 正常值为 12.8 ~ $31.3\mu mol/L$,<9.0 ~ $10.7\mu mol/L$ 有意义,但其生理变异大;TIBC>$62.7\mu mol/L$ 有意义;TS<15% 有诊断意义。

（3）红细胞游离原卟啉(free erythrocyte protoporphyrin,FEP):FEP>$0.9\mu mol/L$ 提示细胞内缺铁。如 SF 值降低,FEP 升高而未出现贫血,这是缺铁 IDE 期的典型表现。

【治疗原则】　主要是去除病因及补充铁剂。

1. 去除病因　合理喂养,纠正不良的饮食习惯,及时正确添加辅助食品。积极治疗原发病如慢性失血性疾病、钩虫病、消化道畸形等。

2. 铁剂治疗　铁剂是治疗缺铁性贫血的特效药。二价铁盐较易吸收,常用制剂有硫酸亚铁(含铁 20%)、富马酸亚铁(含铁 33%)、葡萄糖酸亚铁(含铁 12%)等。多采用口服,剂量以元素铁计算,每日 4 ~6mg/kg,分 3 次口服。疗程至血红蛋白达正常后 2 ~ 3 个月左右停药。口服铁剂不能耐受或吸收不良者可采用注射铁剂(如右旋糖酐铁)。

3. 输血治疗　一般病例不需要输血。重症贫血并发心功能不全或明显感染者可输给浓缩红细胞或压积红细胞,但应注意输注的量和速度。

【护理评估】

（一）健康史

了解患儿的喂养方法和饮食习惯,是否及时添加辅食,饮食结构是否合理,有无偏食、挑食等;小婴儿还应了解其母孕产史,如孕期母亲是否有严重贫血,是否是早产、多胎等;了解有无生长发育过快,有无慢性疾病可致铁吸收减少、消耗、丢失过多的因素。

(二)身体状况

评估患儿贫血程度及相应贫血表现。观察皮肤、黏膜颜色及毛发、指甲等情况,询问有否乏力、注意力不集中、记忆力减退、烦躁、头晕、眼前发黑等。贫血较重者要注意有无心率增快、心脏扩大、心力衰竭等表现。还要注意有无异食癖、舌炎、口腔炎等。及时了解血红蛋白、红细胞、血涂片的结果,血清铁、血清铁蛋白的下降时间,治疗过程中注意网织红细胞的变化等。

(三)心理-社会状况

评估家长对合理安排小儿膳食,培养良好饮食习惯重要性的认识程度,了解患儿及家长对本病的病因及防护知识是否清楚,患儿是否因记忆力减退、成绩下降或智力低于同龄儿而产生自卑、焦虑或恐惧等心理。

【常见护理诊断/问题】

1. 活动无耐力　与贫血致组织器官缺氧有关。
2. 营养失调:低于机体的需要量　与铁的供应不足,吸收不良,丢失过多或消耗增加有关。
3. 知识缺乏:家长及年长患儿的营养知识不足,缺乏本病的防护知识。
4. 潜在并发症:感染、心功能不全。

【预期目标】

1. 患儿的活动耐力逐步增加,而无缺氧症状。
2. 患儿的缺铁因素消除,贫血逐步纠正。
3. 家长及年长患儿能了解患病的原因,主动配合治疗,家长和患儿能正确选择含铁丰富的食物,纠正不良饮食习惯。
4. 住院期间不发生感染等并发症。

【护理措施】

(一)合理安排休息与活动

根据患儿贫血程度,结合活动耐受情况制订休息方式、活动强度及持续时间。

1. 贫血程度较轻者,一般不需要卧床休息,但生活要有规律,睡眠要充足,避免剧烈运动。
2. 重症患儿应限制其活动量,并协助患儿的日常生活,减少机体耗氧量,防止发生心力衰竭。

(二)合理安排饮食

1. 补充含铁丰富且易吸收的食物,合理搭配膳食。含铁丰富的食物如动物肝、血、瘦肉、鱼类、蛋黄;豆类、黑木耳、紫菜、海带及绿叶蔬菜等。维生素C、稀盐酸、氨基酸、果酸等有利于铁的吸收,可与铁剂或含铁食品同时进食;茶、咖啡、牛奶、蛋类、麦麸、植物纤维、抗酸药物可抑制铁的吸收,应避免与含铁食品同食。牛奶必须加热处理后才能喂养婴儿,以减少因过敏而致的肠道出血。

2. 婴儿提倡母乳喂养,按时添加含铁丰富的辅食,或补充铁强化食品,足月儿不应晚于4个月,指导家长对早产儿和低体重儿自2个月左右给予铁剂预防。

3. 指导患儿养成均衡饮食习惯,纠正偏食、挑食、零食过多的不良饮食习惯,对年长儿应设法提高其食欲,必要时按医嘱服用有助消化的药物。

(三)指导正确应用铁剂,观察疗效和副作用

1. 让家长掌握服用铁剂的正确剂量和疗程。临床治疗多采用口服,血红蛋白正常后再用

2 个月,以补充铁的贮存量;长期服用可致铁中毒。

2. 口服铁剂可致胃肠道反应如恶心、呕吐、腹泻或便秘、厌食、胃部不适及疼痛等。为减少胃肠道反应,宜从小剂量开始,逐渐加至足量。在两餐之间服用。服药时可喝含维生素 C 的果汁,如橙汁、柠檬汁等,可与胃蛋白酶合剂、稀盐酸合用,有利于铁的吸收。铁剂不宜与牛乳、茶叶、钙剂、咖啡同服,以免影响铁的吸收。液体铁剂可使牙齿染黑,可用吸管或滴管服之。服用铁剂后,大便变黑,停药后恢复,应向家长说明原因。

3. 口服不能耐受或吸收不良的患儿可采用注射铁剂,注射铁剂应深部肌内注射,每次更换注射部位,减少局部刺激,抽药和给药必须使用不同的针头,以防铁剂渗入皮下组织,造成注射部位疼痛、皮肤着色等副作用。并观察有无不良反应。偶见注射右旋糖酐铁引起过敏性休克,故首次注射应观察 1 小时。

4. 观察疗效,服用铁剂后 12～24 小时后倦怠乏力等临床症状好转,食欲增加。36～48 小时后骨髓出现红系增生现象。网织红细胞 2～3 天后升高,5～7 天后达高峰,2～3 周后降至正常。血红蛋白 1～2 周后逐渐上升,一般 3～4 周达到正常。无效者应积极寻找病因。

(四)预防感染

1. 培养良好的卫生习惯,勤洗澡,勤换衣,保持床单清洁、整齐,衣被平整、柔软。

2. 保持室内空气新鲜,合理安排病房,减少交叉感染,医务人员严格执行无菌操作规程,限制探视人员,白细胞过低者给予单独隔离房间。

3. 指导家属掌握预防感染的方法与措施,随气候变化应及时给患儿添减衣服,预防呼吸道感染。

(五)预防心力衰竭

1. 向家属讲解引起贫血性心脏病的原因及预防方法。重症贫血患儿要注意休息,减轻心脏负担,必要时吸氧。

2. 保持病室安静、舒适,尽量减少不必要的刺激。

3. 控制输液速度及输液的总量,输液或输血时速度宜慢,以 6～8 滴/分为宜,必要时记录 24 小时出入水量。

4. 密切观察心率、呼吸、血压及贫血的改善状况。

(六)健康教育

向家长及患儿讲解预防本病的知识和护理要点。提倡母乳喂养,及时添加辅食;指导合理喂养,帮助小儿纠正不良饮食习惯。指导坚持正确用药,帮助家长学会观察苍白、苍黄、感染等现象,使之认识到早期发现、早期治疗本病的重要性。

【护理评价】　经过治疗和护理,患儿乏力等症状有无改善,活动耐力有否逐步提高;患儿及家长能否正确选择含铁丰富的食物,并正确服用铁剂;贫血是否纠正;患儿有无发生感染情况。

二、营养性巨幼红细胞性贫血患儿的护理

营养性巨幼红细胞性贫血(nutritional megaloblastic anemia,NMA),是由于缺乏维生素 B_{12} 和(或)叶酸(folacin)所引起的一种大细胞性贫血,主要临床特点为贫血、神经精神症状,红细胞数较血红蛋白量减少更明显,红细胞体积变大,骨髓中出现巨幼红细胞,用维生素 B_{12} 和(或)叶酸治疗有效。6 个月～2 岁多见。

【病因】 引起维生素 B_{12} 和叶酸缺乏的常见原因：

1. 摄入不足 胎儿可通过胎盘获得维生素 B_{12} 储存于肝内供出生后利用,如孕妇缺乏维生素 B_{12},可致婴儿维生素 B_{12} 储存不足。单纯母乳喂养而未及时添加辅食的婴儿,尤其是乳母长期素食或患有维生素吸收障碍疾病者,可致维生素 B_{12} 摄入不足。食物中以动物性食物含维生素 B_{12} 丰富而植物性食物一般不含维生素 B_{12},叶酸以新鲜绿叶蔬菜、肝、肾含量较多。长期以奶粉或煮沸后牛乳或以羊乳喂养者,如不及时添加辅食易致叶酸缺乏。年长儿长期偏食也易发生维生素 B_{12} 或叶酸的缺乏。

2. 吸收和利用障碍 慢性腹泻、小肠切除、局限性回肠炎、肠结核等皆可影响维生素 B_{12} 与叶酸的吸收,肝脏疾病、急性感染、胃酸减少或维生素 C 缺乏,应用某些药物如氨甲蝶呤、乙胺嘧啶、苯妥英钠、异烟肼等,皆可影响维生素 B_{12} 与叶酸的代谢或利用。

3. 需要量增加 未成熟儿、新生儿及婴儿期生长发育迅速,造血物质需要量相对增加,如摄入不足,则易缺乏。反复感染时,维生素 B_{12} 与叶酸消耗增加,需要量增多而易导致缺乏。

4. 代谢障碍 遗传性叶酸代谢障碍、某些参与叶酸代谢的酶缺陷也可致叶酸缺乏。

【发病机制】 体内叶酸经叶酸还原酶的还原作用和维生素 B_{12} 的催化作用后变成四氢叶酸,后者是 DNA 合成过程中必需的辅酶。维生素 B_{12} 或叶酸缺乏都可致四氢叶酸减少,进而引起 DNA 合成减少。幼稚红细胞内的 DNA 合成减少使其分裂和增殖时间延长,导致细胞核的发育落后于细胞质的发育,使红细胞的胞体变大,形成巨幼红细胞。由于红细胞生成速度慢,加之异形的红细胞在骨髓内易被破坏,进入血循环的成熟红细胞寿命也较短,从而造成贫血。另外 DNA 合成不足也可致粒细胞核成熟障碍,使其胞体增大,出现巨大幼稚粒细胞和中性粒细胞分叶过多现象。DNA 合成不足亦可使巨核细胞的核发育障碍而致核分叶过多。

维生素 B_{12} 与神经髓鞘中脂蛋白的形成有关,能保持中枢和外周有髓鞘的神经纤维的完整功能。维生素 B_{12} 缺乏时,上述神经纤维发生病变,因而出现精神神经症状。

【临床表现】 以6个月~2岁小儿多见,起病缓慢。叶酸缺乏者,4~7个月发病,而维生素 B_{12} 缺乏者则在6个月以后发病。其中单纯用母乳喂养又不加辅食者占绝大多数。主要临床表现如下：

1. 一般表现 多呈虚胖或颜面轻度水肿,毛发纤细稀疏、黄色,严重者皮肤有出血点或瘀斑。

2. 贫血表现 皮肤常呈现蜡黄色,睑结膜、口唇、指甲等处苍白,偶有轻度黄疸,疲乏无力,因贫血而引起骨髓外造血反应,且呈"三系"减少现象,故常伴有肝、脾、淋巴结肿大。

3. 精神神经症状 可出现烦躁不安、易怒等神经症状。维生素 B_{12} 缺乏者表现为表情呆滞、目光发直、对周围反应迟钝,嗜睡、不认亲人,少哭不笑,智力、动作发育落后甚至退步。重症病例可出现不规则性震颤,手足无意识运动,甚至抽搐、感觉异常、共济失调、踝阵挛和 Babinski 征阳性等。

4. 消化系统症状 常出现较早,如厌食、恶心、呕吐、腹泻和舌炎等。舌面可光滑,舌乳头由舌尖沿两侧缘逐渐向中心萎缩,或舌乳头充血粗糙、舌下溃疡。

【辅助检查】

1. 血常规 呈大细胞性贫血,红细胞胞体变大,中央淡染区不明显;网织红细胞正常或减少;白细胞计数常减少,以中性粒细胞计数减少明显,细胞体积大,核分叶过多(核右移);血小板多减少。

2. 骨髓象 骨髓增生活跃,以红细胞系统增生为主,各期红细胞均出现巨幼变,胞体变大,核染色质粗松,细胞核的发育落后于细胞质;粒细胞系统也出现巨幼变,分叶过多;巨核细胞的核有过度分叶现象。

3. 血清维生素 B_{12} 和叶酸含量测定 维生素 B_{12}<100ng/L(正常 200~800ng/L)、叶酸 <3μg/L(正常 5~6μg/L)。

【治疗原则】 去除诱因,加强营养,防止感染是本病治疗的关键。具体包括以下几点:

1. 一般治疗 注意营养,及时添加辅食,防止感染。

2. 维生素 B_{12} 和叶酸治疗 维生素 B_{12} 肌内注射,每次 100μg,每周 2~3 次;叶酸每次 5mg,每日 3 次,连用数周。同时口服维生素 C 有助于叶酸的吸收。因使用抗叶酸代谢药物而致病者,可用亚叶酸钙(calcium leucovorin)治疗。先天性叶酸吸收障碍者,口服叶酸剂量应增至每日 15~50mg 才有效。

3. 对症治疗 肌肉震颤可用镇静剂治疗;重症贫血者可予输血。

【常见护理诊断/问题】

1. 活动无耐力 与贫血致组织缺氧有关。

2. 营养失调:低于机体的需要量 与维生素 B_{12} 和(或)叶酸摄入不足、吸收不良等有关。

3. 生长发育迟缓 与营养不足、贫血及维生素 B_{12} 缺乏影响生长发育有关。

4. 口腔黏膜受损 与舌炎、口腔溃疡有关。

5. 知识缺乏:与家长缺乏必要的喂养知识有关。

【护理措施】

(一)注意休息与活动

根据患儿的活动耐受情况安排休息与活动,一般不需要卧床休息。严重贫血者应适当限制活动。震颤严重不能吞咽者,可给予鼻饲,以保证营养的供应。影响休息时可给予镇静剂,防止外伤。

(二)指导喂养,加强营养

乳类喂养的患儿,应按时添加富含维生素 B_{12} 及叶酸的食物;年长儿则应纠正偏食。告知家长及年长儿肝、肾、坚果、新鲜绿叶与黄叶蔬菜、豆类、柠檬、柑橘中均富有叶酸,肝中含量最高,其他肉类食物、新鲜蔬菜、谷类中含量也较高,人乳及巴氏消毒牛乳中叶酸含量低,羊乳则几乎不含叶酸。维生素 B_{12} 在动物性食物如肝、肾、肉类、贝壳类动物及家禽中含量丰富,其中尤以肝内含量最多,蛋及奶中含量较少,植物类食物中几乎不含维生素 B_{12}。

(三)监测生长发育

评估患儿的智力、体格、运动发育情况,对发育落后者加强训练和教育。生长发育落后与维生素 B_{12} 缺乏有关,应及时补充,越早越好。

(四)加强口腔护理,防止感染

震颤严重者可用牙垫,以防咬伤口唇或舌尖。

(五)配合执行医嘱

神经精神症状为主者,应以维生素 B_{12} 治疗为主,维生素 B_{12} 500~1000μg 一次肌内注射;或每次肌内注射 100μg,每周 2~3 次,连用数周,直至临床症状好转,血象恢复正常为止;当有神经系统受累表现时,可予每日 1mg,连续肌内注射 2 周以上;由于维生素 B_{12} 吸收缺陷所致的患者,每月肌内注射 1mg,长期应用。注意精神神经症状恢复较慢。

另外要注意血象恢复期间宜加用铁剂,以弥补造血旺盛后铁的不足。

（六）健康教育

向家长讲解引起此疾病的原因,本病的表现和预防措施,强调预防的重要性,做好喂养指导,纠正偏食,指导给予含叶酸和维生素 B_{12} 高的食物,注意食物烹调不要过度。一旦发现小儿有乏力、不爱活动、皮肤黏膜苍白等表现,应及时到医院就医。积极治疗和去除影响维生素 B_{12} 和叶酸吸收的因素。

第三节 出血性疾病患儿的护理

学习目标 ▐

- **识记**
  1. 能按发病机制将出血性疾病分类。
  2. 能正确叙述特发性血小板减少性紫癜、血友病的定义、病因。
  3. 能列举出特发性血小板减少性紫癜、血友病的临床症状及体征。
- **理解**
  能正确解释特发性血小板减少性紫癜、血友病的发病机制。
- **运用**
  能够结合病例,提出特发性血小板减少性紫癜、血友病常见的护理诊断,并能按照护理程序对患儿实施整体护理。

出血性疾病是指由于正常的止血机制异常,引起的以自发性出血或轻微损伤后出血不止为主要表现的一类疾病。根据发病机制分类如下:

1. 血管壁结构和功能异常　常见的疾病是过敏性紫癜、维生素 C 缺乏症等。
2. 血小板异常　常见的疾病是特发性血小板减少性紫癜。
3. 凝血异常　常见的是血友病(因子Ⅷ抗体、因子Ⅸ抗体异常)。

一、特发性血小板减少性紫癜患儿的护理

特发性血小板减少性紫癜(idiopathic thrombocytopenia purpura,ITP)也称为自身免疫性血小板减少性紫癜。系血小板免疫性破坏,外周血中血小板减少而引起的出血性疾病。临床主要表现为自发性皮肤、黏膜或内脏出血,骨髓巨核细胞发育、成熟障碍,血小板计数减少、生存时间缩短和抗血小板抗体出现。

按其起病缓急可分为急性及慢性两型,急性型多见于儿童,慢性型多见于成人,以女性常见。

【病因】

1. 感染　细菌或病毒感染与 ITP 发病有密切关系,约 80% 的急性 ITP 患者,在发病前的 2 周左右有上呼吸道感染史。

2. 免疫因素 免疫因素的参与可能是 ITP 发病的重要原因之一。患者体内由于病理性免疫所产生的抗血小板抗体,称为血小板相关性抗体(PAIg),多为 IgG;PAIgG 抗体不仅导致血小板破坏,同时也影响巨核细胞成熟,使血小板生成减少;妊娠妇女患本病者,抗体可通过胎盘进入胎儿体内,约使半数新生儿发生暂时性血小板减少,导致新生儿紫癜。

3. 肝、脾脏因素 体外培养证实脾是 ITP 患者产生 PAIg 的主要部位,患者脾脏切除后,多数血小板计数上升,血小板抗体有所下降;与抗体结合的血小板在通过脾时易在脾窦中滞留,增加了被单核-巨噬细胞系统吞噬、清除的可能性,患者发病期间血小板寿命明显缩短,为 1~3 天。肝在血小板的破坏中有类似脾的作用。

4. 其他因素 慢性型女性患者以青春期后与绝经期前易于发病,可能是雌激素抑制血小板生成及促进单核-巨噬细胞对抗体结合血小板的破坏有关;毛细血管脆性增高,可加重本病出血症状。

【临床表现】 本病分为急性型和慢性型。

1. 急性型 多见于儿童,起病前 1~3 周常有病毒感染史。

起病急骤,部分患者可出现畏寒、寒战、发热,以鼻出血、牙龈出血及舌出血常见,损伤及注射部位可渗血不止或形成大片瘀斑。亦可出现广泛的皮肤、黏膜出血,可有紫癜、瘀斑,甚至形成血疱、血肿。

当血小板低于 $20×10^9/L$ 时可出现消化道及泌尿道出血,表现咯血、呕血、黑便、血尿、阴道出血等。颅内出血可致意识障碍、瘫痪及抽搐等,可危及生命。出血范围广泛或出血量大时可出现不同程度的贫血。

急性型病程多在 4~6 周恢复,极少数患者病程超过半年转为慢性。

2. 慢性型 以 40 岁以下青年女性多见。起病缓慢,一般无前驱表现,出血症状较轻,常表现为反复发作皮肤及黏膜瘀点、瘀斑及外伤后出血不止,鼻出血、牙龈出血,可伴轻度脾大,每次发作常持续数周或数月,可迁延多年。女性患者常以月经过多为主要或唯一表现。长期月经过多可引起贫血。部分患者可因感染等使病情骤然加重,出现广泛、严重的内脏出血。

【辅助检查】

1. 血小板检查 血小板计数减少程度不一,急性型常低于 $20×10^9/L$,慢性型在 $50×10^9/L$ 左右;血小板平均体积增大;血小板功能一般正常。

2. 骨髓象 急性型骨髓巨核细胞数量轻度增多或正常,慢性型骨髓巨核细胞数显著增多;巨核细胞发育成熟障碍,形成血小板巨核细胞显著减少。

3. 其他检查 出血时间延长,血块收缩不良,束臂试验阳性。血小板相关免疫球蛋白(PAIgG)增高。

【治疗原则】

1. 预防创伤出血 急性期出血明显者卧床休息,忌用抑制血小板功能的药物。

2. 肾上腺皮质激素 常用泼尼松,1.5~2mg/(kg·d),分三次口服。严重出血者,可用冲击疗法:地塞米松 0.5~2mg/(kg·d)或甲泼尼龙 20~40mg/(kg·d)静脉滴注,连用三天后改泼尼松口服,2~3 周后逐渐减量停药,一般不超过 4 周。

3. 大剂量丙种球蛋白 400mg/(kg·d),静脉滴注,连用 5 天。

4. 输血小板和红细胞 严重出血、危及生命时可输血小板。但尽量少输,反复输注还可产生抗血小板抗体。贫血者可输浓缩红细胞。

【常见护理诊断/问题】

1. 组织完整性受损　与血小板减少有关。

2. 焦虑　与反复发作的出血有关。

3. 潜在并发症:脑出血　与血小板过低($<20×10^9$/L)有关。

【护理措施】

(一)消除危险因素,减少或预防出血

1. 病情观察　皮肤黏膜出血注意观察出血部位、范围,内脏出血应了解出血量及出血是否停止,监测血小板计数,若$<20×10^9$/L应警惕脑出血的发生。

2. 休息与活动　血小板计数在$30×10^9$～$40×10^9$/L以上者,如出血不重,可适当活动,避免外伤;血小板在$30×10^9$～$40×10^9$/L以下者,即使不出血也应减少活动,出血严重者应卧床休息,保持心情平静。

3. 避免外伤　避免造成身体损伤的一切因素,如剪短指甲、防止抓伤皮肤。禁用牙签剔牙或用硬毛牙刷刷牙,避免扑打、拳击等。衣着应宽松。

4. 饮食　根据病情可选用含高蛋白、高维生素、少渣流食、半流食或普食。

(二)心理疏导

向患者及家属讲述本病为慢性病,易反复发作的慢性过程,使其了解疾病的特点,通过避免诱因可减少发作,以缓解患者的焦虑,增强治病信心。

(三)预防脑出血

保持大便通畅,因便秘、剧烈咳嗽时会引起血压升高,诱发脑出血,故便秘时要用泻药或开塞露,剧咳者可用抗生素及镇咳药积极治疗。

(四)用药护理

1. 肾上腺糖皮质激素　该药物可以抑制血小板与抗体结合,阻止单核-巨噬细胞吞噬破坏血小板(主要是脾、肝),并降低血管壁通透性,改善出血症状,为本病首选药物。长期服用大剂量糖皮质激素易出现库欣综合征、高血压、感染、血糖增高等,用药期间向患者及家属解释药物副作用,说明在减量、停药后症状可以逐渐消失,以免患者担忧。还应定期为患者检查血糖、白细胞计数,发现血糖增高或血压升高,应及时报告医生。

2. 免疫抑制剂　常用药物有硫唑嘌呤、环磷酰胺、长春新碱等。用药期间注意观察其副作用,如可能引起骨髓造血功能抑制、末梢神经炎、出血性膀胱炎等。

(五)健康教育

1. 慢性患者适当活动,预防各种外伤;血小板在$50×10^9$/L以下时,不要做强体力活动。

2. 向患者及家属介绍本病的知识,注意保暖,预防感染。

3. 避免使用可能引起血小板减少或抑制其功能的药物,如阿司匹林、双嘧达莫(潘生丁)、吲哚美辛(消炎痛)、保泰松、右旋糖酐等。

4. 定期门诊复查血小板计数、血糖等。

二、血友病患儿的护理

血友病(hemophilia),是一组由于血液中某些凝血因子的缺乏而导致患者产生严重凝血障碍的遗传性出血性疾病,男女均可发病,但绝大部分患者为男性。包括血友病甲型(第Ⅷ因子缺乏症)、血友病乙型(第Ⅸ因子缺乏症)和血友病丙型(第Ⅺ因子缺乏症)。血友病以阳性家族史、幼年发病、自发或轻度外伤后出血不止、血肿形成及关节出血为特征。血友病的发病率为(5~10)/10万,我国的血友病中,血友病甲型最常见。

【病因及发病机制】　血友病甲、乙均属于性连锁隐性遗传性疾病,而丙型血友病则为常染色体显性或不完全隐性遗传性疾病。在我国多数为甲型血友病,致病基因位于女性X染色体上,也就是女性携带基因,导致下一代男性发病,而下一代女性均为正常人。所以,血友病患者常有家族史,常见的遗传模式是:女性从上一代获得发病基因(携带者,不发病),然后遗传给下一代男性,也称"隔代遗传"。

约30%无家族史,其发病可能因基因突变所致。因子Ⅸ缺乏的遗传方式与血友病甲相同,但女性传递者中,因子Ⅸ水平较低,有出血倾向。因子Ⅺ缺乏,导致血液凝血活酶形成发生障碍,凝血酶原不能转变为凝血酶,纤维蛋白原也不能转变为纤维蛋白而易发生出血。

【临床表现】　本组疾病的主要表现为出血症状,终生有轻微损伤或小手术后长时间出血倾向为其特征。

1. 出血　出血的轻重与血友病类型及相关因子缺乏程度有关。血友病甲出血较重,血友病乙则较轻。按血浆 FⅧ:C 的活性,可将血友病分为 4 型:①重型,FⅧ:C 活性低于健康人的1%;②中型,FⅧ:C 活性相当于健康人的 1%~5%;③轻型,FⅧ:C 活性相当于健康人的5%~25%;④亚临床型,FⅧ:C 活性相当于健康人的 25%~45%。

血友病的出血多为自发性或轻度外伤、小手术后(如拔牙、扁桃体切除)出血不止,且具备下列特征:①与生俱来,伴随终生,但罕有出生时脐带出血;②常表现为软组织或深部肌肉内血肿;③负重关节如膝关节、踝关节等反复出血甚为突出,最终可致关节肿胀、僵硬、畸形,可伴骨质疏松、关节骨化及相应肌肉萎缩(血友病关节)。

重症患者可发生呕血、咯血,甚至颅内出血。但皮肤紫癜罕见。

2. 血肿压迫症状及体征　血肿压迫周围神经可致局部疼痛、麻木及肌肉萎缩;压迫血管可致相应供血部位缺血性坏死或淤血、水肿;口腔底部、咽后壁、喉及颈部出血可致呼吸困难甚至窒息;压迫输尿管致排尿障碍。

【辅助检查】

1. 筛选试验　凝血时间延长,部分凝血活酶时间延长、凝血酶原消耗不良及简易凝血活酶生成试验(STGT)异常,有助于血友病的诊断及分型。

2. 确诊试验　通过凝血活酶生成试验(TGT)及纠正试验,可确定 3 种血友病的诊断。

3. 特殊检查　临床上,上述检测已可满足血友病的诊断要求,但对某些特殊病例或鉴定携带者,尚须进行一些特殊实验室检测如 FⅧ:C、FⅪ抗原及活性测定;基因诊断等。

【治疗原则】

1. 止血

(1) 尽快输注凝血因子:血友病甲应用Ⅷ因子浓缩制剂。血友病乙应用因子Ⅸ制剂、凝血酶原复合物或用新鲜冰冻血浆。

一般按1ml 新鲜血浆含凝血因子1U 计算,每输入 1ml/kg 血浆,可提高患者因子Ⅷ或因子Ⅸ水平2%和1%。血友病甲须连续静脉滴注或每日 2 次;血友病乙每日 1 次即可,剂量依出血程度而定。

(2) 止血药物应用:1-脱氧-8 精氨酸加压素缓慢静注;达那唑和复方炔诺酮有减少血友病

甲患儿出血的作用。

（3）局部止血:压迫止血、加压包扎。

2. 基因治疗

3. 预防出血　预防损伤是防止出血的重要措施之一,对活动性出血的患儿,应限制其活动范围和活动强度。一般血友病患者,应避免剧烈运动或易致损伤的活动,减少出血的危险。尽量避免肌内注射和手术,必须手术时应补充所缺乏的凝血因子。

【常见护理诊断/问题】

1. 组织完整性受损　与凝血因子缺乏致出血有关。

2. 潜在并发症:出血。

3. 疼痛　与关节腔出(积)血及皮下、肌肉血肿有关。

4. 躯体活动障碍　与关节腔出血、肿痛、活动受限及关节畸形、功能丧失有关。

5. 自尊紊乱　与疾病终生性有关。

【护理措施】

（一）防治出血

1. 预防出血　①避免损伤;②尽量避免肌内注射、深部组织穿刺。必须肌内注射时,应采用细小针头、注射后延长按压时间;③尽量避免手术,如必需外科手术时,应在术前、术中和术后补充所缺乏的凝血因子;④注意口腔卫生,防止龋齿发生,以免拔牙导致出血。

2. 止血　①局部压迫:如皮肤出血可行加压包扎止血;口腔鼻黏膜出血可用1:1000肾上腺素或新鲜血浆浸棉球、吸收性明胶海绵压迫;云南白药、三七粉局部使用可达局部止血作用。关节出血可用弹性绷带加压包扎出血关节,并抬高患肢保持在功能位;②尽快输注所缺乏的凝血因子,各出血期应密切观察生命体征变化,及早发现内脏及颅内出血,以便组织抢救。

（二）减轻疼痛

疼痛主要发生在出血的关节和肌肉部位。对出血部位可用冰袋冷敷,限制其活动。

（三）预防致残

关节出血停止,肿痛消失后,可作适当的关节活动,以防止长时间关节固定造成畸形和僵硬。对因反复出血已致慢性关节损害者,须指导其进行康复锻炼。

（四）密切观察病情变化

观察生命体征、神志、皮肤黏膜瘀斑、瘀点增减及血肿消退情况,记录血压变化及出血量,及时发现内脏及颅内出血,并积极组织抢救。

（五）心理护理

关心爱护患儿,鼓励年长儿表达想法,减轻其心理压力,维护患儿的自尊。鼓励年长儿参与自身的日常生活护理,增强自信心和自我控制感。提供适龄的游戏活动,安排同伴探望,减轻孤独感。

（六）健康教育

1. 指导家长了解本病的预防知识,为患儿提供安全的活动环境,并与学校配合告知其病情,限制活动。

2. 指导家长对患儿出血症状的观察,教会家长及年长儿必要的应急护理措施如局部止血法,以便能得到尽快处理。

3. 鼓励患儿规律、适度的运动,增强关节周围肌肉的力量和强度,延缓出血和使出血局限化。

4. 对家长进行遗传咨询,使其了解本病的遗传规律和筛查基因携带者的重要性。基因携带者孕妇应行产前基因分析检查,如确定胎儿为血友病患者,可及时终止妊娠。

5. 忌用抑制血小板的药物,如阿司匹林、吲哚美辛(消炎痛)、双嘧达莫(潘生丁)等。

第四节 急性白血病患儿的护理

学习目标

● 识记

1. 能正确叙述小儿急性白血病的病因。

2. 能按不同的分类方法将小儿急性白血病分类及分型。

3. 能列举小儿急性白血病的临床症状及体征。

● 运用

能够结合病例,提出急性白血病患儿常见的护理诊断,并能按照护理程序对其实施整体护理。

急性白血病(acute leukemia)是一类造血干祖细胞来源的恶性克隆性疾病,发病时骨髓中异常的原始细胞及幼稚细胞(白血病细胞)大量增殖并浸润肝、脾、淋巴结等各种脏器,使正常造血受抑制。15 岁以下儿童发病率为 3/10 万 ~ 4/10 万,占小儿各种恶性肿瘤的首位。

根据增生的细胞种类不同,可分为急性淋巴细胞白血病(ALL,简称急淋)和急性非淋巴细胞白血病(ANLL,简称急非淋)两大类。小儿以急性淋巴细胞白血病多见。

目前,常采用形态学(M)、免疫学(I)、细胞遗传学(C)及分子生物学(M),即 MICM 综合分型,有利于对白血病的治疗指导和判断预后。形态学分型(FAB 分型)将急性淋巴细胞白血病分为:L_1型,原始和幼淋巴细胞以小细胞为主;L_2型,原始和幼淋巴细胞以大细胞为主;L_3型,原始和幼淋巴细胞以大细胞为主,大小较一致,细胞内有明显空泡,胞质嗜碱性,染色深。

将急性非淋巴细胞白血病分为:M1,未分化的原粒细胞白血病;M2,部分分化的原粒细胞白血病;M3,急性早幼粒细胞白血病;M4,急性粒、单核细胞白血病;M5,急性单核细胞白血病;M6,急性红血病或红白血病;M7,急性巨核细胞白血病。

【病因及发病机制】 目前病因尚不清楚,可能与下列因素有关。

1. 病毒感染 多年研究已证明属于 RNA 病毒的反转录病毒与人类 T 淋巴细胞性白血病有关。病毒感染宿主后,激活宿主的癌基因的癌变潜力,从而导致白血病的发生。

2. 物理与化学因素 电离辐射、放射、核辐射等可激活隐藏于体内的白血病病毒,使癌基因畸变或抑制机体的免疫功能而致白血病。苯及其衍生物、重金属、氯霉素、保泰松和细胞毒药物等可破坏机体的免疫功能,使免疫监视功能降低,而诱发白血病。

3. 遗传因素 白血病不属于遗传性疾病,但在家族中却可有多发性恶性肿瘤的情况。研究证明患有其他遗传性疾病或严重免疫缺陷病的患儿,白血病的发病率明显高于一般小儿;同卵双生中一个小儿发生白血病,另一个小儿患白血病的可能为20%~25%。

人体在上述各种因素的作用下,机体免疫功能缺陷,对恶性细胞不能识别及消灭,使之得以繁殖,最终导致白血病。

【临床表现】　各型白血病的临床表现大致相同,主要表现为发热、贫血、出血、白血病细胞浸润所致的症状和体征。

1. 起病　大多较急,少数缓慢。早期症状有面色苍白、精神不振、乏力、鼻出血和(或)齿龈出血等;少数以发热和类似风湿热的骨关节疼痛为首发症状。

2. 发热　为最常见的症状。热型不定,可低热、不规则发热、持续高热或弛张热,一般不伴寒战,抗生素治疗无效。合并感染时,持续高热,常见呼吸道感染、齿龈炎、皮肤疖肿、肾盂肾炎、败血症等。

3. 贫血　常为首发症状,并随病情加重而加重。表现为苍白、头晕、虚弱无力、活动后气促。贫血主要是由于骨髓造血干细胞受抑制所致。

4. 出血　以皮肤和黏膜出血多见,表现为紫癜、瘀斑、齿龈出血,消化道出血和血尿。偶有颅内出血,为引起死亡的重要原因之一。出血的主要原因有:①骨髓被白血病细胞浸润,巨核细胞受抑制使血小板的生成减少和功能不足;②白血病细胞浸润肝脏,使肝功能受损,纤维蛋白原、凝血酶原和第V因子等生成不足;③感染和白血病细胞浸润使毛细血管受损,血管通透性增加;④并发弥散性血管内凝血。在各类型白血病中,以 M3 型白血病出血最为显著。

5. 白血病细胞浸润的症状和体征

(1) 肝、脾、淋巴结肿大:可有压痛,纵隔淋巴结肿大时可致压迫症状如呛咳、呼吸困难和静脉回流受阻。

(2) 骨关节疼痛:多见于急性淋巴细胞白血病。25% 以四肢长骨及肩、膝、腕、踝等关节疼痛为首发症状,常伴有胸骨压痛或叩击痛。骨痛的原因主要与骨髓腔内白血病细胞大量增生、压迫和破坏邻近骨质以及骨膜浸润有关。骨骼 X 线检查可见骨质疏松、溶解,骨骺端出现密度减低横带和骨膜下新骨形成等征象。

(3) 中枢神经系统白血病:白血病细胞侵犯脑实质、脑膜导致头痛、呕吐、嗜睡、视乳头水肿、惊厥、昏迷、脑膜刺激征等,脑脊液可发现白血病细胞。因多数化疗药物不易透过血-脑脊液屏障,故中枢神经系统便成为白血病细胞的"庇护所",它是导致急性白血病复发的主要原因。

(4) 睾丸白血病:表现为睾丸肿大,触痛,阴囊皮肤可呈黑色。由于化疗药物不易透过睾丸,故睾丸白血病常常为白血病复发的另一重要原因。

(5) 其他器官浸润:白血病细胞浸润眶骨、颅骨、胸骨、肋骨或肝、肾、肌肉等组织,在局部呈块状隆起而形成绿色瘤;皮肤、心脏、肾脏、口腔黏膜、齿龈等组织器官均可因白血病细胞浸润而出现相应的症状和体征。

【辅助检查】

1. 血象　多数患者白细胞计数增多,甚至可大于$100×10^9/L$,部分患者白细胞数正常或减少。分类检查中可见原始细胞和(或)幼稚细胞,一般为30%~90%,甚至高达95%以上,细胞数不增高的患者很难找到原始细胞。贫血轻重不同,一般属正常细胞正常色素性贫血。早期血小板轻度减少或正常,晚期明显减少,可伴出血时间延长。

2. 骨髓象　骨髓检查是诊断白血病的重要依据。骨髓有核细胞显著增生,多为明显活跃或极度活跃,主要为白血病原始细胞和幼稚细胞,占非红系细胞的 30% 以上,缺少较成熟的中间阶段细胞,而残留少量的成熟细胞,形成所谓的"裂孔"现象。正常粒系、红系细胞及巨核细胞系统均显著减少。

3. 其他检查　白血病患者血液中尿酸浓度及尿液中尿酸排泄量均增加,在化疗期间更显著,是由于大量白血病细胞被破坏所致。

【治疗原则】　目前主要采用以化疗为主的综合治疗措施。

（一）原则

1. 早期诊断、早期治疗、严格分型、按型选方案、争取尽快完全缓解。
2. 早期预防中枢神经系统白血病和睾丸白血病。
3. 重视支持疗法。
4. 造血干细胞移植。

（二）联合化疗

1. 化疗原则　联合、足量、间歇、交替、长期规律。
2. 化疗程序　通常按次序、分阶段进行。

（1）诱导缓解:联合数种化疗药物,最大限度地杀灭白血病细胞,使达完全缓解。常用药:①急淋:长春新碱（VCR）、泼尼松（Pred）、环磷酰胺（CTX）、柔红霉素（DNR）等;②急非淋:阿糖胞苷（Ara-C）、DNR、依托泊苷（VP-16）等。

（2）巩固、强化治疗:在缓解状态下,最大限度杀灭微小残留白血病细胞,防止早期复发。常用药:①急淋:氨甲蝶呤（MTX）等;②急非淋:Ara-C 等。

（3）防治髓外白血病:防止骨髓复发和治疗失败,使患儿获得长期生存。常用药:Ara-C、MTX、地塞米松（Dex）。

（4）维持及加强治疗:巩固疗效,达到长期缓解或治愈。常用药:VCR、CTX、VP-16、MTX 等。

小儿白血病常用化疗药物,见表 10-2。

表 10-2　小儿白血病常用化疗药物

药物	主要作用	给药途径	剂量和用法	毒性作用
泼尼松（Pred）	溶解淋巴细胞	口服	$40 \sim 60mg/(m^2 \cdot d)$,分三次	高血压,Cushing 综合征,骨质疏松,易感染
环磷酰胺（CTX）	抑制 DNA 合成,使细胞停止在分裂期,阻止进入 S 期	口服静滴	$2 \sim 3mg/(kg \cdot d)$,每日一次 $200 \sim 400mg/m^2$,每周一次	骨髓抑制,脱发,出血性膀胱炎,肝损害,口腔溃疡
甲氨蝶呤（MTX）	抗叶酸代谢,阻止四氢叶酸生成,抑制 DNA 合成	肌内注射或静滴,鞘内注射	每次 $15 \sim 25mg/m^2$,每周 $1 \sim 2$ 次,鞘内注射剂量依年龄而定	骨髓抑制,肝损害,口腔、胃肠道溃疡,恶心、呕吐
6-巯嘌呤（6-MP）	抗嘌呤合成,使 DNA 和 RNA 合成受抑制	口服	每次 $50 \sim 90mg/m^2$,每日 1 次	骨髓抑制,肝损害

续表

药物	主要作用	给药途径	剂量和用法	毒性作用
阿糖胞苷(Ara-c)	抗嘧啶代谢,抑制 DNA 合成	静滴,肌内注射,鞘内注射	$100 \sim 200mg/(m^2 \cdot d)$,分 2 次,每次 $30mg/m^2$,隔日 1 次或每周 1 次	骨髓抑制,恶心、呕吐,脱发,口腔溃疡
柔红霉素(DNR)	抑制 DNA 和 RNA 合成	静滴	每次 $30 \sim 40mg/m^2$,每日 1 次,共 2 ~ 4 次	骨髓抑制,心肌损害,胃肠反应,局部刺激
去甲氧柔红霉素(IDA)	抑制 DNA 合成	静滴	每次 $10mg/m^2$,每日 1 次,共 2 天	骨髓抑制,心脏毒性,肝损害,胃肠反应
多柔比星(ADM)	抑制 DNA 和 RNA 合成	静注	每次 $40mg/m^2$,每日 1 次,共 3 天	骨髓抑制,心脏毒性,脱发,胃肠反应
门冬酰胺酶(ASP)	溶解淋巴细胞,分解门冬酰胺	静滴	$0.6 万 \sim 1 万 IU/mg/(m^2 \cdot d)$,隔日 1 次,共 6 ~ 10 次	肝损害,过敏反应,胰腺炎,氮质血症,糖尿,低血浆蛋白
长春新碱(VCR)	抑制细胞有丝分裂	静注	每次 $1.5 \sim 2mg/m^2$,每周 1 次	周围神经炎,脱发
三尖杉酯碱(H)	抑制蛋白质合成,水解门冬酰胺	静滴	每次 $4 \sim 6mg/m^2$,每日 1 次,共 5 ~ 7 天	骨髓抑制,心脏损害,胃肠反应
依托泊苷(VP16)	抑制 DNA 和 RNA 合成	静滴	每次 $100 \sim 150mg/m^2$,每日 1 次,共 2 ~ 3 天	骨髓抑制,肝肾损害,胃肠反应

（三）支持疗法

可保证化疗顺利进行,防止并发症。应注意休息,加强营养;防治感染;集落刺激因子的应用;成分输血;高尿酸血症的防治。

（四）造血干细胞移植

造血干细胞移植是收集足够量的造血干细胞移植给患者,以重建造血和免疫功能。根据来源分为同种异基因造血干细胞移植、同基因造血干细胞移植、自体干细胞移植。从采集方法分为骨髓移植、外周血干细胞移植和脐血干细胞移植。由于儿童急淋和早幼粒细胞白血病治愈率高,故不作首选,但对高危急淋和 M_3 以外的急非淋,应在化疗缓解后早期移植,普危急淋复发缓解后也可作骨髓移植。

【常见护理诊断/问题】

1. 体温过高　与大量白细胞浸润、坏死和(或)感染有关。

2. 活动无耐力　与贫血致组织缺氧有关。

3. 营养失调:低于机体需要量　与疾病过程中消耗增加,抗肿瘤治疗致恶心、呕吐、食欲下降,摄入不足有关。

4. 疼痛　与白血病细胞浸润有关。

5. 恐惧　与病情重,侵入性治疗、护理技术操作多,预后不良等有关。

6. 预感性悲哀　与白血病久治不愈有关。

【护理措施】

（一）维持正常体温

1. 居室要保持一定的温度、湿度,鼓励患儿多饮水。

2. 应监测体温,观察热型及热度。患儿高热时可在头部、颈部、两侧腋窝及腹股沟处放置冰袋进行降温,或根据医嘱给予药物降温,采取降温措施半小时后测量体温一次,观察降温效果。忌用安乃近和乙醇擦浴以免降低白细胞和增加出血倾向。

3. 退热时出汗应避免着凉,及时更换汗湿的衣裤,保持床单、被套的干燥清洁。

（二）注意休息,合理安排生活作息

1. 在身体条件许可的情况下,鼓励患儿做一些家务或参加一些社会活动,但避免劳累。

2. 严重虚弱的患儿应卧床休息,并协助患儿日常生活护理,如洗漱、进食、大小便及个人卫生等,以满足患儿的生理需求。

3. 长期卧床者,应经常更换体位,预防压疮。

（三）增加营养,注意饮食卫生

1. 给予高蛋白、高维生素、高热量易消化的饮食,以补充机体消耗,提高对化疗的耐受性。

2. 鼓励患儿进食,不能进食者,可鼻饲或静脉补充营养。

3. 注意饮食卫生,食物应清洁,食具应消毒,水果应洗净、去皮。

（四）预防感染

感染是白血病患儿最常见、最危险的并发症,也是最主要的死因。

1. 保护性隔离　患儿须住在非感染性病房,粒细胞及免疫功能明显低下者,应置单人室,有条件者置于空气层流室或单人无菌层流床,以免交叉感染;病室应每日消毒;限制探视者的人数及次数;医务人员及陪护者进入病房前须换鞋、穿隔离衣、戴口罩、洗手。

 知识链接

保护性隔离措施

保护性隔离亦称反向隔离,是指预防高度易感患者受到来自其他患者、医务人员、探视者及病区环境中各种条件致病微生物的感染,而采取的隔离措施。

接受化疗的患儿,抵抗力低下的极易感染的患儿,中性粒细胞少于 0.5×10^9/L 的白血病患儿,应采用保护性隔离。

2. 注意个人卫生　进食前后用温开水或漱口液漱口;每日清洁鼻前庭并涂氯己定油膏;勤换衣裤,每日沐浴有利于汗液排泄,减少发生毛囊炎和皮肤疖肿;保持大便通畅,便后用温水或盐水清洁肛周,防止肛周脓肿。

3. 观察感染的早期表现　每天检查口腔及咽喉部,有无牙龈肿胀,皮肤有无破损、红肿,外阴、肛周有无异常改变等,发现感染先兆时,及时处理。

4. 严格执行无菌操作技术　进行任何穿刺前,必须严格消毒。各种管道或伤口敷料应定时更换,以免细菌生长。对粒细胞减少的患者进行穿刺操作时,除常规消毒外,宜用浸过乙醇的无菌纱布覆盖局部皮肤5分钟再行穿刺。

5. 白血病患儿化疗期间避免接种麻疹、风疹、水痘、流行性腮腺炎等减毒活疫苗和口服脊髓灰质炎糖丸,以防发病。

（五）防治出血

出血是白血病患儿死亡的常见原因之一,应加强观察和护理。

1. 监测生命体征,观察有无出血的征象,若出现面色苍白加重、头晕、眼前发黑、出冷汗、心慌等症状时应警惕失血性休克;若患儿烦躁、头痛、呕吐、嗜睡,甚至惊厥、昏迷提示颅内出血;观察有无腹痛、便血、腰痛、血尿等消化系统及泌尿系统出血现象,及时通知医生并配合各项抢救。

2. 提供安全的居住环境,禁止玩锐利玩具;避免患儿烦躁、哭闹、挣扎及情绪紧张,限制剧烈运动,防止碰伤、摔伤出血。尽量减少肌内注射或深静脉穿刺抽血,必要时,延长穿刺部位的按压时间,以防出血。

3. 鼻腔出血是黏膜中出血最为常见的,因此,禁挖鼻孔,每日早晚各1次用石蜡油或氯己定涂鼻。

4. 口腔出血常为牙龈出血,可用止血纱布、吸收性明胶海绵、凝血酶压迫局部止血。避免吃坚硬、刺激性的食物;建议用软毛牙刷刷牙,禁用牙签,防止牙龈出血。

5. 胃肠道出血时要密切观察患儿面色、脉搏、血压,如发现患儿面色灰白、四肢冰冷、出冷汗、心悸等症状,应及时报告医师,采取抢救措施,并注意禁食,记录呕血、便血量。保持大便通畅,防止大便用力诱发颅内出血。

6. 颅内出血的患儿可表现头昏、剧烈头痛、呕吐、说话含糊、视力模糊,严重者神志不清、血压下降。当出现以上情况时,应要求患儿注意卧床休息,做好大静脉的穿刺,以备治疗用药及输血之用。必要时给氧、镇静,护士应特别注意观察病情变化,注意患儿体温、脉搏、呼吸、血压、神志意识及瞳孔反应,做好一切抢救准备。

（六）化疗药物的护理

1. 熟悉常用化疗药的特点及给药途径,正确给药　①化疗药物多为静脉给药,且有较强的刺激性,按医嘱调节滴速,避免药液外渗而导致局部疼痛、红肿,甚至软组织坏死。出现外渗时,立即停止注射,局部用25%硫酸镁热敷或局部封闭。②光照可使某些药物如依托泊苷、替尼泊苷等分解,在静脉滴注时应用黑纸包裹避光。③某些药物如门冬酰胺酶可引起过敏反应,用药前要询问用药史及过敏史,注意观察有无过敏现象。④鞘内注射时,药物浓度不宜过大,药液量不宜过多,应缓慢推入,术后须去枕平卧4~6小时,以减少不良反应。⑤护士要注意自我保护,配药时戴一次性手套,以免药液污染操作者。

2. 观察及处理化疗药物副作用　绝大多数化疗药物均可致骨髓抑制,应监测血象,观察有无出血倾向,防治感染;恶心、呕吐严重者,用药前半小时给予止吐药;加强口腔护理,有溃疡者,给清淡、易消化的流质或半流质饮食,疼痛明显者,进食前可给局麻药或敷以溃疡膜、溃疡糊剂;环磷酰胺可致出血性膀胱炎,应保证液量摄入;可能致脱发者应先告知家长及年长儿,脱发后可戴假发、帽子或围巾;糖皮质激素长期应用可致高血压、免疫功能降低、Cushing综合征、骨质疏松及情绪改变,要定期监测血压,补充钙剂,让患儿及家长了解可能出现的形象改变,并告知停药后可恢复正常。

（七）心理支持

1. 热情帮助、关心患儿,向年长儿和家长提供病情好转的信息及其所关心的国内外的治疗进展。如目前已认为白血病不再是不治之症,如急淋 5 年连续完全缓解率已高达 70%;急非淋 3～5 年连续完全缓解率已达 40% 左右。让他们树立战胜疾病的信心。

2. 耐心接受患儿的痛苦反应,了解患儿的爱好,尽可能给予满足。创造条件让患儿参加适宜的游戏、绘画活动中,以转移患儿的注意力、减轻痛苦。

3. 让家长和患儿了解所用的化疗方案、化疗药物的不良反应及患儿所处的治疗阶段,使之有充分的心理准备以减轻或消除恐惧心理。进行各项诊疗、护理操作前,应告知家长及年长儿如何配合及可能出现的不适,并提高诊疗技术,减少患儿痛苦,使患儿以积极的态度面对疾病,主动配合治疗。对可能出现的如自我形象紊乱、悲观失望、恐惧心理等及时进行心理疏导,确保治疗方案的连续有效进行。

4. 为患儿家长提供相互交流的机会,如定期召开家长座谈会或病友联谊会(自助组),让患儿、家长相互交流成功护理经验和教训、如何采取积极的应对措施以渡过难关等,从而提高自护和应对能力,增强治愈的信心。

（八）健康教育

1. 向家长及年长患儿讲解白血病的有关知识、化疗药的作用和毒副作用。

2. 教会家长如何预防感染及出血征象,出现异常及时就诊。

3. 让家长及年长患儿明确坚持定期化疗的重要性。

4. 鼓励患儿参加体格锻炼,增强抗病能力。

5. 定期随访,监测治疗方案执行情况。

6. 重视患儿的心理状况,正确引导,使其身心全面正常发展。

（曲桂玉）

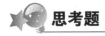 **思考题**

1. 女孩,1.5 岁。近半年来反复出现口腔及舌溃疡,间隔半月至一个月。食欲低下。母孕期健康,足月顺产,生后一直母乳喂养,未添加辅食。生长发育与同龄儿无明显差异。有吃墙皮土的嗜好。未患过其他疾病。

体格检查:体温 36.5℃,神志清楚,精神萎靡,消瘦,双侧颈旁淋巴结均可触及,约花生米大小,无触痛,活动度良好。颜面苍白。口腔颊黏膜和舌体上可见数个溃疡,口水较多。心音有力,心律规则,心率 132 次/分,心尖部可听到收缩期杂音。肝脏于肋下 5.0cm,脾脏于肋下 2.0cm,质软。双手指甲呈匙状甲。

辅助检查:血常规白细胞总数 $8.0×10^9$,血红蛋白 55g/L,红细胞数 $3.0×10^{12}$/L。胸部 X 线片未见异常。

问题:(1) 请列出初步诊断。

(2) 请解释肝脏和脾脏增大的原因?

(3) 写出本病的护理计划。

2. 小儿,女,2 岁,孕 36^{+2} 周出生,牛乳喂养,近日时常抠墙皮、捡煤渣吃,不愿活动,就此父母携女儿来咨询。

护理体检发现：患儿皮肤、眼睑、甲床苍白,颈部可及蚕豆大小的淋巴结,活动、无触痛,心肺无异常发现,腹软,肝右肋下 2cm,脾左肋下 1cm,余无异常。

问题：(1) 你怀疑小儿发生什么问题？还需要收集哪些资料？

(2) 解释患儿肝、脾、淋巴结肿大的原因。

(3) 该患儿有哪些护理问题？

(4) 如何预防本病？

第十一章

泌尿系统疾病患儿的护理

第一节 小儿泌尿系统解剖生理特点

> **学习目标**
>
> - **识记**
>   能正确叙述小儿泌尿系统的解剖特点和一些重要的生理常数。
> - **理解**
>   能正确解释小儿排尿和尿液的特点。
> - **运用**
>   能准确解释小儿泌尿系统解剖特点与本系统疾病的关系。

一、解 剖 特 点

小儿泌尿系统包括肾脏、输尿管、膀胱和尿道,其解剖和生理特点随着年龄的不同而发生变化。

1. **肾脏** 形似蚕豆,位于腹膜后脊柱两侧,左右各一。小儿年龄越小,肾相对越大,足月新生儿肾长约 6.0cm,重 24g,约为体重的 1/125;成人肾长约 12.0cm,重 150g,约为体重的 1/220。肾位置在婴儿期较低,下极位于髂嵴以下第 4 腰椎水平,2 岁后才达髂嵴以上,故 2 岁以下健康小儿腹部触诊可扪及肾脏。新生儿肾表面呈分叶状,至 2~4 岁时消失,若此后继续存在,应视为分叶畸形。

2. **输尿管** 婴幼儿输尿管长而弯曲,管壁肌肉及弹力纤维发育不全,易因扩张受压及扭曲而导致梗阻,而造成尿潴留,诱发泌尿道感染。

3. **膀胱** 婴儿膀胱位置相对较高,尿液充盈后其顶部常在耻骨联合以上,腹部触诊易扪到膀胱;随着年龄的增长,逐渐下降至骨盆内。膀胱排尿受脊髓和大脑的控制,至 1.5 岁时可自主排尿。

4. **尿道** 女婴尿道较短,新生女婴尿道仅长 1cm(性成熟期 3~5cm),外口暴露,且接近肛门,易受粪便污染而发生上行感染;男婴尿道虽较长,但常有包茎,污垢积聚时也可致上行性细菌感染。

二、生理特点

胚胎 9 ~ 12 周已开始形成尿液。新生儿出生时肾单位数量已达成人水平,但其储备能力尚不充足,调节机制亦不成熟。新生儿出生时肾小球滤过率平均仅 $20ml/(min \cdot 1.73m^2)$,早产儿更低,故此期过量的水分和溶质不能有效地排出。新生儿及幼婴肾小管的功能不够成熟,对水和钠的负荷调节较差,容易发生钠潴留和水肿。初生婴儿肾脏对尿的浓缩功能差,尿最高渗透压仅达 700mmol/L(成人可达 1400mmol/L),至 1 ~ 2 岁时可达成人水平,故此期入量不足时易发生脱水甚至诱发急性肾功能不全。新生儿肾脏对药物排泄功能差,用药种类及剂量均应慎重选择。

三、小儿排尿及尿液特点

1. 排尿次数 93% 新生儿在生后 24 小时内开始排尿,99% 在 48 小时内排尿。出生后最初几天因摄入少,每日排尿仅 4 ~ 5 次;1 周后因入量增加,代谢旺盛,而膀胱容量小,排尿次数增至 20 ~ 25 次/日;1 岁时排尿 15 ~ 16 次/日;学龄前和学龄期减至 6 ~ 7 次/日。

2. 排尿控制 婴儿排尿由脊髓反射完成,以后建立脑干-大脑皮质控制。一般至 3 岁左右小儿已能控制排尿。在 1.5 ~ 3 岁间,小儿主要通过控制尿道外括约肌和会阴肌而非逼尿肌来控制排尿;若 3 岁后仍保留这种排尿机制,不能控制膀胱逼尿肌收缩,则常表现为白天尿频、尿急、尿失禁和夜间遗尿,被称为不稳定膀胱。

3. 尿量 新生儿生后 48 小时正常尿量一般为每小时 1 ~ 3ml/kg,2 天内平均尿量为 30 ~ 60ml/d,每小时 <1.0ml/kg 为少尿,每小时 <0.5ml/kg 为无尿。学龄儿每日尿量 <400ml,学龄前小儿 <300ml,婴幼儿 <200ml 为少尿。每日尿量 <50ml 为无尿。正常每日尿量(ml)约为(年龄−1)×100+400,不同年龄段小儿正常尿量标准如下(表 11-1)。

表 11-1 不同年龄段小儿正常尿量标准

年龄	正常尿量(ml/d)	年龄	正常尿量(ml/d)
3 ~ 10 天	100 ~ 300	~5 岁	600 ~ 700
~2 个月	250 ~ 400	~8 岁	600 ~ 1000
~1 岁	400 ~ 500	~14 岁	800 ~ 1400
~3 岁	500 ~ 600	>14 岁	1000 ~ 1600

4. 小儿尿液特点

(1) 尿色:正常婴幼儿尿液淡黄透明,出生后最初几天尿色较深,稍混浊,因含尿酸盐较多,放置后有红褐色沉淀(尿酸盐结晶)。寒冷季节尿排出后可变为白色混浊,是由于尿中盐类结晶所致。尿酸盐加热后,磷酸盐加酸后可溶解,尿液变清,可与脓尿、乳糜尿鉴别。

(2) 酸碱度:出生后最初几天因尿中含尿酸盐多而使尿液呈强酸性,以后接近中性或弱酸性,pH 在 5 ~ 7。

（3）尿渗透压和尿比重:新生儿尿渗透压平均为 240mmol/L,比重为 1.006 ~ 1.008,1 岁以后接近成人水平,儿童通常为 500 ~ 800mmol/L,尿比重通常为 1.011 ~ 1.025。尿渗透压(mmol/L)大致相当于(尿比重−1.000)×40 000。

（4）尿蛋白:正常小儿尿蛋白定性试验阴性;定量不超过每天 100mg,超过 150 ~ 200mg 为异常,一次尿蛋白(mg/dl)/肌酐(mg/dl)≤0.2。

（5）尿沉渣和 Addis 计数:正常小儿新鲜离心尿沉渣红细胞<3 个/HPF,白细胞<5 个/HPF,偶见透明管型;12 小时 Addis 计数正常为:蛋白质<50mg,红细胞<50 万个,白细胞<100万个,管型<5000 个。

第二节　急性肾小球肾炎患儿的护理

学习目标

- 识记
  1. 能正确叙述小儿急性肾小球肾炎的定义、病因。
  2. 能列举出小儿急性肾小球肾炎的症状及体征。
  3. 能正确陈述小儿急性肾小球肾炎的临床表现。
  4. 能正确陈述小儿急性肾小球肾炎的治疗原则。
- 理解
  1. 能正确理解小儿急性肾小球肾炎的发病机制。
  2. 能正确解释小儿急性肾小球肾炎的病理生理。
- 运用
  能结合病例,提出急性肾小球肾炎患儿常见的护理诊断,并能按照护理程序对急性肾小球肾炎患儿实施整体护理。

急性肾小球肾炎(acute glomerulonephritis,AGN)简称急性肾炎,是一组不同病因所致的感染后免疫反应引起的急性弥漫性肾小球炎性病变。其特点为急性起病,多有前驱感染,以血尿为主,伴有不同程度的蛋白尿,可有水肿和高血压。本病多数发生于 A 组β溶血性链球菌感染之后,被称为急性链球菌感染后肾炎(acute post-streptococcal glomerulonephritis,APSGN);而由其他病原体感染后引起的急性肾炎,称为急性非链球菌感染后肾炎(acute non-post-streptococcal glomerulonephritis)。临床所谓急性肾炎通常指前者而言。发病率一般为 10% ~ 12%,近 20 年来本病发病率已明显下降,多见于 5 ~ 14 岁小儿,特别是 6 ~ 7 岁,小于 2 岁者少见,男女比例 2:1。本病在小儿常呈良性自限过程,预后良好,只有个别病例死于急性期。

【病因和发病机制】　本病是由链球菌中的"致肾炎菌株"感染后引起的免疫复合物性肾炎,呼吸道和皮肤感染为主要前期感染。除β溶血性链球菌外,其他细菌如金黄色葡萄球菌、肺炎链球菌和革兰阴性杆菌等也可致病。此外,流行性感冒病毒、腮腺炎病毒、乙型肝炎病毒、柯

萨奇病毒 B_4 和埃柯病毒 9 型、肺炎支原体、真菌、钩端螺旋体、立克次体和疟原虫等也可导致急性肾炎。

A 组β溶血性链球菌感染后导致肾炎的发病机制(图 11-1),系机体对链球菌的某些抗原成分产生抗体,抗原抗体结合形成循环免疫复合物,此种循环免疫复合物不易被吞噬清除,沉积于肾小球基底膜上并激活补体系统,引起免疫和炎症反应,使基底膜损伤,致血液成分漏出毛细血管,从而尿中出现蛋白、红细胞、白细胞和各种管型。与此同时,细胞因子等又能刺激肾小球内皮细胞和系膜细胞肿胀、增生,严重时可有新月体形成,毛细血管管腔闭塞,使肾小球滤过率降低,出现少尿、无尿,严重者可发生急性肾衰竭。因滤过率降低,水钠潴留,细胞外液和血容量增多,临床上出现不同程度的水肿、循环充血和高血压,严重者可出现高血压脑病。

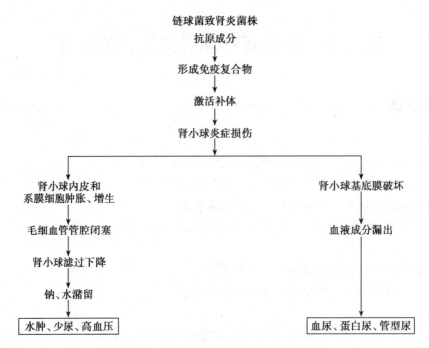

图 11-1　急性链球菌感染后肾炎发病机制

【临床表现】　轻者可无临床症状,仅于尿检时发生异常;重者在病期两周以内可出现急性肾衰竭等而危及生命。

1. 前驱感染　秋、冬季是 APSGN 的发病高峰期,发病前多有呼吸道或皮肤链球菌前驱感染史,尤以咽扁桃体炎常见,也可见于猩红热;夏秋则为皮肤感染多见。呼吸道感染至急性肾炎发病为 6 ~ 12 天,而皮肤感染则稍长,14 ~ 28 天。

2. 典型表现　起病时可有低热、食欲减退、疲倦、乏力、头晕、腰部钝痛等非特异症状。部分患者尚可见呼吸道或皮肤感染病灶。主要表现如下:

(1) 水肿:为最常见和最早出现的症状。70% 患儿有非凹陷性水肿,呈下行性分布,初期多为眼睑及颜面部水肿,渐波及躯干、四肢,重者 2 ~ 3 天遍及全身。一般多为轻、中度水肿。

(2) 少尿:早期均有尿色深、尿量明显减少,严重者可出现无尿。

(3) 血尿:起病几乎都有血尿。轻者仅有镜下血尿;30% ~ 50% 患儿有肉眼血尿,呈茶褐色或烟蒂水样(酸性尿),也可呈洗肉水样(中性或弱碱性尿)。肉眼血尿多在 1 ~ 2 周(少数持续3 ~

4周)即转为镜下血尿,而镜下血尿一般持续数月,运动后或并发感染时血尿可暂时加剧。

(4) 高血压:30% ~ 80% 患儿可有高血压。一般学龄前小儿>120/80mmHg,学龄儿>130/90mmHg,多为轻度或中度增高。一般在1~2周内随尿量增多而恢复正常。

3. 急性期严重并发症

(1) 严重循环充血:常发生在起病1周内。由于水钠潴留,血浆容量增加而出现循环充血,轻者仅有轻度呼吸增快,肝大;严重者表现为明显气急、端坐呼吸、咳嗽、咯粉红色泡沫痰,两肺布满湿啰音,心脏扩大,心率增快,有时可出现奔马律等症状。危重病例可因急性肺水肿于数小时内死亡。

(2) 高血压脑病:常发生在疾病初期,血压(尤其舒张压)骤升(往往在150~160mmHg/100~110mmHg以上),超过脑血管代偿性收缩机制,使脑组织血液灌注急剧增多而致脑水肿。临床上出现头痛、烦躁不安、恶心呕吐、一过性失明,严重者突然出现惊厥和昏迷。

(3) 急性肾衰竭:患儿在尿量减少的同时可出现暂时性氮质血症,严重少尿或无尿患儿出现电解质紊乱和代谢性酸中毒及尿毒症症状。一般持续3~5日,在尿量逐渐增多后,病情好转。若持续数周仍不恢复,则预后严重。

4. 非典型表现

(1) 无症状性急性肾炎:有前驱感染病史,患儿仅有镜下血尿,无其他临床表现,血清链球菌抗体可增高,一过性血清补体降低。

(2) 肾外症状性急性肾炎:患儿有水肿和(或)高血压,有时甚至出现高血压脑病或严重循环充血,而尿液的改变轻微或正常。

(3) 以肾病综合征表现的急性肾炎:以急性肾炎起病,但水肿和蛋白尿突出,伴轻度低蛋白血症和高胆固醇血症,呈肾病综合征表现。症状持续时间长,预后较差,部分患儿可演变为慢性进行性肾炎。此类患儿不多见。

【辅助检查】

1. 尿液检查 尿蛋白+ ~ +++之间,镜下除见大量红细胞外,可见透明、颗粒或红细胞管型。

2. 血液检查

(1) 有轻度贫血;血沉增快。

(2) 血清抗链球菌抗体(如抗链球菌溶血素O、抗透明质酸酶、抗脱氧核糖核酸酶)升高,提示有新近链球菌感染,是诊断链球菌感染后肾炎的依据。

(3) 血清总补体(CH_{50})及C_3在病程早期显著下降,多在6~8周恢复正常。

(4) 少尿期有轻度氮质血症,尿素氮、肌酐暂时升高。

  知识链接

肾 活 检

通常典型病例不需要肾活检,但如与急进性肾炎鉴别困难,或病后3个月仍有高血压、持续低补体血症或肾功能损害者可行肾活检检查。肾活检将展示急性间质性肾炎或肾小球肾炎的特征性病理变化,肾小球囊内可见广泛的新月体形成。

【治疗原则】　本病为自限性疾病,无特异疗法。主要是对症处理,清除残留感染灶,加强护理,注意观察和防止急性期并发症,保护肾功能。

1. **休息**　急性期应卧床休息至水肿消退、血压降至正常、肉眼血尿消失。

2. **饮食**　水肿、高血压者限制钠盐的摄入,有氮质血症者限制蛋白的入量,有尿少、循环充血者须限制水的摄入。

3. **控制链球菌感染和清除病灶**　一般应用青霉素肌内注射 7~14 天;青霉素过敏者改用红霉素,避免使用肾毒性药物。

4. **对症治疗**

(1) 利尿:经控制水、盐入量后仍有水肿、少尿或高血压者给予利尿剂,一般用氢氯噻嗪每天 1~2mg/kg,分 2~3 次口服,口服效果差及重症者用呋塞米(速尿)肌注或静脉注射,每次 1~2mg/kg,每 6~8 小时 1 次。

(2) 降压:经上述处理血压仍持续升高,当舒张压高于 90mmHg 时应给降压药,首选硝苯地平(心痛定)0.25~0.5mg/(kg·d),最大剂量不超过 1mg/(kg·d),分 3 次口服或舌下含服。卡托普利,初始剂量 0.3~0.5mg/(kg·d),最大剂量 5~6mg/(kg·d),分 3 次口服,与硝苯地平交替使用效果好。

(3) 高血压脑病:首选硝普钠,5~20mg 加入 5% 葡萄糖液 100ml 中,以 1μg/(kg·min)速度静脉滴注。此药滴入后即起降压效果,应严密监测血压,随时调节滴速,但最快不得超过 8μg/(kg·min)。同时,给予地西泮止痉及呋塞米利尿、脱水等。

(4) 严重循环充血:应严格限制水、钠入量和用强利尿剂(如呋塞米)促进液体排出;如已发生肺水肿则可用硝普钠(剂量同前)扩张血管降压;适当使用快速强心药,如毛花苷丙,但剂量宜小,且不必维持治疗。对难治病例可采用腹膜透析或血液滤过治疗。

(5) 急性肾衰竭:主要的治疗是使患儿能度过少尿期(肾衰期),使少尿引起的内环境紊乱减少至最低程度。具体措施有:维持水、电解质平衡,及时处理水过多、高钾血症和低钠血症等危及生命的水、电解质紊乱,必要时采用透析治疗。

【护理评估】

(一)健康史

询问患儿病前 1~4 周有无上呼吸道或皮肤感染史;了解患儿目前有无发热、乏力、头痛、呕吐及食欲下降等全身症状;了解患儿水肿开始的时间、持续时间、发生部位、发展顺序及程度;了解患儿 24 小时排尿次数及尿量、尿色;询问目前药物治疗情况,用药的种类、剂量、疗效及副作用等。

(二)身体状况

重点评估患儿的一般状态,如神志、体位、呼吸、脉搏、血压及体重等;检查水肿的部位、程度及有无凹陷、尿色、尿量是否正常,有无肉眼血尿,有无颈静脉怒张及肝大,肺部有无啰音,心率是否增快及有无奔马律,是否有头痛、烦躁不安、恶心呕吐、一过性失明等。分析实验室检查结果,注意有无血尿、蛋白尿;有无低补体血症及抗链球菌溶血素"O"增高;有无血浆尿素氮、肌酐升高等。

(三)心理-社会状况

了解患儿及家长的心态及对本病的认识程度。患儿多为年长儿,心理压力来源较多,除因疾病和治疗对活动及饮食严格限制的压力外,还有来自家庭和社会的压力,如中断了日常与同伴的玩要或不能上学而担心学习成绩下降等,会产生紧张、忧虑、抱怨等心理,表现为情绪低落、烦躁易怒等;学龄期患儿的老师及同学因缺乏本病的有关知识,会表现出过度关心和怜悯,使患儿产生自卑心理。家长因缺乏本病的有关知识,担心转为慢性肾炎影响患儿将来的健康,可产生焦虑、失望等心理。

【常见护理诊断/问题】

1. 体液过多　与肾小球滤过率下降有关。

2. 活动无耐力　与水钠潴留、血压升高有关。

3. 潜在并发症:高血压脑病、严重循环充血、急性肾衰竭。

4. 知识缺乏:患儿及家长缺乏本病的护理知识。

【预期目标】

1. 住院期间患儿尿量增加、水肿消退。

2. 住院期间患儿血压维持在正常范围,患儿乏力有所减轻,活动耐力逐渐增强。

3. 住院期间患儿无高血压脑病、严重循环充血及肾衰竭等情况发生或发生时得到及时发现与处理。

4. 患儿及家长了解限制活动的意义及饮食调整方法,积极配合治疗及护理。

【护理措施】

（一）休息、利尿、控制水盐摄入

1. 休息　要向患儿及家长强调休息的重要性。休息可减轻心脏负担,增加心排血量,使肾血流量增加,提高肾小球滤过率,减少水钠潴留,减少潜在并发症的发生;同时能降低毛细血管血压,减轻水肿。一般起病 2~3 周应卧床休息,待水肿消退、肉眼血尿消失、血压降至正常后,可下床轻微活动或户外散步;1~2 个月内活动量宜加限制,3 个月内避免剧烈活动;尿内红细胞减少、血沉降至正常可上学,但须避免体育活动;Addis 计数正常后恢复体力活动。

2. 饮食管理　尿少水肿时期,限制钠盐摄入,严重病例钠盐限制于每日 60mg/kg;有氮质血症时应限制蛋白质的入量,每日 0.5g/kg;为满足小儿能量的需要须供给高糖饮食;水分一般以不显性失水加尿量计算。在尿量增加、水肿消退、血压正常后,须恢复正常饮食,以保证小儿生长发育的需要。

3. 利尿、降压　凡经限制水、盐入量后水肿、少尿仍很明显或有高血压、全身循环充血者,遵医嘱给予利尿剂、降压药。应用利尿剂前后注意观察体重、尿量、水肿变化并做好记录,尤其是静脉注射呋塞米后要注意有无电解质紊乱和低血容量性休克等现象;应用硝普钠应现用现配,放置 4 小时后即不能再用,整个输液系统须用黑纸或铝箔包裹遮光。快速降压时必须严密监测血压、心率和药物的副作用。观察患儿有无恶心、呕吐、情绪不安定、头痛和肌痉挛。

（二）观察病情变化

1. 观察尿量、尿色　准确记录 24 小时出入水量,应用利尿剂时每日测体重,每周留尿标本送尿常规检查 2 次。患儿尿量增加,肉眼血尿消失,提示病情好转。如尿量持续减少,出现头痛、恶心、呕吐等,要警惕急性肾衰竭的发生,除限制钠、水入量外,应限制蛋白质及含钾食物的摄入,以免发生氮质血症及高钾血症;要绝对卧床休息以减轻心脏和肾脏的负担,并做好透析前的心理护理。

2. 观察水肿情况　注意水肿情况和部位,每日或隔日测体重一次。

3. 观察血压变化　若出现血压突然升高、剧烈头痛、呕吐、眼花等,提示高血压脑病,配合医生除降压药物外给予镇静剂,脑水肿时给予脱水剂。

4. 密切观察呼吸、心率、脉搏等变化　警惕严重循环充血的发生。如发生循环充血应将患儿安置于半卧位、吸氧,遵医嘱给予强心药。

(三)健康教育

向患儿及家长宣传本病是一种自限性疾病,强调限制患儿活动是控制病情进展的重要措施,尤以前 2 周最为关键;同时说明本病的预后良好,锻炼身体、增强体质、避免或减少上呼吸道感染是本病预防的关键,一旦发生了上呼吸道或皮肤感染,应及早应用抗生素彻底治疗。

【护理评价】　经过治疗和护理,患儿尿量是否增加,水肿是否逐渐消退,血压能否维持在正常范围;住院期间是否有并发症发生,出现并发症是否得到及时处理;患儿及家长是否掌握休息、饮食的调控方法。

第三节　原发性肾病综合征患儿的护理

学习目标

- **识记**
  1. 能正确叙述原发性肾病综合征的定义、病因。
  2. 能列举出原发性肾病综合征的症状及体征。
  3. 能正确陈述原发性肾病综合征的治疗原则。
- **理解**
  1. 能正确理解原发性肾病综合征的发病机制。
  2. 能正确解释原发性肾病综合征的病理生理。
- **运用**

  能结合病例,提出原发性肾病综合征患儿常见的护理诊断,并能按照护理程序对原发性肾病综合征患儿实施整体护理。

肾病综合征(nephritic syndrome,NS)简称肾病,是一组多种原因所致的肾小球基底膜通透性增高,导致血浆内大量蛋白质自尿液丢失引起的一组临床症候群。临床具有 4 大特点:①大量蛋白尿;②低蛋白血症;③高胆固醇血症;④不同程度的水肿。其中①、②为必备条件。

按病因可分为先天性、原发性和继发性 3 大类。原发性肾病按其临床表现又分为单纯性肾病和肾炎性肾病,其中以单纯性肾病多见。继发性肾病是指在诊断明确的原发病基础上出现肾病表现,多见于过敏性紫癜、系统性红斑狼疮和乙型肝炎病毒相关性肾炎等疾病。先天性肾病我国少见,多发生于新生儿或生后 6 个月内起病。

小儿时期 90% 以上为原发性肾病,故本节重点介绍原发性肾病患儿的护理。

【病因和发病机制】　病因尚不十分清楚。单纯性肾病的发病可能与 T 细胞免疫功能紊乱有关。肾炎性肾病患者的肾病变中常可发现免疫球蛋白和补体成分沉积,提示与免疫病理损伤有关。先天性肾病与遗传有关。

【病理生理】

1. 大量蛋白尿 是本病最根本的病理生理改变,是导致本征其他三大临床特点的基本原因(图11-2)。由肾小球毛细血管通透性增高所致。肾病时由于基底膜构成改变使血浆中分子量较大的蛋白能经肾小球滤出(非选择性蛋白尿);另一方面由于基底膜阴电荷位点和上皮细胞表面的阴电荷减少,使带阴电荷的蛋白(如白蛋白)能大量通过(选择性蛋白尿)。长时间持续大量蛋白尿能促使肾小球系膜硬化和间质病变,可导致肾功能不全。

2. 低蛋白血症 是病理生理改变中的关键环节,大量血浆蛋白自尿中丢失是造成低蛋白血症的主要原因,蛋白质分解的增加是次要原因,同时蛋白的丢失超过肝脏合成蛋白的速度也使血浆蛋白减低。血浆蛋白下降影响机体内环境的稳定,低蛋白血症还影响脂类代谢。患儿胃肠道也可有少量蛋白丢失。

3. 水肿 肾病综合征时水肿机制尚未完全阐明,传统理论认为由于低蛋白血症使血浆胶体渗透压降低,水和电解质由血管内往外渗到组织间隙,当血浆白蛋白低于25g/L时,液体主要在间质区潴留,低于15g/L时可同时形成胸水或腹水。此外由于水和电解质由血管内外渗到组织间隙,有效循环血量减少,促进抗利尿激素和肾素-血管紧张素-醛固酮系统激活,造成水钠潴留,进一步加重水肿。

4. 高胆固醇血症 低蛋白血症促进肝合成蛋白增加,以及其中大分子脂蛋白难以从肾脏排出而导致患儿血清总胆固醇和低密度脂蛋白、极低密度脂蛋白增高,形成高脂血症。持续高脂血症,脂质从肾小球滤出,可促进肾小球硬化和间质纤维化。

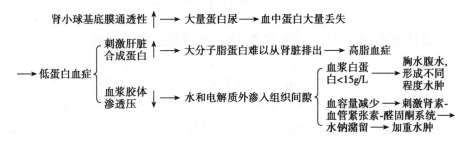

图11-2 肾病综合征发病机制

【临床表现】

1. 单纯性肾病发病年龄多为2~7岁,男性发病率明显高于女性,为(2~4):1。起病缓慢,常无明显诱因,水肿最常见,开始于眼睑、面部,渐及四肢全身,男孩常有阴囊显著水肿,重者可出现腹水、胸水、心包积液。水肿呈凹陷性(图11-3)。病初患儿一般状况尚好,继之出现面色苍白、疲倦、厌食,水肿严重者可有少尿,一般无血尿及高血压。肾炎性肾病发病年龄多在学龄期,水肿一般不严重,除具备肾病4大特征外,尚有明显的血尿、高血压、血清补体下降和不同程度的氮质血症。

2. 并发症

(1) 感染(infection):是本病最常见的并发症,由于肾病患儿免疫功能低下,蛋白质营养不良以及患儿多用肾上腺皮质激素(或)免疫抑制剂治疗等,使患儿常易合并各种感染,常见的有

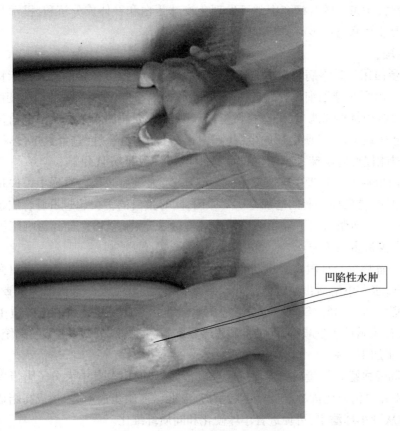

凹陷性水肿

图 11-3 肾病综合征水肿特点

呼吸道感染、皮肤感染、泌尿道感染和原发性腹膜炎等,而感染又是病情反复和加重的诱因,影响激素的疗效。

（2）电解质紊乱（electrolyte disturbances）:常见的电解质紊乱有低钠、低钾、低钙血症。由于长期禁盐,过多应用利尿剂以及感染、腹泻、呕吐等均可导致低钠、低钾血症。由于钙在血液中与白蛋白结合,可随白蛋白由尿中丢失,维生素 D 结合蛋白由尿中丢失,维生素 D 水平降低,肠钙吸收不良及服用激素的影响导致低钙血症,可出现低钙惊厥和骨质疏松。

（3）低血容量休克（hypovolemic shock）:由于低蛋白血症使血浆胶体渗透压降低,有效循环血量不足,易出现低血容量性休克。

（4）高凝状态和血栓形成（thrombosis）:①肝脏合成凝血因子增加,呈高纤维蛋白原血症;②尿中丢失抗凝血酶Ⅲ,血浆抗凝物质减少;③高脂血症时血液黏滞度增高,血流缓慢,血小板聚集增加等原因,低蛋白血症患儿的血液常处于高凝状态,易发生血栓。栓塞多数无临床症状,仅在大血管栓塞时才出现症状,如肾静脉栓塞时可发生腰痛或腹痛、肉眼血尿或急性肾衰竭。

（5）急性肾衰竭（acute renal failure,ARF）:多数为起病或复发时低血容量所致的肾前性肾衰竭,部分与原因未明的滤过系数（kf）降低有关,少数为肾组织严重的增生性病变。

（6）生长延迟（growth delay,GD）:主要见于频繁复发和长期接受大剂量皮质激素治疗的患儿。

【辅助检查】

1. 尿液检查 蛋白定性多为(+++~++++),24 小时尿蛋白定量>0.05g/(kg·d),可见透明管型、颗粒管型和卵圆脂肪小体,肾炎性肾病患儿尿内红细胞可增多。

2. 血液检查 血浆总蛋白及白蛋白明显减少,白、球比例(A/G)倒置,血浆白蛋白低于25g/L;胆固醇明显增多;血沉明显增快;肾炎性肾病者可有血清补体(CH_{50}、C_3)降低;有不同程度的氮质血症。

【治疗原则】

1. 一般治疗

(1) 休息:除严重水肿、高血压、低血容量的患儿须卧床休息(应经常变换体位)外,一般无须严格限制活动。

(2) 饮食:严重水肿、高血压时短期无盐饮食,水肿活动期患儿要限制盐的摄入(<2g/d),适量优质蛋白2g/(kg·d)。

(3) 补充维生素及矿物质:蛋白尿未控制或激素治疗中的患儿须每日口服维生素 D 500~1000IU,同时加服钙剂。

(4) 防治感染:避免到公共场所;抗生素不作为预防用药,一旦发生感染应及时治疗。预防接种须在病情完全缓解且停用糖皮质激素 3 个月后进行。

2. 利尿 激素敏感者用药 7~10 天可利尿,一般无须给予利尿剂;对糖皮质激素耐药或未使用糖皮质激素的患儿,当水肿较重,尤其是有胸、腹水时可给予利尿剂。

(1) 氢氯噻嗪 2~5mg/(kg·d),或螺内酯(安体舒通)3~5mg/(kg·d),均分 3 次口服。

(2) 呋塞米,每次 1~2mg/kg,每 6~8 小时口服或肌内注射。

(3) 低分子右旋糖酐,对水肿明显且血容量相对不足者给予低分子右旋糖酐 10ml/kg 后(15~30 分钟),静注呋塞米(1mg/kg),必要时每日重复 1~2 次,对大多数水肿患儿有良好的利尿效果。

3. 激素治疗 肾上腺皮质激素为治疗肾病综合征较有效的首选药物,有使尿蛋白消失或减少及利尿的作用。

(1) 中、长程疗法:可以用于各种类型的肾病综合征。先以泼尼松 2mg/(kg·d),最大剂量不超过 60mg/d,分次服用。若 4 周内尿蛋白转阴,则自转阴后至少巩固 2 周开始减量,以后改为隔日 2mg/kg 早餐后顿服,继续使用 4 周,以后每 2~4 周减总量的 2.5~5mg,直至停药。疗程必须达到 6 个月(中程疗法)。开始治疗后 4 周尿蛋白未转阴者可以继续服至尿蛋白阴转后 2 周,一般不超过 8 周。以后再改为隔日 2mg/kg 早餐后顿服,继续用 4 周,以后每 2~4 周减量一次,直至停药,疗程 9 个月(长程疗法)。

(2) 短程疗法:泼尼松 2mg/(kg·d),最大剂量不超过 60mg/d,分次口服 4 周,以后改为泼尼松 1.5mg/kg,隔日早餐后顿服,共 4 周。全疗程共 8 周,然后骤然停药。短程疗法易复发,现已少用。

(3) 疗效判断:泼尼松 2mg/(kg·d)治疗 8 周进行评价。①激素敏感:8 周内尿蛋白转阴,水肿消退;②激素部分敏感:治疗 8 周内水肿消退,但尿蛋白仍+~++;③激素耐药:治疗满 8 周,尿蛋白仍在++以上;④激素依赖:对激素敏感,但停药或减量 2 周内复发,再次用药或恢复用量后尿蛋白又转阴,并重复 2 次以上者(除外感染及其他因素);⑤复发或反复:尿蛋白已转阴,停用激素 4 周以上,尿蛋白又≥++为复发;如在激素用药过程中出现上述变化为反复;

⑥频频复发或反复指半年内复发或反复≥2次,1年内≥3次。

(4) 副作用:长期超生理剂量使用糖皮质激素的副作用有:①易发生感染或诱发结核灶的活动;②代谢紊乱,可出现明显库欣貌、蛋白质营养不良、伤口愈合不良、肌肉萎缩无力、高血糖、尿糖、水钠潴留、高血压、尿中失钾、高尿钙、骨质疏松;③消化性溃疡和精神欣快感、兴奋、失眠甚至呈精神病、癫痫发作等;④白内障、无菌性股骨头坏死、高凝状态、生长停滞等;⑤急性肾上腺皮质功能不全、戒断综合征。

4. 免疫抑制剂治疗 适用于激素部分敏感、耐药、依赖及复发的病例,常用药物为环磷酰胺(CTX),方案有:

(1) 口服法:每日 2 ~ 2.5mg/kg,分三次口服,8 ~ 12 周为 1 个疗程;总量应不超过200mg/kg。

(2) 冲击疗法:10 ~ 12mg/(kg·d),加入5%葡萄糖或0.9%生理盐水100 ~ 200ml内静脉滴注1~2小时,连续2天为1个疗程,每2周重复1次,累积量不超过150~200mg/kg。副作用主要是胃肠道反应、脱发、出血性膀胱炎、肝功能损伤、骨髓抑制及远期性腺损害等。避免青春期前和青春期用药。

除 CTX 外,还可用环孢素、苯丁酸氮芥、硫唑嘌呤等。

5. 抗凝和溶栓疗法 能改善肾病的临床症状,改变患儿对激素的效应,从而达到理想的治疗效果。应用肝素钠、尿激酶、双嘧达莫等可防治血栓,减轻尿蛋白。

6. 其他 应用血管紧张素转换酶抑制剂(ACEI)、免疫调节剂、中药治疗等。

【常见护理诊断/问题】

1. 体液过多 与低蛋白血症导致的水钠潴留有关。

2. 营养失调:低于机体需要量 与大量蛋白自尿中丢失有关。

3. 有感染的危险 与免疫力低下有关。

4. 潜在并发症:药物副作用。

5. 焦虑 与病情反复及病程长有关。

【护理措施】

(一) 适当休息

一般不需要严格地限制活动,严重水肿、高血压时须卧床休息,并用利尿剂及降压药,以减轻心脏和肾脏的负担,在床上须经常变换体位,以防血管栓塞等并发症,病情缓解后可逐渐增加活动量,但不要过度劳累,以免病情复发。在校儿童肾病活动期应休学。

(二) 调整饮食、减轻水肿

1. 一般患儿不需要特别限制饮食,但因消化道黏膜水肿使消化能力减弱,应注意减轻消化道负担,给予易消化、优质蛋白(乳类、蛋、鱼、家禽等)、少量脂肪、足量碳水化合物及高维生素饮食。患儿长期用肾上腺皮质激素易引起骨质疏松,并常有低钙血症倾向,每日应给予维生素D及适量钙剂。

2. 大量蛋白尿期间蛋白摄入量不宜过多,以控制在每日2g/kg为宜,因摄入过量蛋白可造成肾小球高滤过,使肾小管硬化;碳水化合物应≥126 ~ 147kJ(30 ~ 35kcal)/(kg·d)。尿蛋白消失后长期用糖皮质激素治疗期间应多补充蛋白质,因糖皮质激素可使机体蛋白质分解代谢增强,易出现负氮平衡。常见食物的蛋白质/碳水化合物含量,见表11-2。

表 11-2　常见食物的蛋白质/碳水化合物含量

食物名称	蛋白质 （g/100g 食物）	食物名称	碳水化合物 （kJ/100g 食物）
牛奶	3	米饭	417.5
鸡蛋	12.7	馒头	806.6
草鱼	16.6	切面	968.6
猪肉（瘦）	20.3	小米粥	140.3
牛肉	18.1	藕粉	1551.4
鸡胸脯肉	19.4	奶糖	1411.2
海参	50.2	银耳	616.2

3. 为减轻高脂血症应少食富含饱和脂肪酸的食物（动物脂肪），多食富含多聚不饱和脂肪酸的食物（植物油、鱼油等）。同时增加富含可溶性纤维的饮食（燕麦、马铃薯、南瓜、海带、橘子、苹果、香蕉等）。

4. 重度水肿、高血压、尿少时应限制钠、水的入量，给予无盐或低盐饮食（氯化钠 1 ~ 2g/d），病情缓解后不必长期限盐。因本病患儿水肿的原因主要是血浆胶体渗透压下降，限制钠、水对减轻水肿无明显的作用，而过度限制易造成低钠血症及食欲下降等。

（三）预防感染

1. 首先向患儿及家长解释预防感染的重要性，肾病患儿由于免疫力低下易继发感染，而感染常使病情加重或复发，严重感染甚至可危及患儿生命。

2. 做好保护性隔离，肾病患儿与感染性疾病患儿分室收治，病房每日进行空气消毒，减少探视人数。避免到人多的公共场所去，尤其在疾病流行期。

3. 加强皮肤护理。由于高度水肿，皮肤张力增加，皮下血液循环不良，加之营养不良及使用激素等，皮肤容易受损及继发感染，应注意保持皮肤清洁、干燥，及时更换内衣；保持床铺清洁、整齐，被褥松软，经常翻身；水肿严重时，臀部和四肢受压部位垫软垫，或用气垫床；水肿的阴囊可用棉垫或吊带托起，皮肤破损处可涂碘附预防感染。做好会阴部清洁，每日用 3% 硼酸坐浴 1~2 次。

4. 严重水肿者应尽量避免肌内注射，以防药液外渗，导致局部潮湿、糜烂或感染。

5. 注意监测体温、血象等，及时发现感染灶并联系医生，遵医嘱给予抗生素治疗。

（四）观察药物疗效及副作用

1. 激素治疗期间注意每日尿量、尿蛋白变化及血浆蛋白恢复等情况，注意观察激素的副作用。

2. 遵医嘱及时补充维生素 D 及钙质，以免发生手足搐搦症。

3. 应用利尿剂时注意观察尿量，定期查血钾、血钠，尿量过多时应及时与医生联系。因大量利尿可加重血容量不足，有出现低血容量性休克或静脉血栓形成的危险。

4. 使用免疫抑制剂治疗时，注意白细胞数下降、脱发、胃肠道反应及出血性膀胱炎等。用药期间要多饮水和定期查血象。

5. 在使用抗凝药物（肝素等）的过程中注意监测凝血时间及凝血酶原时间。

（五）心理支持与健康教育

1. 热情接待、细心照顾患儿，消除其陌生、恐惧心理；关心、爱护患儿，满足患儿的需要，特别是爱的需要；帮助患儿树立战胜疾病的信心,消除担心、自卑感;多与患儿及其家长交谈,鼓励其说出内心的感受,如害怕、忧虑等,同时,指导家长多给患儿心理支持,使其保持良好情绪;在恢复期可组织一些轻松的娱乐活动,适当安排一定的学习,以增强患儿信心,积极配合治疗,争取早日康复;活动时注意安全,避免奔跑、打闹,以防摔伤、骨折;连续、全面地进行健康指导,消除患儿及家长的心理顾虑。

2. 讲解激素治疗对本病的重要性,使患儿及家长主动配合与坚持按计划用药。

3. 使患儿及家长了解感染是本病最常见的并发症及复发的诱因,因此采取有效措施预防感染至关重要。

4. 教会家长或较大儿童学会用试纸监测尿蛋白的变化。

5. 指导家长做好出院后的家庭护理,督促患儿合理膳食、适当休息。

第四节　泌尿道感染患儿的护理

学习目标 ▮▮▮

- **识记**
  1. 能正确叙述泌尿道感染的定义和分类。
  2. 能列举出泌尿道感染的症状及体征。
  3. 能正确陈述泌尿道感染的治疗原则。
- **理解**
  能正确理解泌尿道感染的病因和发病机制。
- **运用**
  能结合病例,提出泌尿道感染常见的护理诊断,并能按照护理程序对泌尿道感染患儿实施整体护理。

泌尿道感染(urinary tract infections,UTIs)是指病原体直接侵入泌尿道而引起的炎症,感染可累及尿道、膀胱、肾盂及肾实质。按病原体侵袭的部位不同,分为上尿路感染——肾盂肾炎(pyelonephritis)和下尿路感染——膀胱炎(cystitis)、尿道炎(urethritis)。由于儿童时期感染局限在泌尿道某一部位者较少,且临床上难以准确定位,故常统称为泌尿道感染。根据有无临床症状,可分为症状性泌尿道感染(symptomatic urinary tract infection)和无症状性菌尿(asymptomatic bacteriuria)。

泌尿道感染是小儿泌尿系统常见疾病之一,发病率一般女孩3%~5%,男孩1%,具体因年龄、性别不同而有差异。此外,未做包皮环切术的男孩泌尿道感染是已做包皮环切术男孩的5~20倍。

【病因】　泌尿道感染一般指细菌性感染,绝大多数为革兰阴性杆菌,如大肠杆菌、副大肠杆菌、变形杆菌、克雷白杆菌、绿脓杆菌,少数为肠球菌和葡萄球菌。其中大肠杆菌是泌尿道感染中最常见的致病菌,而1岁以上男孩主要致病菌多数为变形杆菌。其他病原体如真菌、支原体、病毒等均可侵犯泌尿道,但较少见。

【发病机制】

1. 感染途径

(1)上行感染:致病菌从尿道口上行进入膀胱,引起膀胱炎,膀胱内的致病菌再经输尿管移行至肾脏,引起肾盂肾炎,是小儿 UTIs 的主要感染途径。膀胱输尿管反流(vesicoureteral reflux,VUR)常是细菌上行性感染的直接途径。

(2)血源性感染:主要见于新生儿和小婴儿,通常为全身性败血症的一部分,致病菌主要是金黄色葡萄球菌。

(3)淋巴感染和直接蔓延:结肠内细菌和盆腔感染可通过淋巴管感染肾脏,肾脏周围邻近器官和组织的感染也可直接蔓延。

2. 易感因素

(1)与小儿解剖生理特点有关。小儿输尿管长而弯曲,管壁弹力纤维发育不全,易被压扁、扭曲,发生尿潴留而易感染;女孩尿道短,尿道口接近肛门,易被粪便污染;男孩包皮较长、包茎,易于积垢而发生上行性感染。

(2)先天性或获得性尿路畸形,如后尿道瓣膜、肾盂-输尿管联结部狭窄等,各种原因所致的肾盂积水、肾囊肿等,常尿潴留易造成细菌滋生。

(3)膀胱输尿管反流与泌尿道感染的发生和发展关系密切。婴儿的发病率较高,随着年龄的增长而渐缓解。另外排尿功能障碍如神经性膀胱、不稳定膀胱和非神经性膀胱也易致 UTIs。

(4)其他如泌尿道器械检查、留置导尿管、不及时更换尿布、蛲虫症、机体防御能力低下如营养不良、镰刀状红细胞贫血、肾病综合征、糖尿病、高血压、高钙血症、长期使用糖皮质激素或免疫抑制剂、分泌型 IgA 缺乏等均易致泌尿道感染。

3. 细菌毒力　无特殊易感染的内在因素,则微生物的毒力是决定细菌能否引起上行性感染的主要因素。

【临床表现】

1. 急性尿路感染　病程在 6 个月以内,不同年龄组症状不同。

(1)新生儿:多由血源性感染引起。一般局部泌尿系统症状不明显。多以全身症状为主,症状轻重不一,可有发热、体温不升、体重不增、拒乳、腹泻、黄疸、嗜睡和惊厥等,也可为无症状性菌尿或呈严重的败血症表现。

(2)婴幼儿:仍以全身症状为主,常以发热最突出,局部症状轻微或缺如。还会有呕吐、腹痛、腹泻等。部分患儿可有尿路刺激症状如尿线中断、排尿时哭闹、夜间遗尿等。由于尿频致尿布经常浸湿可引发顽固性尿布皮炎。

(3)年长儿:表现与成人相似,下尿路感染以膀胱刺激症状如尿频、尿急、尿痛为主,全身症状轻微。上尿路感染多有发热、寒战、腰痛、肾区叩击痛,有时也伴有尿路刺激症状。

2. 慢性尿路感染　病程多在 6 个月以上。轻者可无明显症状,也可间断出现发热、脓尿或菌尿。反复发作者可有贫血、乏力、腰痛、生长发育迟缓,重症者肾实质损害,出现肾功能不全及高血压。

3. 无症状菌性尿　健康儿童在常规尿筛查中存在有意义的菌尿,但无任何尿路感染症状。这种现象以学龄女孩多见。这部分患儿常同时伴有尿路畸形和既往有症状尿路感染史。

【辅助检查】

1. 尿常规　清洁中段尿离心沉渣镜检白细胞≥10 个/高倍视野,即可怀疑为尿路感染;白细胞成堆或白细胞管型有诊断意义,但也可正常,尤其是新生儿。

2. 尿涂片找细菌　取一滴混匀新鲜尿置玻片上烘干,革兰染色,每油镜视野≥1 个,有诊断意义。

3. 尿细菌培养学检查　取清洁中段尿细菌培养,菌落计数超过 10 万/毫升便可确诊,菌落计数在 1 万～10 万/毫升,男性有诊断意义,女性为可疑,菌落计数少于 1 万/毫升或多种杂菌生长时,则尿液污染的可能性大。

4. 影像学检查　反复感染或迁延不愈者应进行影像学检查,以观察有无泌尿系统畸形和膀胱输尿管反流。常用的有 B 型超声检查、静脉肾盂造影加断层摄片(检查肾瘢痕形成)、排泄性膀胱尿路造影(检查 VUR)、肾核素造影和 CT 扫描等。

5. 亚硝酸盐试纸条实验(Griess 实验)　大肠杆菌、副大肠杆菌和克雷白杆菌呈阳性,粪链球菌、结核菌阴性。如采用晨尿,可提高其阳性率。

6. 其他　尿沉渣找闪光细胞(甲紫沙黄染色)2 万～4 万个/小时可确诊。新生儿上尿路感染血培养可阳性。

【治疗原则】

1. 一般治疗　急性期应卧床休息,鼓励多饮水、勤排尿;加强营养,以增强机体抵抗力。女童应注意清洁外阴。口服碳酸氢钠,以碱化尿液,减轻膀胱刺激症状和增强氨基糖苷类抗生素、青霉素、红霉素和磺胺类的疗效,但勿与呋喃妥因同用以免降低药效。有严重膀胱刺激症状者可适当使用苯巴比妥、地西泮等镇静剂,解痉药可用抗胆碱类药如 654-2。对高热、头痛、腰痛的患儿应给予解热镇痛剂。

2. 抗菌治疗　宜及早开始抗菌药物治疗,在留尿送尿细菌培养后即可。婴幼儿难以区分感染部位、且有全身症状者均按上尿路感染用药;年长儿若能区分感染部位则治疗方法不同,上尿路感染应选择血药浓度高的抗生素,下尿路感染应选择经肾脏排泄尿液中药浓度高的抗生素。

(1)轻型和下尿路感染:首选复方磺胺甲基异噁唑(SMZ CO),按 SMZ 每日 50mg/kg,甲氧苄啶(TMP)每日 10mg/kg 计算,分 2 次口服,连服 7～10 天,其对大多数大肠埃希菌有较强抑菌作用,待有培养结果后按药敏试验选用抗菌药物。

(2)上尿路感染/急性肾盂肾炎:在做尿细菌培养后,即予以 2 种抗菌药物。常用的药物为氨苄西林、头孢噻肟钠、头孢曲松钠等,疗程共 10～14 天。开始治疗后应连续 3 天进行尿细菌培养,若 24 小时后尿培养阴性,表示所用药物有效,否则应按尿培养药敏试验的结果调整用药。停药 1 周后再做尿培养一次。

(3)复发治疗:进行尿细菌培养后,选用 2 种抗菌药物,治疗 10～14 天后以小剂量维持。同时检查有无泌尿系统发育异常和膀胱输尿管反流。有习惯性便秘者应给予处理,以保持大便通畅。

【常见护理诊断/问题】

1. 体温过高　与细菌感染有关。

2. 排尿异常　与膀胱、尿道炎症有关。

【护理措施】

(一)维持正常体温

1. 休息　急性期须卧床休息,鼓励患儿大量饮水,通过增加尿量起到冲洗尿道的作用,减少细菌在尿道的停留时间,促进细菌和毒素排出;还可降低肾髓质及乳头部组织的渗透压,抑制细菌生长繁殖。

2. 饮食　发热患儿宜给予流质或半流质饮食。食物应品种多样,易于消化,含足够热量、丰富的蛋白质和维生素,以增加机体抵抗力。

3. 降温　监测体温变化,高热者给予物理降温或遵医嘱给予药物降温。

（二）减轻排尿异常

1. 保持会阴部清洁,便后冲洗外阴,小婴儿勤换尿布,尿布用开水烫洗晒干,或煮沸、压力消毒。

2. 婴幼儿哭闹、尿道刺激症状明显者,可遵医嘱应用654-2 等抗胆碱药或碳酸氢钠碱化尿液。

3. 按医嘱应用抗菌药物,注意药物副作用。口服抗菌药物可出现恶心、呕吐、食欲减退等现象,饭后服药可减轻胃肠道症状;服用磺胺药时应多喝水,并注意有无血尿、尿少、尿闭等。

4. 定期复查尿常规和进行尿培养,以了解病情的变化和治疗效果。留尿时,常规清洁消毒外阴,取中段尿及时送检。婴幼儿用无菌尿袋收集尿标本。如疑其结果不可靠者可行耻骨上膀胱穿刺抽取尿标本。方法是患儿取平卧位,在膀胱充盈状态下(可在下腹部叩及或触及),常规消毒皮肤,用25 号或22 号针在耻骨联合上一横指宽腹中线处穿刺,抽取1～2ml 尿做细菌培养。非不得已方行导尿,必须严格消毒,以免插管时将前1/3 尿道的细菌带入膀胱。

（三）健康教育

1. 向患儿及家长解释本病的护理要点及预防知识,如幼儿不穿开裆裤,为婴儿勤换尿布,便后洗净臀部,保持清洁;女孩清洗外阴时从前向后擦洗,单独使用洁具,防止肠道细菌污染尿道,引起上行性感染;及时发现男孩包茎、女孩处女膜伞、蛲虫前行尿道等情况,并及时处理。

2. 指导按时服药,定期复查,防止复发与再感染。一般急性感染于疗程结束后每月随访一次,除尿常规外,还应做中段尿培养,连续3 个月,如无复发可以认为治愈,反复发作者每3～6个月复查一次,共2 年或更长时间。

（吴心琦）

思考题

患儿,男,6 岁。以"水肿、少尿3 天"入院。三天前出现眼睑水肿,渐波及全身。晨起为重,尿量明显减少,尿色深,无尿频、尿急、尿痛,时感头晕,无呕吐。一周前有"感冒"史。查体:体温37℃,脉搏96 次/分,呼吸24 次/分,血压160/112mmHg。精神欠佳,营养中等,双眼睑、颜面及下肢水肿,压之无凹陷,心肺未见异常,肝未触及。

问题:（1）该患儿可能的诊断是什么?

（2）该疾病患儿的主要护理诊断有哪些?

（3）如何给患儿制订活动方案?

（4）次日查体血压150/90mmHg,心率138 次/分,精神萎靡,反应差,端坐位,颈静脉怒张,心律齐,心音低钝,无杂音。双肺闻及中、小水泡音。神经系统检查未见异常。根据检查结果,患儿可能出现了哪些并发症,护理时应严密观察哪些病情变化?

第十二章

神经系统疾病患儿的护理

小儿神经系统常见的疾病有脑炎、癫痫、脑瘫等。与成人相比,小儿神经系统有较强的可塑性,因此,积极有效的治疗和护理,能促进小儿神经系统疾病最大限度的治愈和康复。

第一节　小儿神经系统解剖生理特点

学习目标

- **识记**
  能叙述小儿和成人神经反射的相同点和不同点。
- **理解**
  能解释小儿神经系统的解剖生理特点。
- **运用**
  运用小儿神经系统解剖生理特点说明小儿易患本系统疾病的原因。

儿童神经系统发育尚未成熟,各年龄阶段存在正常差异,检查方法及对结果的判断也各具特点。因此,对儿童神经系统的检查与评价须结合其年龄阶段的生理特征进行,同时应注意儿童心理特征的特殊性,尽量取得儿童的配合,减少其恐惧、不安情绪。

一、脑

神经系统的发育在胎儿期最早开始,在婴儿期,甚至整个儿童时期,神经系统发育一直十分活跃,到12岁时才能发育成熟。脑是中枢神经系统的核心。头围能反映脑容量,成人脑容量是小儿出生时的6倍。1岁时脑容量达到成人的一半,3岁时达到75%,6岁时达到90%。儿童出生时脑重量约370g,占体重的10%~12%,为成人脑重(约1500g)的25%左右,6个月婴儿脑重600~700g,1岁时达900g,2岁时达1000g左右,4~6岁脑重达成人脑重的85%~90%。出生时大脑的外观已与成人的大脑外观十分相似,脑表面有主要沟回,但较浅且发育不完善,皮质较薄,细胞分化较差,髓鞘形成不全,对外来刺激反应缓慢且易泛化,表现为肌肉张力较高,常出现无意识的手足徐动。婴幼儿使其遇到强刺激时易发生昏睡或惊厥。随着年龄的增长,脑发育逐渐成熟与复杂化。小儿 1 岁时完成脑发育的 50%,3 岁时完成脑发育的75%,6 岁时完成脑发育的 90%。在基础代谢状态下,小儿脑耗氧量占机体总耗氧量的 50%,而成人为 20%,所以儿童对缺氧的耐受性较成人差。

二、神 经 元

脑的生长主要依赖于神经元的生长发育。胚胎时期神经细胞的分化和繁殖以惊人的速度进行,每分钟 250 000 个;胚胎 6 个月时,神经细胞数目达到 100 亿个,之后不再有神经细胞数量的增加,出生后神经细胞的生长主要是细胞之间联系的增多,即细胞成熟度的增加。

神经细胞由细胞核和突触组成,比其他躯体细胞更易受损。虽然所有的脑细胞出生时已存在,并且存活终生,但树突的数量却一直在增长,直至 4 岁。在此之前,尤其是婴儿期,各种刺激引起的神经冲动传导缓慢,且易于泛化,不易形成兴奋灶,因而婴儿易产生疲劳而进入睡眠状态。

三、脊 髓

小儿脊髓的发育,在出生时已较为成熟,重 2~6g,是成人脊髓的 1/5~1/4。脊髓的发育与运动功能的发育相平行,随着年龄的增长,脊髓加长增重。胎儿时,脊髓的末端在第二腰椎下缘,新生儿时达第三腰椎水平,随年龄增重,4 岁时上移至第一腰椎上缘,所以婴幼儿腰椎穿刺时应特别注意。脊髓的髓鞘由上而下逐渐形成,约在 3 岁时完成髓鞘化。

四、脑 脊 液

儿童脑脊液成分与成人相同,为无色碱性液体,内含蛋白质、糖、淋巴细胞和盐类物质,其比重为 1.004~1.008。压力:儿童 0.690~1.969kPa(70~200mmH$_2$O),新生儿 0.29~0.78kPa(30~80mmH$_2$O);白细胞数 0~5×10^6/L(新生儿或小婴儿 0~20×10^6/L);蛋白 0.2~0.4g/L(新生儿 0.2~1.2g/L);糖 2.2~4.4mmol/L。

五、神 经 反 射

(一)生理反射

1. 出生时已存在且终生不消失的反射　角膜反射、瞳孔对光反射、结膜反射及吞咽反射等。当神经系统发生病理改变时,这些反射可减弱或消失。

2. 出生时存在、以后逐渐消失的反射　觅食反射、拥抱反射、握持反射、吸吮反射及颈肢反射等,吸吮反射于 1 岁左右完全消失,觅食反射、拥抱反射、握持反射于生后 3~4 个月消失。颈肢反射于生后 5~6 个月消失。

3. 出生时不存在、以后出现并终生不消失的反射　腹壁反射、提睾反射及腱反射。这些反射新生儿期不易引出,到 1 岁时才稳定。提睾反射正常时可有轻度不对称。

（二）病理反射

病理反射包括巴宾斯基征（Babinski）、戈登（Gordon）征、奥本海姆（Oppenheim）征等。但2岁以内的婴幼儿，巴宾斯基征阳性者为生理现象。若大于2岁或单侧阳性为病理现象。

此外，颅内压增高时可出现脑膜刺激征即颈项强直、凯尔尼格征（Kernig）、布鲁津斯基征（Brudzinski）阳性反应。而生后3~4个月的婴儿，由于屈肌紧张，颈强直、凯尔尼格征、布鲁津斯基征出现阳性结果一般无意义。即使在病理状态下，由于婴儿颅缝和囟门对颅内压力的缓解作用，脑膜刺激征表现通常不明显或出现得较晚。

第二节 急性病毒性脑炎患儿的护理

学习目标

- **识记**

  1. 能叙述病毒性脑炎患儿的定义。

  2. 能说出病毒性脑炎患儿的护理诊断。

- **理解**

  能正确解释病毒性脑炎患儿的病因及病理生理。

- **运用**

  能够结合病例，提出对病毒性脑炎常见的护理诊断，并能按照护理程序对患儿实施整体护理。

病毒性脑炎（viral encephalitis）是由各种病毒感染引起的一组以精神和意识障碍为突出表现的中枢神经系统感染性疾病。是炎症过程累及大脑实质的颅内急性炎症。本病的病程多具有自限性，一年四季均可发生，故又称散发性脑炎。根据其流行情况的不同分为两大类，一类是虫媒性的急性流行性脑炎，主要包括流行性乙型脑炎、森林脑炎；另一类是不经虫媒传播的原发性病毒性脑炎，又称急性散发性病毒性脑炎。

【病因】 80%由肠道病毒引起（如柯萨奇病毒、埃可病毒），其次为虫媒病毒、腮腺炎病毒和疱疹病毒，此外还可为常见传染病病毒所致。

【病理生理】 病毒通过两种途径侵犯中枢神经系统，一种为血行播散，病毒自呼吸道、肠道等途径侵入人体，先在淋巴细胞内繁殖后进入血流侵犯各脏器，形成病毒血症，导致患儿出现发热等全身症状。病毒进一步繁殖，通过血-脑脊液屏障侵犯中枢神经系统。脑组织、脑膜弥漫性充血、水肿、血管周围有淋巴细胞浸润，胶质细胞增生及局部出血性软化坏死灶。除此之外，免疫反应可导致神经脱髓鞘病变以及血管及血管周围损伤。

【临床表现】 多呈急性起病，主要表现为发热、惊厥、意识障碍以及颅内压增高症状。

1. 前驱症状 为一般急性全身感染症状，如发热、头痛、呕吐、腹泻等。

2. 中枢神经系统症状

（1）惊厥：多数表现为全身性发作，严重者可呈惊厥持续状态。

（2）意识障碍：轻者反应淡漠、迟钝、嗜睡或烦躁，重者谵妄、昏迷，甚至呈深度昏迷。

（3）颅内压增高：头痛、呕吐、婴儿前囟饱满，严重者发生脑疝。

（4）运动功能障碍：根据受损部位不同，可出现偏瘫、不自主运动、面瘫、吞咽障碍等。

（5）精神障碍：病变累及额叶底部、颞叶边缘系统，可发生幻觉、失语、定向力障碍等精神情绪异常。

3. 病程　一般为 2~3 周，多数病例可完全恢复，少数患儿可遗留某些后遗症，如癫痫、听力障碍、肢体瘫痪以及不同程度的智力低下。

【辅助检查】

1. 脑脊液检查　外观清亮，压力正常或增高，白细胞总数轻度增多，一般 $<300×10^6$/L，早期以中性粒细胞为主，后期以淋巴细胞为主，蛋白质多正常或轻度增高，糖和氯化物一般正常。

2. 病原学检查　疾病早期可收集大小便、咽分泌物和脑脊液作病毒学检测，但仅有 1/4~1/3 病例能确定致病病毒。

3. 血清学检查　双份血清特异性抗体滴度呈 4 倍增高有诊断价值。分别于病初和病程 2~3 周取血。

4. CT/MRI　患儿头部 CT 及 MRI 可以正常或呈局灶性病变，有强化。不同的中枢神经系统感染性疾病的影像学检查，可提高其诊断价值。

5. 脑电图　可见中、重度异常脑电图。合并癫痫或癫痫发作者，其表现为癫痫特有波形。

【治疗原则】　以支持及对症治疗为主，如给予抗病毒药物和退热药，无特异性治疗措施。

【护理评估】

（一）健康史

评估患儿近 1~3 周有无呼吸道或胃肠道感染史，有无动物接触史或蚊虫叮咬史，了解预防接种史和流行病学史。

（二）身体状况

评估患儿的前驱症状和中枢神经症状，包括惊厥、意识障碍、颅内压增高、运动功能障碍和精神障碍等。

（三）心理-社会状况

评估家长对病毒性脑炎的病因和防护知识的了解程度；患儿及其家长对于病毒性脑炎的心理反应；患儿居住环境及家庭经济状况；患儿既往有无住院经历、家长对患儿的照顾能力等。

【常见护理诊断/问题】

1. 体温过高　与病毒血症有关。

2. 有受伤害的危险　与惊厥有关。

3. 急性意识障碍　与脑实质炎症有关。

4. 躯体活动障碍　与昏迷、肢体瘫痪有关。

【护理目标】

1. 患儿体温维持正常。

2. 营养平衡，体重维持正常。

3. 不发生颅内压增高或昏迷等躯体活动障碍。

【护理措施】

（一）发热的护理

保持病室安静，空气新鲜，定时通风。保持舒适体位，监测患儿的体温、热型及伴随症状，如体温在 38.5℃以上,可应用物理降温或药物降温方法,降低大脑耗氧量。评估患儿有无脱水症状,保证摄入足够的液体量。

（二）安全的护理

需专人守护,惊厥发作时立即置压舌板或舌垫于上齿与下齿之间、取侧卧位,适当应用约束带。

（三）昏迷的护理

定时翻身及按摩皮肤,促进血液循环,防止出现压疮。定时拍背,及时吸痰,以减少坠积性肺炎的发生。对于颅内压增高者应将上半身抬高,以利于静脉回流,降低脑静脉窦压力,从而降低颅内压。观察有无颅内压增高或昏迷的征兆。

（四）康复护理

1. 恢复脑功能　去除影响患儿情绪的不良因素,创造良好的环境;针对患儿存在的幻觉、定向力错误的现象采取适当措施,提供保护性照顾。

2. 恢复肢体功能　保持肢体呈功能位置,病情稳定及早帮助患儿逐渐进行肢体的被动或主动功能锻炼,注意循序渐进,采取保护措施。在改变锻炼方式时加强指导,耐心帮助,给予鼓励。

（五）密切观察病情

1. 观察瞳孔及呼吸变化　保持呼吸道通畅,必要时吸氧,如发现呼吸节律不规则、双侧瞳孔不等大、对光反射迟钝,多提示有脑疝及呼吸衰竭发生。

2. 观察意识变化　如患儿出现烦躁不安、意识障碍,应警惕是否存在脑水肿。

（六）健康教育

主动向患儿和家长介绍病情、用药指导及护理方法,做好患儿及家长的心理护理,向家长提供日常生活护理及保护患儿的一般知识,指导并鼓励家长坚持对患儿的智力训练和瘫痪肢体的功能锻炼。

【护理评价】　经过治疗及护理,患儿是否达到:体温维持在正常范围;营养平衡,体重未下降;没有发生颅内压增高或昏迷等躯体活动障碍;瘫痪肢体没有发生肌肉萎缩或功能障碍;并发症及时得到处理。

第三节　脑性瘫痪患儿的护理

学习目标 ▮▮

- **识记**
  能叙述脑性瘫痪患儿的临床表现。
- **理解**
  能解释引起脑性瘫痪的危险因素。
- **运用**
  能够结合病例,提出脑性瘫痪患儿常见的护理诊断,并能按照护理程序对脑性瘫痪患儿实施整体护理。

脑性瘫痪(cerebral palsy,CP)简称脑瘫,也称 Litter 病,是指小儿从出生前到出生后 1 个月内,由多种原因引起的非进行性脑损伤,表现为中枢性随意肌功能受累所致的中枢性运动障碍和姿势异常,如肢体痉挛、不随意运动等,且常伴有癫痫、智力低下及语言障碍。其发病率国外报道为 1.5‰ ~ 5‰,我国为 1.5‰ ~ 1.8‰。

【病因】　脑性瘫痪可由多种原因引起,例如受孕前后孕妇相关的环境、遗传因素与疾病,双胎,妊娠早期羊膜及胎盘炎症等。一般可分为出生前、出生时、出生后三类:①出生前病因包括先天性发育障碍、先天性感染如巨细胞病毒、弓形虫及风疹病毒等感染;②出生时病因以新生儿窒息最为常见;③出生后病因包括早产、脑损伤、低血糖、高胆红素血症及颅内感染等。

【病理生理】　表现为不同程度的大脑皮质萎缩,脑回变窄,脑沟增宽。皮质下白质的神经纤维稀少,甚至囊性变、脑积水等。镜下可见各层神经细胞数目减少及退行性病变,胶质细胞增生。胆红素脑病时可见基底节对称性的异常髓鞘形成增多,呈大理石样变。

【临床表现】

（一）运动障碍

运动障碍是脑瘫患儿最基本的表现,其特征是运动发育落后和瘫痪肢体主动运动减少,肌张力、姿势及神经发射异常。按照运动障碍的性质,临床上将脑瘫分为七种类型,其中以痉挛型为主,约占70%。

1. 痉挛型　痉挛型脑瘫的主要临床表现是肢体的肌张力增高(痉挛),伴腱反射和伸肌足跖反射亢进。婴儿可以首先出现肌张力低下,继而出现肌肉强直。痉挛性脑瘫可以进一步分为:①偏瘫:是痉挛型脑瘫中最常见的一种类型,仅仅累及一侧肢体,例如同侧上肢和下肢,通常下肢受累较为严重。大部分患儿最终可以独立行走,但通常会延迟至 18 ~ 24 个月。行走时表现为典型的环形步态。由于肌张力高,患儿常常用脚尖走路,受累上肢在患儿跑步时表现为张力障碍的姿势。②双侧瘫:此种类型的脑瘫可累及四个肢体,但以下肢受累较常见。最初即表现为双侧下肢受累,双足呈现马蹄内翻足,常常用脚尖走路,行走显著延迟。但双手功能的发育与同龄正常儿童相似。③四肢瘫:此种类型的脑瘫常累及四肢、躯干和颈部肌肉,通常上肢比下肢受累严重,常常伴有癫痫发作和智力损伤。四肢瘫的患儿无法独立行走。患儿中仅有四分之一属于轻度残障;二分之一属于中度残障;严重残障占四分之一。

2. 手足徐动型　此种类型较为少见。其静止期的典型表现为肌张力低下,面、颈、舌和四肢均受累,竖颈困难,头向后仰。运动期的临床表现为缓慢地扭动身体;患儿伸舌和流涎较明显,喂养困难。此类脑瘫常伴痉挛和共济失调,但癫痫发作和智力损害较少。

3. 共济失调型　为平衡和协调障碍的一种类型,较为罕见,它是小脑的一种疾病。患儿常常出现步态蹒跚,稳定性和协调性差;患儿做快速、重复运动的能力受到损害;上肢意向性震颤。

4. 强直型　与锥体外系受损有关。全身肌张力显著增高,身体异常僵硬,运动减少。常伴有严重的智力低下。

5. 震颤型　多为锥体外系相关的静止性震颤。

6. 肌张力低下型　可能因锥体系和锥体外系同时受累,表现为肌张力低下,四肢呈软瘫状,自主运动很少,但可引出腱反射。仰卧位时四肢呈外展外旋位,状似仰翻的青蛙。俯卧位时,头不能抬起。

7. 混合型　混合型脑瘫,指的是痉挛型和手足徐动型,或共济失调型和手足徐动型混合存在。此种类型的脑瘫常常是脑严重损伤的结果。

（二）其他症状

作为脑损伤引起的共同表现,一半以上脑瘫患儿合并智力低下、癫痫、听力和语言发育障碍,也可伴有其他如视力异常、小头畸形等。

【辅助检查】

1. 影像学检查　CT 和 MRI 能了解颅脑结构有无异常,有助于探讨脑瘫病因及判断预后。

2. 脑电图　协助诊断是否合并癫痫,对指导治疗有参考价值。

3. 视觉、听觉功能检查。

【治疗原则】　包括物理疗法和矫形外科治疗。如果患儿的双下肢痉挛状态严重或髋关节脱臼,首选手术治疗。

【常见护理诊断/问题】

1. 生长发展迟缓　与脑损伤有关。

2. 有废用综合征的危险　与肢体痉挛性瘫痪有关。

3. 营养失调:低于机体需要量　与脑性瘫痪造成的进食困难有关。

【护理措施】

(一)促进成长

脑瘫患儿显著的行为问题在很大程度上影响其生长发育。心理学家和教育者需要对患儿的学习困难、注意力不集中及智力发育迟滞等进行评估和治疗;为患儿选择适合其智力、发育、活动能力的玩具和游戏,例如运用发光的卡片、图板、语言打字机和电脑,帮助提高运动和语言功能,可以加强交流技巧;父母学会如何在不影响异常肌张力的情况下,协助患儿处理穿衣、洗澡、吃饭、刷牙、大小便和游戏等日常生活,例如吃饭时在餐具上拴上带子,可以让患儿把餐具拿稳。

(二)功能训练

1. 体能运动训练　针对运动障碍和异常姿势进行的物理学手段训练。

2. 技能训练　根据患儿年龄制订各种技能训练计划,并选择适当的康复方法,帮助和训练患儿上肢和手的精细运动(如用手抓玩具、餐具和翻滚物品,穿脱衣服,加强患儿对衣、裤、鞋、袜的认知),选择正确抱患儿的姿势,既要使患儿舒服、又要防止肢体畸形和挛缩的发生,逐步达到与患儿年龄适当的肢体动作和独立生活能力。

3. 语言训练　主要是听力、发音、语言和咀嚼吞咽功能矫正。

4. 进食训练　选择有把手、勺表面浅平、勺柄长的餐具,尽力鼓励患儿自我进食。保证正确的进食姿势,使患儿脊柱伸直,头颈稍前倾,收下颌使其贴近胸部;桌椅高度要合适,使患儿双足能够着地,增加稳定性,尽量抑制异常姿势。用冰块冷刺激口、唇、舌,进行口唇闭合训练,提高下颌随意运动,减少流涎的发生;定时做舌的上、下、左、右运动,促进闭合动作,以减少不随意运动,逐渐形成自我控制。饭前先用手在患儿面部两侧咬肌处轻轻按摩或热敷,帮助咀嚼肌松弛便于进食。饭后清洁口腔。

功能训练要从简单到复杂、从被动到主动的肢体锻炼,以促进肌肉、关节活动和改善肌张力。同时配合针刺、理疗、按摩、推拿和必要的矫形器等,纠正异常姿势,抑制异常反射。

(三)饮食护理

根据患儿年龄及进食困难程度实施饮食护理,为患儿制订高热量、高蛋白及富有维生素、容易消化的饮食计划,鼓励多活动,以使其适应高代谢的需求。

(四)心理护理

向家长及年长患儿介绍本病不是"不治之症",使其树立信心和耐心。不歧视、拒绝患儿,鼓励患儿多与正常儿童一起参与活动,多表扬他们的进步,调动其积极性,防止发生自卑、孤独心理;但应避免过于偏爱。

（五）健康教育

1. 预防保健　产前保健可以预防妊娠早期的感染性疾病,避免早产;产时保健可以避免难产和外伤,预防胎儿受损;新生儿期疾病的预防可以减少脑瘫的发生。

2. 心理健康指导　患儿智力及情绪对其预后的影响较身体的残障影响更大,因此做好脑瘫患儿的特殊教育可促进其情绪和精神发育,培养其克服困难的能力和信心。

第四节　痫性发作和癫痫患儿的护理

学习目标

- **识记**
  能叙述痫性发作和癫痫患儿的临床表现。
- **理解**
  能解释引起癫痫的病因。
- **运用**
  能够结合病例,提出痫性发作和癫痫患儿常见的护理诊断,并能按照护理程序对痫性发作和癫痫患儿实施整体护理。

痫性发作(seizures)是由于脑部神经元发作性异常放电引起脑功能障碍的一组临床症状,表现为意识障碍、抽搐、精神行为异常等,多数癫痫发作持续时间短暂呈自限性。癫痫(epilepsy)是多种原因引起的脑部慢性疾患,是脑内神经元反复发作性异常放电导致突发性、暂时性脑功能失常,临床出现意识、运动、感觉、精神或自主神经运动障碍。多数癫痫在儿童期发病。

【病因】

1. 遗传因素　多数为单基因遗传,病理基因影响到神经细胞膜的离子通道,使癫痫发作阈值降低而发病。

2. 脑内结构异常　多种先天、后天性脑损伤产生异常放电的致病灶或降低了癫痫发作阈值。如脑发育畸形、宫内感染、脑外伤后遗症等。

3. 诱发因素　如年龄、内分泌、睡眠等均与癫痫发作有关。饥饿、过饱、饮酒、劳累、感情冲动等均可诱发癫痫发作。

【临床表现】

（一）痫性发作

痫性发作的表现形式取决于其病灶起源的位置和定位于大脑的某一部位。我国小儿神经学术会议将痫性发作分为局灶性发作与全部性发作两大类型。

1. 局灶性发作　神经元过度放电起源于脑的某一部位,临床症状和脑电图异常均以局部开始。

（1）单纯局灶性发作:临床以局灶性运动性发作最常见,表现为面、颈、四肢某部分的强直或阵挛性抽动,头、眼持续同向偏斜,无意识丧失,发作时间平均为 10～20 秒。部分患儿局灶运动性发作后,抽动部位可出现暂时性瘫痪,称为 Todd 麻痹。

（2）复杂局灶性发作：一是部分丧失，精神行为异常，如吞咽、咀嚼、摸索、自语等。

局灶性发作时局部的神经元异常放电可向脑的其他部位扩散，甚至波及全脑而继发全身性发作。

2. 全部性发作 神经元过度放电起源于两侧大脑半球，临床症状和脑电图异常均呈双侧异常，发作时常伴意识障碍。

（1）强直-阵挛发作：临床最常见，发作时突然意识丧失，全部骨骼肌出现剧烈的强直性收缩，呼吸肌的强直收缩将肺内空气压出，发出尖叫声，呼吸暂停，发绀，常有舌咬伤、尿失禁发生。强直症状持续数秒至数十秒后出现较常见反复的阵挛，即全身肌肉节律性抽搐，口吐白沫，持续1~5分钟逐渐停止，发作后深睡，醒后出现头痛、嗜睡、乏力、烦躁等现象。

（2）失神发作：以意识丧失为主要症状，双眼凝视，正在进行的活动突然停止，持续数秒后即恢复，对所发生的情况并无记忆。失神发作频繁，每天可发作数十次。

（3）肌阵挛发作：广泛性脑损伤的患儿多见。表现为全身或局部骨骼肌突然短暂收缩，如突然点头、身体前倾、两臂抬起等，严重者可致跌倒。

（4）失张力发作：发作时肌肉张力突然短暂性丧失，同时伴有意识障碍。若累及全身肌肉，则患儿可突然跌倒，伤及头部。

（5）痉挛发作：最常见婴儿痉挛，表现为点头、伸臂、弯腰、踢腿等。

（二）癫痫综合征

部分患儿具有一组相同的症状与体征，属于同一种特殊癫痫综合征。

1. 良性癫痫 2~14岁多见，其中9~10岁为发病高峰。多数患儿于入睡后或觉醒前呈局灶性发作，从口面部开始，如喉头发声、唾液增多、面部抽搐等，很快发展至全身强直-阵挛发作，意识丧失。患儿智力发育正常，体格检查无异常发现。常有家族史。本病用药物控制效果良好，一般在15~19岁前停止发作，但是仍有2%以下的病例可继续癫痫发作。

2. 失神癫痫 起病年龄多见于3~13岁，6~7岁为高峰。女孩多于男孩。经常因为过度换气、情绪及注意力改变而诱发。临床特点为频繁而短暂的失神发作，每日数次甚至数十次，每次发作数秒，意识障碍突然发生、突然恢复。发作时不跌倒，发作后患儿不能回忆发作情况，并无头痛、嗜睡等症状。体格检查无异常。预后多良好，用药容易控制。

3. 婴儿痉挛 又称West综合征，多在婴儿期起病，生后4~7个月为发病高峰，男孩多于女孩。频繁的强直痉挛发作，表现为屈曲性、伸展性及混合性三种。其中以屈曲性及混合性发作为多。屈曲性发作时婴儿呈点头、屈腿状；伸展性发作表现为角弓反张，肢体频繁颤动，在入睡不久和刚睡醒时加重。若患儿病前已有脑损伤，精神运动发育异常，则治疗效果差，多数患儿可能遗留智力障碍；患儿病前无明显脑损伤者，早期接受治疗后，约40%患儿的智力与运动发育可基本正常。

（三）癫痫持续状态

癫痫一次发作持续30分钟以上，或反复发作间歇期意识不能完全恢复达30分钟以上者，称为癫痫持续状态（status epilepticus）。临床多见强直-阵挛持续状态，颅内、外急性疾病均可引起，为儿科急症。

（四）睡眠障碍

癫痫患儿睡眠习惯多较差，发生睡眠障碍的可能性很大。睡眠障碍可导致睡眠效率减低，影响癫痫的控制及患儿的行为、神经心理发育，诊断和解决睡眠问题可促进癫痫发作的控制。

癫痫患儿出现睡眠障碍可能与白天注意力障碍和社会行为异常有关。

【辅助检查】

1. 脑电图　是确诊癫痫发作与癫痫最终的检查手段。典型脑电图可显示棘波、尖波、棘-慢复合波等癫痫样波。因癫痫波多数为间歇发放,单凭一次常规脑电图检查很难作出正确的判断,故需较长时间的描记,才可能获得准确的结果。

2. 影像学检查　对脑电图提示为局灶性发作或局灶-继发全部性的患儿,应进行 CT、MRI 等颅脑影像学检查。

【治疗原则】

1. 抗癫痫药物　先选择单种药物,从小剂量开始直至完全控制发作。如单种药物不能控制癫痫,可选用多种药物联合治疗。一般在服药后 2 ~ 4 年完全不发作,再经 3 ~ 6 个月的逐渐减量过程后方可停药。常用的抗癫痫药物为丙戊酸钠(VPA)、氯硝西泮(CZP)等。新型抗癫痫药左乙拉西坦(LEV)作为添加治疗对 4 岁以上儿童部分性发作和难治性癫痫儿童安全有效。

癫痫持续状态时,可静脉注射足量的地西泮(安定),可于 1 ~ 2 分钟内止惊,必要时 0.5 ~ 1 小时后重复使用,24 小时内可用 2 ~ 4 次。用药同时采取支持疗法,维持正常生命功能。发作停止后,立即开始长期抗癫痫治疗。

2. 手术治疗　首先患儿必须被诊断为抗癫痫药物治疗无效的难治性癫痫,然后再充分进行术前评估的前提下实施手术治疗。如颞叶病灶切除等,可完全治愈或不同程度地改善癫痫症状。但伴有进行性大脑疾病、严重精神智能障碍等患儿禁忌手术。

【常见护理诊断/问题】

1. 有窒息的危险　与喉痉挛、呼吸道分泌物增多有关。

2. 有受伤的危险　与癫痫发作时抽搐有关。

3. 知识缺乏:患儿家长缺乏癫痫发作的急救知识及正确服用抗癫痫药物知识。

【护理措施】

（一）维持气道通畅

发作时应立即使患儿平卧,头偏向一侧,松解衣领,有舌后坠者可用舌钳将舌拉出,防止窒息;在患儿上、下臼齿之间放置牙垫或厚纱布包裹的压舌板,防止舌被咬伤;保持呼吸道通畅,必要时用吸引器吸出痰液,准备好开口器和气管插管物品;给予低流量持续吸氧。

（二）安全防护

护理操作时勿强行按压肢体,以免引起骨折。患儿癫痫发作时要保护患儿肢体,防止抽搐时碰撞造成皮肤破损、骨折或脱臼、坠床。移开患儿周围可能导致受伤的物品。拉紧床档,专人守护。意识恢复后仍要加强保护措施,以防因身体衰弱或精神恍惚发生意外事故。平时安排好患儿的日常生活,适当活动与休息,避免情绪紧张、受凉或中暑、感染等。避免各种危险活动,注意安全。

（三）病情观察

1. 观察癫痫发作状态　发作时伴随症状,持续时间;患儿的生命体征、瞳孔大小、对光反射及神志改变。

2. 观察呼吸变化　有无呼吸急促、发绀,监测动脉血气分析结果,及时发现酸中毒表现并予以纠正。

3. 观察循环衰竭的征象　定时监测患儿心率、血压,备好抢救物品、药品。

4. 观察患儿经抗癫痫治疗后,癫痫发作、智力和运动发育等状况的转归。

（四）保持环境安静、减少外部刺激

（五）健康教育

1. 加强围生期保健　去除导致癫痫发作及癫痫发生的各种因素,如胎儿宫内窘迫等。积极治疗、预防颅内感染等与癫痫发作及癫痫有关的原发疾病。

2. 指导家长合理安排患儿的生活与学习　保证患儿充足的睡眠时间,避免情绪激动、受寒、感染,禁止游泳或登高等运动。

3. 指导用药　教会家长癫痫发作时的紧急护理措施。

4. 解除患儿的精神负担　结合不同年龄患儿的心理状态,有针对性地进行心理疏导,给予关怀、爱护,鼓励他们与同伴交流,帮助他们建立信心,克服自卑、孤独、退缩等心理行为障碍。

（陈　慧）

思考题

患儿,男,8个月,因咳嗽1周,发热2天,抽搐一次入院,入院前2天曾在外院诊断为"上呼吸道感染",予以头孢克洛及对症治疗,热不退,入院当天突然出现抽筋1次,表现为两眼上翻,四肢抽动,口吐白沫。食欲减退伴呕吐,呈喷射状。精神萎靡,嗜睡,无腹泻。第一胎第一产,足月顺产,出生体重3.4kg,无窒息抢救史,按时预防接种,无家族性遗传病史,无传染病接触史。否认不洁饮食、毒物、药物接触史及头颅外伤史。查体:体温38.9℃,脉搏138次/分,体重8.5kg,身长68cm,头围44cm。神萎,嗜睡状,前囟1.0cm×1.5cm,较饱满,毛发分布均匀,两侧瞳孔等大等圆,对光反射灵敏,颈项强直,咽红,心肺(−),腹软,无压痛,布氏征(+),克氏征(+),双侧巴氏征(+),左侧肢体肌力下降,肌张力下降。皮肤无黄染,皮疹(−),无瘀点、瘀斑。

问题:(1) 该患儿最可能的诊断是什么?

（2） 根据患儿目前的状况,列出其主要护理诊断。

（3） 针对该患儿可能出现的后遗症,相应的康复护理措施有哪些?

第十三章

内分泌系统疾病患儿的护理

第一节　先天性甲状腺功能减退症患儿的护理

学习目标 ▮▮▮

● **识记**

能简述先天性甲状腺功能减退症的定义及病因。

● **理解**

能正确解释先天性甲状腺功能减退症的发病机制、典型临床表现及新生儿时期的特征及治疗原则。

● **运用**

能够结合病例,提出先天性甲状腺功能减退症患儿常见的护理诊断,并能按照护理程序对先天性甲状腺功能减退症患儿实施整体护理。

先天性甲状腺功能减退症(congenital hypothyroidism)简称甲减,是由于甲状腺激素合成或分泌不足所引起的疾病,又称为呆小病或克汀病,是小儿最常见的内分泌疾病。根据病因不同分为两类:①散发性:系因先天性甲状腺发育不良、异位或甲状腺激素合成途径中酶缺陷所致,发生率约为1/7000;②地方性:多见于甲状腺肿流行的山区,系由于该地区水、土和饮食中缺碘所致,随着碘化食盐在我国的广泛使用,其发病率明显下降。

【甲状腺素的合成、释放与功能】

1. 甲状腺素的合成　甲状腺的主要功能是合成甲状腺素(thyroxine,T_4)和三碘甲状腺原氨酸(triiodothyronine,T_3)。甲状腺激素的主要原料是碘和酪氨酸,碘离子被摄取进入甲状腺滤泡上皮细胞后,经过甲状腺过氧化氢酶氧化为活性碘,经碘化酶作用并与酪氨酸结合成一碘酪氨酸(MIT)及二碘酪氨酸(DIT),在缩合酶的作用下合成具有生物活性的 T_3、T_4。

2. 甲状腺激素的释放　甲状腺滤泡上皮细胞通过摄粒作用将甲状腺球蛋白(TG)形成的胶质小滴摄入细胞内,由溶酶体吞噬后将 TG 水解,释放出 T_3 和 T_4。

3. 甲状腺素的主要生理作用　①加速细胞内氧化过程,促进新陈代谢;②促进蛋白质合成,增加酶活性;③提高糖的吸收和利用;④加速脂肪分解、氧化;⑤促进细胞、组织的分化、成熟;⑥促进钙、磷在骨质中的合成代谢和骨、软骨生长;⑦促进中枢神经系统的发育,特别是胎儿期和婴儿期,甲状腺素不足将造成脑组织严重损害,且不可逆转。

【病因】

(一)散发性先天性甲减

1. **甲状腺不发育或发育不良** 是造成先天性甲状腺功能减退的最主要原因,约占90%。多见于女孩,女:男为2:1。其中1/3病例为甲状腺完全缺如,其余为发育不全或下移过程中停留在异常部位形成异位甲状腺,部分或完全丧失其功能。原因迄今尚未阐明,可能与遗传素质和免疫介导机制有关。

2. **甲状腺激素合成障碍** 是引起先天性甲状腺功能减退的第2位原因。多由于甲状腺激素合成途径中酶缺陷造成,这种缺陷可发生在碘的转运和氧化、碘与酪氨酸结合、甲状腺球蛋白的合成和水解、甲状腺素的脱碘等任一过程中。

3. **促甲状腺素(TSH)缺乏** 亦称下丘脑-垂体性甲减,因垂体分泌TSH障碍而造成甲状腺功能低下,常见于特发性垂体功能低下或下丘脑发育缺陷。TSH缺乏常与其他垂体激素缺乏并存。

4. **甲状腺或靶器官反应低下** 可由于甲状腺细胞质膜上的 GS_α 蛋白缺陷,使 cAMP 生成障碍而对 TSH 不敏感;或是由于甲状腺激素靶器官对 T_4、T_3 不敏感所致,与 β-甲状腺受体基因缺陷有关,均为罕见病。

5. **母亲因素** 也称暂时性甲减,母亲在妊娠期服用抗甲状腺药物或母体存在抗甲状腺抗体,均可通过胎盘,影响胎儿,造成暂时性甲减。

(二)地方性先天性甲减

多因孕妇饮食中缺碘,使胎儿在胚胎期碘缺乏而导致甲状腺功能低下,从而造成神经系统损害。

【临床表现】 甲状腺功能减退症的症状出现早晚及轻重程度与患儿残留的甲状腺组织多少及功能有关。无甲状腺组织的患儿,在婴儿早期即可出现症状。腺体发育不良者多于3~6个月时出现症状,偶亦有数年之后出现症状者。主要特征为生长发育落后、智能低下、基础代谢率降低。

1. **新生儿期** 生理性黄疸时间延长达2周以上,同时伴有反应迟钝、哭声小或少哭、声音嘶哑、喂养困难、胎粪排出延迟、腹胀、便秘、脐疝、低体温、前囟较大、后囟未闭、末梢循环差、四肢凉、皮肤出现斑纹或硬肿现象等。

2. **典型症状** 多数先天性甲减患儿常在出生半年后出现典型症状。

(1)特殊面容:头大,颈短,皮肤黄,干燥,毛发稀少,面部黏液水肿,眼睑水肿,眼距宽,眼裂小,鼻梁宽平,唇厚舌大,舌常伸出口外。

(2)生长发育落后:身材矮小,躯干长而四肢短,上部量/下部量>1.5,囟门闭合迟,出牙迟。

(3)生理功能低下:精神、食欲差,不善活动,安静少哭,嗜睡,低体温,怕冷,脉搏及呼吸均缓慢,心音低钝,腹胀,便秘,第2性征出现晚。

(4)智力低下:动作发育迟缓,记忆力和注意力低下,表情呆板、淡漠等。

3. **地方性甲减** 因胎儿期缺碘而不能合成足量的甲状腺激素,影响神经系统的发育。临床表现为两组不同的症候群,有时会交叉重叠。

（1）"神经性"综合征：以共济失调、痉挛性瘫痪、聋哑和智力低下为特征，但身体正常且甲状腺功能正常或仅轻度减低。

（2）"黏液水肿性"综合征：以显著的生长发育和性发育落后、黏液水肿、智能低下为特征，血清 T_4 降低、TSH 增高。约 1/4 伴有甲状腺肿大。

【辅助检查】

1. 新生儿筛查　即采用出生后 2～3 天的新生儿干血滴纸片法检查 TSH 浓度作为初筛，结果>20mU/L 时，再采集血标本检测血清 T_4 和 TSH 以确诊。该方法简便、价格低廉、假阳性和假阴性率低，是早期确诊、避免神经精神发育严重缺陷的最佳防治措施。

2. 血清 T_3、T_4、TSH 测定　T_3、T_4 下降，TSH 增高。

3. TRH 刺激试验　用于鉴别下丘脑或垂体性甲减。若试验前血 TSH 值正常或偏低，在 TRH 刺激后引起血 TSH 明显升高，表明病变在下丘脑；若 TRH 刺激后血 TSH 不升高，表明病变在垂体。

4. X 线检查　手和腕部 X 线拍片可见骨龄落后。

5. 甲状腺扫描　可检查甲状腺先天缺如或异位。

6. 基础代谢率测定　基础代谢率低下。

【治疗原则】　早诊断、早治疗，避免对脑发育的损害。一旦确诊，应终生服用甲状腺制剂。常用甲状腺制剂有两种，①左甲状腺素钠：含 T_4，治疗的主要药物；②甲状腺片：含 T_3、T_4，长期服用，可使血清 T_3 升高，临床已基本不用。

用药量应根据甲状腺功能及临床表现随时调整剂量，应使：①TSH 浓度正常，血 T_4 正常或略偏高，以备部分 T_4 转化为 T_3；②临床表现：每日一次正常大便，食欲好转，腹胀消失，心率维持在正常范围，智能及体格发育改善。

【护理评估】

（一）健康史

了解家族中是否有类似疾病；询问母亲孕期饮食习惯及是否服用过抗甲状腺药物，患儿是否有智力低下及体格发育较同龄儿落后；患儿精神、食欲、活动情况，是否有喂养困难。

（二）身体状况

观察患儿是否有特殊面容，测量身高、体重、头围、上部量与下部量，检查智力水平；分析手和腕部 X 线片，血清 T_3、T_4、TSH 水平，甲状腺扫描，基础代谢率等检查结果。

（三）心理-社会状况

注意了解家长是否掌握与本病有关的知识，特别是服药方法和副作用观察，以及对患儿进行智力、体力训练的方法；家庭经济及环境状况；了解父母是否有焦虑情绪等。

【常见护理诊断/问题】

1. 体温过低　与代谢率低有关。

2. 营养失调：低于机体需要量　与喂养困难、食欲差有关。

3. 便秘　与肌张力低下、活动量少有关。

4. 生长发育迟缓　与甲状腺素合成不足有关。

5. 知识缺乏：患儿父母缺乏本病相关知识。

【预期目标】

1. 患儿体温保持正常。

2. 患儿营养均衡，体重增加。

3. 患儿大便通畅。

4. 患儿能掌握基本的生活技能,无意外伤害发生。

5. 患儿及其父母掌握正确服药方法及药效观察。

【护理措施】

(一)保暖

注意室内温度,适时增减衣服,避免受凉,加强皮肤护理。

(二)保证营养供给

指导喂养方法,供给高蛋白、高维生素、富含钙及铁剂的易消化食物。对吸吮困难、吞咽缓慢者要耐心喂养,提供充足的进餐时间,必要时用滴管或管饲,以保证生长发育所需。

(三)保持大便通畅

指导防治便秘的措施:提供充足液体入量;多吃水果、蔬菜;适当增加活动量;每日顺肠蠕动方向按摩数次;养成定时排便的习惯;必要时采取大便缓泻剂、软化剂或灌肠。

(四)加强行为训练,提高自理能力

通过各种方法加强智力、行为训练,以促进生长发育,使其掌握基本生活技能。

(五)加强患儿日常生活护理,防止意外伤害发生

(六)用药及护理

使家长及患儿了解终生用药的必要性,坚持长期服药治疗,并掌握药物服用方法及疗效观察。甲状腺制剂作用缓慢,用药 1 周左右方达最佳效力。服药后要严密观察患儿生长曲线、智商、骨龄,以及血 T_3、T_4 和 TSH 的变化等,随时调整剂量。药量过小,影响智力及体格发育;药量过大则可引起烦躁、多汗、消瘦、腹痛和腹泻等症状。因此,在治疗过程中应注意随访,治疗开始时,每 2 周随访一次;血清 TSH 和 T_4 正常后,每 3 个月随访一次;服药 1~2 年后,每 6 个月随访一次。

(七)宣传新生儿筛查的重要性

本病在内分泌代谢性疾病中发病率最高,早期诊断至关重要,生后 1~2 月即开始治疗者,可避免严重神经系统损害。

【护理评价】 经过治疗及护理,患儿体温是否保持正常;营养是否均衡,体重是否增加;大便是否通畅;患儿是否能掌握基本生活技能;患儿及其父母是否能掌握正确服药方法及药效观察。

第二节 儿童糖尿病患儿的护理

学习目标

- **识记**

  能简述儿童糖尿病定义及病因。

- **理解**

  能正确解释儿童糖尿病的发病机制、典型临床表现及治疗原则。

- **运用**

  能够结合病例,提出儿童糖尿病患儿常见的护理诊断,并能按照护理程序对糖尿病患儿实施整体护理。

糖尿病(diabetes mellitus,DM)是由于胰岛素绝对或相对不足引起的糖、脂肪、蛋白质代谢紊乱症,分原发性与继发性两类。原发性糖尿病又分为:①1 型糖尿病(98% 为此型),由于胰岛 β 细胞破坏,胰岛素分泌绝对不足,必须使用胰岛素治疗,故又称为胰岛素依赖型糖尿病(IDDM);②2 型糖尿病,由于胰岛 β 细胞分泌胰岛素不足或靶细胞对胰岛素不敏感所致,亦称非胰岛素依赖型糖尿病(NIDDM);③其他类型:包括青年成熟期发病型糖尿病(maturity-onset diabetes of youth,MODY)。继发性糖尿病,如胰腺疾病、药物及化学物质引起的糖尿病,某些遗传综合征伴随糖尿病等。

儿童糖尿病易并发酮症酸中毒而成为急症之一,其后期并发的血管病变,常累及眼和肾脏。我国儿童糖尿病发病率为 5.6/10 万,低于欧美国家。但随着我国社会经济发展和生活方式的改变,儿童糖尿病亦有逐年增高趋势。本章重点介绍 IDDM。

【病因】 1 型糖尿病的发病机制迄今尚未完全阐明,目前认为与遗传易感性、自身免疫及环境因素等密切相关。

1. 遗传易感性 1 型糖尿病属多基因遗传病,现仅证实位于第 6 号染色体短臂($6_p21.3$)上的人类白细胞抗原(HLA)的 D 区 Ⅱ类抗原基因与这种易感性有关。研究发现携带 HLA-DQa 链上第 52 位精氨酸、HLA-DQβ 链上第 57 位非门冬氨酸决定了 1 型糖尿病的易感性;反之,HLA-DQa52 位非精氨酸和 HLA-DQβ57 位门冬氨酸决定了 1 型糖尿病的保护性。但遗传易感基因在不同种族间存在多态性。

2. 环境因素 除遗传、自身免疫因素外,尚有外来激发因子的作用,如病毒感染(风疹病毒、腮腺炎病毒、科萨奇病毒等)、化学因素(如亚硝胺等)、饮食中某些成分(如牛奶蛋白)、胰腺遭到缺血损伤等因素的触发。

3. 自身免疫 近些年的研究发现,1 型糖尿病患儿的胰腺有胰岛炎的病理改变,同时检测到多种自身抗体,并已证实这类抗体在补体和 T 淋巴细胞的协同下具有胰岛细胞的毒性作用。新近的研究证实细胞免疫异常在 1 型糖尿病的发病中起重要作用,最终导致胰岛组织 β 细胞的破坏。免疫系统对自身组织的攻击可认为是发生 1 型糖尿病的病理生理基础。

【发病机制】 人体有 6 种涉及能量代谢的激素:胰岛素、胰高血糖素、肾上腺素、去甲肾上腺素、皮质醇和生长激素。其中胰岛素为唯一促进能量储存的激素,其他 5 种激素在饥饿状态时促进能量的释放,因此称为反调节激素。1 型糖尿病患儿胰岛 β 细胞被破坏,而分泌胰高血糖素的 α 细胞和其他细胞相对增生,致使胰岛素分泌不足或完全丧失是造成代谢紊乱的主要原因,同时由于胰岛素不足而使反调节激素分泌增加更加剧了代谢紊乱。

胰岛素分泌不足时,葡萄糖的利用量减少,而增加的胰高血糖素、生长激素和皮质醇等又促进肝糖原分解和糖异生作用,脂肪和蛋白质分解加速,使血糖和细胞外液渗透压增高,导致渗透性利尿,患儿出现多尿症状,可造成电解质紊乱和慢性脱水;作为代偿,患儿渴感增加,饮水增多;同时由于组织不能利用葡萄糖,能量不足而产生饥饿感,引起多食;又由于蛋白质合成减少,使生长发育延迟和抵抗力降低,易继发感染。胰岛素不足和反调节激素的增高也促进了脂肪分解过程,使血循环中脂肪酸增高,大量的代谢产物不能进入三羧酸循环,使乙酰乙酸、β羟丁酸和丙酮酸等酮体长期在血中堆积,形成酮症酸中毒。酸中毒时 CO_2 严重潴留,导致呼吸中枢兴奋而出现不规则的深快呼吸,呼气中含有丙酮产生的烂苹果味。同时,水、电解质紊乱及酮症酸中毒等代谢失衡最终可损伤中枢神经系统功能,严重可导致意识障碍或昏迷。

【临床表现】 1 型糖尿病起病较急骤,多数患儿常因感染、饮食不当或情绪激惹而诱发。

典型症状为多饮、多尿、多食和体重下降,即"三多一少"。但婴儿多尿、多饮不易被察觉,很快可发生脱水和酮症酸中毒。学龄儿可因遗尿或夜尿增多而就诊。年长儿可表现为精神不振、疲乏无力、体重逐渐减轻等。约有40%患儿首次就诊即表现为糖尿病酮症酸中毒,常常由于急性感染、过食、诊断延误或突然中断胰岛素治疗等而诱发,且年龄越小发生率越高。酮症酸中毒患儿除多饮、多尿、体重减轻外,还有恶心、呕吐、腹痛、食欲缺乏,并迅速出现脱水和酸中毒征象:皮肤黏膜干燥、呼吸深长、呼气中有酮味,脉搏细速、血压下降,随即可出现嗜睡、昏迷甚至死亡。

体格检查除发现体重减轻、消瘦外,一般无阳性体征。酮症酸中毒时可出现呼吸深长、脱水症和神志改变。病程长,血糖控制不佳,则可出现生长落后、智能发育迟缓、肝大,称为Mauriac综合征。晚期可出现蛋白尿、高血压等糖尿病肾病表现,最后致肾衰竭,还可导致白内障和视网膜病变,甚至失明。

【辅助检查】

1. 尿液检查

(1) 尿糖:尿糖阳性,其呈色强度可粗略估计血糖水平。一般分段收集一定时间内的尿液以了解24小时内尿糖的动态变化,如晨8时至午餐前;午餐后至晚餐前;晚餐后至次晨8时等。餐前半小时内的尿糖定性更有助于胰岛素剂量的调整。

(2) 尿酮体:阳性提示有酮症酸中毒。

(3) 尿蛋白:阳性提示可能有肾脏的继发损害。

2. 血液检查

(1) 血糖:空腹血糖或血浆血糖分别≥7.0mmol/L、≥7.8mmol/L。1日内任意时刻(非空腹)血糖≥11.1mmol/L。

(2) 血脂:胆固醇、甘油三酯及游离脂肪酸均增高。

(3) 血气分析:酮症酸中毒时,pH<7.30,HCO_3^-<15mmol/L。

(4) 糖化血红蛋白(HbA1c)检测:明显高于正常(正常人<7%)。

3. 糖耐量试验(OGTT)　仅用于无明显临床症状、尿糖偶尔阳性而血糖正常或稍增高的患儿。通常采用口服葡萄糖法:试验当日自零时起禁食,在清晨按1.75g/kg口服葡萄糖,最大量不超过75g,每克加水2.5ml,于3~5分钟服完,在口服前(0分)和口服后60分钟、120分钟和180分钟,分别采血测定血糖和胰岛素浓度。正常人0分钟血糖<6.2mmol/L,口服葡萄糖后60分钟和120分钟时血糖分别低于10.0mmoL/L和7.8mmol/L,糖尿病患儿120分钟血糖>11.1mmol/L,且血清胰岛素峰值低下。

【治疗原则】　应采取综合性治疗措施,包括饮食疗法、运动疗法、药物疗法、血糖监测及糖尿病教育,被称为糖尿病治疗的"五驾马车"。其中直接起治疗作用的是饮食、运动和药物三要素,而血糖监测和教育则是保证这三要素正确发挥作用的重要手段。

1. 饮食控制　根据患儿年龄及饮食习惯制定每日的总量和食物成分,以维持正常血糖和保持理想体重。

2. 运动疗法　运动可以增加葡萄糖的利用,有利于血糖控制。

3. 胰岛素治疗　胰岛素是治疗能否成功的关键。新诊断的患儿,开始治疗时一般选用短效胰岛素(RI),用量为每日0.5~1.0U/kg。分四次,于早、中、晚餐前30分钟皮下注射,临睡前再注射1次(早餐前用量占30%~40%,中餐前用量占20%~30%,晚餐前用量占30%,临睡前用量占10%)。根据血糖调整胰岛素用量。

知识链接

胰 岛 素 泵

　　胰岛素泵用于儿童青少年1型糖尿病的强化治疗、糖尿病酮症、酮症酸中毒和糖尿病代谢紊乱期的治疗。它是一个形状、大小如同BP机,通过一条与人体相连的软管向体内持续输注胰岛素的装置。它模拟人体健康胰腺分泌胰岛素的生理模式,俗称"人工胰腺"。内装有一个放短效胰岛素的储药器,外有一个显示屏及按钮,用于设置泵的程序。灵敏的驱动马达缓慢地推动胰岛素从储药器经输注导管进入皮下,输注导管长度不一,牢固地将泵与身体连接起来。它能更好地模拟生理性胰岛素分泌模式,不仅能提供稳定的基础胰岛素,还可随时追加适当的剂量,可明显改善1型糖尿病患儿的餐后血糖漂移,并有效降低低血糖发生的风险。

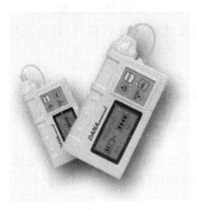 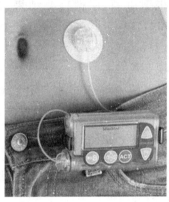

　　4. 糖尿病酮症酸中毒的处理

　　(1) 补液:是关键和首要措施。目的是纠正脱水、酸中毒和电解质紊乱。酮症酸中毒时脱水量约为100ml/kg,可按此计算,再加继续丢失量后为24小时总液量。补液开始先给生理盐水20ml/kg快速静脉滴入,以扩充血容量,改善微循环,以后根据血钠决定给予1/2张或1/3张不含糖的液体。要求在开始8小时输入总液量的一半,余量在此后的16小时输入,同时见尿补钾。pH<7.2时,可用碱性液纠正酸中毒。

　　(2) 小剂量胰岛素持续静脉输入或使用胰岛素泵。

　　(3) 控制感染:酮症酸中毒常并发感染,应在急救的同时采用有效抗生素治疗。

　　【常见护理诊断/问题】

　　1. 营养失调:低于机体需要量　与胰岛素缺乏所致代谢紊乱有关。

　　2. 潜在并发症:酮症酸中毒、低血糖。

　　3. 有感染的危险　与蛋白质代谢所致抵抗力低下有关。

　　4. 知识缺乏:患儿及家长缺乏糖尿病控制的有关知识和技能。

　　【护理措施】　糖尿病是终生的内分泌代谢性疾病。患儿必须学会将饮食控制、胰岛素治疗及运动疗法融入自己的生活,护士应帮助患儿及家长熟悉各项治疗及护理措施,并提供有效的心理支持。

（一）饮食控制

食物的能量要适合患儿的年龄、生长发育和日常活动的需要，每日所需能量（卡）为1000+（年龄×80～100），对年幼儿宜稍偏高。饮食成分的分配为：碳水化合物50%、蛋白质20%、脂肪30%。全日热量分为三餐，早餐、午餐、晚餐分别占1/5、2/5、2/5，每餐留少量食物作为餐间点心。当患儿游戏增多时可给予少量加餐或适当减少胰岛素的用量。食物应富含蛋白质和纤维素，限制纯糖和饱和脂肪酸。每日进食应定时、定量，勿吃额外食品。饮食控制以能保持正常体重，减少血糖波动，维持血脂正常为原则。

（二）使用胰岛素的护理

1. 胰岛素的注射　每次注射时尽量用同一型号的1ml注射器以保证剂量的绝对准确。注射部位可选用股前部、腹壁、上臂，每次注射须更换部位，一个月内不要在同一部位注射2次，两针间距2.0cm左右，以免局部皮下脂肪萎缩。

2. 监测　根据血糖、尿糖检测结果，每2～3天调整胰岛素剂量1次，直至尿糖不超过"++"。鼓励和指导患儿及家长独立进行血糖和尿糖的监测，教会其用纸片检测末梢血糖值。

3. 注意事项

（1）胰岛素过量：胰岛素过量会发生Somogyi现象。即在午夜及凌晨时发生低血糖，随即反调节激素分泌增加，使血糖陡升，以致清晨血糖、尿糖异常增高，只须减少胰岛素用量即可消除。

（2）胰岛素不足：当胰岛素用量不足时可发生清晨现象，患儿不发生低血糖，却在清晨5～9时呈现血糖和尿糖增高，这是因为晚间胰岛素用量不足所致，可加大晚间胰岛素注射剂量或将注射时间稍往后移即可。

（3）胰岛素耐药：患儿在无酮症酸中毒的情况下，每日胰岛素用量>2U/kg仍不能使高血糖得到控制时，在排除Somogyi现象后称为胰岛素耐药。

（三）运动

糖尿病患儿应每天做适当运动，但注意运动时间以进餐1小时后、2～3小时以内为宜，不在空腹时运动，运动后有低血糖症状时可加餐。

（四）酮症酸中毒的护理

1. 密切观察病情变化，监测血气、电解质以及血和尿液中糖和酮体的变化。

2. 纠正水、电解质、酸碱平衡紊乱，保证出入量平衡。

3. 协助胰岛素治疗，严密监测血糖波动。

（五）预防感染

养成良好的卫生习惯，避免皮肤破损，定期进行身体检查。特别是口腔、牙齿的检查等；长期佩戴胰岛素泵的患儿，应注意局部的消毒和保持清洁，定期更换部位。

（六）预防并发症

积极预防微血管继发损害所造成的肾功能不全、视网膜病变和心肌损害等。

（七）健康教育

通过教育让患儿及家属掌握糖尿病防治的基本知识，对糖尿病有正确的认识，达到减少糖尿病并发症的发生与发展，改善糖尿病患儿的生活质量；针对患儿不同年龄发展阶段的特征，提供长期的心理支持，帮助患儿保持良好的营养状态、适度的运动、建立良好的人际关系以减轻心理压力,增强战胜疾病的信心。

(周碧琼)

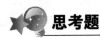 **思考题**

豆豆,男,9月,生后常便秘,腹胀,体检:36℃,心率70次/分,腹部隆起,脐疝。四肢粗短,唇厚,舌大而宽厚,常伸出口外,眼距宽,鼻梁宽平。

问题:(1)该患儿的主要临床诊断。

(2)该患儿的主要护理诊断。

(3)该患儿的主要护理措施。

第十四章

免疫缺陷病和风湿免疫性疾病患儿的护理

免疫(immunity)是机体的一种生理性保护机制,其本质为识别自身、排除异己,以维持机体的内在稳定。人类免疫系统是由细胞和体液成分协同构成的动态网络,其功能包括免疫防御、免疫稳定和免疫监视。免疫功能失调或紊乱可导致异常免疫反应,如变态反应、自身免疫反应、发生感染和恶性肿瘤等。人类免疫系统的发生、发育始于胚胎早期,到出生时渐趋成熟,但由于未接触抗原,尚未建立免疫记忆,使小儿特别是婴幼儿,处于生理性免疫低下状态。

儿童时期感染性疾病是最常见的疾病,引起感染的内在因素可能就是原发性或继发性免疫缺陷,此外,儿科各系统炎症性疾病、自身免疫性疾病、过敏性疾病和肿瘤的发生无不与免疫功能紊乱有关。本章主要介绍原发性免疫缺陷病、过敏性紫癜、幼年特发性关节炎和皮肤黏膜淋巴结综合征。

第一节 小儿免疫系统发育特点

学习目标

- 识记
  能正确叙述小儿免疫系统的发育特点。
- 理解
  能正确解释小儿免疫系统的特点与本系统疾病的关系。
- 运用
  运用小儿免疫系统的特点说明小儿易患感染性疾病的原因。

人类免疫反应分为非特异性免疫反应和特异性免疫反应两大类,后者又分为特异性细胞免疫和特异性体液免疫。

一、非特异性免疫

非特异性免疫反应是机体在长期种族进化中不断与病原体相互斗争而建立起来的一种系统防御功能,是一种天然免疫力,它可以遗传给后代,对各种有害异物无选择性地起防御作用。主要包括:屏障免疫机制、细胞吞噬系统、补体系统和其他免疫分子作用。

(一)屏障防御机制

主要包括由皮肤-黏膜屏障、血-脑脊液屏障、血-胎盘屏障、淋巴结过滤作用等构成的解剖(物理)屏障和由溶菌酶、乳铁蛋白、胃酸等构成的生化屏障。小儿时期非特异性免疫功能尚未发育完善,随年龄增长而逐步发育成熟。新生儿和婴幼儿皮肤角质层薄嫩,容易破损,故屏障作用差,对外界刺激的抵抗力弱,易受机械或物理损伤而继发感染;此外,新生儿皮肤较成人偏碱性,易于细菌或真菌的增殖;肠道通透性高,胃酸较少,杀菌力弱;血-脑脊液屏障、淋巴结功能未发育成熟,以及呼吸道纤毛细胞发育不完善等,均导致新生儿和婴幼儿的非特异性免疫功能较差。

(二)细胞吞噬系统

血液中具有吞噬功能的细胞主要是单核/巨噬细胞和中性粒细胞。在胎龄第9周前后,末梢血中开始出现中性粒细胞,在胎龄第34周,中性粒细胞的趋化、吞噬和细胞内杀菌功能已趋成熟。但新生儿的各种吞噬细胞功能可呈暂时性低下状态,这与新生儿时期缺乏血清补体、调理素、趋化因子等有关。

(三)补体系统

早在胎龄 $6 \sim 14$ 周时胎儿便能合成补体成分,但母体的补体不能传输给胎儿,故新生儿血清补体含量低,补体经典途径(CH_{50})和 C_3、C_4、C_5 活性是其母亲的 $50\% \sim 60\%$,补体随胎龄增长而升高,补体旁路活化途径和旁路途经的各种成分发育更为落后。一般在生后 $3 \sim 6$ 个月,补体浓度或活性才接近成人水平。未成熟儿补体经典和旁路途径均低于成熟儿。

二、特异性免疫

特异性免疫反应是机体在后天生活过程中与抗原物质接触后产生的,是在非特异性免疫的基础上,由免疫器官和免疫活性细胞完成的,是后天获得的,一般对有害异物有针对性。包括细胞免疫和体液免疫两种。T 细胞主要参与细胞免疫,B 细胞主要参与体液免疫。

(一)细胞免疫(T 细胞免疫)

细胞免疫是由 T 淋巴细胞(T 细胞)介导产生的一种特异性免疫反应,其主要功能是抵御细胞内的病原微生物(病毒、真菌、寄生虫等)感染和免疫监视。机体在抗原刺激后产生致敏的 T 细胞,再与相应抗原作用产生各种淋巴因子(转移因子、移动抑制因子、淋巴毒素、趋化因子、干扰素等),发挥免疫防御、免疫监视作用。胎儿期淋巴样干细胞在胸腺中发育形成成熟的 T 细胞,在 T 细胞成熟的过程中形成了对自身组织的耐受性和对异体物质的反应性。足月新生儿外周血中 T 细胞绝对计数已达成人水平,但 T 淋巴细胞分类比例和功能与成人不同。出生时 T 细胞自身发育已完善,故新生儿的皮肤迟发型超敏反应在出生后不久即已形成,新生儿接种卡介苗后数周结核菌素试验即呈阳性反应。但新生儿 T 细胞辅助 B 细胞产生免疫球蛋白的能力受限,活化吞噬细胞和产生细胞毒性 T 细胞(CTL)的能力下降;T 细胞产生的 γ-干扰素(INF-γ)和白细胞介素- 4(IL- 4)为成人的 10% ~20%,约 3 岁时达成人水平。由于从未接触抗原,须在较强抗原刺激下才有反应,随着与多种抗原接触 T 细胞更趋完善。其中具有辅助/诱导作用的 CD4⁺T 细胞数比具有抑制/细胞毒性作用的 CD8⁺T 细胞数多,使 CD4⁺/CD8⁺的比值高达 3 ~4,约 2 岁时比值为 2 接近成人水平。

(二)体液免疫（B 细胞免疫）

体液免疫是指 B 淋巴细胞在抗原刺激下转化成浆细胞并产生抗体(免疫球蛋白),特异性地与相应抗原在体内结合而产生免疫反应。其主要功能是抵御细胞外的细菌和病毒感染。

1. B 细胞　B 细胞功能在胚胎早期即已成熟,但因缺乏抗体及 T 细胞多种信号的辅助刺激,新生儿 B 细胞产生抗体的能力低下,出生后随着年龄增长特异性体液免疫才逐步完善。胎儿和新生儿 B 细胞对抗原刺激可产生相应的 IgM 类抗体,而有效的 IgG 类抗体应答需在生后 3 个月才出现,直到 2 岁时分泌 IgG 的 B 细胞才发育达成人水平,而分泌 IgA 的 B 细胞到 5 岁时才达成人水平。

2. 免疫球蛋白(immunoglobulin,Ig)　具有抗体活性的球蛋白称为免疫球蛋白,是 B 细胞最终分化为浆细胞的产物,存在于血液、体液、分泌液中和 B 细胞的膜上,发挥特异性体液免疫作用,根据理化和免疫性能不同分为 IgG、IgA、IgM、IgD 及 IgE 五类。

（1）IgG:在胚胎 12 周末时开始合成,但含量不多,IgG 是唯一可以通过胎盘的免疫球蛋白。新生儿血液中的 IgG 主要是通过胎盘从母体获得,这对婴儿出生后数月内防御麻疹、白喉、脊髓灰质炎等细菌和病毒感染起重要作用。小儿出生后 3 个月内自身产生的 IgG 数量不多,3 个月后产量逐渐增加,而来自母体的 IgG 于小儿出生后因代谢分解而逐渐下降,至 6 个月时全部消失,故 6 个月后,小儿易患感染性疾病。小儿 6 ~7 岁时血清中的 IgG 才接近成人水平。

（2）IgM:是个体发育过程中最早合成和分泌的抗体,但因无抗原刺激胎儿自身合成的 IgM 极少,且母亲的 IgM 不能通过胎盘,故新生儿血液中含量较低,若出生时脐血 IgM 增高,提示有宫内感染可能。因 IgM 是抗革兰阴性杆菌的主要抗体,故新生儿易患革兰阴性细菌感染,尤其是大肠杆菌感染。出生后 3 ~4 个月时 IgM 在血清中的含量为成人的 50% ,1 岁时达成人的 75%。

（3）IgA:胎儿期不产生 IgA,且 IgA 不能通过胎盘,所以新生儿血清 IgA 含量很低,若脐血 IgA 含量升高也提示宫内感染。IgA 分为血清型和分泌型两种。血清型 IgA 于出生后第 3 周渐合成,1 岁时仅为成人的 20% ,12 岁时达成人水平。分泌型 IgA(SIgA)存在于唾液、泪水、乳汁等外分泌液中,是黏膜局部抗感染的重要因素,新生儿和婴幼儿 SIgA 水平很低,2 ~4 岁时达成人水平,是其易患呼吸道和胃肠道感染的重要原因。

（4）IgD:不能通过胎盘,故 IgD 在新生儿血中含量甚微,5 岁时才达成人水平的 20% ,其功能目前尚不清楚。

（5）IgE:母亲的 IgE 不能通过胎盘传给胎儿,新生儿体内 IgE 含量极少,出生后可从母乳中获取部分 IgE,约 7 岁左右达成人水平。IgE 参与 Ⅰ 型变态反应,IgE 的应答对 T 细胞有高度的依赖性。婴幼儿合成 IgE 能力不弱,患过敏性疾病时血清 IgE 水平可显著升高。

第二节 原发性免疫缺陷病患儿的护理

学习目标

● 识记
 能正确叙述小儿原发性免疫缺陷病的临床表现。
● 理解
 能正确解释小儿原发性免疫缺陷的病因。
● 运用
 能够结合病例,提出小儿原发性免疫缺陷病的常见护理诊断,并能按照护理程序对原发性免疫缺陷病患儿实施整体护理。

原发性免疫缺陷病(primary immunodeficiency diseases,PID)是因免疫系统遗传缺陷或先天发育不全,导致机体免疫功能障碍的一组综合征。临床以抗感染功能低下、反复发生严重的感染为主要特征,同时可伴有免疫监视和免疫稳定功能异常,易发生自身免疫性疾病、过敏性疾病和恶性肿瘤。主要发生于婴幼儿,大约40%的PID起病于1岁以内,另外40%于5岁以内,15%于16岁以内起病,仅5%发病于成人期。

【病因与分类】 PID的病因尚未十分清楚,根据这类疾病的表现多种多样,很可能是多种因素所致。遗传因素在众多原发性免疫缺陷病中起重要作用。大多数PID的遗传形式已明确,几乎均为单基因遗传,多数为常染色体隐性遗传,其次为X-连锁隐性和常染色体显性遗传。多基因遗传性原发性免疫缺陷病的确定较困难,至今尚无确切的报道。另外,有报道胎儿受风疹病毒、巨细胞病毒、疱疹病毒等宫内感染后可引起免疫系统发育障碍。

目前PID尚无统一分类,2009年WHO和国际免疫协会联合组织的专家会议将PID共分为八大类:T细胞和B细胞联合免疫缺陷、以抗体为主的免疫缺陷、其他已明确临床(基因表型)的免疫缺陷综合征、免疫调节失衡性疾病、先天性吞噬细胞数量和(或)功能缺陷、天然免疫缺陷、自身炎症反应性疾病和补体缺陷。

【临床表现】

(一)共同表现

PID的临床表现由于病因不同而极为复杂,但其共同的临床表现却非常一致,即反复感染、易患肿瘤和自身免疫性疾病。多数患儿有明确家族史。

1. 反复和慢性感染 免疫缺陷病最常见的表现是感染,且为反复、严重、持久的感染。不常见和致病力低下的细菌也能致病。许多患儿常需要持续使用抗菌药物以预防感染的发生。感染部位以呼吸道最常见,如复发性或慢性中耳炎、鼻窦炎、结膜炎、支气管炎或肺炎;其次为胃肠道,也可见皮肤感染和全身感染。抗体缺陷时易发生化脓性细菌感染;T细胞缺陷时则易发生病毒、结核杆菌和沙门菌属等细胞内病原体感染,也易发生真菌和原虫感染;补体成分缺陷易发生奈瑟菌属感染;中性粒细胞功能缺陷时的病原体常为金黄色葡萄球菌。病原体的毒力可能并不很强,常呈机会感染。感染常反复发作或迁延不愈,治疗效果欠佳,尤其是抑菌剂疗效更差,必需使用杀菌剂,剂量偏大,疗程较长才有一定疗效。

2. 自身免疫性疾病和恶性肿瘤 长期存活的 PID 患儿随年龄增长易发生自身免疫性疾病和肿瘤,尤其是淋巴系统肿瘤。其发生率较正常人群高 10 倍乃至 100 倍以上。

3. 其他临床表现 某些 PID 有其特殊的临床特征,有助于对这些特殊疾病作出临床诊断。如胸腺发育不全的低钙血症、先天性心脏病和特殊面容;共济失调毛细血管扩张综合征的神经系统进行性变、共济失调伴反复呼吸道感染;湿疹血小板减少伴免疫缺陷的严重湿疹、出血倾向伴免疫缺陷等。

(二)几种常见的原发性免疫缺陷病

1. X-连锁无丙种球蛋白血症(X-linked agammaglobulinemia,XLA) 本病又称为先天性无丙种球蛋白血症或 Bruton 综合征,为最常见的原发性 B 细胞免疫缺陷病,仅见于男性,近半数患儿可询问到家族史。由于有来自母体的 IgG,一般在出生后数月内不出现任何症状,随着来自母体的 IgG 不断减少,通常在生后 6 个月左右开始出现反复严重的化脓性感染,如呼吸道感染、中耳炎、脑膜炎、败血症和皮肤脓疱病等。常并发恶性肿瘤、白血病、幼年特发性关节炎等。患儿对一般病毒的抵抗能力尚好,但对某些肠道病毒的抵抗能力甚差,甚至口服脊髓灰质炎疫苗可引起患儿肢体瘫痪。

2. 婴儿暂时性低丙种球蛋白血症 发病机制不详、遗传方式不确定的自限性疾病,男女均可发病,偶有家族史。其特点是婴儿自身开始合成免疫球蛋白的时间推迟,在生后 9 ~ 18 个月才开始出现,B 细胞数目正常,1 种或多种免疫球蛋白浓度暂时性降低,期间患儿容易罹患由革兰阳性菌所致的皮肤、呼吸道和脑膜感染。随年龄增长(通常为 2 ~ 4 岁时)可达到或接近正常值。

3. 选择性 IgA 缺陷 为最常见的免疫缺陷病,可为常染色体隐性遗传或常染色体显性遗传,也可散发。主要免疫学异常为 IgA 水平低,SIgA 含量极低,其他各类免疫球蛋白水平正常,细胞免疫功能正常。多无明显症状,或仅表现为呼吸道反复感染,部分病例存在消化道症状,约 50% 病例伴有自身免疫性疾病。

4. 胸腺发育不全(DiGeorge anomaly,DA) 本病因胚胎 6 ~ 8 周时第三和第四对咽囊管分化发育障碍,导致胸腺、甲状旁腺、部分颜面及大血管等多脏器发育不全。男女均可发病,主要临床特点为反复感染及不易纠正的低钙抽搐,常伴先天性心脏病、特殊面容(人中短、眼距宽、下颌发育不良、耳位低等)。

5. 联合免疫缺陷病 是指 T 细胞和 B 细胞功能联合缺陷引起的原发性免疫缺陷病,以 T 细胞缺如尤为严重和突出。

(1)重症联合免疫缺陷病(severe combined immunodeficiency disease,SCID):是一组胸腺、淋巴组织发育不全及免疫球蛋白缺乏的遗传性疾病,机体体液免疫和细胞免疫功能缺陷。遗传方式为性连锁遗传或常染色体隐性遗传,以 X-连锁遗传最常见。临床特点是婴儿早期出现致死性严重感染,常见化脓菌、病毒、真菌等感染引起的中耳炎、肺炎、败血症、腹泻、皮肤感染及卡氏肺囊虫肺炎、白色念珠菌病,并伴生长发育障碍。预防接种活菌苗、活疫苗也可导致严重感染。若未经恰当治疗,多在 1 岁内死于严重感染。

(2)共济失调毛细血管扩张综合征:为常染色体隐性遗传病。患儿胸腺和外周淋巴组织发育不良。一般在幼儿期发病,主要表现为进行性小脑共济失调和毛细血管扩张(球结膜和耳垂明显），反复发生呼吸道感染、鼻窦炎和肺炎，易伴发恶性肿瘤，预后不良。

【辅助检查】　反复不明原因的感染和阳性家族史提示原发性免疫缺陷病的可能性，为明确诊断可分为三个层次进行实验室检查：初筛实验；进一步检查；特殊或研究性实验。其中初筛实验在疾病的初期筛查过程中尤其重要。如血清免疫球蛋白含量、嗜异凝集素、同族凝集素等测定可筛查 B 细胞功能缺陷；外周血淋巴细胞绝对计数及形态、迟发皮肤过敏试验、胸部 X 线片胸腺影等可筛查 T 细胞功能缺陷病；白细胞计数及形态学检查、IgE 水平、CH_{50} 活性、C_3、C_4 水平等可筛查吞噬细胞、补体功能缺陷。另外，基因突变分析能提高诊断准确率，也是进行产前诊断的最好手段。

【治疗原则】

1. 一般治疗

（1）预防和控制感染：对患儿进行保护性隔离，若有感染应及时治疗，有时须长期抗菌药物预防性给药。糖皮质激素类应慎用。

（2）T 细胞缺陷患儿不宜输血或新鲜血制品，以防发生移植物抗宿主反应。患儿最好不做扁桃体和淋巴结切除术，脾切除术视为禁忌。必须做脾切除者，应长期给予抗菌药物预防感染。

（3）若患儿尚有一定抗体合成能力，可接种灭活疫苗。严重抗体和细胞免疫缺陷患儿，禁用减毒活疫菌，以防发生疫苗感染。

（4）有明确家族史者应接受遗传学咨询并作产前检查。

2. 替代治疗　可暂时性缓解临床症状。静脉注射丙种球蛋白用于治疗低 IgG 血症；高效价免疫血清球蛋白用于严重感染的治疗和预防；血浆含有免疫球蛋白、补体等多种免疫活性成分，但应注意作严格的生物学污染过筛试验。

3. 免疫重建　是采用正常细胞或基因片段植入患儿体内，使之发挥其功能，以持久地纠正免疫缺陷。免疫重建的方法有：骨髓移植、胎肝移植、胎儿胸腺移植、脐血干细胞移植等和基因治疗。

【常见护理诊断/问题】

1. 有感染的危险　与免疫功能缺陷有关。

2. 焦虑　与反复感染、预后较差有关。

3. 知识缺乏：缺乏疾病相关的预防、护理知识。

【护理措施】　本病的特征是反复感染，护理的重点是采用多种措施预防感染。

（一）预防感染

1. 给予患儿保护性隔离，避免与感染性疾病患儿接触；保持室内空气新鲜，定时消毒、通风换气，但应避免受凉，防止发生呼吸道感染；患儿的食具、用具等应做好消毒处理，衣物应整洁，地面应湿扫；医护人员做各种操作前要洗手、戴口罩，严格执行消毒隔离制度，禁止呼吸道、皮肤感染的人员进入隔离区，避免医源性感染；保持患儿皮肤清洁及口腔卫生，做好皮肤和口腔护理。

2. 提倡母乳喂养，及时添加辅食，给患儿提供营养丰富、易消化的饮食，保证患儿营养的摄入，增强其机体抗病能力。

3. 密切观察患儿病情变化，监测体温，及时发现感染迹象。使用免疫球蛋白的患儿用药过程中应密切观察有无过敏反应，以免发生意外。

（二）心理护理

　　患儿由于反复发生感染，长期多病易致孤独、焦虑、沮丧、恐惧等心理，应经常与患儿及家长沟通，倾听患儿和家长的感情表达，评估患儿及家长对疾病的认识程度及心理状况，及时给予心理支持，提供力所能及的帮助，减轻其负性情绪，以利于疾病恢复。

（三）健康教育

　　1. 向患儿及家长介绍本病的病因、预防感染知识、疫苗接种的注意事项、主要治疗方法及护理措施，做好心理护理，增强患儿和家长对抗疾病的信心。

　　2. 鼓励患儿尽量按相对正常的方式生活，正常上学、与其他健康小儿一起玩耍等。

　　3. 对于有阳性家族史的患儿做好遗传咨询，对曾生育过免疫缺陷病患儿的孕妇指导其作产前检查，必要时终止妊娠。

第三节　风湿免疫性疾病患儿的护理

学习目标 ▐▐▐

- **识记**
  1. 能正确叙述过敏性紫癜、幼年特发性关节炎、川崎病的定义、病因。
  2. 能正确描述过敏性紫癜的皮疹特点及多器官受累表现。
  3. 能正确描述不同类型幼年特发性关节炎的临床特点。
  4. 能正确描述川崎病的临床特点。
- **理解**

  能正确解释过敏性紫癜、幼年特发性关节炎、川崎病的发病机制、治疗原则。
- **运用**

  能够结合病例，提出过敏性紫癜、幼年特发性关节炎、川崎病常见的护理诊断，并能按照护理程序对过敏性紫癜患儿、幼年特发性关节炎患儿、川崎病患儿实施整体护理。

　　小儿免疫状况与成人明显不同，导致儿童疾病的特殊性。风湿性疾病是一组原因不明的自身免疫性疾病，主要累及不同脏器的结缔组织和胶原纤维。一般认为所有风湿性疾病的发病机制有其共同特点，即感染源刺激具有遗传学背景的个体，发生异常的自身免疫性疾病。

一、过敏性紫癜患儿的护理

　　过敏性紫癜（anaphylactoid purpura），又称舒-亨综合征（Schonlein-Henoch syndrome）是以小血管炎为主要病变的全身性血管炎综合征。临床特点除血小板减少性皮肤紫癜外，常伴有关节肿痛、腹痛、便血、血尿和蛋白尿等。多见于 2~8 岁儿童，男孩多于女孩，一年四季均有发病，但以春、秋季多见。

　　【病因及发病机制】　病因尚不清楚，目前认为与某种致敏因素引起的自身免疫反应有关，且有一定的遗传倾向。可能的诱因有:微生物(细菌、病毒、寄生虫等)感染、药物(抗生素、磺胺药、解热镇痛剂等)、食物(鱼、虾、蛋、奶等)及花粉、虫咬、疫苗注射等,但均无确切证据。

过敏性紫癜患儿存在显著的免疫异常。患儿的肾小球系膜、皮肤和肠道毛细血管有广泛的 IgA、补体 C_3 和纤维蛋白沉积,提示本病为 IgA 免疫复合物疾病。目前认为过敏性紫癜的发病机制可能为各种刺激因子,包括尚未明确的感染源和过敏原,作用于具有遗传背景的个体,引起机体异常免疫应答,激发 B 细胞克隆扩增,导致 IgA 介导的系统性血管炎。

【临床表现】 多为急性起病,病前 1~3 周常有上呼吸道感染史。首发症状以皮肤紫癜为主,少数病例以腹痛、关节炎或肾脏症状首先出现。约半数患儿伴有低热、乏力、精神萎靡、食欲缺乏等全身症状。

1. 皮肤紫癜 反复出现皮肤紫癜为本病特征,常为首发症状,多见于四肢和臀部,伸侧较多,对称分布,分批出现,面部和躯干较少见。初起为鲜红色或紫红色斑丘疹,高出皮面,压之不褪色,此后颜色加深呈暗紫色,最后呈棕褐色而消退。少数重症患儿紫癜可大片融合形成大疱伴出血性坏死。部分病例可伴有荨麻疹和血管神经性水肿。皮肤紫癜一般持续 4~6 周消退,部分患儿间隔数周或数月后又复发。

2. 消化道症状 约 2/3 患儿可反复出现阵发性剧烈腹痛,常位于脐周或下腹部,可伴有恶心、呕吐,但呕血少见;部分患儿有黑便或便血,偶可发生肠套叠、肠梗阻或肠穿孔。

3. 关节症状 约 1/3 患儿可出现膝、踝、肘、腕等大关节肿痛,活动受限,可单发或多发,关节腔可有积液,可在数日内消失,不遗留关节畸形。

4. 肾脏症状 30%~60% 患儿有肾脏受损的临床表现。症状轻重不一,与肾外症状的严重度无一致关系。多数患儿出现血尿、蛋白尿及管型尿,伴血压增高及水肿,称为紫癜性肾炎,是儿科最常见的继发性肾小球疾病。少数呈肾病综合征表现。多发生于起病一个月内,亦可在病程更晚期,于其他症状消失后发生,少数则以肾炎作为首发症状。虽然有些患儿的血尿、蛋白尿持续数月甚至数年,但大多数都能完全恢复,少数发展为慢性肾炎而死于慢性肾衰竭。肾脏是否受累及其严重程度是决定本病远期预后的关键因素。

5. 其他 偶可发生颅内出血,导致失语、瘫痪、昏迷、惊厥;还可有鼻出血、牙龈出血、咯血、睾丸出血等出血表现。偶尔累及循环系统或呼吸系统。

【辅助检查】

1. 周围血象 白细胞数正常或轻度增高,中性粒细胞和嗜酸性粒细胞可增高;除非严重出血,一般无贫血;血小板计数正常甚至升高;出血和凝血时间正常,血块退缩试验正常,部分患儿毛细血管脆性试验阳性。

2. 尿常规 可见红细胞、蛋白、管型,重症有肉眼血尿。

3. 大便潜血试验 有消化道症状者多阳性。

4. 血沉轻度增快,血清 IgA 升高,IgM、IgG 正常或轻度升高。

5. 影像学检查有利于肠套叠、颅内出血等并发症的确诊。

【治疗原则】 本病尚无特效疗法,主要采取支持或对症治疗。

1. 一般治疗 卧床休息,积极寻找和去除致病因素。控制感染;避免接触可疑过敏原;给予大剂量维生素 C 改善血管通透性;维持水、电解质平衡,供给充足营养。

2. 对症治疗 有荨麻疹或神经性水肿时,应用抗组胺药和钙剂;腹痛时应用解痉剂;消化道出血时应禁食,并可静脉滴注西咪替丁每日 20~40mg/kg,大量出血可考虑输血。

3. 糖皮质激素和免疫抑制剂　急性期对腹痛和关节痛有缓解作用,但不能预防肾脏损害的发生,亦不能影响预后。常用泼尼松每日 1～2mg/kg,分次口服,或用地塞米松、甲基泼尼松龙静脉滴注,症状缓解后即可停用。重症紫癜性肾炎患儿可用环磷酰胺等免疫抑制剂。

4. 抗凝治疗　应用阻止血小板聚集和血栓形成的药物,如阿司匹林每日 3～5mg/kg,双嘧达莫每日 2～3mg/kg,分次服用;有报道使用小剂量肝素对紫癜性肾炎有预防作用,也有推荐使用尿激酶。

【护理评估】

（一）健康史

询问患儿是否属过敏体质,了解本次发病的诱因及首发症状,病前 3 周内有无上呼吸道感染史,既往过敏原是否明确,尿常规检查是否正常。

（二）身体状况

评估患儿皮疹特点,有无关节炎及消化道症状,有无肉眼血尿及其他出血倾向。分析患儿辅助检查结果,了解有无肾脏受累。

（三）心理-社会状况

评估患儿及家长对本病的认识程度,是否具备应对能力,有无焦虑等心理问题。

【常见护理诊断/问题】

1. 皮肤完整性受损　与变态反应性血管炎有关。

2. 疼痛　与关节肿痛、肠道变态反应性炎症有关。

3. 潜在并发症:消化道出血、紫癜性肾炎等。

4. 焦虑　与疾病反复、迁延及肾脏损害有关。

5. 知识缺乏:患儿及家长缺乏本病相关的知识。

【护理目标】

1. 患儿皮肤的完整性得以保持。

2. 患儿疼痛减轻或消失。

3. 患儿住院期间不发生并发症或并发症能被及时发现并处理。

4. 患儿及家长掌握疾病护理的相关知识,了解疾病的特点及预后,树立战胜疾病的信心,并能积极配合医护人员。

【护理措施】

（一）恢复皮肤的正常形态和功能

1. 观察皮疹的形态、颜色、数量、分布和有无反复出现等,每日详细记录皮疹变化情况。

2. 保持皮肤清洁,剪短指甲,防止患儿摩擦和搔抓皮肤,如有破溃及时处理,防止出血和感染。

3. 患儿衣着应宽松、柔软,内衣以棉质为宜,保持清洁、干燥。

4. 避免接触可能的各种致敏原,同时遵医嘱使用止血药、脱敏药等。

（二）减轻疼痛

观察患儿关节肿胀及疼痛情况,协助患儿保持关节的功能位置。根据病情选择合适的理疗方法,教会患儿利用放松、娱乐等方法减轻疼痛。患儿腹痛时应卧床休息,尽量在床边守护,并做好日常生活护理。遵医嘱使用肾上腺皮质激素,以缓解关节和腹部疼痛。

（三）密切观察病情

1. 观察消化道症状和腹部体征,并及时报告和处理。有消化道出血时,应卧床休息,限制饮食,给予无渣流食,出血量多时禁食,经静脉补充营养,病情好转可给予少渣饮食,逐步过渡到正常饮食,并观察进食后有无腹痛、呕吐及便血。

2. 观察尿色、尿量,尿常规检查若有血尿和蛋白尿,提示紫癜性肾炎,按肾炎护理。

3. 观察神志、瞳孔,有无头痛,警惕颅内出血。对严重出血患儿监测血压。

（四）心理护理

过敏性紫癜可反复发作并可能有肾脏损害,给患儿和家长带来不安和痛苦,故应针对具体情况予以解释,缓解其焦虑情绪,帮助其树立战胜疾病的信心。

（五）健康教育

向患儿和家长讲解本病的诱发因素和预防感染的相关知识;指导其尽量避免接触各种可能的过敏原;教会家长和患儿如何观察病情,合理调配膳食;指导患儿定期来院复查。

【护理评价】　经过治疗和护理,患儿皮肤是否完整;患儿关节疼痛和腹痛是否好转;是否发生消化道出血、紫癜性肾炎等并发症;患儿及家长是否掌握疾病的相关知识,有无心理问题,是否能积极配合治疗。

二、幼年特发性关节炎患儿的护理

幼年特发性关节炎(juvenile idiopathic arthritis,JIA)是儿童时期常见的风湿性疾病之一,以慢性关节滑膜炎为主要特征,伴全身多脏器功能损害。除关节炎症和畸形外,常有不规则发热、皮疹、肝脾及淋巴结肿大、胸膜炎及心包炎等全身症状和内脏损害。多数预后良好,少数可导致关节永久性损害和慢性虹膜睫状体炎,是小儿时期残疾或失明的重要原因。

 知识链接

幼年特发性关节炎的命名

因幼年特发性关节炎的临床表现差异大,可分为不同类型,故命名繁多,如幼年类风湿性关节炎(juvenile rheumatoid arthritis,JRA)、Still's病、幼年慢性关节炎(juvenile chronic arthritis,JCA)、幼年型关节炎(juvenile arthritis,JA)等,近十几年国际风湿病联盟儿科委员会专家组经过多次讨论,将"儿童时期(16岁以下)不明原因关节肿胀,持续6周以上的关节炎",命名为幼年特发性关节炎(JIA)。

【病因及发病机制】　病因不明,可能与多种因素有关,如感染、免疫、遗传等。①感染:虽有许多报道关于细菌、病毒、支原体和衣原体的感染与本病有关,但都不能证实是引起本病的直接诱因;②免疫:有许多证据提示JIA与免疫功能异常密切相关,是一种自身免疫性疾病;③遗传:很多资料证明JIA具有遗传学背景,如一些特殊的人类白细胞抗原(HLA)亚型与本病易感性有关。此外,环境因素如潮湿、气候变化等都可成为本病的诱因。

JIA发病机制可能为:在感染和环境因素影响下,外来抗原作用于具有遗传学背景的易感个体,激活免疫细胞,通过直接损伤或分泌细胞因子、自身抗体,触发异常免疫反应,引起自身组织的损害和变性。自身组织变性成分(内源性抗原)如变性IgG或变性的胶原蛋白,也可作为抗原引发针对自身组织成分的免疫反应,进一步加重免疫损伤。

【临床表现】　本病可发生于任何年龄,以 2~3 岁和 8~10 岁两个年龄组为发病高峰。根据起病最初 6 个月临床表现可分为不同类型,各类型表现极为不同。

1. 全身性　可发生于任何年龄,但大部分起病于 5 岁以前,无明显性别差异。本型的特点为起病多急骤,伴有明显的全身症状。①发热:弛张高热是本型的特点,体温每日波动于 36~41℃之间,骤升骤降,可伴寒战,热退后一般情况尚好,活动如常。发热可持续数周至数月,可自行缓解,但易复发。②皮疹:也是本型典型症状,具有诊断意义。皮疹为淡红色斑丘疹,可融合成片,分布于全身,以胸部和四肢近端为多,其特点为发热时出现,呈一过性,随体温升降而出现或消退。③关节症状:主要是关节痛和关节炎,发生率在 80% 以上,常在发热时加剧,热退后减轻或缓解。膝关节最常受累,手指关节、腕、肘、踝关节也常受侵犯。④其他:约半数患儿有肝脾大,多数有全身淋巴结肿大;约 1/3 患儿出现胸膜炎或心包炎,但无明显症状,心肌也可受累。

2. 多关节型　发病最初 6 个月受累关节在 5 个以上,女孩多见。可先累及大关节,随着病情的进展,手、足等小关节亦受累,表现为关节梭形肿胀、触痛和活动受限。多为对称性,晨僵是本型的特点。颞颌关节受累时导致张口困难、小颌畸形;颈椎受累时导致颈部活动受限。关节症状反复发作,最终约半数以上发生强直变形而影响关节功能,关节附近肌肉萎缩,后期可出现髋关节受累和股骨头破坏导致髋关节活动障碍。

3. 少关节型　发病最初 6 个月受累关节不超过 4 个。女孩多见,常于 5 岁前起病。膝、踝、肘等大关节为好发部位,常为非对称性。虽然关节炎反复发作,但很少致残。20%~30% 患儿发生慢性虹膜睫状体炎造成视力障碍,甚至失明。

4. 与附着点炎症相关的关节炎　关节炎和(或)附着点炎症,伴有骶髂关节压痛或炎症性腰骶部及脊柱疼痛。男孩多见,多于 8 岁以上起病,多有家族史。四肢关节炎常为首发症状,但以下肢大关节如髋、膝、踝关节受累为多见,表现为肿痛和活动受限。患儿还可有反复发作的急性虹膜睫状体炎和足跟疼痛。

5. 银屑病性关节炎　本型儿童时期罕见,以女性占多数,40% 有银屑病家族史。表现为 1 个或几个关节受累,常为不对称性。大约半数以上患儿有远端指间关节受累及指甲凹陷。关节炎可发生于银屑病发病之前或数月、数年之后。

【辅助检查】

1. 实验室检查

(1) 血常规:活动期可有轻度或中度贫血,多数患儿白细胞数和中性粒细胞数增高,并有核左移。

(2) 活动期血沉明显增快,C 反应蛋白、黏蛋白大多增高。

(3) 免疫学检测:免疫球蛋白 IgG、IgM、IgA 均增高,严重病例可见明显的高丙种球蛋白血症。部分病例类风湿因子和抗核抗体可为阳性。

(4) 关节液分析和滑膜组织学检查可用于鉴别不同病因引起的关节病变。

2. 影像学检查　早期 X 线检查仅显示关节附近软组织肿胀、骨质疏松、骨膜炎改变。随着病情进展,可见关节面破坏、软骨间隙变窄、关节面融合强直、骨膜反应和关节半脱位。

【治疗原则】　本病尚无特效治疗,治疗原则是:控制临床症状,控制关节炎症,维持关节功能和预防关节畸形,促进正常生长发育,恢复关节功能及生活、劳动能力。

1. 药物治疗 应用非甾体类抗炎药及甲氨蝶呤、羟氯喹、青霉胺、金制剂等病情缓解药,作为治疗 JIA 的一线和二线药物;糖皮质激素不作为 JIA 首选或单独使用的药物,仅用于 JIA 全身型及多关节型;必要时可考虑使用免疫抑制剂和中药制剂。

2. 理疗 对保持关节活动、肌力强度极为重要。应尽早开始保护关节活动及维持肌肉强度的锻炼,可根据具体情况选择锻炼方式或夹板固定等手段,有利于防止发生或纠正关节残疾。如清晨热浴、中药热浴都可能减轻病情及晨僵。

3. 眼科治疗 对 JIA 患儿尤其是少关节型应每季度作一次裂隙灯检查,发现虹膜睫状体炎应及时治疗,局部使用糖皮质激素和阿托品可以有效控制眼部炎症。

【常见护理诊断/问题】

1. 体温过高 与非化脓性炎症有关。

2. 疼痛 与关节肿胀和炎症有关。

3. 躯体活动障碍 与关节疼痛、畸形有关。

4. 潜在并发症:药物副作用。

5. 焦虑 与病程较长、预后不良有关。

6. 知识缺乏:患儿及家长相关知识缺乏。

【护理措施】

（一）降低体温

监测体温变化,观察热型。高热时采用物理降温(有皮疹者忌用乙醇擦浴),及时擦干汗液,更换衣服,保持皮肤清洁舒适,防止受凉。保证充足的水分和热量摄入,给予富含高蛋白、高维生素、高热量、易消化的饮食。注意有无皮疹、眼部受累及心功能不全的表现。

（二）减轻关节疼痛

1. 急性期卧床休息,观察关节症状,如有无晨僵、肿胀、疼痛、热感、运动障碍及畸形。经常帮助患儿变换体位。

2. 可用夹板、沙袋将患肢固定于舒适的位置或用支架保护患肢不受压以减轻关节疼痛。教给患儿用放松、分散注意力的方法控制疼痛或局部湿热敷止痛。

（三）维护关节的正常功能

除急性发热外,不主张过多卧床休息。急性期过后及早开始关节的康复治疗,指导家长帮助患儿作关节的被动活动和按摩,同时为增加治疗性运动的趣味性,可融入游戏,如游泳、接抛球、骑脚踏车、踢球等,以恢复关节功能,防止关节强直和软组织挛缩。鼓励患儿在日常生活中尽量独立,并提供帮助独立的设备,使其尽量像正常儿童一样生活。对关节畸形的患儿应注意防止外伤。

（四）密切观察药物的副作用

非甾体类抗炎药常见的副作用有胃肠道反应,此外对凝血功能、肝、肾和中枢神经系统也有影响。故长期用药应每 2～3 个月检查血象及肝、肾功能等。使用糖皮质激素、免疫抑制剂应注意观察相应的副作用。

（五）心理护理

多与患儿及家长沟通,了解患儿及家长的心理感受,倾听患儿及家长的情感表达,及时给予心理支持,提供本病的相关治疗、康复信息,鼓励患儿克服自卑心理,增强自信心,树立战胜疾病的信心。鼓励患儿适当参加运动,使其身心得以健康成长。

（六）健康教育

1. 向患儿及家长介绍本病的诱因、疾病观察及防治知识，指导患儿及家长做好受损关节的功能锻炼。

2. 指导家长不要过度保护患儿，应多让患儿接触社会，多尝试新的活动，奖赏其独立性。鼓励患儿参加正常的活动和学习，以促进其身心健康发展。

三、川崎病患儿的护理

川崎病（kawasaki disease,KD）又称皮肤黏膜淋巴结综合征（mucocutaneous lymphnode syndrome,MCLS），是一种以全身中、小动脉炎为主要病理改变的急性发热出疹性疾病，最严重的危害是冠状动脉损伤所致的冠状动脉扩张和冠状动脉瘤的形成，是儿童期后天性心脏病的主要病因之一。1967 年日本川崎富作首先报告，病例逐年增多；临床主要表现为发热、皮肤黏膜病损和淋巴结肿大。本病以婴幼儿多见，80% 在 5 岁以下，成人罕见；男孩多于女孩，男：女约为1.5：1。

【病因和发病机制】　病因与发病机制不明，流行病学资料提示可能与 EB 病毒、反转录病毒、葡萄球菌、链球菌、短棒菌苗、支原体、立克次体等多种病原感染有关，但均未得到证实。目前认为川崎病是一定易患宿主对多种感染病原触发的一种免疫介导的全身性血管炎。本病病理变化为全身性血管炎，好发于冠状动脉。

【临床表现】

1. 主要表现

（1）发热：体温38~40℃，呈稽留热或弛张热，持续 1~2 周或更长时间，抗生素治疗无效。

（2）皮肤表现：发热 2~3 日出疹，常为多形性皮疹，可呈弥漫性充血性斑丘疹或猩红热样皮疹，无疱疹及结痂，躯干部多见，持续 4~5 日消退。肛周皮肤发红、脱皮。婴幼儿原卡介苗接种处出现红肿，有早期诊断价值。

（3）手足症状：急性期手足硬性水肿及掌跖潮红，恢复期指（趾）端出现膜状脱皮，见于指（趾）甲和皮肤交界处，指（趾）甲有横沟（Beau 线），重者指（趾）甲亦可脱落，此为川崎病的典型临床特点。

（4）黏膜表现：起病 3~4 日出现双眼球结膜充血，但无脓性分泌物，热退后消散；口唇充血、皲裂，咽部及口腔黏膜弥漫性充血，舌乳头突起、充血呈草莓舌，扁桃体可肿大或渗出。

（5）颈部淋巴结肿大：病初出现单侧或双侧颈淋巴结肿大，直径在 1.5cm 以上，质硬，有触痛，表面不红，无化脓，热退后渐减小。

2. 心脏表现　于病后 1~6 周可出现心肌炎、心包炎、心内膜炎、心律失常等。冠状动脉损害多发生于病程第 2~4 周，也可发生于疾病恢复期。发生冠状动脉瘤或狭窄者，可无临床表现，少数可有心肌梗死的症状。心肌梗死和冠状动脉瘤破裂可导致心源性休克甚至猝死。

3. 其他　少数患儿有无菌性脑膜炎、间质性肺炎、消化系统症状（呕吐、腹痛、腹泻、肝大、黄疸等）、关节疼痛和肿胀。

【辅助检查】

1. 血液检查　可有轻度贫血，白细胞计数升高，以中性粒细胞升高为主，有核左移，血小板第 2~3 周开始增高。血沉增快，C 反应蛋白（CRP）增高。

2. 免疫学检查　血清免疫球蛋白 IgG、IgM、IgA、IgE 增高,循环免疫复合物升高,总补体和 C_3 正常或增高。

3. 心血管系统检查　心脏受损者可见心电图和超声心动图改变。心电图主要为 ST-T 段改变,心肌梗死时 ST 段明显抬高、T 波倒置及异常 Q 波。超声心动图急性期可见心包积液,左心室增大,可有冠状动脉异常,如冠状动脉狭窄、扩张或冠状动脉瘤。胸部 X 线检查可见心影扩大。必要时行冠状动脉造影,是确诊冠状动脉病变最可靠的方法。

 知识链接

川崎病诊断标准

发热 5 天以上,伴下列 5 项临床表现中 4 项以上者,排除其他疾病后,即可诊断为川崎病,如不足 4 项,但超声心动图有冠状动脉损害,亦可诊断为川崎病。

(1) 眼结膜非化脓性充血;

(2) 唇充血皲裂,口腔黏膜弥漫性充血,舌乳头充血、突起呈草莓舌;

(3) 急性期掌跖红斑,手足硬性水肿,恢复期指(趾)端膜状脱皮;

(4) 多形性红斑;

(5) 颈部淋巴结肿大。

【治疗原则】

1. 阿司匹林　为首选药物,30 ~ 100mg/(kg·d),分 3 ~ 4 次服用,热退后 3 日逐步减量,约 2 周左右减至 3 ~ 5mg/(kg·d),维持 6 ~ 8 周。如有冠状动脉病变时,应延长用药时间,直至冠状动脉恢复正常。

2. 大剂量丙种球蛋白静脉滴注(IVIG)　剂量为 1 ~ 2g/kg,于 8 ~ 12 小时左右静脉缓慢输入,宜于发病早期(10 日以内)应用,可迅速退热,预防或减轻冠状动脉病变的发生。与阿司匹林合用,是治疗川崎病的最佳方案。

3. 糖皮质激素　因可促进血栓形成,易发生冠状动脉瘤和影响冠状动脉病变修复,故不宜单独使用。IVIG 治疗无效的患儿可考虑使用糖皮质激素,亦可与阿司匹林和双嘧达莫合并使用。

4. 其他治疗　根据病情给予对症及支持治疗,如补充液体、保护肝脏、控制心力衰竭、纠正心律失常等。

【常见护理诊断/问题】

1. 体温过高　与感染、免疫反应等因素有关。

2. 皮肤黏膜完整性受损　与小血管炎有关。

3. 潜在并发症:心脏受损　与冠状动脉炎有关。

4. 知识缺乏:家长缺乏本病相关的护理知识。

【护理措施】

(一) 降低体温

1. 急性期患儿应绝对卧床休息。保持病室适宜的温、湿度。

2. 监测体温变化、观察热型及伴随症状,高热时给予物理降温或遵医嘱给予药物降温,警惕高热惊厥的发生。

3. 评估患儿体液状态,给予营养丰富、清淡易消化的流质或半流质饮食。鼓励患儿多喝水,必要时静脉补液。

（二）皮肤黏膜护理

1. 皮肤护理　评估皮肤病损情况;保持皮肤清洁,衣被质地柔软而清洁,以减少对皮肤的刺激;剪短指甲,以免抓伤和擦伤;每次便后清洁臀部;对半脱的痂皮用消毒剪刀剪除,切忌强行撕脱,防止出血和继发感染。

2. 黏膜护理　观察口腔黏膜病损情况,评估患儿口腔卫生习惯,每日口腔护理 2 ~ 3 次,并于晨起、睡前、餐前、餐后漱口,以保持口腔清洁,防止继发感染。口唇干裂者可涂润唇油;禁食生、硬、刺激性的食物。每日用生理盐水洗眼 1 ~ 2 次,也可涂眼膏,以保持眼的清洁,预防感染。

（三）监测病情

1. 密切监测患儿有无心血管损害的表现,如面色、精神状态、心率、心律、心音、心电图异常等,并根据心血管损害程度采取相应的护理措施。

2. 按医嘱用药并注意观察应用阿司匹林是否有出血倾向和静脉注射丙种球蛋白有无过敏反应,一旦发生及时处理。

（四）健康教育

家长因患儿心血管受损及可能发生猝死而产生焦虑、恐惧心理,应及时向家长交代病情,并给予心理支持。指导家长观察病情,定期带患儿复查,对于无冠状动脉病变的患儿,于出院后 1 个月、3 个月、6 个月及 1 年全面检查 1 次。有冠状动脉损害者密切随访。

（孙　霞）

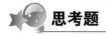 **思考题**

女孩,8 岁,因双下肢皮疹 3 天,腹痛 1 天入院。患儿于入院前 3 天无明显诱因出现双下肢散在皮疹,呈鲜红色,无明显瘙痒,未重视,入院前 1 天诉腹痛,呈阵发性,家长给予保和丸口服,效果不明显。入院查体:T37.2℃,P84 次/分,R24 次/分,BP100/64mmHg,神志清,发育正常,营养良好,浅表淋巴结未触及,双下肢散在大小不等的暗红色皮疹,小腿伸侧较多,对称分布,部分高出皮面,压之不褪色,其余皮肤未见皮疹及出血点。口唇红润,咽稍红,双侧扁桃体 I 度肿大,无渗出。呼吸平稳,双肺呼吸音粗,无干湿啰音,心音有力,律齐,未闻及杂音,腹平软,脐周有轻压痛,无反跳痛,肝脾肋下未及,肠鸣音 5 ~ 6 次/分。脊柱四肢无畸形及压痛,肌张力正常。

血常规:HGB130g/L,RBC4.1×10^{12}/L,WBC12.5×10^9/L,N65%,L35%,PLT332×10^9/L。

问题:(1) 该患儿最可能的医疗诊断是什么?

(2) 根据患儿目前的状况,列出其主要护理诊断。

(3) 在该患儿疾病过程中应注意观察哪些问题?

第十五章

遗传代谢性疾病患儿的护理

第一节 概 述

遗传性疾病(genetic disease)是人体由于遗传物质结构或功能改变所导致的疾病,简称遗传病。目前已知的遗传性疾病有 19 881 多种,在儿科领域中占重要地位。虽然每种遗传病的发病率都较低,但是由于其种类繁多,因此,总的罹患率不低。据统计,20% ~ 25% 的人患有遗传病或与遗传相关的疾病,且遗传病和先天畸形已成为儿童死亡的主要原因之一。

一、遗传的物质基础

遗传是指子代与亲代之间在形态结构、生理、生化等功能方面的相似而言。

遗传物质包括细胞中的染色体(chromosome)及其基因(gene)或 DNA,染色体是遗传信息的载体,每一种生物都具有一定数目和形态稳定的染色体,存在于细胞核内。人类细胞的染色体有 23 对,22 对为常染色体,1 对为性染色体,其中男性为 XY,女性为 XX。男性的正常核型为 46,XY;女性的正常核型为 46,XX。正常人每一个配子含有 22 条常染色体和 1 条性染色体,即 22+X 或 22+Y 的一个染色体组称为单倍体,人类体细胞为双倍体,即 2n=46。人体细胞的遗传物质信息几乎全部编码在组成染色体的 DNA 分子长链上,DNA 分子是由两条多核苷酸链依靠核苷酸碱基之间的氢键相连接而成的双螺旋结构。其中一条核苷酸链的腺嘌呤(A)、鸟嘌呤(G)必定分别与另一条上的胸腺嘧啶(T)、胞嘧啶(C)连接,互补成对的 A 和 T、G 和 C 即称为互补碱基对。在 DNA 长链上,每三个相邻的核苷酸碱基组成的特定顺序(密码子)即代

表一种氨基酸,即 DNA 分子贮存的遗传信息。单倍体染色体所具有的遗传信息即全部 DNA 分子称为基因组(genome),人的基因组 DNA 大约有 30 亿个碱基对(bp),组成约 10 万个左右结构基因。每个基因在染色体上都有特定的座位(locus)。人类基因研究计划是在整个基因组层次上,总体研究人类所有基因的结构功能,建立人类基因组的遗传图、物理图、DNA 序列测定、基因确定和分析等。

基因是遗传的基本功能单位,是 DNA 双螺旋链上的一段带有遗传信息的 DNA 片段,有三个基本特性:一是基因可自体复制,即 DNA 的复制,使遗传的连续性得到保持;二是基因决定性状,即基因通过转录和翻译决定多肽链氨基酸的顺序,从而决定某种酶或蛋白质的性质,而表达某一性状;三是基因突变(gene mutation),即 DNA 分子中的碱基序列发生变异,导致组成蛋白质的氨基酸发生改变,并可进行自体复制,其遗传性状亦因此不同,临床上就有可能出现遗传性疾病。

二、遗传病的分类

根据遗传物质的结构和功能改变的不同,可将遗传病分为三大类:

1. 基因病　遗传物质的改变仅涉及基因水平,称为基因病,包括单基因遗传病、线粒体病、分子病和多基因遗传病。

(1) 单基因遗传病(single gene diseases):指一对主基因突变所导致的疾病,符合孟德尔遗传定律。如果致病基因位于常染色体上,杂合状态下发病的称为常染色体显性(AD)遗传病;杂合状态下不发病,纯合状态下才发病的称常染色体隐性(AR)遗传病。如果致病基因位于 X 染色体上,依传递方式不同,可分为 X-连锁显性或隐性遗传病。

(2) 线粒体病(mitochondrial diseases):指编码多种 tRNA、rRNA 及与细胞氧化磷酸化有关的线粒体基因突变所导致的疾病。由于精子不含 mtDNA,其表达是经母系遗传的。现发现 100 余种疾病与线粒体基因突变或结构异常有关,如帕金森病、母系遗传性糖尿病等。

(3) 分子病:是调控生物大分子(如蛋白质分子)合成的基因突变导致生物大分子结构或数量改变所致的疾病,可涉及血红蛋白(如血红蛋白病、地中海病)、血浆蛋白(血友病、肝豆状核变性等)、细胞受体蛋白(遗传性高脂蛋白血症等)、膜转运蛋白(先天性葡萄糖、半乳糖吸收不良综合征,胱氨酸尿症等)和酶蛋白(半乳糖血症、苯丙酮尿症等)。

(4) 多基因遗传病(multifactorial diseases):由多对基因的累积效应协同环境因素的共同作用所致的遗传病。这些基因单独对遗传性状的作用小,称为微效基因(minor gene),几种微效基因累加起来,就产生明显的表型效应,如高血压、糖尿病等。

2. 染色体病(chromosomal disorders)　是由于人类染色体数目异常或结构畸变所引起的疾病,可分为常染色体病和性染色体病两大类,如 21-三体综合征、猫叫综合征和脆性 X 染色体综合征等。

3. 体细胞遗传病　是体细胞中的遗传物质改变所引起的疾病。如各种肿瘤的发病都涉及特定组织细胞中的染色体和癌基因或抑癌基因的变化,故属体细胞遗传病。某些先天性畸形亦属此范畴。

三、遗传性疾病的基因诊断

利用 DNA 重组技术,直接从 DNA 水平检测人类遗传性疾病的基因缺陷,因此,基因诊断又称为 DNA 分析法。遗传性疾病的基因诊断有直接诊断和间接诊断。

1. 直接诊断　直接揭示导致疾病发生的各种遗传缺陷,其前提是被检测基因的正常序列和结构已经被阐明。常用的技术有:PCR-RFLP(限制性片段长度多态性聚合酶链反应)、DNA 芯片、SSCP(单链构象多态性)、DNA 测序以及 Southern 印迹等。

2. 间接诊断　在先证者中确定具有缺陷的染色体,然后在家系成员中判断被检者是否也存在此类染色体。条件是必须具备完整的家系、明确的先证者以及家系关键成员是杂合子。常用技术有 RFLP(限制性片段长度多态性)、串联重复可变数目(VNTR)、单核苷酸多态性(SNP)等。

四、遗传性疾病的基因治疗

基因治疗是指运用重组 DNA 技术,将正常基因导入有缺陷基因患者的细胞中去,使细胞恢复正常功能,达到根治遗传病的目的。根据靶细胞的不同可分为两类:

1. 生殖细胞基因治疗　是将正常基因导入患者生殖细胞、受精卵或胚体内,治疗生殖细胞中的基因缺陷,使有害基因消失。生殖细胞基因治疗不仅能使生殖细胞受精后产生正常个体,而且还能使该个体的后代也免除患遗传病的痛苦,是最理想的治疗遗传病的途径。

2. 体细胞基因治疗　是将正常基因导入患者的体细胞,以纠正基因缺陷,并使之表达,从而达到治疗效果。常选用靶细胞为造血干细胞、淋巴细胞、成纤维细胞、肝细胞、肾细胞和内皮细胞等。

五、遗传性疾病的预防

遗传性疾病危害大,且可以危及后代,因此预防显得尤其重要。预防强调三级预防,具体措施包括:

1. 遗传咨询　指医学遗传工作者向遗传病患者或可疑的遗传病患者及其家属讲解疾病的诊断、遗传方式、预防、治疗和预后等知识,以取得配合,利于遗传性疾病的防治。

2. 携带者的检出　杂合子个体可将所携带的一个异常基因传给子代,用试验方法可及时检出携带者,有利于对子代遗传病作出预测。

3. 产前诊断　对可疑生育遗传性疾病的孕妇在妊娠 4～5 个月间进行羊水细胞培养作染色体检查或生化测定;也可作超声波扫描和胎儿镜观察宫内胎儿等,若发现异常,及时劝告孕妇终止妊娠,以达到预防目的。

4. 出生缺陷监测　监测妊娠满 28 周至出生后 7 天内的围生儿,包括活产儿、死胎、死产。重点监测 23 种主要的和高发的先天畸形,发现畸形确诊后填写《出生缺陷儿登记卡》《孕 28 周前出生缺陷儿登记卡》,每季度分月汇总将围生儿出生数据填写围生儿报表,动态观察出生缺陷发生的消长情况,及时发现影响出生缺陷的可疑因素。

第二节 21-三体综合征患儿的护理

21-三体综合征(trisomy 21 syndrome)又称Down综合征,也称先天愚型,是人类最早被确定的常染色体畸变,也是小儿染色体病中最常见的一种。主要表现为特殊面容、智能落后和生长发育迟缓,并可伴有多种畸形。活婴中发生率0.5‰~0.6‰,发生率随母亲年龄增高而增加。

【病因及发病机制】

1. **孕母高龄** 发病率与母体的生育年龄有明显关系,可能与母体卵细胞衰老有关。孕母的年龄20岁时,本病的发生率为0.05%,35岁时约为0.3%,40岁以上可高达2%~5%。

2. **其他因素** 孕期发生病毒感染,接受放射线、同位素照射,接触有毒物质(农药),应用化学制剂等均可使染色体发生畸变。

本病为常染色体畸变引起,第21号染色体呈三体型。其发生主要由于亲代生殖细胞在减数分裂时或受精卵在有丝分裂时21号染色体不发生分离,致使细胞内存在一条额外的21号染色体。根据染色体的异常,可分三种类型:

(1) **标准型**:约占本病的92.5%,染色体总数为47条,核型为47,XY(或XX),+21。其发生系因亲代(常见母系)的生殖细胞在减数分裂时染色体不分离使患儿体细胞多一条额外的21号染色体所致。

(2) **易位型**:占2.5%~5%,染色体总数为46条,其中一条是易位染色体。常见为D/G易位,即G组21号染色体与D组14号染色体发生着丝粒融合,核型为46,XY(或XX),-14,+t(14q21q);另一种为G/G易位,即G组中的两条21号染色体发生着丝粒融合,形成等臂染色体,核型为46,XY(或XX),-21,+t(21q21q)。

(3) **嵌合体型**:占2%~4%,患儿体内有两种以上细胞株(以两种为多见),一株正常,另一株为21-三体细胞,形成嵌合体,核型为46,XY(或XX)/47,XY(或XX),+21。其发生是因受精卵在早期分裂过程中21号染色体不分离所致。

【临床表现】 本病的主要特征为特殊面容、智能低下和体格发育落后。

1. **特殊面容** 出生时即有明显的特殊面容(图15-1),表现为眼裂小、眼距宽、眼外眦上斜,可有内眦赘皮,鼻梁低平,外耳小,硬腭小,舌常伸出口外,流涎多,头小而圆,前囟大且关闭延迟。颈短而宽,表情呆滞,常呈嗜睡状,可伴有喂养困难。

2. 智能低下　是本综合征最突出、最严重的表现,绝大多数患儿有不同程度的智能发育障碍,随年龄增长而逐渐明显。智商通常在 25~50 之间。

3. 皮纹特点　可有通贯手和 atd 角增大,第四、五指桡箕增多(图 15-2),脚蹬趾球胫侧弓形纹和第五趾有的只有一条趾褶纹。

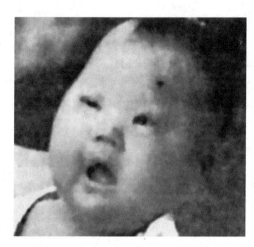

图 15-1　21-三体综合征患儿的面容

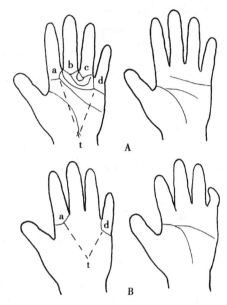

图 15-2　正常人和 21-三体综合征患儿的皮纹比较

4. 生长发育迟缓　身材矮小,四肢短,骨龄落后,出牙延迟且常错位;肌张力低下,韧带松弛,关节可过度弯曲,腹部膨隆,常有脐疝,手指粗短,小指尤短,末端内弯。运动以及性发育延迟。

5. 伴发畸形　约 50% 患儿伴有先天性心脏病,其次是消化道畸形,免疫功能低下,易患感染性疾病,白血病的发生率明显高于正常人群。

【辅助检查】

1. 染色体核型分析　可分为三型:①标准型:核型为 47,XX(或 XY),+21;②易位型:核型为 46,XX(或 XY),-14,+t(14q21q);③嵌合型:核型为 46,XX(或 XY)/47,XX(或 XY),+21。

2. 分子细胞遗传学检查　荧光原位杂交(FISH)技术可发现患者体内有三个 21 号染色体的荧光信号。

【治疗原则】　尚无有效的治疗方法。对轻型患儿可以给予长期耐心的教育及训练以提高其生活的自理能力,可辅用 γ-氨基酸、谷氨酸、维生素 B_6、叶酸等,促进小儿体能及智能的发育。若伴有其他畸形,必要时可手术治疗。

【护理评估】

(一)健康史

了解家族中是否有类似患者;询问父母是否近亲结婚,母亲妊娠年龄,母孕期是否接触放射线、化学药物及患病毒感染性疾病等。

（二）身体状况

观察患儿是否有特殊面容,是否有通贯手;测量身高、体重、头围大小;检查是否伴有如先天性心脏病等畸形,评估患儿智力,分析染色体核型检查结果。

（三）心理-社会状况

评估时注意了解家长是否掌握有关遗传病的知识,父母角色是否称职,家庭经济及环境状况等。

【常见护理诊断/问题】

1. 自理缺陷　与智能低下有关。

2. 焦虑(家长)　与小儿患严重疾病有关。

3. 知识缺乏:患儿家长缺乏遗传病的相关知识。

【预期目标】

1. 患儿能逐步自理生活,从事简单劳动。

2. 患儿家长能接受患儿的状况,做好心理调适。

3. 患儿家长能掌握有关疾病知识以及帮助患儿进行训练的技巧。

【护理措施】

（一）培养自理能力,加强生活护理

1. 帮助患儿母亲制订详细的教育和训练方案,让患儿通过训练能逐渐生活自理,参加力所能及的活动或从事简单的劳动。

2. 保持皮肤清洁干燥,并防止意外事故。患儿长期流涎,应及时擦干,保持下颌及颈部清洁,用面油保持皮肤的润滑,以免皮肤糜烂。

3. 细心照顾患儿,帮助患儿吃饭、穿衣。防止便秘应多食用富含纤维素的食物并增加水的摄入,可促进胃肠的排空,同时注意营养过剩,预防肥胖。预防意外事故。

（二）预防感染

保持空气清新,避免接触感染者,注意个人卫生,保持口腔、鼻腔清洁,勤洗手,呼吸道感染者接触患儿须戴口罩。

（三）家庭支持

针对家长自责、担心、忧伤,护理人员应及时给予情感支持、心理疏导,提供有关患儿教育、家庭照顾的知识,同时提供21-三体综合征的疾病知识,使家长尽快适应疾病带来的影响,鼓励家长定期随访。

（四）健康教育

1. 避免高龄生育,35岁以上妇女妊娠后应作羊水细胞检查,有利于早期诊断。

2. 子代有21-三体综合征者,或姨表姐妹中有此病患者,应及早检查子亲代染色体核型,及早发现异位染色体携带者,做好预防。

3. 孕期应预防病毒感染、避免接受X线照射和滥用药物等。

4. 开展遗传咨询。

【护理评价】　经过治疗和护理,患儿能否学习生活自理,能否参加简单的活动;家长是否适应患儿的状况,是否掌握有关疾病知识以及训练教育患儿的技巧。

第三节 苯丙酮尿症患儿的护理

学习目标

- **识记**
  1. 能正确叙述苯丙酮尿症患儿的病因。
  2. 能列举出苯丙酮尿症的临床症状及体征。
- **理解**
  能正确解释苯丙酮尿症的发病机制。
- **运用**
  1. 能够结合病例,提出苯丙酮尿症患儿常见的护理诊断,并能按照护理程序对苯丙酮尿症患儿实施整体护理。
  2. 指导苯丙酮尿症患儿家长饮食护理,在社区做好新生儿筛查宣传。

苯丙酮尿症(phenylketonuria,PKU)是由于苯丙氨酸代谢过程中酶缺陷所致的遗传性代谢缺陷疾病,因患儿尿液中排出大量苯丙酮酸等代谢产物而得名,属常染色体隐性遗传病。临床主要特征为智力低下,发育迟缓,皮肤毛发颜色变浅。发病率随种族不同而异,我国约为 1/11 000。

【病因及发病机制】 本病分为典型与非典型两种:

1. 典型 PKU 是由于患儿肝细胞缺乏苯丙氨酸羟化酶(phenylalanine hydroxylase,PAH),故不能将苯丙氨酸转化为酪氨酸,而使苯丙氨酸在体内蓄积。大量苯丙氨酸在血液、脑脊液、各种组织及尿液中浓度极高,并产生大量的苯丙酮酸、苯乙酸、对羟基苯酸等旁路代谢产物并从尿液中排出。高浓度的苯丙氨酸及旁路代谢产物可导致脑损伤。同时,由于酪氨酸生成减少,致黑色素生成不足,出现患儿毛发、皮肤色素减少。绝大多数患儿为典型病例,约占本病的 99%。

2. 非典型 PKU 是由于缺乏四氢生物蝶呤(tetrahydrobiopterin,BH$_4$),四氢生物蝶呤是苯丙氨酸、色氨酸和酪氨酸在羟化过程中必需的辅酶。缺乏该酶使苯丙氨酸不能氧化成酪氨酸,酪氨酸不能变成多巴胺,色氨酸不能转变为 5-羟色胺等重要的神经递质,加重神经系统的功能损害。

【临床表现】 患儿在新生儿时期发育基本正常,一般生后 3 ~ 6 个月可出现症状,1 岁左右症状明显。

1. 神经系统表现 以智能发育障碍为主,可有行为异常(如兴奋不安、多动、攻击性行为等)、肌痉挛或癫痫发作,少数呈肌张力增高和腱反射亢进。80% 有脑电图异常。

BH$_4$ 缺乏型 PKU 患儿的神经系统症状出现较早且较重,肌张力明显减低,如不及时治疗,常在幼儿期死亡。

2. 外观 生后数月因黑色素合成不足毛发变枯黄,皮肤和虹膜色泽变浅。皮肤干燥,常有湿疹。

3. 其他 可有呕吐、喂养困难。尿及汗液有特殊的鼠尿样臭味。

【辅助检查】

1. 新生儿期筛查 采用 Guthrie 细菌生长抑制试验。小儿哺乳 3 天后,针刺足跟采集外周血,滴于专用采血滤纸上,晾干后寄送至筛查实验室,进行苯丙氨酸浓度测定。如果苯丙氨酸浓度>0.24mmol/L(4mg/dl),即两倍于正常值,应该复查或者采静脉血进行苯丙氨酸定量测定。

2. 尿三氯化铁试验 一般用于较大婴儿和儿童的筛查,将三氯化铁滴入尿液,如尿中有苯丙酮酸,则呈绿色。新生儿期阴性不能除外本病。另 2,4-二硝基苯肼试验也可测定尿中苯丙酮酸,阳性时尿呈黄色或有黄色沉淀。

3. 脑电图 可有异常。

4. 血苯丙氨酸浓度的测定 正常新生儿血苯丙氨酸含量为 0.06~0.18mmol/L(1~3mg/dl),一般认为为 0.37mmol/L(6mg/dl)以上可诊断。

5. DNA 分析 目前已有 cDNA 探针供作产前基因诊断。

【治疗原则】 本病是少数可治性遗传代谢病之一,应早发现、早诊断及积极治疗,年龄越小,治疗效果越好。主要是饮食疗法。

1. 低苯丙氨酸饮食 适用于典型的 PKU 及血苯丙氨酸持续高于 1.22mmol/L 的患儿。苯丙氨酸需要量,生后 2 个月内需要 50~70mg/(kg·d),3~6 个月约需要 40mg/(kg·d),2 岁需要 25~30mg/(kg·d),4 岁以上需要 10~30mg/(kg·d),以能维持血中苯丙氨酸浓度在 0.12~0.6mmol/L(2~10mg/dl)为宜。

2. BH_4、5-羟色氨酸和 L-DOPA 治疗 对非典型病例,除饮食控制以外,尚须给予此类药物。

【常见护理诊断/问题】

1. 生长发育改变 与高浓度的苯丙氨酸导致脑细胞受损有关。

2. 有皮肤完整性受损的危险 与皮肤异常分泌物的刺激有关。

3. 焦虑(家长) 与患儿疾病有关。

【护理措施】

(一)饮食控制

低苯丙氨酸饮食,其原则是使摄入苯丙氨酸的量既能保证生长发育和体内代谢的最低需要又能使血中苯丙氨酸浓度维持在 0.12~0.6mmol/L(2~10mg/dl)。饮食治疗成功与否直接影响到患儿的智力发育及体格发育,因此必须制订周密计划。应尽早在 3 个月以前开始治疗,超过 1 岁以后开始治疗,虽可改善抽风症状,但智力低下是不可逆转的。对婴儿可喂给特制的低苯丙氨酸奶粉,对幼儿添加辅食时应以淀粉类、蔬菜和水果等低蛋白质食物为主,忌用肉、蛋、豆类等含蛋白质高的食物。治疗时应根据年龄定期随访血中苯丙氨酸浓度,同时注意生长发育情况。国际上主张饮食控制至少应到患儿青春期发育成熟,最好是终生治疗,成年后可以适当放宽饮食限制。

(二)皮肤护理

勤换尿布,保持皮肤干燥,对皮肤皱褶处特别是腋下、腹股沟应保持清洁,有湿疹时应及时处理。

（三）家庭支持

提供遗传咨询，讲解本病相关知识，疏导家长心理压力。

（四）健康教育

宣传优生优育的知识，防止近亲结婚。对有阳性家族史或父母一方为杂合子者，母亲怀孕时应作产前检查，及早诊断，并注意在怀孕期间，应服用低苯丙氨酸的饮食。学龄前期，应严格控制饮食，防止过多摄入苯丙氨酸的食物；对患儿做好知识宣传，使之能自觉地遵守饮食要求，防止脑损害的发生。

（曲桂玉）

 思考题

1. 男婴，10个月。生后体格及智力发育落后，少哭少动，现仍不会坐，不会站，不会笑，不会用手抓东西。查体：眼距宽，两眼外眦上斜，鼻梁低平，张口伸舌，肌张力低下，指（趾）粗短，通贯手，小指仅一条指褶纹。

问题：（1）初步考虑何种疾病？

（2）为明确诊断，应作何种检查？

（3）根据患儿目前的身心状况，列出其主要的护理诊断。

（4）如何护理该患儿？

2. 患儿，男，13个月。母乳喂养，生后4个月开始出现反复抽搐，喂养困难，头发由黑变黄，并有间歇性呕吐，尿液出现难闻臭味，智力发育落后于同龄儿。查体：神清，表情呆滞，皮肤白，面部湿疹，毛发浅褐色，尿有鼠尿臭味。

问题：（1）该患儿的可能医疗诊断是什么？

（2）如何做好该患儿的饮食管理？

第十六章

感染性疾病患儿的护理

小儿时期由于免疫功能低下,感染性疾病发病率较成人高,且起病急,症状重,病情复杂多变,容易发生并发症。因此,护士应掌握小儿常见感染性疾病的临床表现及发病规律,仔细观察病情,正确作出护理诊断并采取有效的护理措施,以促进患儿康复。

第一节 概 述

学习目标

- **识记**
  能正确叙述小儿传染性疾病的特点。
- **理解**
  能正确描述小儿传染性疾病的一般护理。
- **运用**
  能根据小儿传染性疾病的特点对家长进行健康宣教。

(一)传染病的特点

1. 传染病的基本特征 ①由特异性病原体所致;②具有一定的传染性;③流行病学特征包括流行性、季节性、地方性、周期性,按其强度和广度可分为散发、暴发、流行、大流行四种类型;④免疫性:患者在传染病痊愈后,大多数可获得对该病病原体的特异性体液免疫及细胞免疫。

2. 传染病病程发展的阶段性 传染病的发展过程都有其自身的规律,一般都要经过以下几个阶段:①潜伏期,指病原体侵入机体之后至出现临床症状之前的这一阶段,了解潜伏期最重要的临床意义是可以确定检疫期限,并有助于传染病的诊断和流行病学调查;②前驱期,指起病至开始出现该病明显症状为止;③症状明显期,出现该传染病所特有的症状、体征;④恢复期,患儿症状、体征基本消失,如较长时间机体功能仍不能恢复正常则称为后遗症。

3. 传染病的流行环节 传染病的流行过程,就是传染病在人群中发生、发展和转归的过程。传染病在人群中的传播必须具备 3 个基本环节,即传染源、传播途径和人群易感性。

(二)传染病患儿的一般护理

1. 建立预诊制度 小儿时期传染病多,门诊的预诊制度能及早发现传染病患儿,避免和减少交叉感染的机会。

2. 严格执行消毒隔离制度 隔离与消毒是防止传染病播散和院内感染的重要措施。应根据不同病原体的特征和各种传染病的传播途径采取相应的隔离消毒措施,控制传染源,切断传播途径,保护易感人群。患儿预诊后须按不同传染病的病种分别在指定的诊室进行诊治。诊室内应有洗手、空气消毒设备。传染病门诊应有单独的治疗室、药房、化验室、留观室、厕所等。患儿诊治完毕后,由指定出口离院或入院。

3. 及时报告疫情 护士是传染病的法定报告人之一。发现传染病后应及时填写"传染病疫情报告卡",并按国家规定的时间向防疫部门报告,以便采取措施进行疫源地消毒,防止传染病的播散。

4. 密切观察病情 传染病病情重、变化快,护士应深入病房,密切观察病情变化、服药反应、治疗效果、特殊检查后的情况,尤其要注意观察患儿发热的程度及热型、出疹情况、生命体征的变化、有无并发症等。必要时专人守护,详细记录,并做好各种抢救的准备工作。

5. 促进休息与营养 保持病室清洁、安静、舒适,以利于患儿休息。传染病的急性期应绝对卧床休息,症状减轻后方可逐渐起床活动。传染病患儿大多有高热、食欲缺乏,故应给予水分充足、易消化、营养丰富的流质、半流质或软质饮食,鼓励患儿多饮水,维持水、电解质平衡和促进体内毒素的排泄,必要时鼻饲或静脉补液。

6. 预防和控制院内感染 医院内感染是对住院患儿的一大威胁,护士在院内感染控制中起着非常重要的作用。护士和其他医务人员也必须采取预防措施保护自身免受感染,如 HIV 和乙型肝炎。正确洗手和勤洗手是防止微生物传播和预防院内感染最重要的方法,当可能接触血液、体液、分泌物或排泄物时,应戴手套或其他防护用品以免受污染。正确处理废弃物,污染物品要正确清洁与消毒。正确使用抗生素。

7. 加强心理护理 传染病患儿住院常需要单独隔离,更易产生孤独、紧张、恐惧心理,有的患儿可表现为大哭大闹、拒食、抗拒治疗甚至逃跑等。患儿不良的心理反应可促进病情加重,护理人员对此应倍加关注,耐心劝导患儿安心休息、配合治疗,对恢复期患儿应安排好教养活动,如游戏、保健操、看电视、复习功课等。鼓励患儿适量活动、保持良好情绪、促使疾病早日康复。

8. 开展健康教育 健康教育是传染病护理的重要环节。护理人员应针对传染病的特点,采用个别交谈、墙报及宣传画等形式向患儿及家长宣讲消毒隔离的意义及方法,传染病发生的原因、治疗、护理措施、出院后注意事项,使他们能配合医院的消毒隔离及治疗护理,控制院内交叉感染。

第二节　麻疹患儿的护理

学习目标

- **识记**
  1. 能正确叙述麻疹的病因。
  2. 能正确叙述麻疹的流行病学特征。
  3. 能列举出麻疹的临床症状及体征。
- **理解**
  1. 能正确解释麻疹的发病机制及病理。
  2. 能正确描述麻疹与其他出疹性疾病的鉴别要点。
  3. 能正确说出麻疹的并发症。
- **运用**
  1. 能够根据麻疹的病原体及流行病学特征,对患儿进行正确的消毒隔离,阻止疾病传播。
  2. 能够结合病例,提出麻疹患儿常见的护理诊断,并能根据护理程序对麻疹患儿实施整体护理。

麻疹(measles)是由麻疹病毒引起的一种急性出疹性呼吸道传染病。临床上以发热、上呼吸道炎、结膜炎、口腔麻疹黏膜斑(又称柯氏斑 Koplik spots)及全身斑丘疹为主要表现。本病传染性强,易并发肺炎。病后免疫力持久,大多终生免疫。

【**病因**】　麻疹病毒是一种副黏液病毒,仅有一个血清型,抗原性稳定。病毒不耐热,对日光和消毒剂均敏感,但在低温下能长期存活。

【**流行病学**】　麻疹一年四季均可发病,以冬春季多见。人群普遍易感,尤好发于6个月至5岁的小儿。患者是唯一的传染源。主要通过患者呼吸道飞沫传播,密切接触者亦可经污染病毒的手传播。麻疹患者自出疹前后的5天均有传染性。有并发症者传染性可延长至出疹后10天。

【**发病机制**】　麻疹病毒侵入易感儿后出现两次病毒血症。麻疹病毒侵入呼吸道上皮细胞及局部淋巴结,在这些部位繁殖,同时有少量病毒侵入血液而形成第一次病毒血症;此后病毒在全身单核-巨噬细胞系统内大量复制、繁殖,大量病毒再次侵入血流,造成第二次病毒血症,引起全身广泛性损害而出现一系列临床表现如高热和出疹,此时传染性最强。

【**病理**】　麻疹系全身性疾病,其病理变化特征是当病毒侵袭任何组织时均出现单核细胞浸润及形成多核巨细胞(Warthin-Finkeldey giant cells)。颊黏膜下层的微小分泌腺炎症致浆液性渗出及内皮细胞增生而形成麻疹黏膜斑。真皮毛细血管内皮细胞增生、血浆渗出、红细胞相对增多形成麻疹淡红色斑丘疹。疹退后,表皮细胞坏死、角化形成脱屑。由于皮疹处红细胞裂解,使皮疹消退后留有棕色色素沉着。

【临床表现】

（一）典型麻疹

1. 潜伏期　一般为6～18天,平均为10天左右。在潜伏期末可有低热、全身不适。

2. 前驱期(出疹前期)　发热开始至出疹,一般为3～4天。主要症状有:

（1）发热:为首发症状,多为中度以上发热。

（2）上呼吸道感染症状:在发热同时出现咳嗽、流涕、咽部充血等,眼结膜充血、流泪、畏光及眼睑水肿是本病特点。

（3）麻疹黏膜斑:见于90%以上的患儿,具有早期诊断的价值。麻疹黏膜斑在发疹前24～48小时出现,在两侧颊黏膜上相对于下臼齿对应处,可见直径约1.0mm灰白色小点,周围有红晕,随后迅速增多并融合,于出疹后1～2天迅速消失。

（4）其他:部分病例可有一些非特异性症状,如全身不适、食欲减退、呕吐、腹泻等。偶见皮肤荨麻疹,隐约斑疹或猩红热样皮疹,在出现典型皮疹时消失。

3. 出疹期　一般为3～5天。多在发热3～4天后出疹,先见于耳后、发际、颈部到颜面部,然后从上而下延至躯干、四肢,最后到手掌、足底。皮疹初为红色斑丘疹,疹间可见正常皮肤,以后逐渐融合成片,色加深呈暗红。此时全身中毒症状加重,体温高达40～40.5℃、咳嗽加剧,伴嗜睡或烦躁,重者有谵妄、抽搐,肺部可闻干、湿性啰音。

4. 恢复期　一般为3～5天。出疹3～4天后皮疹按出疹先后顺序逐渐隐退,可有糠麸样脱屑及淡褐色色素沉着,1～2周后完全消失。体温随之下降,症状也逐渐好转。

（二）非典型麻疹

体内尚有一定免疫力者呈轻型麻疹,症状轻,常无黏膜斑,皮疹稀而色淡,疹退后无脱屑和色素沉着,无并发症,此种情况多见于6个月内的婴儿、近期接受过被动免疫或曾接种过麻疹疫苗者。

体弱、有严重继发感染者呈重型麻疹,持续高热,中毒症状重,皮疹密集融合,常有并发症或皮疹骤退、四肢冰冷、血压下降等循环衰竭表现。

注射过麻疹减毒活疫苗的患儿还可出现皮疹不典型的异型麻疹(非典型麻疹综合征)和无典型黏膜斑、无皮疹的无疹型麻疹。

（三）常见并发症

1. 肺炎　是麻疹最常见的并发症,多见于5岁以下患儿。麻疹病毒引起的间质性肺炎常在出疹及体温下降后消退。而继发细菌感染性肺炎时,肺炎症状加剧,体征明显,预后差,易并发脓胸和脓气胸。

2. 喉炎　麻疹患儿常有轻度喉炎表现,随皮疹消退、体温下降其症状随之消失。但继发细菌感染所致的喉炎,可有声音嘶哑、犬吠样咳嗽、吸气性呼吸困难及三凹征,严重者可窒息死亡。

3. 心肌炎　轻者仅有心音低钝、心率增快、一过性心电图改变,重者可出现心力衰竭、心源性休克。

4. 脑炎　大多发生在出疹后2～6天,其临床表现和脑脊液检查同一般病毒性脑炎。脑炎的轻重与麻疹轻重无关。

麻疹患儿应注意与其他出疹性疾病相鉴别,见表16-1。

表16-1　小儿出疹性疾病的鉴别要点

病名	病原	全身症状及其他特征	皮疹特点	发热与皮疹关系
麻疹	麻疹病毒	呼吸道卡他性炎症,结膜炎,发热第2~3天口腔麻疹黏膜斑	红色斑丘疹,自头面部→颈→躯干→四肢,退疹后有色素沉着及细小脱屑	发热3~4天,出疹期热更高,热退疹渐退
风疹	风疹病毒	全身症状轻,耳后、枕部淋巴结肿大并触痛	斑丘疹,自面部→躯干→四肢,退疹后无色素沉着及脱屑	发热后半天至1天出疹
猩红热	乙型溶血性链球菌	高热,中毒症状重,杨梅舌、咽峡炎、扁桃体炎,环口苍白圈	皮肤弥漫充血,上有密集针尖大小丘疹,持续3~5天退疹,1周后全身大片脱皮	发热1~2天出疹,出疹时高热
肠道病毒感染	埃可病毒柯萨奇病毒	发热、咽痛、流涕、结膜炎、腹泻,全身或颈、枕后淋巴结肿大	散在斑疹或斑丘疹,很少融合,1~3天消退,不脱屑,有时可呈紫癜样或水疱样皮疹	发热时或热退后出疹
药物疹		原发病症状	皮疹痒感,摩擦及受压部位多,与用药有关,斑丘疹、疱疹、猩红热样皮疹、荨麻疹	发热、服药史

【辅助检查】

1. 一般检查　血白细胞总数减少,淋巴细胞相对增多。

2. 病原学检查　从呼吸道分泌物中分离出麻疹病毒,或用免疫荧光法检测到麻疹病毒抗原,可早期快速帮助诊断。

3. 血清学检查　多采用酶联免疫吸附试验(ELISA法)进行麻疹病毒特异性IgM抗体检测,有早期诊断价值。

【治疗原则】　治疗原则:加强护理,对症治疗,预防感染。

1. 一般治疗　注意补充维生素,尤其是维生素A和维生素D。保持水、电解质及酸碱平衡,必要时静脉补液。

2. 对症治疗　体温超过40℃者酌情给予小量(常用量的1/3~1/2)退热剂,伴有烦躁不安或惊厥者给予镇静剂,频繁剧咳者可服镇咳祛痰剂或雾化吸入。

3. 并发症治疗　有并发症者给予相应治疗。

【护理评估】

（一）健康史

询问有无麻疹患者的接触史及接触方式,麻疹疫苗的初种、复种时间。患儿平素的体质、营养状况及既往疾病病史,近期有无接受过主动免疫或被动免疫,如注射丙种球蛋白、胎盘球蛋白等。

（二）身体状况

评估有无发热、流涕、流泪等上呼吸道感染症状,口腔有无麻疹黏膜斑,注意出疹的顺序及皮疹的性质、分布、颜色、疹间皮肤是否正常,有无肺炎、喉炎、脑炎等并发症表现。了解患儿出疹初期的鼻咽部分泌物或痰涂片是否找到多核巨细胞以及免疫学检查结果。

（三）心理社会状况

评估患儿及其父母的心理状况、对疾病的应对方式；了解家庭及社会居民对疾病的认识程度、防治态度。

【常见护理诊断/问题】

1. 体温过高　与病毒血症、继发感染有关。

2. 有皮肤完整性受损的危险　与皮疹有关。

3. 营养失调：低于机体需要量　与食欲下降、高热消耗增加有关。

4. 潜在并发症：肺炎、脑炎、心肌炎。

【预期目标】

1. 患儿体温降至正常。

2. 患儿皮疹消退，皮肤完整、无感染。

3. 患儿住院期间能得到充足营养。

4. 患儿不发生并发症或并发症得到及时发现和处理。

【护理措施】

（一）维持正常体温

1. 卧床休息　卧床休息至皮疹消退、体温正常为止。保持室内空气新鲜，温、湿度适宜，衣被清洁、干燥、合适，勿捂汗。

2. 监测体温　处理麻疹高热时须兼顾透疹，不宜用药物及物理方法强行降温，尤其禁用冷敷及乙醇擦浴，如体温升至40℃以上时，可用小剂量退热剂或温水擦浴，使体温稍降以免惊厥。

（二）保持皮肤黏膜的完整性

1. 皮肤护理　保持皮肤清洁，勤换内衣。及时评估出疹情况，如出疹不畅，可用中药或鲜芫荽煎服或外用，帮助透疹。勤剪指甲，避免患儿抓伤皮肤引起继发感染。

2. 口、眼、耳、鼻部的护理　多饮水，保持口腔清洁；室内光线柔和，眼部可应用生理盐水清洁双眼，再滴入抗生素眼药水或眼膏，并加服鱼肝油预防干眼症；防止眼泪及呕吐物流入耳道，引起中耳炎；及时清除鼻痂，保持鼻腔通畅。

（三）保证营养的供给

饮食以清淡、易消化、营养丰富的流食、半流食为宜，少量多餐。鼓励多饮水，必要时按医嘱静脉补液。恢复期应添加高蛋白、高能量及多种维生素的食物，无须忌口。

（四）观察病情

出疹期间出现高热不退、咳嗽加剧、呼吸困难及肺部细湿啰音等为并发肺炎的表现，重症肺炎尚可致心力衰竭；患儿出现声嘶、气促、吸气性呼吸困难、三凹征等为并发喉炎的表现；患儿出现抽搐、嗜睡、脑膜刺激征等为脑炎的表现，如出现上述表现应予以相应处理。

（五）预防感染的传播

1. 管理传染源　隔离患儿至出疹后5天，并发肺炎者延长至出疹后10天。密切接触的易感儿，应隔离观察3周，若接触后接受过免疫抑制剂者则延至4周。

2. 切断传播途径　每天用紫外线消毒患儿房间或通风半小时，患儿衣物在阳光下曝晒。医护人员接触患儿前后应洗手、更换隔离衣或在空气流动处停留半小时。

3. 保护易感人群　流行期易感儿应尽量避免去公共场所。托幼机构应加强晨间检查。8

个月以上未患过麻疹者均应接种麻疹减毒活疫苗,7岁时进行复种。流行期间可应急接种,体弱易感儿接触麻疹后,应及早注射免疫血清球蛋白。

（六）健康教育

应向家长介绍麻疹的流行特点、病程、隔离时间、早期症状、并发症和预后,使其有充分的心理准备,积极配合治疗。无并发症的患儿可在家中治疗护理,指导家长做好消毒隔离、皮肤护理以及病情观察等,防止继发感染。

【护理评价】 经过治疗和护理,患儿体温是否降至正常,皮疹是否出齐、出透,皮肤是否完整,是否合并其他感染;患儿家长是否了解麻疹的有关知识,能否配合做好消毒隔离、皮肤护理等。

第三节　水痘患儿的护理

学习目标 ▮▮

- 识记
  1. 能正确叙述水痘的病因。
  2. 能正确叙述水痘的流行病学特征。
  3. 能列举出水痘的临床症状及体征。
- 理解
  1. 能正确解释水痘的发病机制及病理。
  2. 能正确陈述水痘的并发症。
- 运用
  能够结合病例,提出水痘患儿常见的护理诊断,并能根据护理程序对水痘患儿实施整体护理。

水痘(varicella,chickenpox)是由水痘-带状疱疹病毒(varicella-zoster virus,V-Z virus)引起的小儿常见的急性出疹性疾病,传染性极强,临床特征为皮肤和黏膜相继出现并同时存在斑疹、丘疹、疱疹及结痂。感染后可获得持久免疫。

【病因】 水痘-带状疱疹病毒属疱疹病毒科α亚科。人是唯一宿主。该病毒在体外抵抗力弱,对热、酸和各种有机溶剂敏感,在痂皮中不能存活。

【流行病学】 水痘患者是唯一的传染源。主要通过呼吸道飞沫或直接接触传播。出疹前1~2天至疱疹结痂为止均有很强的传染性。人群普遍易感,以2~6岁为高峰。四季均可发病,以冬春季多见,常呈流行性。

【发病机制和病理】 病毒经口、鼻进入人体,在呼吸道黏膜细胞内繁殖,2~3天后进入血液,产生病毒血症,可在单核-吞噬细胞系统内再次增殖后入血,引起第2次病毒血症而发病。病变主要损害皮肤,偶尔累及内脏。由于病毒侵入血液往往是间歇性的,故临床表现为皮疹分批出现。皮肤病变仅限于表皮棘细胞层,呈退行性变和水肿,由于细胞裂解、液化和组织液的渗入,形成水疱,水疱液内含大量病毒。黏膜病变与皮疹类似。

【临床表现】

1. 典型水痘　潜伏期多为 2 周。前驱期仅 1 天左右,表现为低热、不适、厌食、流涕、咳嗽等。常在起病当天或次日出现皮疹。其特点为:①皮疹分批出现,开始为红色斑疹或斑丘疹,迅速发展为清亮、椭圆形小水疱,周围伴有红晕。疱液先透明而后混浊,且疱疹出现脐凹现象,易破溃,常伴瘙痒,2～3 天开始干枯结痂。同一时间内可见上述 3 种形态皮疹同时存在,这是水痘皮疹的重要特征。皮疹脱痂后一般不留瘢痕。②皮疹呈向心性分布,躯干多,四肢少,这是水痘皮疹的又一特征。③黏膜疱疹可出现在口腔、咽、眼结膜、生殖器等处,易破溃形成溃疡,疼痛明显。水痘多为自限性疾病,10 天左右自愈。

2. 重型水痘　发生于肿瘤或免疫功能低下的患儿,患儿全身中毒症状较重,高热,皮疹分布广泛,可融合形成大疱型疱疹或出血性皮疹,可继发感染甚至引起败血症,病死率高。

3. 先天性水痘　孕妇患水痘时可累及胎儿。妊娠早期感染,可致新生儿患先天性水痘综合征,导致多发性先天性畸形和自主神经系统受累,患儿常在 1 岁内死亡,存活者留有严重的神经系统伤残。接近产期感染水痘,新生儿病情多严重,死亡率高。

4. 并发症　常见为皮肤继发性细菌感染。少数病例可发生心肌炎、肝炎等,水痘肺炎小儿少见,临床症状迅速恢复,X 线肺部病变可持续 6～12 周。

【辅助检查】

1. 血常规　外周血白细胞总数大多正常或稍低。

2. 疱疹刮片　用瑞氏染色可见多核巨细胞,用苏木素-伊红染色查见核内包涵体,可供快速诊断。

3. 血清学检查　血清水痘病毒特异性 IgM 抗体检测,可早期协助诊断;双份血清特异性 IgG 抗体滴度 4 倍以上升高也有助于诊断。

【治疗原则】

1. 对症治疗　皮肤瘙痒时可局部应用炉甘石洗剂或口服抗组胺药。高热时给予退热剂。有并发症时进行相应对症治疗。

2. 抗病毒治疗　阿昔洛韦(acyclovir)为目前首选抗 V-Z virus 药物。但须在水痘发病后 24 小时内应用才有效。此外,尚可酌情选用干扰素。

【常见护理诊断/问题】

1. 皮肤完整性受损　与水痘病毒引起的皮疹及继发感染有关。

2. 体温过高　与病毒血症有关。

【护理措施】

(一)减轻皮肤病损,恢复皮肤完整性

1. 室内温、湿度适宜,保持衣被清洁、舒适,勤换内衣,保持皮肤清洁、干燥。剪短指甲,小婴儿可戴连指手套,避免搔破皮疹,引起继发感染或留下瘢痕。

2. 减少皮疹瘙痒。温水洗浴,疱疹无破溃者,可涂炉甘石洗剂或 5% 碳酸氢钠溶液,也可遵医嘱口服抗组胺药物;疱疹已破溃者、有继发感染者,局部用抗生素软膏,或遵医嘱口服抗生素控制感染。

(二)降低体温

监测体温,发热时可用物理降温或适量退热剂,忌用阿司匹林,以免增加 Reye 综合征的危险。卧床休息到热退,症状减轻。给富含营养的清淡饮食,多饮水,保证机体足够的营养。

(三)观察病情

水痘临床过程一般顺利,偶可发生播散性水痘,并发肺炎、心肌炎,应注意观察,及早发现,并予以相应的治疗及护理。

(四)预防感染传播

1. 管理传染源 大多数无并发症患儿多在家中隔离治疗,应隔离至疱疹全部结痂为止。易感儿接触后应隔离观察3周。

2. 保护易感儿 托幼机构应做好晨间检查、空气消毒,防止扩散,尤其对体弱、免疫功能低下者更应加强保护。对使用大剂量激素、免疫功能受损、恶性病患儿以及孕妇,在接触水痘后72小时内肌内注射水痘-带状疱疹免疫球蛋白(varicella zoster immune globulin,VZIG),可起到预防或减轻症状的作用。国外已开始使用水痘减毒活疫苗,接触水痘后立即给予可预防发病,即使患病症状也很轻微。

(五)健康教育

对社区人群进行疾病病因、表现特点、治疗护理要点知识宣教,还要加强预防知识教育,如流行期间避免易感儿去公共场所。介绍水痘患儿隔离时间,使家长有充分的思想准备,以免引起焦虑。指导家长给予患儿足够的水分和营养。为家长示范皮肤护理方法,注意检查,防止继发感染。

第四节 流行性腮腺炎患儿的护理

学习目标 ■▶

- **识记**
  1. 能正确叙述流行性腮腺炎的病因。
  2. 能正确叙述流行性腮腺炎的流行病学特征。
  3. 能列举出流行性腮腺炎的临床症状及体征。
- **理解**
  1. 能正确解释流行性腮腺炎的发病机制及病理。
  2. 能正确陈述流行性腮腺炎的并发症。
- **运用**
  能够结合病例,提出流行性腮腺炎患儿常见的护理诊断,并能根据护理程序对流行性腮腺炎患儿实施整体护理。

流行性腮腺炎(mumps,epidemic parotitis)是由腮腺炎病毒引起的小儿时期常见的急性呼吸道传染病。以腮腺肿大、疼痛为特征,各种唾液腺体及其他器官均可受累,系非化脓性炎症。

【病因】 腮腺炎病毒为 RNA 病毒,属副黏液病毒,仅一个血清型,存在于患者唾液、血液、尿及脑脊液中。此病毒对理化因素抵抗力不强,加热至 56℃ 20 分钟或甲醛、紫外线等很容易使其灭活,但在低温条件下可存活较久。人是病毒的唯一宿主。

【流行病学】 本病一年四季均可散发,多见于冬春两季。15 岁以下小儿是主要的易感者。在幼儿园中容易造成流行,感染后可获持久免疫。患者和隐性感染者为本病的传染源。自腮腺肿大前 1 天到消肿后 3 天均有传染性。病毒主要通过直接接触、飞沫传播,也可经唾液污染的食具、玩具等途径传播。

【发病机制和病理】 腮腺炎病毒经口、鼻侵入人体,在局部黏膜上皮细胞中增殖,引起局部炎症和免疫反应。然后入血液产生病毒血症。病毒经血液至全身各器官,首先使腮腺、颌下腺、舌下腺、胰腺、性腺等发生炎变,也可侵犯神经系统。在这些器官中病毒再度繁殖,并再次侵入血循环,散布至第一次未曾侵入的其他器官,引起炎症,临床上呈现不同器官相继出现病变的症状。

病变腺体呈非化脓性炎症,包括间质水肿、点状出血、淋巴细胞浸润和腺泡坏死等,致使腺管被炎性渗出物阻塞,唾液淀粉酶排出受阻,经淋巴系统进入血液,而使血、尿淀粉酶均增高。其他器官如胰腺、睾丸等亦可发生类似的病理改变。

【临床表现】 典型病例临床上以腮腺炎为主要表现。潜伏期 14 ~ 25 天,平均 18 天。大多无前驱期症状。

1. 腮腺肿大 常是疾病的首发体征。通常先起于一侧,2 ~ 3 天内波及对侧,也有两侧同时肿大或始终限于一侧者。肿胀以耳垂为中心,向前、后、下发展,局部不红,边缘不清,轻度压痛,咀嚼食物时疼痛加重,在上颌第 2 磨牙旁的颊黏膜处,可见红肿的腮腺管口。腮腺肿大持续 5 日左右,以后逐渐消退。

2. 下颌下腺和舌下腺肿大 在腮腺肿大时,常波及邻近的下颌下腺和舌下腺。

3. 发热 可有不同程度的发热,持续时间不一,亦有体温始终正常者。

4. 并发症

(1) 脑膜脑炎:可在腮腺炎出现前、后或同时发生,表现为发热、头痛、呕吐、颈项强直,少见惊厥和昏迷,脑脊液呈无菌性脑膜炎样改变。大多预后良好,但也偶见死亡及留有神经系统后遗症者。

(2) 睾丸炎:是男孩最常见的并发症,多为单侧受累,睾丸肿胀疼痛,约半数病例可发生萎缩,双侧萎缩者可导致不育症。

(3) 急性胰腺炎:较少见。常发生于腮腺肿胀数日后。出现中上腹剧痛,有压痛和肌紧张,伴发热、寒战、呕吐、腹胀、腹泻或便秘等。

【辅助检查】

1. 血、尿淀粉酶测定 90% 的患儿血、尿淀粉酶增高,并与腮腺肿胀平行,第 1 周达高峰,第 2 周左右恢复正常。血脂肪酶增高,有助于胰腺炎的诊断。

2. 特异性抗体测定 血清中腮腺炎病毒特异性 IgM 抗体阳性提示近期感染。

3. 病毒分离 患者唾液、脑脊液、尿或血中可分离出病毒。

【治疗原则】 主要为对症处理及支持治疗。对高热、头痛和并发睾丸炎者可酌情应用解热止痛药。睾丸肿痛者局部冷敷并用阴囊托将睾丸抬高以减轻疼痛。重症患儿必要时可短期使用肾上腺皮质激素治疗。

【常见护理诊断/问题】

1. 疼痛 与腮腺非化脓性炎症有关。

2. 体温过高 与病毒感染有关。

【护理措施】

（一）减轻疼痛

1. 保持口腔清洁,常用温盐水漱口,多饮水,防止继发感染。

2. 给予富有营养、易消化的半流质或软食,忌酸、辣、干、硬食物,以免因唾液分泌及咀嚼使疼痛加剧。

3. 局部冷敷,以减轻炎症充血及疼痛,亦可用中药湿敷。

（二）维持正常体温

高热者给予物理或药物降温,鼓励患儿多饮水。发热伴有并发症者应卧床休息至热退。

（三）观察病情变化

注意有无脑膜脑炎、睾丸炎、急性胰腺炎等临床征象,并予相应的治疗和护理。发生睾丸炎时可用丁字带托起阴囊,局部间歇冷敷以减轻疼痛。

（四）预防感染传播

发现腮腺炎患儿后立即采取呼吸道隔离措施,直至腮腺肿大消退后 3 天。有接触史的易感儿应观察 3 周。流行期间应加强托幼机构的晨检。居室应空气流通,对患儿口、鼻分泌物及污染物应进行消毒。易感儿可接种减毒腮腺炎活疫苗。

（五）健康教育

无并发症的患儿一般在家中隔离治疗,指导家长做好隔离、饮食、用药等护理,学会病情观察,若有并发症表现,应及时送医院就诊。做好患儿和家长的心理护理,介绍减轻疼痛的方法,使患儿配合治疗。

第五节 手足口病患儿的护理

学习目标

- 识记

  1. 能正确叙述手足口病的定义、病因。

  2. 能正确叙述手足口病的流行病学特征。

  3. 能列举出手足口病的临床症状及体征。

- 理解

  1. 能正确解释手足口病的发病机制及病理。

  2. 能正确陈述手足口病的并发症。

- 运用

  能够结合病例,提出手足口病患儿常见的护理诊断,并能按照护理程序对手足口病患儿实施整体护理。

手足口病(hand foot and mouth disease,HFMD)是由肠道病毒引起的急性传染病,临床特征是手、足、口腔等部位的斑丘疹、疱疹。少数病例可出现脑膜炎、脑炎、脑脊髓膜炎、肺水肿、循环障碍等,致死原因主要为脑干脑炎及神经源性肺水肿。

【病因】　引起手足口病的肠道病毒以肠道病毒 71 型(EV71)、柯萨奇病毒 A 组 16 型(CoxA16)多见。其中重症病例多由 EV71 感染引起。故本节主要介绍 EV71 感染引起的手足口病。

【流行病学】　患者和隐性感染者均为传染源。感染了 EV71 的患者会经粪便、唾液或口鼻分泌物排出病毒,所以传播途径主要为粪-口传播、飞沫传播或密切接触传播。人群普遍易感,感染后可获得持久免疫力。以≤3 岁年龄组发病率为最高。

【发病机制和病理】　EV71 经各种传播途径侵入人体后,主要在咽部或小肠黏膜等上皮细胞和局部淋巴组织中繁殖,大部分为隐性感染,产生特异性抗体。少数人因机体免疫力低下,病毒可进入血液产生病毒血症,进而侵犯不同靶器官造成感染的播散。

【临床表现】　潜伏期平均 3~5 天。根据临床表现,将 EV71 感染分为以下 5 期:

1. 第 1 期(手足口出疹期)　急性起病,主要表现为发热,手、足、口、臀部出疹(斑丘疹、丘疹、小疱疹),疱疹周围有炎性红晕,疱内液体较少。可伴咳嗽、流涕、食欲缺乏等症状,部分患儿仅表现为皮疹或疱疹性咽峡炎,个别患儿可无皮疹。此期为手足口病普通病例,绝大多数患儿在一周内痊愈,预后良好。

2. 第 2 期(神经系统受累期)　少数患儿可在病程第 1~5 天内出现精神差、嗜睡、易惊、头痛、呕吐、肢体抖动、颈项强直等神经系统症状,此期为手足口病重症病例重型,大多数患儿可痊愈。

3. 第 3 期(心肺功能衰竭前期)　多发生在病程 5 天内,表现为呼吸、心率增快,出冷汗,面色苍灰,皮肤花纹,四肢发凉,指(趾)发绀,血压升高,血糖升高,此期为手足口病重症病例危重型,及时发现上述表现并正确治疗,是降低病死率的关键。

4. 第 4 期(心肺功能衰竭期)　病情继续发展,患儿出现心肺功能衰竭,多发生在病程 5 天内,表现为心动过速或过缓,呼吸浅促,口唇发绀,咳粉红色泡沫样痰或血性液体,持续低血压或休克,此期病例属于手足口病重症病例危重型,病死率较高。

5. 第 5 期(恢复期)　体温逐渐恢复正常,神经系统受累症状和心肺功能逐渐恢复,少数可遗留神经系统后遗症状。

【辅助检查】

1. 血常规　白细胞正常或降低,病情危重者白细胞计数可明显增高。

2. 病毒分离　自咽拭子或咽喉部洗液、粪便或肛拭子、脑脊液或疱疹液可分离出肠道病毒。

3. 血清学检查　急性期与恢复期 EV71 等肠道病毒中和抗体有 4 倍以上的升高。

【治疗原则】

1. 普通病例　无须住院治疗,注意隔离,避免交叉感染。适当休息,清淡饮食,做好皮肤和口腔护理,发热等症状采用中西医结合治疗。

2. 重症病例　使用甘露醇等脱水利尿剂降低颅内压;适当控制液体入量;及时应用血管活性药,同时给予氧疗和呼吸支持;酌情应用丙种球蛋白、糖皮质激素;根据病情使用呼吸机辅助呼吸。

3. 恢复期治疗　给予支持疗法,促进各脏器功能恢复;肢体功能障碍者给予康复治疗。

【常见护理诊断/问题】

1. 皮肤完整性受损　与肠道病毒引起的皮疹及继发感染有关。

2. 体温过高　与病毒感染有关。

3. 潜在并发症:脑膜炎、肺水肿、呼吸衰竭、心力衰竭。

【护理措施】

（一）保持皮肤黏膜的完整性

1. 室内温度适宜,保持衣被清洁、舒适,勤换内衣,保持皮肤清洁、干燥。剪短指甲,避免搔破皮疹,引起继发感染或留下疤痕。

2. 疱疹无破溃者,可涂炉甘石洗剂或 5% 碳酸氢钠溶液;疱疹已破溃者、有继发感染者,局部用抗生素软膏。

3. 保持口腔清洁、黏膜湿润。可用双八面体蒙脱石糊状或维生素 B_2 粉剂直接涂于口腔溃疡处。勤更换尿布,保持臀部皮肤清洁干燥。

（二）维持正常体温

1. 卧床休息　保持室内温、湿度适宜,衣被合适,及时更换衣被,保持干燥。

2. 监测体温　遵医嘱用药物及物理方法进行降温,对于中枢性高热可用冰帽或遵医嘱使用亚冬眠疗法,注意保持呼吸道通畅,监测生命体征。

（三）保证营养供给

给予高热量、高维生素、清淡、易消化、无刺激性的温凉流质或半流质,避免饮用牛奶、豆浆等不易消化且加重肠胀气的食物,严重吐泻时应暂停进食。

（四）病情观察

观察体温变化和出疹情况;观察心、脑、肺等重要脏器功能,及早发现心肌炎、脑膜炎、肺水肿等并发症。

1. 脑炎　观察生命体征、意识、瞳孔变化,注意颅内高压表现。

2. 肺水肿　观察呼吸频率、节律,有无呼吸困难及咳粉红色泡沫痰。

3. 心肌炎　观察生命体征,尤其是心率、心律。有无心悸、面色苍白、四肢湿冷、意识障碍、尿量减少、血压下降等休克表现。

（五）预防感染传播

病室空气流通,定时消毒病房内空气及患儿用物。医护人员接触患儿前后均要消毒双手。尽量减少陪护及探视人员,并做好陪护宣教,要求勤洗手、戴口罩等。

（六）健康教育

向家长说明该病的流行特点、临床表现及预防措施。不需要住院治疗的患儿可在家中隔离,教会家长做好口腔、皮肤护理及病情观察,如有病情变化应及时到医院就诊。流行期间不要带孩子到公共场所,并教会孩子养成良好的卫生习惯,加强锻炼,增强机体抵抗力。

第六节 猩红热患儿的护理

猩红热(scarlet fever)是由 A 组 β 型溶血性链球菌(group A-β hemolytic streptococcus)引起的急性呼吸道传染病。临床特征是突发高热、咽峡炎、全身弥漫性充血性点状皮疹和疹退后明显的脱屑,多见于 3 ~ 7 岁儿童。

【病因】 病原菌为 A 组 β 型溶血性链球菌,呈链状排列,革兰染色阳性,球形或卵圆形,无芽孢,无鞭毛,在血培养基中生长良好。

该菌体外抵抗力强,在痰及脓液中可生存数周,但对热及一般消毒剂敏感,加热 56℃ 30 分钟及一般消毒剂均可灭活。

【流行病学】 传染源主要是患者和带菌者。发病前 24 小时至疾病高峰时期的传染性最强,脱皮时期的皮屑无传染性。主要经空气飞沫传播。人群普遍易感,全年均可发病,但以冬春季多见。任何年龄均可发病,但以儿童多见。

【发病机制与病理】 溶血性链球菌从呼吸道侵入咽、扁桃体,引起局部炎症,表现为咽峡及扁桃体急性充血、水肿,可为卡他性、脓性或膜性,并可向邻近组织器官扩散,亦可通过血源播散。炎症病灶处溶血性链球菌产生红斑毒素,可引起真皮层毛细血管充血、水肿、炎症细胞浸润等,形成猩红热样皮疹。恢复期表皮细胞角化过度,并逐渐脱落,形成脱屑。舌乳头红肿突起,形成杨梅舌。重型患儿可有全身淋巴结、肝、脾等网状内皮组织增生,心肌发生退行性变。个别患者在病程第 2 ~ 3 周时出现变态反应,主要表现为肾小球肾炎或风湿热。

【临床表现】

1. 潜伏期 通常为 2 ~ 3 天,短者 1 天,长者 5 ~ 6 天。

2. 前驱期 一般不超过 24 小时,少数可达 2 天。骤起畏寒、高热,伴头痛、咽痛、恶心、呕吐。婴儿起病可烦躁或惊厥。轻者仅咽部和扁桃体充血肿胀,重者咽及软腭有脓性渗出物和点状红疹或出血性红疹,可有假膜形成。颈及颌下淋巴结肿大及压痛。

3. 出疹期 皮疹多数在发病后第 1 ~ 2 天出现,从耳后、颈底及上胸部开始,迅速蔓及全身。典型的皮疹为在全身皮肤充血发红的基础上散布着针尖大小密集而均匀的点状充血性红疹,高出皮面,扪之粗糙,有痒感,疹间无正常皮肤,以手按压则红色可暂时消退数秒钟,出现苍白手印,此种现象称为贫血性皮肤划痕,为猩红热的特征之一。在皮肤皱褶处,皮疹密集成线,压之不退,称为帕氏线,为猩红热的特征之二。前驱期和出疹初期,病人出现"杨梅舌",为猩红热的特征之三。部分病例还可出现口周苍白区。

4. 恢复期　皮疹于 3~5 天后颜色转暗,逐渐隐退,并按出疹顺序脱皮,皮疹愈多,脱屑愈明显。轻者呈细屑状或片状,重者有时呈大片脱皮,以指(趾)部明显。全身中毒症状及局部炎症也很快消退,此期 1 周左右。

【辅助检查】

1. 血常规　白细胞计数增加,以中性粒细胞为主,严重患者可出现中毒颗粒。

2. 血清学检查　可用免疫荧光法检测咽拭子涂片进行快速诊断。

3. 细菌培养　从鼻咽拭子或其他病灶内取标本做细菌培养。

【治疗原则】

1. 一般治疗　供给充分的营养、热量。发热、咽痛期间可给予流质或半流质饮食,保持口腔清洁,高热患儿给以物理或药物降温。

2. 抗菌治疗　青霉素是治疗猩红热的首选药物,能预防急性肾小球肾炎、风湿热等并发症的发生,治疗开始愈早,预防效果愈好。青霉素剂量每日 5 万 U/kg,分 2 次肌内注射;严重感染者,剂量可加大到 10 万~20 万 U/kg,静脉滴注。青霉素过敏者可选用红霉素。

【常见护理诊断/问题】

1. 体温过高　与毒血症有关。

2. 皮肤完整性受损　与猩红热皮疹有关。

3. 舒适度减弱:咽痛、头痛、皮肤瘙痒　与炎症反应及皮疹有关。

【护理措施】

(一)维持正常体温

1. 卧床休息　卧床休息至皮疹消退、体温正常为止。衣被合适,及时更换衣被,保持干燥。

2. 监测体温　高热可用物理降温,必要时遵医嘱使用退热剂。保持室内空气流通,温、湿度适宜

(二)保持皮肤黏膜的完整性,减轻疼痛

1. 皮肤护理　保持皮肤清洁,勤换内衣,剪短指甲,避免患儿抓伤皮肤引起继发感染。对半脱的大片状脱皮要及时用消毒剪刀剪除,切忌强行撕脱,以免出血和继发感染。沐浴时避免水温过高,忌用刺激性强的肥皂或沐浴液。

2. 口腔护理　鼓励患儿多饮水或温生理盐水漱口。给予营养丰富、含大量维生素且易消化的流质、半流质饮食或软食,避免生、酸、辛、硬等刺激性的食物及饮料。注意咽痛的程度,可遵医嘱使用锡类散、西瓜霜喷雾消炎止痛。

(三)预防感染的传播

明确诊断后及时隔离,隔离期限至少 1 周。病情不需要住院的患儿,尽可能在家隔离治疗。密切接触者应严密观察,有条件可作咽拭子培养。对可疑病例,应及时采取隔离措施。

(四)健康教育

应向家长介绍疾病特点,加强卫生宣教,平时注意个人卫生,勤晒被褥,注意室内空气流通,流行期间应避免到人群密集的公共场所,接触患者应戴口罩。

第七节　结核病患儿的护理

一、概　　述

结核病(tuberculosis)是由结核杆菌引起的一种慢性感染性疾病。全身各脏器均可累及,但以肺结核最常见。近十多年来,由于人类免疫缺陷病毒(HIV)的流行和耐药结核菌株的产生,许多国家结核发病率有所回升,目前我国结核病年发病人数约为130万,占全球发病人数的14%,位居全球第二位。我国0~14岁小儿结核感染率为9.0%,活动性肺结核患病率为91.8/10万,且呈现上升趋势。

【**病因**】　结核菌属于分枝杆菌属,革兰染色阳性,抗酸染色呈红色,分为4型:人型、牛型、鸟型和鼠型。其中人型是人类结核病的主要病原体。结核杆菌的抵抗力较弱,在外界环境中可长期存活并保持致病力,在阳光直射下1~2小时死亡,紫外线照射仅需10分钟,湿热68℃20分钟即可灭活,干热100℃20分钟以上才能杀死。痰液中的结核杆菌用5%苯酚或20%漂白粉须经24小时处理才被杀灭。

【**流行病学**】　小儿结核病多由结核病患者传染而来,30%~50%的患儿有与成人开放性肺结核患者的密切接触史。传播途径主要是通过呼吸道,少数经消化道传染,经皮肤或胎盘传染者少见。小儿结核病的感染率随着年龄增长而升高,患病率则年龄越小越高。新生儿对结核菌非常敏感,小儿发病与否主要取决于:①结核菌的毒力及数量;②机体抵抗力的强弱;③遗传因素与本病的发生亦有一定关系。由于卡介苗的广泛接种,大大降低了小儿结核的发病率和死亡率。

【**发病机制**】　结核菌引起人体的发病不仅取决于细菌的数量、毒力,更主要是与机体免疫功能有关,尤其是细胞免疫的强弱。结核杆菌初次侵入人体后,在肺泡内和无活性的巨噬细胞中短暂的生长繁殖,4~8周后产生细胞免疫,同时出现组织超敏反应,通过细胞免疫应答使 T 淋巴细胞致敏。若再次接触结核杆菌或其代谢产物时,致敏的淋巴细胞就释放一系列细胞因子,激活并汇集巨噬细胞于病灶处,产生足够的水解酶和杀菌素,吞噬和杀灭大部分结核杆菌。当细菌量少而组织敏感性高时,就形成由淋巴细胞、巨噬细胞和成纤维细胞组成的肉芽肿;当细菌量多、组织敏感性高时,则组织坏死不完全而产生干酪样物质;当细菌量多而组织敏感性低时,可引起感染播散和局部组织破坏。

机体感染结核菌后,在产生免疫力的同时,也产生变态反应,结核免疫和变态反应是同一细胞免疫过程的两种不同表现。结核变态反应对免疫的影响为双重作用。一般认为适度的变态反应,机体抵抗力最强;变态反应过强时,可加剧炎症反应,甚至发生干酪样坏死;变态反应过弱时,机体反应性差,易导致病变播散。

【辅助检查】

（一）结核菌素试验

儿童受结核感染4~8周后,作结核菌素试验即呈阳性反应。结核菌素反应属于迟发型变态反应。

1. 试验方法　常用的结核菌素试验为皮内注射0.1ml含结核菌素5个单位的纯蛋白衍生物(PPD)。一般在左前臂掌侧面中下1/3交界处行皮内注射,使之形成直径6~10mm的皮丘。若患儿结核变态反应强烈,如患疱疹性结膜炎、结节性红斑或一过性多发性结核过敏性关节炎等,宜用1个结核菌素单位的PPD试验,以防局部的过度反应及可能的病灶反应。

2. 结果判断　48~72小时后,一般以72小时为准观察反应结果。测定局部硬结的直径,取横、纵两径的平均值来判断其反应的强度。如硬结平均直径<5mm为阴性(-),5~9mm为阳性(+),10~19mm为中度阳性(++),≥20mm为强阳性(+++),局部除硬结外,还可见水疱、破溃、淋巴管炎及双圈反应等为极强阳性反应(++++)。

3. 临床意义

（1）阳性反应见于:①接种卡介苗后;②年长儿无明显临床症状,仅呈一般阳性反应,表示曾感染过结核杆菌;③婴幼儿尤其是未接种过卡介苗者,中度阳性反应多表示体内有新的结核病灶。年龄愈小,活动性结核的可能性愈大;④强阳性反应者,表示体内有活动性结核病;⑤由阴性反应转为阳性反应者,或反应强度由原来小于10mm增至大于10mm,且增幅超过6mm,表示新近有感染。

（2）阴性反应见于:①未感染过结核;②结核迟发型变态反应前期(初次感染4~8周内);③假阴性反应,机体免疫功能低下或受抑制所致,如重症结核病;急性传染病如麻疹、水痘、百日咳等;体质极度衰弱如重度营养不良、重度脱水、重度水肿等;原发或继发免疫缺陷病;应用糖皮质激素或其他免疫抑制剂治疗时等;④技术误差或结核菌素失效。

（二）实验室检查

1. 结核杆菌检查　从痰液、胃液、支气管洗涤液、脑脊液、病变局部穿刺液中找到结核菌是重要的确诊手段。

2. 免疫学诊断及分子生物学诊断　如用DNA探针、聚合酶链反应(PCR)来快速检测结核杆菌。用酶联免疫电泳技术（ELIEP）、酶联免疫吸附试验（ELISA）来检测结核杆菌特异性抗体。

3. 血沉检查　血沉增快为结核病活动性指标之一，但无特异性。

（三）影像学诊断

胸部 X 线检查是筛查小儿结核病的重要手段之一，能确定病变部位、范围、性质及进展情况，定期复查可观察治疗效果，胸部 CT 检查有利于发现隐蔽区病灶。

（四）其他辅助检查

纤维支气管镜检查，有助于支气管内膜结核及支气管淋巴结结核的诊断；周围淋巴结穿刺液涂片检查，可发现特异性结核改变；肺穿刺活检或胸腔镜取肺组织活检对特殊疑难病例确诊有帮助。

【预防】

1. 管理传染源　结核菌涂片阳性患者是小儿结核病的主要传染源，早期发现及合理治疗结核菌涂片阳性患者，是预防小儿结核病的根本措施。

2. 普及卡介苗接种　卡介苗接种是预防小儿结核病的有效措施，可降低发病率和死亡率。目前我国计划免疫接种对象为新生儿和结核菌素试验阴性的小儿。但下列情况禁止接种卡介苗：①先天性胸腺发育不全或严重联合免疫缺陷病患者。②急性传染病恢复期。③注射局部有湿疹或患全身性皮肤病。④结核菌素试验阳性。

3. 预防性化疗

（1）目的：预防小儿活动性肺结核、预防发生肺外结核病及防止青春期结核病复发。

（2）方法：服用异烟肼每日 10mg/kg，每日 1 次，最大剂量每日不超过 300mg，疗程 6～9 个月。

（3）适应证：①密切接触家庭内开放性肺结核者；②新近结核菌素试验由阴性转为阳性的自然感染者；③3 岁以内未接种过卡介苗而结核菌素试验中度阳性以上者；④结核菌素试验为阳性并有早期结核中毒症状者；⑤结核菌素试验阳性小儿，新近患麻疹、百日咳等急性传染病时；⑥结核菌素试验阳性小儿，因其他疾病须较长期使用糖皮质激素或其他免疫抑制剂治疗者。

是否需要预防性化疗，不可仅凭结核菌素试验反应的大小，须结合临床资料综合分析。

【治疗原则】　主要应用抗结核药物治疗。目的：①杀灭病灶中的结核菌；②防止血行播散。治疗原则：①早期治疗；②适宜剂量；③联合用药；④规律用药；⑤坚持全程；⑥分段治疗。

（一）常用的抗结核药物

1. 杀菌药物　①全杀菌药物：如异烟肼（INH）和利福平（RFP）。对细胞内、外处于生长繁殖期的细菌和干酪病灶内代谢缓慢的细菌均有杀灭作用，且不论在酸性还是碱性环境中均能发挥作用；②半杀菌药物：如链霉素（SM）和吡嗪酰胺（PZA）。SM 能杀灭在碱性环境中生长、分裂、繁殖活跃的细胞外的结核菌；PZA 能杀灭在酸性环境中细胞内的结核菌及干酪病灶内代谢缓慢的结核菌（表 16-2）。

2. 抑菌药物　常用者有乙胺丁醇（EMB）及乙硫异烟胺（ETH）（表 16-2）。

表 16-2 小儿抗结核药物

药物	每日剂量（mg/kg）	给药途径	主要副作用
异烟肼（INH/H）	10（≤300mg/d）	口服（可肌注、静点）	肝毒性、末梢神经炎、过敏、皮疹和发热
利福平（RFP/R）	10（≤450mg/d）	口服	肝毒性、恶心、呕吐和流感样症状
链霉素（SM/S）	20～30（≤0.75g/d）	肌注	Ⅷ脑神经损害、肾毒性、过敏、皮疹和发热
吡嗪酰胺（PZA/Z）	20～30（≤0.75g/d）	口服	肝毒性、高尿酸血症、关节痛、过敏和发热
乙胺丁醇（EMB/E）	15～25	口服	皮疹、视神经炎
乙硫异烟胺（ETH）丙硫异烟胺	10～15	口服	胃肠道反应、肝毒性、末梢神经炎、过敏、皮疹、发热
卡那霉素	15～20	肌注	肾毒性、Ⅷ脑神经损害
对氨水杨酸	150～200	口服	胃肠道反应、肝毒性、过敏、皮疹和发热

3. 针对耐药菌株的几种新型抗结核药 ①老药的复合剂型：如 Rifamate（内含 INH 150mg 和 RFP 300mg）、Rifater（内含 INH、RFP 和 PZA）；②老药的衍生物：如利福喷汀（rifapentine），是一种长效利福霉素的衍生物，对利福霉素以外的耐药结核杆菌有较强的杀菌作用；③新的化学制剂：如帕司烟肼（力排肺疾，dipasic），是一种合成的新抗结核药物，可延迟 INH 的抗药性。

（二）化疗方案

1. 标准疗法 一般用于无明显自觉症状的原发性肺结核。每日服用 INH，RFP 和（或）EMB，疗程 9～12 个月。

2. 两阶段疗法 用于活动性原发型肺结核、急性粟粒性结核病及结核性脑膜炎。①强化治疗阶段：联用 3～4 种杀菌药物，迅速杀灭敏感菌、生长繁殖活跃的细菌和代谢低下的细菌，防止或减少耐药菌株的产生，为化疗的关键阶段。长程化疗时，此阶段一般需要 3～4 个月，短程疗法时一般为 2 个月。②巩固治疗阶段：联用 2 种抗结核药物，杀灭持续存在的细菌以巩固疗效，防止复发。长程化疗时，此阶段长达 12～18 个月，短程疗法时一般为 4 个月。

3. 短程疗法 为结核病现代疗法的重大进展，可选用以下几种 6 个月短程化疗方案。①2 HRZ/4 HR（数字为月数，下同）；②2 SHRZ/4 HR；③2 EHRZ/4 HR。若无 PZA 则将疗程延长至 9 个月。

二、原发型肺结核

原发型肺结核（primary pulmonary tuberculosis）是结核杆菌初次侵入人体后发生的原发感染，是小儿肺结核的主要类型，包括原发综合征（primary complex）和支气管淋巴结核（tuberculosis of bronchial lymphnodes）。前者由肺原发病灶、局部淋巴结病变和两者相连的淋巴管炎组成，后者以胸腔内肿大淋巴结为主。两者除 X 线表现不同外，在临床上难以区别，故两者常并为一型，即原发型肺结核。

【病理】 肺部原发病灶多位于胸膜下，肺上叶底部和下叶的上部，右侧较多见。其基本病变为渗出、增殖、坏死。渗出性病变以炎性细胞、单核细胞和纤维蛋白为主要成分；增殖性改变以结核结节和结核性肉芽肿为主;坏死的特征性改变为干酪样病变,常出现于渗出性病变中。结核性炎症的主要特征是上皮样细胞结节和朗格汉斯细胞浸润。

典型的原发综合征呈"双极"病变,即一端为原发病灶,一端为肿大的肺门淋巴结。由于小儿机体处于高度过敏状态,使病灶周围炎症甚广,原发病灶范围可扩大到一个肺段甚至一叶。年龄愈小,此种大片性病变愈明显。引流淋巴结肿大多为单侧,但亦有对侧淋巴结受累者。原发型肺结核的病理转归可为吸收好转、进展或恶化,其中以吸收好转最常见。

【临床表现】　症状轻重不一,轻者可无症状,仅在 X 线检查时被发现。一般起病缓慢,可有低热、盗汗、食欲缺乏、疲乏等结核中毒症状。婴幼儿及症状较重者,可突起高热39～40℃,但一般情况尚好,与发热不相称,持续 2～3 周后转为低热,并伴有结核中毒症状,干咳和呼吸困难是最常见的症状。婴儿可表现为体重不增或生长发育障碍。部分患儿可有疱疹性结膜炎、皮肤结节性红斑或多发性、一过性关节炎等结核变态反应表现。若胸内淋巴结高度肿大,可产生压迫症状,出现类似百日咳样的痉挛性咳嗽、喘鸣、声嘶等。

体检可见周围淋巴结有不同程度的肿大,婴儿可伴肝、脾大。肺部体征不明显,与肺内病变不一致。

【辅助检查】

1. 胸部 X 线检查　是诊断小儿肺结核的重要方法之一,可同时作正、侧位胸片检查。局部炎性淋巴结相对较大而肺部的初染灶相对较小是原发型肺结核的特征。原发综合征在 X 线胸片上呈现典型的哑铃状双极影者已少见。支气管淋巴结结核是儿童原发型肺结核 X 线胸片最为常见者,分两种类型:炎症型和结节型。

2. 结核菌素试验　呈强阳性或由阴性转为阳性。

【治疗原则】

1. 无明显症状的原发型肺结核　选用标准疗法,每日服用 INH、RFP 和(或)EMB,疗程9～12个月。

2. 活动性原发型肺结核　宜采用直接督导下短程化疗(DOTS)。强化治疗阶段宜用 3～4 种杀菌药:INH、RFP、PZA 或 SM,2～3 个月后以 INH、RFP 或 EMB 巩固维持治疗。常用方案为 2 HRZ/4 HR。

【常见护理诊断/问题】

1. 营养失调:低于机体需要量　与食欲缺乏、疾病消耗过多有关。

2. 活动无耐力　与结核杆菌感染有关。

3. 知识缺乏:家长及患儿缺乏隔离、服药的知识。

4. 潜在并发症:抗结核药物副作用。

【护理措施】

(一)保证营养供给

肺结核是一种消耗性疾病,加强饮食护理特别重要,应给予高能量、高蛋白、高维生素的饮食,如牛奶、鸡蛋、瘦肉、鱼、豆腐、新鲜水果、蔬菜等以增强抵抗力,促进机体修复能力和病灶愈合。尽量提供患儿喜爱的食品,注意食物的制作,以增加食欲。

(二)建立合理生活制度

保持居室空气流通,阳光充足。保证患儿有充足的睡眠时间,减少体力消耗,促进体力恢复。除严重的结核病应绝对卧床休息外,一般不过分强调绝对卧床。

（三）合理用药

由于抗结核药物大多有胃肠道反应,故要注意患儿食欲的变化。有些药物对肝、肾有损害,应定期检查尿常规、肝功能。使用链霉素的患儿,尤其要注意有无发呆、抓耳挠腮等听神经损害的现象,发现异常及时和医生联系,以决定是否停药。

（四）预防感染传播

结核病患儿活动期应实行呼吸道隔离措施,对患儿呼吸道分泌物、痰杯、餐具等进行消毒处理。避免与其他急性传染病如麻疹、百日咳等患者接触,以免加重病情。

（五）健康教育

1. 向家长和患儿介绍肺结核的病因、传播途径及消毒隔离措施。指导家长对居室、患儿用具进行消毒处理。

2. 告诉家长应用抗结核药物是治愈肺结核的关键,治疗期间应坚持全程正规服药。积极防治各种急性传染病、营养不良、佝偻病等,以免加重病情。

3. 指导家长密切观察抗结核药物的副作用,发现不良反应及时就诊。

4. 指导家长做好患儿的日常生活护理和饮食护理,注意定期复查,以了解治疗效果和药物使用情况,便于根据病情调整治疗方案。

三、结核性脑膜炎

结核性脑膜炎(tuberculous meningitis)是结核菌侵犯脑膜所引起的炎症,常为血行播散所致的全身性粟粒性结核病的一部分,是小儿结核病中最严重的类型。常在结核原发感染后1年内发生,尤其是初次感染结核后3~6个月最易发生结核性脑膜炎。多见于3岁以内的婴幼儿,是小儿结核病致死的主要原因。

【发病机制】 由于小儿神经系统发育不成熟,血-脑脊液屏障功能不完善,免疫功能低下,入侵的结核杆菌易通过血行播散而引起结核性脑膜炎。少数由靠近脑表面的结核病灶或微小结核结节直接蔓延而来。极少数亦可由脊柱、中耳或乳突结核病灶侵犯脑膜所致。

【病理】 软脑膜弥漫性充血、水肿、炎性渗出,并形成许多结核结节。大量炎性渗出物积聚于脑底部,包围挤压脑神经引起脑神经损害,临床上常见第VII、III、IV、VI、II对脑神经障碍的症状。脑底部渗出物若发生机化、粘连、堵塞使脑脊液循环受阻可导致脑积水。脑部血管病变早期为急性动脉炎,后期可见栓塞性动脉内膜炎,严重者可引起脑组织梗死、缺血、软化而致偏瘫。炎症亦可蔓延至脑实质、脊膜或脊髓等出现相应症状。

【临床表现】 典型结核性脑膜炎起病较缓慢,临床上大致可分为3期。

1. 早期(前驱期) 1~2周。主要症状为性格改变,精神呆滞,对周围事物不感兴趣,易疲倦或烦躁不安,可有低热、厌食、盗汗、消瘦、便秘及不明原因的呕吐,年长儿可诉头痛。

2. 中期(脑膜刺激期) 1~2周。由于颅内压逐步增高,患儿出现持续性头痛、喷射性呕吐、感觉过敏、体温升高、两眼凝视、意识逐渐模糊,以后进入昏睡状态,并可有惊厥发作。出现明显脑膜刺激征(颈项强直、Kernig 征和 Brudzinski 征阳性)。婴儿则表现为前囟隆起、骨缝裂开。此期可出现脑神经功能障碍,最常见为面神经瘫痪,其次为动眼神经和展神经瘫痪。部分患儿出现脑炎体征。

3. 晚期(昏迷期) 1~3周。上述症状逐渐加重,由意识蒙眬、半昏迷进入昏迷,痉挛性或强直性惊厥频繁发作。患儿极度消瘦,呈舟状腹,常出现水、电解质代谢紊乱。最终因颅内压急剧增高导致脑疝死亡。

【辅助检查】

1. 脑脊液检查 脑脊液压力增高,外观透明或呈毛玻璃状;白细胞增高,分类以淋巴细胞为主;蛋白定量增加;糖和氯化物均降低是结核性脑膜炎的典型改变。脑脊液静置 12~24 小时后,取之表现薄膜涂片可查到抗酸杆菌。脑脊液结核菌培养阳性则可确诊。

2. 抗结核抗体测定 PPD-IgG、PPD-IgM 抗体测定有助于早期诊断。

3. 结核菌素试验 阳性对诊断有帮助,但约50%的患儿可呈阴性反应。

4. 胸部 X 线检查 85%结核性脑膜炎患儿 X 线胸片有结核病改变,其中90%为活动性肺结核,胸片证实有血行播散对确诊结核性脑膜炎很有意义。

5. 结核菌抗原检测 是敏感、快速诊断结核性脑膜炎的辅助方法。

【治疗原则】 应抓住抗结核治疗和降低颅内高压两个重点环节。

1. 抗结核治疗 联合应用易透过血-脑脊液屏障的抗结核杀菌药物,分阶段治疗。

(1)强化治疗阶段:联合使用 INH、RFP、PZA 及 SM,疗程 3~4 个月,开始治疗的 1~2 周,将 INH 全日量的一半加入 10% 葡萄糖中静脉滴注,余量口服,待病情好转后改为全日量口服。

(2)巩固治疗阶段:继续应用 INH、RFP 或 EMB,RFP 或 EMB 9~12 个月,抗结核药物总疗程不少于 12 个月,或待脑脊液恢复正常后继续治疗 6 个月。

2. 降低颅内压

(1)脱水剂:常用20% 甘露醇,一般剂量每次 0.5~1g/kg,于 30 分钟内快速静脉注入,4~6小时一次。脑疝时可加大剂量至每次 2g/kg。2~3 日后逐渐减量,7~10 日停用。

(2)利尿剂:一般于停用甘露醇前 1~2 天加用乙酰唑胺,每日 20~40mg/kg(<0.75g/d),分 2~3 次口服,可减少脑脊液生成。

(3)其他:视病情可考虑做侧脑室穿刺引流、腰穿减压、分流手术等。

3. 糖皮质激素 可减轻中毒症状及脑膜刺激症状,降低颅内压,减少或防治脑积水的发生,早期使用效果好。一般使用泼尼松,每日 1~2mg/kg(<45mg/d),1 个月后逐渐减量,疗程 8~12 周。

结核性脑膜炎预后与治疗早晚、患儿年龄、病期和病型、结核杆菌耐药性、治疗方法等有关。复发病例绝大多数发生在停药后 2~3 年内,停药后随访观察至少 3~5 年。

【常见护理诊断/问题】

1. 潜在并发症:颅内高压症、水电解质紊乱等。

2. 营养失调:低于机体需要量 与摄入不足及消耗增多有关。

3. 有皮肤完整性受损的危险 与长期卧床、排泄物刺激有关。

4. 焦虑 与病程长、病情重、预后差有关。

【护理措施】

(一)密切观察病情变化,维持正常生命体征

1. 密切观察患儿体温、呼吸、脉搏、血压、神志、瞳孔大小和尿量,及早发现颅内高压或脑疝,以便及时采取急救措施。

2. 保持室内安静,避免一切不必要的刺激,治疗、护理操作尽量集中完成。

3. 惊厥发作时,应在上、下齿之间安置牙垫,以防舌咬伤;有呼吸功能障碍时,给予吸氧,保

持呼吸道通畅,必要时进行人工辅助呼吸。

4. 遵医嘱给予脱水剂、利尿剂、肾上腺皮质激素、抗结核药物等,注意液体的速度和药物副作用。

5. 配合做好腰椎穿刺术、侧脑室引流术,以减低颅内压。做好术后护理。定期复查脑脊液结果。

(二)改善患儿营养状况

给予患儿营养丰富、易消化的饮食,保证足够能量以增加机体的抵抗力。清醒的患儿采取舒适体位并协助进食,对昏迷、不能吞咽者,可鼻饲和静脉补液,维持水、电解质平衡。

(三)维持皮肤、黏膜的完整性

保持床铺清洁、平整。及时清除呕吐物和大、小便,保持皮肤清洁、干燥。对昏迷及瘫痪患儿,每2小时翻身、拍背一次,以防止压疮和坠积性肺炎。对昏迷眼睑不能闭合者,可涂眼膏并用纱布覆盖,保护角膜。每日清洁口腔2～3次,以免因呕吐致口腔不洁细菌繁殖或并发吸入性肺炎。

(四)消毒隔离

大部分结核性脑膜炎患儿伴有肺部结核病灶,应采取呼吸道隔离措施。

(五)心理护理

应加强与患儿家长的沟通,对患儿应和蔼可亲,关怀体贴,了解其心理需求,体会他们的感受,并给予耐心解释和心理上的支持,及时为其提供全身心的照顾。使其克服焦虑心理,配合治疗护理。

(六)健康教育

患儿病情好转出院后,应给予下述家庭护理指导。

1. 自觉执行治疗计划,坚持全程、合理用药,并做好病情及药物毒副作用的观察,定期门诊复查。

2. 为患儿制订良好的生活制度,保证休息时间,适当地进行户外活动。注意饮食,供给充足的营养。

3. 避免患儿与开放性结核病患者接触,以防重复感染。积极预防和治疗各种急性传染病,防止疾病复发。

4. 对留有后遗症的患儿,指导家长对瘫痪肢体进行被动活动等功能锻炼,帮助肢体功能恢复,防止肌挛缩。对失语和智力低下者,进行语言训练和适当教育。

(陆琳琳)

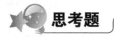 **思考题**

患儿,男,2岁,因发热伴皮疹4天,昏睡、呼吸困难半天来院就诊,体检:T 38.8℃,HR 167次/分,R 51次/分,呼吸不规则,三凹征阳性,口唇发绀,痰多,不易咳出,昏睡状态,精神萎靡,牙关紧闭,双侧瞳孔等大等圆,对光反射迟钝,双肺呼吸音粗,可闻及痰鸣音及湿性啰音,双下肢、双足、臀部、双手可见较多散在红色陈旧性皮疹,咽拭子病原学检测分离出EV71病毒。

问题:(1)该患儿最可能的诊断是什么?

(2)根据患儿目前的状况,列出其主要的护理诊断。

第十七章

危重症患儿的护理

第一节　小儿惊厥的护理

惊厥(convulsions)是儿科常见急症,是由于中枢神经系统疾病或全身性疾病导致大脑神经元异常放电,神经系统突发、一过性的功能紊乱,主要表现为全身或局部骨骼肌不自主、强烈地收缩,常伴有不同程度的意识障碍。小儿惊厥的发生率是成人的 10~15 倍。

【病因分类和特点】　小儿惊厥的病因分类和特点见表 17-1。

【临床表现】

1. 典型表现　突然意识丧失,面部及四肢肌肉呈强直性或阵挛性收缩,头向后仰,眼球上翻、斜视或凝视,口吐白沫、牙关紧闭、屏气、口唇青紫,部分患儿有大、小便失禁。持续时间为数秒至数分钟,严重者可反复发作,发作停止后多入睡。低钙血症惊厥时,患儿可意识清楚。

2. 常见的几种惊厥发作形式

(1) 强直-阵挛发作:突然意识丧失,肌肉剧烈强直收缩,呼吸暂停,面色青紫,持续 1~2 分钟后转入阵挛期,肢体出现有节律的抽动,持续数分钟逐渐停止。

表 17-1　小儿惊厥的病因分类和特点

	感染性病因	非感染性病因
颅内	细菌、病毒、寄生虫、真菌等病原体引起的脑膜炎或脑炎 常表现为反复而严重的惊厥发作,多出现在疾病的初期或极期,伴有不同程度的意识障碍和颅内压增高表现 脑脊液检查大多异常	外伤或脑血管畸形导致的颅内出血,伤后立即发病,反复惊厥,伴意识障碍和颅内压增高 颅内占位性病变(如肿瘤、囊肿等),病情呈进行性加重 先天性脑发育畸形(如脑积水、脑血管畸形、神经皮肤综合征等),除表现为反复惊厥,多伴有智力和运动发育落后 原发性癫痫如大发作、婴儿痉挛等 头颅影像学检查对诊断有重要价值,如 CT、MRI
颅外	颅外感染性疾病也可引起惊厥,可能与小儿大脑发育不完善有关。小儿最常见为高热惊厥,任何突发高热的颅外感染均有可能引起惊厥 其次为感染中毒性脑病(如重症肺炎、中毒型细菌性痢疾、败血症等),并非病原体直接侵入脑组织,而与细菌毒素作用、人体对病原体的过敏反应有关,发生脑组织充血水肿、缺氧,在原发病过程中出现惊厥	各种原因所致缺氧缺血性脑病(如新生儿窒息、溺水、严重心肺疾病等),窒息后发病急,反复惊厥伴意识障碍及颅内压增高表现。头颅影像学检查对诊断有重要价值 代谢性疾病,包括电解质紊乱,肝、肾衰竭,遗传代谢病(如苯丙酮尿症、半乳糖血症等),中毒(如农药、中枢神经兴奋药等)。血液、尿液化验可替代可靠依据

(2)强直性发作:意识丧失,肌肉强烈收缩并且维持某种姿势片刻。

(3)阵挛性发作:意识丧失,面部或肢体肌肉有节律地反复抽动。

(4)肌阵挛发作:意识丧失,全身或某组肌群突然快速有力收缩,引起低头弯腰或后仰而摔倒。

(5)局限性运动性发作:意识丧失,仅躯体某个部位抽动。

新生儿期惊厥表现不典型,少有全身性抽搐,多数表现为呼吸节律不规整、呼吸暂停、阵发性青紫或苍白、双眼凝视、眼球震颤、眼睑颤动以及不自主地吮吸、咀嚼等。常因幅度轻微而被忽视。

3. 惊厥持续状态(status epilepticus,SE)　是指惊厥持续 30 分钟以上,或反复发作间歇期意识不清,总时间超过 30 分钟。多表现为强直-阵挛性抽搐。85% 患儿发生在 5 岁以内。惊厥持续状态若抢救不及时,可致脑水肿、永久性脑损害甚至死亡。

4. 热性惊厥(febrile seizures,FS)　热性惊厥的发作均与发热性疾病过程中体温骤然升高有关。是小儿时期最常见的惊厥类型,70% 与上呼吸道感染有关,须注意不包括脑炎、中毒性脑病等各种颅脑病变引起的急性惊厥。根据发作特点和预后,热性惊厥分为两型,即单纯性热性惊厥(又称典型热性惊厥)和复杂性热性惊厥(又称非典型热性惊厥),其主要区别见表 17-2。

小儿热性惊厥一般随着年龄的增长而停止发作,部分患儿发展为癫痫,发生癫痫的危险因素主要包括:①直系亲属中有癫痫病史;②复杂性热性惊厥;③首次热性惊厥之前已有神经系统发育延迟或异常体征。

【辅助检查】　根据病史、体格检查结果,选择化验检查:

1. 血、尿、便常规　小儿惊厥时白细胞计数可增高,故不能据此鉴别病毒性或细菌性感染。婴幼儿病因不明的感染性惊厥,注意查尿液除外尿路感染。2~7 岁不明原因的感染性惊厥,在夏秋季,必须取粪便镜检,以除外中毒型菌痢。

表 17-2 单纯性与复杂性热性惊厥的区分要点

	单纯性热性惊厥	复杂性热性惊厥
发病率	在热性惊厥中约占 80%	在热性惊厥中约占 20%
发作形式	多呈全身性强直-阵挛性发作	局限性或不对称
持续时间	短暂发作,数秒至 10 分钟内	长时间发作,≥15 分钟
发作次数	一次热病程中仅有 1~2 次发作	24 小时内反复多次发作
患儿年龄	6 个月~3 岁	>3 岁,尤其是>5 岁
热性惊厥复发总次数	≤4 次	≥5 次
脑电图表现	热退一周后脑电图正常	热退一周后脑电图可异常
预后	良好,不发展为癫痫	有可能发展为癫痫

2. 血生化检查 血糖、血电解质、血肌酐、尿素氮等。

3. 脑脊液检查 患儿意识障碍、颅内感染不能除外时,应作脑脊液检查,高热惊厥和中毒性脑病时脑脊液正常,颅内感染时脑脊液检查多有异常。

4. 其他检查

(1) 脑电图:有助于癫痫的诊断及预测。

(2) 头颅 X 线平片:颅内钙化灶常提示先天性感染。

(3) 脑 B 超:适用于前囟未闭的患儿,有助于脑室内出血、脑积水等诊断。

(4) 脑 CT、磁共振成像(MRI):有助于颅内出血、占位性病变和颅脑畸形等诊断。

【治疗原则】 控制惊厥发作,查找并治疗病因,预防惊厥复发。

1. 镇静止惊

(1) 地西泮:为儿童抗惊厥的首选药物,尤其适用于惊厥持续状态。每次剂量 0.3~0.5mg/kg,一次总量不超过 10mg,静脉注射速度不超过 1~2mg/min(新生儿0.2mg/min),必要时 30 分钟以后可重复给药,24 小时内可给药 2~4 次。静脉给药有困难时,用同样剂量经直肠给药比肌内注射起效快。地西泮优点是起效快,1~2 分钟止惊;缺点是作用时间短,过量可致呼吸抑制、血压下降,用药过程中要注意观察患儿的呼吸、血压变化。

(2) 苯巴比妥钠(鲁米那):是新生儿惊厥的首选药,但新生儿破伤风惊厥时仍首选地西泮。其优点是作用时间长,缺点是也有呼吸抑制、血压下降等副作用。

(3) 10% 水合氯醛:每次 0.5mg/kg,一次最大剂量不超过 10ml,可经胃管给药或加等量生理盐水保留灌肠。因用法便捷,在临床被广泛使用。

(4) 苯妥英钠:当癫痫持续状态地西泮治疗无效时使用,每次 15~20mg 缓慢静脉注射,并在心电监护下使用,以防心律失常。

2. 对症治疗 高热者药物降温和(或)物理降温;脑水肿者要静脉应用甘露醇或呋塞米以及肾上腺皮质激素。

3. 对因治疗 查找引起惊厥的病因,治疗原发病。

【护理评估】

(一)健康史

详细询问病史,了解患儿出生情况,包括是否顺产,有无窒息史;预防接种史,即生后是否按时接种疫苗;生长发育史及既往病史,包括既往有无惊厥史,病前有无呼吸道感染、发热等。

（二）身体状况

评估患儿有无发热、意识障碍、面色青紫及其抽搐的形式,注意有无外伤;及时了解头部CT、血清电解质化验的结果。

（三）心理-社会状况

评估家长对小儿惊厥的了解程度及心理反应;患儿家庭及幼儿园对患儿的照顾能力;患儿既往有无住院经历等。

【常见护理诊断／问题】

1. 急性意识障碍　与惊厥发作有关。

2. 有窒息的危险　与惊厥发作、咳嗽及呕吐反射减弱、呼吸道堵塞有关。

3. 体温过高　与感染及惊厥持续状态有关。

4. 有受伤的危险　与抽搐、意识障碍有关。

【预期目标】

1. 有效控制惊厥,意识恢复正常。

2. 保持呼吸道通畅,恢复自主呼吸。

3. 体温恢复正常。

4. 保护措施得当,未发生外伤。

【护理措施】

（一）控制惊厥

1. 立即就地抢救,遵医嘱予镇静剂。

2. 立即按压或针刺人中、合谷。

3. 保持安静,减少一切不必要的刺激,防止惊厥加重或再发生。

（二）预防窒息,保持呼吸道通畅

1. 患儿平卧,解开衣领,头偏一侧,略后仰,防止呕吐物吸入呼吸道。

2. 清理呼吸道分泌物,保持呼吸道通畅;观察口腔,发现舌后坠时,用纱布包住舌头用手牵拉或用舌钳子轻轻拉出。

3. 氧气吸入,鼻前庭给氧 0.5~1L/min,面罩给氧 2~4L/min。

4. 备好吸痰器、气管插管等急救用品。

（三）恢复正常体温

监测体温变化,有热惊厥史者,低热予以物理降温,体温超过 38.0℃予以药物降温;高热者还应注意头局部降温,以减轻对脑的刺激,可使用退热贴、冰袋、冰枕等。

（四）保护患儿,防止外伤

1. 惊厥发作时要在上下齿之间放置牙垫,防止舌咬伤;头部、肘下、腋下、掌心等用力摩擦的部位要垫软垫以防擦伤。

2. 需要用开口器时,要从白齿处放入,防止损坏牙齿。

3. 及时上床档,防止坠床;坚硬、尖锐物品远离患儿,以防碰伤。

4. 切勿强力牵拉肢体,以防脱臼甚至骨折。

（五）密切观察病情

1. 密切观察生命体征、意识、瞳孔变化,出现脑水肿早期症状时,及时遵医嘱予 20% 甘露醇静脉滴注或予呋塞米静脉注射。

2. 病情不稳定时,需 24 小时守护患儿,以及时发现惊厥症状,及时抢救。

知识链接

更进一步认识小儿热性惊厥

小儿热性惊厥是疾病过程中体温骤然升高所致,但绝不包括颅内感染和各种颅脑病变引起的急性惊厥。

癫痫持续状态可伴有发热,但不属热性惊厥。

由于热性惊厥诱因明显,国际抗癫痫联盟新近不主张把热性惊厥诊断为癫痫。脑电图(EEG)在癫痫危险性(即小儿热性惊厥发展为癫痫的可能性)预测上的价值尚无定论,故对单纯性热性惊厥无须反复作 EEG 检查。如果是复杂性热性惊厥的患儿,EEG 中有新出现的痫性波发放,可提示有癫痫发生的危险。

(六)健康教育

向家长交代病情,说明惊厥的诱因和病因,指导家长掌握防治惊厥的家庭护理措施:①高热惊厥者及时控制体温是关键;②演示惊厥发作时就地抢救的方法,如按压人中穴止惊、防止舌咬伤及其他外伤的方法;③惊厥发作时避免刺激患儿,如大声呼喊,以防惊厥加剧或时间延长,待病情缓解再送医院救治;④向家长解释小儿惊厥的预后;⑤癫痫患儿应按医嘱服药并定期随诊,切不可自行调整药量;⑥经常与患儿及家长交流,消除其焦虑和自卑心理。对发作时间较长或反复发作的患儿,要指导家长在日常活动或游戏中观察其有无神经系统后遗症,如肢体活动障碍、听力下降、智能下降等,并进行相应的功能锻炼。

【护理评价】 经过治疗和护理,患儿能否及时有效止惊;有无窒息发生;是否有外伤发生;患儿体温是否恢复到正常。

第二节 急性呼吸衰竭患儿的护理

学习目标

- 识记
  1. 能正确叙述急性呼吸衰竭的定义、病因。
  2. 能按不同的分类方法将急性呼吸衰竭分类。
  3. 能列举出急性呼吸衰竭的临床症状及体征。
- 理解
  1. 能正确解释急性呼吸衰竭的病理生理。
  2. 能正确判断急性呼吸衰竭的辅助检查。
- 运用
  能够结合病例,提出急性呼吸衰竭的护理诊断,并能按照护理程序对急性呼吸衰竭患儿实施整体护理。

急性呼吸衰竭(acute respiratory failure,ARF)是儿科危重症抢救的主要问题之一。是指各种原因导致的呼吸功能障碍,使肺不能满足机体代谢对气体交换的需要,造成动脉血氧分压下降和(或)二氧化碳潴留,称呼吸衰竭,简称呼衰。

【分类】

1. 按病变部位分类 中枢性呼吸衰竭、周围性呼吸衰竭。

2. 根据呼吸功能障碍的性质分类 通气功能障碍、换气功能障碍。

3. 根据血气分析结果分类 Ⅰ型呼吸衰竭(即低氧血症型呼吸衰竭,$PaO_2 < 50mmHg$, $PaCO_2$ 正常或降低)、Ⅱ型呼吸衰竭(即高碳酸低氧血症型呼吸衰竭,$PaCO_2 > 50mmHg$,伴有不同程度的低氧血症)。

【病因】 从病变部位来分析急性呼吸衰竭的原因,可分为中枢性呼吸衰竭和周围性呼吸衰竭,前者系呼吸中枢病变所致,后者系呼吸系统疾病所致,见表17-3。

表 17-3 急性呼吸衰竭常见病因及疾病

病因	常见疾病
中枢性呼吸衰竭 (呼吸中枢病变引起)	如颅内感染、颅内占位、中毒性脑病、颅内压增高、新生儿缺血缺氧性脑病等
周围性呼吸衰竭 (呼吸系统原发病引起)	上呼吸道感染、喉炎、喉头水肿、气道异物、肺炎、哮喘、肺水肿、肺气肿、肺不张、毛细支气管炎、新生儿肺透明膜病等
其他	胸廓及胸腔疾病,如胸廓病变、气胸、脓胸、血胸等 神经系统疾病,如急性感染性多发性神经根炎伴呼吸肌麻痹、脊髓灰质炎伴呼吸肌麻痹

【病理生理】 缺氧与二氧化碳潴留(即低氧血症与高碳酸血症)是呼吸衰竭最基本的病理生理改变。

(一)缺氧与二氧化碳潴留的发病机制

1. 通气功能障碍 即肺泡与外界空气之间气体交换障碍。

(1) 呼吸动力减弱:见于药物、脑炎及脑水肿等导致的呼吸中枢受抑制。

(2) 生理死腔增加:生理死腔与潮气量的比值(V_D/V_T)越大,肺泡通气量越小,越易发生呼吸衰竭,其正常值为0.3,新生儿尤其是早产儿的 V_D/V_T 可达 0.4~0.5,而肺炎、肺水肿可加大生理死腔,使肺泡通气量减小。

(3) 胸廓和肺扩张受限:见于呼吸肌麻痹、肺炎、胸腔积液、肥胖等,因肺泡不能正常膨胀,使肺泡通气量减小。

(4) 气道阻力增加:肺炎、毛细支气管炎、哮喘时,气道狭窄、阻塞或痉挛,使肺通气量减小。

通气功能障碍导致的后果有三个特点:PaO_2 下降,但不会太低,$PaCO_2$ 升高,此种低氧血症容易被吸氧纠正。

2. 换气功能障碍 是指肺泡内气体与流经肺泡的血液内气体之间发生交换障碍。

(1) 通气/血流比率(V/Q)失衡:是低氧血症最常见的原因,正常值平均为0.8。生理死腔增大,除了可使 V_D/V_T 增高,造成肺通气功能障碍,还可使 V/Q 下降,使血液流经无通气或通气不良的肺泡,即病理性肺内动静脉分流,造成肺换气功能障碍。见于肺炎、肺水肿、肺不张等。

（2）弥散障碍:是指氧通过肺泡毛细血管膜弥散的过程存在障碍。弥散面积减小(如肺炎、肺不张)或弥散膜增厚(如肺水肿、肺纤维化)均可导致弥散障碍。因 CO_2 的弥散能力是 O_2 的 20 倍,所以一般无明显的 CO_2 潴留。

换气功能障碍导致的后果有三个特点: PaO_2 必然下降, $PaCO_2$ 一般不升高,增加吸氧不能明显提高 PaO_2。

（二）缺氧与二氧化碳潴留对机体的影响

1. 对中枢神经系统的影响　小儿脑组织耗氧量占全身耗氧量的 20% ~50% ,因此对缺氧十分敏感。缺氧对中枢神经系统的影响取决于缺氧发生的速度与程度。严重缺氧与二氧化碳潴留时,可出现脑水肿、颅内高压及脑功能障碍。

2. 对心血管系统的影响　严重缺氧与二氧化碳潴留可使心脏的正常传导受到抑制,导致心律失常及心动过缓;引发心室纤颤甚至停搏。

3. 对消化系统和肾功能的影响　严重缺氧与二氧化碳潴留使胃血管收缩,胃酸分泌增加,出现胃肠黏膜溃疡、糜烂、坏死、出血。可损害肝细胞功能,出现转氨酶升高。可使肾脏缺血而发生肾衰竭。

4. 对酸碱平衡和电解质的影响　严重缺氧可导致代谢性酸中毒,急性二氧化碳潴留可导致呼吸性酸中毒。严重缺氧与二氧化碳潴留可造成离子紊乱,如高钾血症、低氯血症等。

【临床表现】　除原发病的临床表现外,主要是呼吸系统症状及低氧血症、高碳酸血症的临床表现。

1. 呼吸系统症状

（1）呼吸困难:呼吸加快是婴儿呼吸衰竭最早的表现,可达 40 ~80 次/分,鼻翼煽动、三凹征,主要见于气道阻塞性疾病,当病情极其严重时,呼吸可减至 8 ~10 次/分,一旦减至 5 ~6 次/分,则数分钟内呼吸将停止;呼吸节律紊乱,早期出现潮式呼吸,晚期出现抽泣样呼吸、叹息样呼吸、下颌式呼吸、呼吸暂停等,常见于呼吸中枢病变。

（2）呼吸抑制:见于神经系统疾病(如急性感染性多发性神经根炎、脊髓灰质炎等)、镇静安眠药中毒。表现为呼吸无力、浅慢。

2. 低氧血症的症状

（1）发绀:是缺氧的主要症状之一,但出现较晚,一般当血氧饱和度 < 80% 时,出现发绀。以口唇、口周、甲床等处为明显。但严重贫血者虽缺氧严重,发绀也不明显,而休克患儿由于末梢循环不良,血氧饱和度>80% 时,也可出现发绀。

（2）循环系统表现:缺氧早期心率加快、血压上升、心排血量增加,严重时心率减慢、血压下降、心排血量减少,甚至心律失常、休克。

（3）神经精神症状:早期烦躁、视力模糊,严重时意识障碍,甚至昏迷、惊厥。

（4）消化系统症状:肠麻痹、消化道出血、肝功能损害。

（5）肾功能损害:少尿、无尿,尿中出现蛋白、白细胞、红细胞及管型,甚至肾衰竭。

3. 高碳酸血症的症状

（1）头痛、烦躁、多汗、肌震颤。

（2）神经精神异常：意识障碍，严重者昏迷、抽搐，视乳头水肿甚至脑疝。

（3）循环系统表现：心率加快、血压上升、心排血量增加，严重时心率减慢、血压下降、心排血量减少，心律失常。

（4）毛细血管扩张症状：皮肤潮红、口唇暗红、眼结膜充血水肿。

4. 水与电解质紊乱　多有高血钾、酸中毒。

5. 并发症　主要有感染、心律失常、心力衰竭、应激性溃疡、胃肠道出血、DIC、静脉血栓与肺栓塞。

【辅助检查】

1. 动脉血气分析　在休息、呼吸空气的情况下，$PaO_2 \leq 8kPa$（60mmHg），$PaCO_2 > 6kPa$（45mmHg），$SaO_2 < 0.91$，为呼吸功能不全；$PaO_2 \leq 6.65kPa$（50mmHg），$PaCO_2 > 6.65kPa$（50mmHg），$SaO_2 < 0.85$，为呼吸衰竭。

2. 血气分析同时可测得 pH 值等指标，以判断呼吸衰竭、酸碱失衡的类型和程度。

【治疗原则】

1. 治疗原发病　在抢救的同时，应对原发病及诱因积极治疗。

2. 一般治疗　予翻身、叩背、雾化吸入、吸痰，促进痰液排出；予支气管扩张剂，保持呼吸道通畅；予营养支持、维持液体平衡。

3. 氧疗及机械通气　呼吸衰竭早期即予氧气吸入，严重呼吸衰竭者须以机械通气维持呼吸。

【常见护理诊断/问题】

1. 气体交换受损　与肺通气功能障碍、换气功能障碍有关。

2. 清理呼吸道无效　与呼吸道分泌物黏稠、咳嗽无力、呼吸功能受损有关。

3. 有感染的危险　与长期使用呼吸机有关。

4. 恐惧　与病情危重有关。

【护理措施】

（一）呼吸支持，改善呼吸功能

1. 协助排痰，保持呼吸道通畅　鼓励清醒患儿用力咳痰，对咳嗽乏力的患儿每 2 小时翻身一次，并经常轻叩胸背部，促进排痰。咳嗽无力、昏迷、气管插管及气管切开的患儿，要及时吸痰，吸痰前充分给氧。

2. 气道湿化和雾化吸入　可用加温湿化器或超声雾化器湿化气道，每日数次，每次 15 分钟。湿化液中可加入解痉、化痰、抗感染药物。

3. 合理给氧　以温湿化给氧为宜，一般采用鼻导管或面罩持续低流量给氧，慢性缺氧吸氧浓度 30% ~40%，急性缺氧吸氧浓度 40% ~50%，紧急抢救需要时可 100% 纯氧吸入，但持续时间不超过 4~6 小时。以维持 PaO_2 在 8.65~11.31kPa（65~85mmHg）为宜。

4. 气管插管及气管切开　新生儿及小婴儿气管切开并发症较多，应尽少采用。气管插管及气管切开的指征：存在难以解除的上呼吸道梗阻；难以清除的大量下呼吸道分泌物；吞咽麻痹、呼吸肌麻痹及昏迷；需要开放气道行机械通气。注意提前对患儿及家长做好解释工作。

5. 机械通气

（1）使用呼吸机指征：血气分析结果是把握使用呼吸机时机的重要依据。急性呼吸衰竭 $PaCO_2$ 在 $8.0 \sim 9.3kPa$（$60 \sim 70mmHg$）以上，慢性呼吸衰竭 $PaCO_2$ 在 $9.3 \sim 10.6kPa$（$70 \sim 80mmHg$）以上，吸氧浓度 60% 动脉血 PaO_2 仍低于 $8.0kPa$（$60mmHg$）时，可考虑应用呼吸机支持呼吸。经鼻气管插管可维持 $2 \sim 5$ 天，经口气管插管一般应小于 48 小时，以免引起喉头水肿。同样应注意提前对患儿及家长做好解释工作。

（2）专人监护：经常检查呼吸机各项参数是否符合要求，不可关闭报警功能，保持管路连接紧密、通畅；注意观察患儿生命体征的变化，观察胸廓起伏、面色及周围循环状况，观察患儿有无自主呼吸、与呼吸机是否同步呼吸；准确执行医嘱，及时完成各项标本采集，了解化验检查的结果；做好消毒隔离，防止院内感染；做好基础护理，如气道湿化、口鼻腔护理、皮肤护理、适当功能锻炼。

（3）撤离呼吸机的指征及方法：①指征：患儿病情好转，呼吸循环系统功能稳定；吸入 50% 的氧时，$PaO_2 > 6.7kPa$（$50mmHg$），$PaCO_2 < 6.7kPa$（$50mmHg$）；维持自主呼吸 $2 \sim 3$ 小时以上；②方法：在间歇指令通气等辅助通气方法下，逐渐降低通气条件，延长自主呼吸时间，直至撤机。期间注意鼓励患儿自主呼吸，并指导患儿进行呼吸肌功能锻炼。

（二）观察病情，做好心理护理

监测患儿的呼吸频率、节律、心率、心律、意识、体温变化，以及末梢循环、尿量等情况，昏迷患儿还要注意观察瞳孔、肌张力、神经反射等变化。常与患儿及家长交流沟通，使其了解病情及相关治疗护理情况，帮助其树立战胜疾病的信心。

（三）防治感染

病室的空气、地面、物品表面、呼吸机管路等每日应定时消毒，严格遵守无菌操作规程，疑有呼吸道感染时，立即行血培养、痰培养及药敏试验，选用适当抗生素。

（四）用药护理

呼吸兴奋剂如尼可刹米、洛贝林应慎用。在呼吸道通畅的前提下，呼吸兴奋剂对中枢性呼吸衰竭有一定作用；对周围性呼吸衰竭不宜使用，比如呼吸道梗阻、严重的肺部疾病、哮喘发作、神经肌肉疾病等导致的呼吸衰竭以及低氧血症性呼吸衰竭（如急性呼吸窘迫综合征 ARDS）和心搏骤停导致的呼吸抑制。遵医嘱应用强心药、血管活性药、利尿药、脱水药、电解质等，注意观察用药效果及副作用。

（五）合理营养

保障热量及营养的供给，选择高热量、高蛋白、易消化和富含维生素的饮食，危重患儿可用鼻饲饮食，以免产生负氮平衡。

（六）健康教育

向患儿家长解释急性呼吸衰竭的病因、治疗和护理要点，使其能积极配合治疗和护理，促进患儿早日恢复健康。指导患儿进行呼吸功能锻炼；指导患儿家长积极预防呼吸道感染，出现症状及时就诊，以免延误治疗。

第三节　充血性心力衰竭患儿的护理

> **学习目标** ▮▶
>
> - **识记**
>   1. 能正确叙述充血性心力衰竭的定义、病因。
>   2. 能掌握充血性心力衰竭的分类。
>   3. 能列举出充血性心力衰竭的临床症状及体征。
> - **理解**
>   1. 能正确解释充血性心力衰竭的病理生理。
>   2. 能正确解释充血性心力衰竭的治疗原则。
> - **运用**
>   能够结合病例,提出充血性心力衰竭常见的护理诊断,并能按照护理程序对充血性心力衰竭患儿实施整体护理。

充血性心力衰竭(congestive heart failure,CHF)是指心肌收缩或舒张功能下降,心排血量绝对或相对不足,不能满足全身组织代谢需要的病理状态。心力衰竭是儿童时期危重症之一。

【病因】　儿童时期心力衰竭以婴儿期发病率最高,且以先天性心脏病引发最常见。年长儿以风湿性心脏病和急性肾炎导致的心力衰竭较多见。缺血性心脏病或原发性心肌病变可造成心肌损害而引发心力衰竭,常见有:病毒性或中毒性心肌炎、心肌病、心内膜弹力纤维增生症、川崎病等。另外,贫血、营养不良、电解质紊乱、严重感染、心律失常及心脏负荷过重等都可诱发儿童心力衰竭的发生。

【病理生理】　当心肌发生病变或心脏长期负荷过重,可使心肌收缩力逐渐下降。早期机体可通过心率增快、心肌增厚、心脏扩大来进行代偿,以增加心排血量,满足机体代谢需要,此阶段为心功能代偿期,无明显临床症状。当病因继续存在甚至加重时,上述代偿机制不再能够维持足够的心排血量,不能满足机体代谢的需要,即发展成为充血性心力衰竭,临床出现静脉回流受阻、脏器淤血、组织间液过多等症状。

【临床表现】　年长儿心衰症状与成人相似,主要有:①心排血量不足表现:乏力、多汗、心率增快、呼吸浅快、食欲减低等;②体循环淤血表现:颈静脉怒张、肝颈反流试验阳性,肝脏增大、有压痛,尿量明显减少、水肿等;③肺静脉淤血表现:气促、呼吸困难、端坐呼吸、咳嗽、肺底部闻及湿啰音等。

婴幼儿心衰的临床表现有一定特点:呼吸快速、浅表,频率可达 50 ~ 100 次/分,烦躁多汗,哭声低弱,喂养困难,体重增长缓慢,肺部可闻及干啰音或哮鸣音,肝脏进行性增大,水肿首先出现于眼睑、颜面等部位,严重时鼻唇三角区青紫。

【辅助检查】

1. 胸部 X 线检查　心影多呈普遍性扩大,心脏搏动减弱,肺纹理增多,肺门或肺门附近阴影增加,肺淤血。

2. 心电图检查　不能表明有无心力衰竭,但有助于病因诊断和指导洋地黄的应用。

3. 超声心动图检查　可显示心室和心房腔扩大,M 型超声心动图显示心室射血分数降低。心脏舒张功能不全时,二维超声心动图对诊断心衰及判断引起心衰的原因有帮助。

【治疗原则】　重视病因治疗,改善心功能,减少心脏负担,减少氧的消耗,纠正代谢紊乱。

1. 充分休息及降低氧耗　①患儿应充分休息,以降低代谢率、减少氧耗,减轻心脏负担。烦躁、哭闹的患儿可适当镇静,但应注意避免呼吸抑制;②积极氧疗支持;③及时纠正水、电解质及酸碱代谢失衡,控制水、钠摄入,予易消化、富有营养的饮食。

2. 洋地黄药物　迄今为止洋地黄仍是儿科临床上广泛使用的强心药之一。洋地黄可增强心肌收缩力、减慢心率,增加心脏排血量,有效改善心脏功能。洋地黄对心脏瓣膜反流、扩张型心肌病、心内膜弹力纤维增生症及某些先心病等导致的充血性心力衰竭均有效,对合并心率增快、房颤、房扑者更有效。但对贫血、心肌炎引起的心衰疗效较差。地高辛是儿童时期最常用的洋地黄制剂,可口服或静脉注射,用药后起效快、排泄迅速,因此用药剂量容易调节,药物中毒时也比较容易处理。一般患儿年龄越小,对洋地黄越敏感,应注意个体差异,并进行血药浓度监测。儿童常用剂量和用法见表 17-4。

表 17-4　洋地黄类药物的临床应用

洋地黄类制剂	给药方法	洋地黄化总量(mg/kg)	作用开始时间	效力最大时间	每日平均维持量
地高辛	口服	<2 岁 0.05~0.06 >2 岁 0.03~0.05 (总量不超过 1.5mg)	2 小时	4~8 小时	1/5 洋地黄化量,分 2 次,疗程视病情而定
	静脉	口服量的 1/2~2/3	10 分钟	1~2 小时	
毛花苷丙 (西地兰)	静脉	<2 岁 0.03~0.04 >2 岁 0.02~0.03	15~30 分钟	1~2 小时	

儿童心力衰竭多采用先达到洋地黄化的方法,再根据病情需要使用维持量。

洋地黄化方法:病情较重或不能口服的患儿,可选用毛花苷丙或地高辛静脉注射,首次给洋地黄化总量的 1/2,余量分 2 次,每隔 4~6 小时静脉注射 1 次,多数患儿在 8~12 小时内达到洋地黄化。能口服的患儿开始给地高辛,首次给洋地黄化总量的 1/3 或 1/2,余量分 2 次,每隔 6~8 小时给予。

3. 利尿药　当使用洋地黄类药物而心衰仍未完全控制,或伴有明显水肿时,宜加用利尿剂。急性心衰及水肿者,可用呋塞米等快速强力利尿剂,如为慢性心衰一般联合应用噻嗪类与保钾利尿剂(氢氯噻嗪和螺内酯),要注意间歇给药,以防电解质紊乱。

4. 血管扩张剂　小动脉扩张可降低心脏的后负荷,增加心排血量;小静脉扩张可降低心脏的前负荷,缓解肺充血症状。常用药物有卡托普利、硝普钠、酚妥拉明等。

【常见护理诊断/问题】

1. 心排血量减少　与心肌收缩力下降有关。

2. 气体交换受损　与肺淤血有关。

3. 体液过多　与心功能下降、循环淤血有关。

4. 潜在并发症:药物毒副作用。

5. 恐惧　与病情危重有关。

【护理措施】

（一）充分休息

充分的休息可降低机体代谢率,减少氧耗,减轻心脏负担。应保持病室安静,避免各种刺激,避免患儿烦躁、哭闹。取半坐卧位,以利于呼吸。

（二）保持大便通畅

鼓励患儿多吃水果、蔬菜,必要时睡前口服少量植物油或用开塞露通便,避免用力排便。

（三）合理营养

轻者予低盐饮食,每日钠盐摄入量不超过 0.5~1g,重者予无盐饮食。给婴儿哺乳时,所用奶嘴孔应稍大,以免吸吮费力,但应注意防止呛咳。吸吮困难的患儿用滴管喂哺,必要时采用鼻饲,保证营养供给。

（四）控制液体入量

尽量减少静脉输液及输血,输液、输血速度要慢,每小时不宜超过 5ml/kg。

（五）给氧

患儿出现呼吸困难时应及时吸氧。急性肺水肿时,可给乙醇湿化的氧气吸入。

（六）密切观察病情变化

观察生命体征的变化,脉搏要数满 1 分钟。准确记录液体出入量,水肿明显的患儿定时测量体重,以了解水肿的变化。注意观察心力衰竭的指标变化,心衰指标:①安静时心率加快,婴儿>180 次/分,幼儿>160 次/分,不能用发热或缺氧来解释;②呼吸困难,青紫突然加重,安静时呼吸>60 次/分;③肝大达肋下 3cm 以上,或短时间内较前增大,而不能以膈肌下降等原因来解释;④心音明显低钝,或出现奔马律;⑤突然烦躁不安,面色苍白或发灰,而不能用原有疾病来解释;⑥尿量明显减少,颜面、眼睑及下肢水肿,已除外营养不良、肾炎、维生素 B_1 缺乏等原因引起者。

（七）用药护理

1. 洋地黄制剂　要注意给药的剂量、方法,密切观察有无洋地黄中毒反应:①每次应用洋地黄之前要测量脉搏,测不清时要听心率,当婴儿脉率<90 次/分,幼儿脉率<70 次/分时应暂停给药,并通知医生;②给药剂量要准确,当注射用药剂量小于 0.5ml 时要用生理盐水稀释后用 1ml 注射器抽取,口服药用量杯准确量取并与其他药物分开服用;③当出现心动过缓、心律失常、食欲减退、恶心呕吐、视力模糊、黄绿视、嗜睡、头晕等中毒反应时,要停用洋地黄并通知医生处理。

2. 利尿药　根据利尿药的作用时间安排给药,一般应在清晨或上午给药,以免夜间多次排尿影响睡眠。静脉注射呋塞米要缓慢,一般要大于 5 分钟,以免引起暂时性耳聋。注意记录尿量和体重,了解水肿变化。用药期间鼓励患儿多进食含钾丰富的食物,如香蕉、柑橘、土豆、菠菜、豆类等。观察患儿有无腹胀、四肢无力、心音低钝、心律失常等低血钾的表现。

3. 血管扩张剂　密切观察血压变化,避免过度降压。缩血管药应格外注意避免药液外渗,以防局部组织坏死。硝普钠应避光保存和使用,现用现配,配制后超过 4 小时不应再使用。

320

知识链接

微量注射泵

微量注射泵是一种能够自动、准确控制注射速度,保证药物能够匀速、准确并且安全地进入患者体内发挥作用的一种仪器。微量注射泵通常是电子控制装置,它通过推动注射器针栓达到控制注射速度的目的。常用于需要严格控制输液量和药量的情况,如应用升压药物、抗心律失常药物、降糖药等。使用微量注射泵时要注意使用微量泵专用连接管,不可截取输液器管代替之,尤其是当给药速度较慢时,易造成输液针头堵塞,影响治疗。

(八)健康教育

向患儿及家长介绍心力衰竭的原因、诱因及预防措施;指导家长及患儿根据病情不同适当安排休息,避免劳累或情绪激动;注意营养,增加抵抗力,防止受凉感冒;教会家长及年长儿测量脉搏的方法、用药注意事项。

第四节 急性肾衰竭患儿的护理

学习目标

- 识记
  1. 能正确叙述急性肾衰竭的定义。
  2. 能按病因将急性肾衰竭分类。
  3. 能列举出急性肾衰竭的临床症状及体征。
- 理解
  1. 能正确解释急性肾衰竭的病因和发病机制。
  2. 能正确叙述急性肾衰竭的治疗原则。
- 运用
  能够结合病例,提出急性肾衰竭常见的护理诊断,并能按照护理程序对急性肾衰竭患儿实施整体护理。

急性肾衰竭(acute renal failure,ARF)是指由于肾脏自身和(或)肾外各种原因引起的肾功能在短时间内(数小时或数天)急剧下降的一组临床综合征,患儿出现氮质血症、水及电解质紊乱和代谢性酸中毒。

【病因和发病机制】

1. 肾前性肾衰竭 任何原因引起的有效循环血量急剧减少,均可使肾血流量不足、肾小球滤过率降低,从而导致肾衰竭。常见病因有:①呕吐、腹泻及胃肠减压等使胃肠道液体大量丢失,大面积烧伤、大手术或创伤、大出血等引起血容量绝对不足;②感染性休克、严重低蛋白血症、心源性休克、严重心律失常、充血性心力衰竭等引起血容量相对不足。

2. 肾实质性肾衰竭　即肾性肾衰竭,系肾实质病变或肾前性肾衰竭病因未及时去除、病情加重的结果。常见病因有:①肾小球疾病,如急性肾炎、紫癜性肾炎、狼疮性肾炎、溶血尿毒综合征等;②肾小管疾病,系由长时间肾缺血或肾毒性物质(如汞、砷、氨基苷类药物)直接损害肾小管,导致急性肾小管坏死;③急性肾间质性疾病,主要见于感染或药物过敏引起的肾小管和肾间质损害,如急性间质性肾炎、急性肾盂肾炎等;④肾血管病变,如血管炎、血管栓塞等。

3. 肾后性肾衰竭　是各种原因所致的泌尿道梗阻引起的急性肾衰竭。如尿路结石、尿路畸形、尿路结核、尿路肿瘤等。

不同年龄的儿童发生急性肾衰竭时,病因有所不同,如新生儿期以缺氧、败血症、溶血、严重的出血所致较多见,婴儿期以严重腹泻脱水、重症感染、先天畸形所致多见,年长儿则以肾炎、休克所致多见。

【临床表现】　根据尿量是否减少,肾衰竭可分为少尿型和非少尿型。少尿型者尿量减少或无尿;非少尿型者尿量无明显减少,而血尿素氮、血肌酐迅速升高,肌酐清除率迅速降低。临床以少尿型急性肾衰竭常见,其临床过程分为三期:

1. 少尿期　尿量急剧减少,甚至无尿。少尿期一般持续 1～2 周。持续少尿大于 15 天或无尿大于 10 天者,预后不良。少尿期的主要表现有:

(1) 水钠潴留:患儿可表现为全身水肿、腹水、胸水、肺水肿、心力衰竭、高血压、稀释性低钠血症。

(2) 电解质紊乱:常见有高钾血症、低钠血症、低氯血症、低钙血症、高镁血症、高磷血症。

(3) 代谢性酸中毒:表现为食欲减退、恶心、呕吐、疲乏、呼吸深快、嗜睡甚至昏迷,血 pH 值降低。

(4) 尿毒症:因肾排泄障碍使各种毒性物质在体内积聚所致。可出现全身各系统中毒症状,其严重程度与血清尿素氮及肌酐增高程度成正比。

(5) 感染:感染是 ARF 最常见的并发症,以呼吸道和尿路感染为多见。

2. 利尿期　ARF 患儿尿量逐渐增多,全身水肿逐渐减轻。一般持续 1～2 周,长者可达 1 个月。此期因大量排尿,可出现脱水、低钠、低钾血症,早期氮质血症持续存在甚至加重,后期肾功能逐渐恢复。

3. 恢复期　利尿期以后,肾功能逐渐改善,尿量恢复正常,血尿素氮、血肌酐恢复正常。少数患者遗留不可逆的肾损害。此期患儿虚弱无力、消瘦、营养不良、贫血、免疫力低下。

【辅助检查】

1. 尿液检查　监测尿比重、尿渗透压、尿肌酐等。

2. 血生化检查　监测电解质、肌酐、尿素氮的变化。

3. 影像学检查　采用腹部平片、超声波、CT、磁共振等检查可帮助了解肾脏大小、形态,血管、输尿管、下尿路有无梗阻,以及肾小球、肾小管功能、肾血流量情况。造影剂可能会对肾脏造成损害,应慎用。

4. 肾活检　对原因不明的 ARF,肾活检是可靠的诊断手段,并可帮助评估预后。

【治疗原则】　去除病因,治疗原发病,减轻症状,改善肾功能,预防并发症。

1. 少尿期治疗

(1) 去除病因,治疗原发病:肾前性 ARF 要及时纠正全身循环血流动力学障碍,包括补液,输注血浆、白蛋白,使用洋地黄、抗感染等;避免接触肾毒性物质;监测尿量及肾功能变化。

(2) 饮食和营养:应选择高糖、低优质蛋白、富含维生素的食物。保证能量供给,每日供给热量 $50 \sim 60cal/kg(210 \sim 250J/kg)$,蛋白质 $0.5g/kg$,脂肪占总热量 $30\% \sim 40\%$ 。

(3) 控制水、钠摄入:坚持"量出为入"原则,有透析支持可适当放宽液体入量,每日液体量=尿量+不显性失水+异常损失−内生水。无发热患儿不显性失水为每日 $300ml/m^2$,体温每升高 $1℃$ 增加水 $75ml/m^2$ 。内生水在非高分解代谢状态下按 $250 \sim 350ml/m^2$ 计算。

(4) 纠正代谢性酸中毒:轻、中度代谢性酸中毒一般无须处理。当血浆 $HCO_3^-<12mmol/L$ 或动脉血 $pH<7.2$ 时,可补充 5% 碳酸氢钠 $5ml/kg$ 。

(5) 纠正电解质紊乱:包括处理高钾血症、低钠血症、低钙血症和高磷血症等。

(6) 透析治疗:当以上保守治疗无效时,均应及早进行透析。透析指征:①严重水潴留,有肺水肿、脑水肿倾向;②血钾 $\geq 6.5mmol/L$;③血浆尿素氮 $>28.6mmol/L$,或血浆肌酐 $>707.2\mu mol/L$;④严重酸中毒,血浆 $HCO_3^-<12mmol/L$ 或动脉血 $pH<7.2$;⑤药物或毒物中毒,该物质能被透析去除。透析分为腹膜透析、血液透析、连续动静脉血液滤过三种技术,儿童尤其是婴幼儿常采用腹膜透析。

2. 利尿期治疗 利尿早期注意监测尿量、电解质、血肌酐、血尿素氮及血压变化,当血浆肌酐接近正常时,应增加优质蛋白的摄入。

3. 恢复期治疗 肾功能逐渐恢复正常,但可遗留营养不良、贫血、免疫功能低下,少数患儿遗留不可逆的肾功能损害,所以要注意休息,加强营养,防治感染。

【常见护理诊断/问题】

1. 体液过多 与肾小球滤过率降低有关。

2. 营养失调:低于机体需要量 与摄入不足及丢失过多有关。

3. 有感染的危险 与机体免疫力下降有关。

4. 恐惧 与肾功能急剧恶化、病情危重有关。

【护理措施】

(一) 维持液体平衡

准确记录液体出入量;每日定时测体重,以了解水肿的变化情况;根据病情控制液体的入量。

(二) 保证营养供给

少尿期应限制水、钠、钾、磷及蛋白质的摄入量,供给足够的能量,以减少组织蛋白的分解;不能进食者,应经静脉补充营养。透析治疗时因丢失大量蛋白质,所以不需要限制蛋白摄入量,甚至需要输入血浆、氨基酸等。

(三) 预防感染

常见的感染部位为呼吸道、泌尿道、皮肤,感染是少尿期死亡的主要原因,所以要采取切实措施,防止感染的发生。尽量将患儿安置于单人病室,做好病室的清洁和空气净化;避免不必要的检查;严格执行无菌操作;加强皮肤护理、口腔护理及会阴部护理,保持患儿清洁舒适;定时翻身、叩背,保持呼吸道通畅。

(四) 保证患儿休息

患儿须卧床休息,卧床时间视病情而定,一般少尿期、利尿期均应卧床,恢复期逐渐增加活动。

（五）密切观察病情

注意生命体征、尿量、尿常规、肾功能等的变化。急性肾衰竭常以感染、心力衰竭、心律失常、水电解质紊乱等为主要的死亡原因，要密切观察病情，及早发现异常变化，及时通知医生，及时救治。

（六）心理支持

因病情急重，患儿及家长均有恐惧心理，应做好心理护理，给患儿及家长以精神支持。

（七）健康教育

教育患儿及家长积极配合治疗、护理，并告知家长肾衰竭早期透析的重要性及各期的护理要点，如饮食护理、个人卫生护理、预防感染措施、休息、避免使用肾毒性药品等。

第五节　小儿心肺脑复苏的护理

学习目标 ▪▮▮

- **识记**
  1. 能正确叙述心搏呼吸骤停的定义。
  2. 能正确叙述心搏呼吸骤停的临床特点、紧急处理方法。
  3. 能正确叙述心肺脑复苏的定义。
  4. 能正确叙述心肺脑复苏的实施步骤。
- **理解**
  1. 能正确解释心搏呼吸骤停的病因、病理生理。
  2. 能正确解释心搏呼吸骤停的治疗原则。
- **运用**

  能够结合病例，提出心搏呼吸骤停常见的护理诊断，并能按照护理程序对心搏呼吸骤停患儿实施整体护理。

心搏呼吸骤停（cardiopulmonary arrest，CPA）指患儿突然出现呼吸、心搏停止，意识丧失，脉搏消失，血压测不出的现象。

心肺复苏术（cardiopulmonary resuscitation，CPR）指对心搏、呼吸骤停患者采取的使其恢复自主循环和自主呼吸的紧急医疗救治措施。但人们发现仅有心肺复苏是不够的，因为复苏后患者的脑功能不能完全恢复，使其生活质量受到严重影响，为了最大限度恢复患者的神经功能，人们又提出加强早期脑功能的保护即脑复苏（cerebral resuscitation），两者合称为心肺脑复苏（cardiopulmonary cerebral resuscitation，CPCR）。

【病因】

1. **窒息**　各种原因导致的新生儿窒息：气管异物、喉痉挛、胃食管反流等。

2. **突发意外事件**　电击、溺水、大出血、严重创伤等。

3. **心脏病**　心肌炎、心肌病、先天性心脏病、严重心律失常、急性心脏压塞、完全性房室传导阻滞等。

4. 各种感染　败血症、感染性休克、颅内感染等。

5. 电解质与酸碱平衡紊乱　血钾过高或过低、低钙喉痉挛、严重酸中毒等。

6. 药物中毒或过敏　洋地黄、奎尼丁、锑剂中毒,麻醉意外,青霉素过敏,血清反应等。

7. 医源性因素　心导管检查、心血管造影术、心脏手术过程中,由于机械性刺激、迷走神经过度兴奋而引起心搏骤停。

8. 婴儿猝死综合征。

【病理生理】

（一）缺氧

呼吸心搏骤停时首先导致机体缺氧。

1. 对心脏的影响　严重缺氧时:①心脏的正常传导受到抑制,导致心律失常及心动过缓;②组织出现无氧糖酵解,导致代谢性酸中毒;酸中毒易引发心室纤颤;③心肌细胞无氧代谢使ATP产生不足,K^+从细胞内逸出,细胞外高血钾和酸中毒促使或加重心室纤颤而停搏。一般认为,心肌缺氧3~10分钟,ATP储备少于50%,心肌即失去复苏的可能。

2. 脑组织改变　脑对缺氧更敏感,小儿脑耗氧量占全身耗氧量的20%~50%,当严重缺氧时,脑组织首先受损害。一旦心搏呼吸停止,脑血液循环停止,将迅速出现昏迷。心脏停搏1~2分钟,即因酸中毒导致脑微循环的自动调节功能丧失,造成脑血管床扩张,引起心复跳后脑血流过度灌注,血管内流体静压力增高,以及酸中毒造成的毛细血管通透性增加,均促使脑水肿的发生,进一步加重脑细胞缺血、缺氧。无氧代谢条件下,脑细胞4分钟即死亡。一般常温下,心搏呼吸停止4~6分钟,大脑即发生不可逆性损害,即使复苏成功,也必留有神经系统后遗症。目前,心肺复苏术已发展为心肺脑复苏术。

（二）二氧化碳潴留

心搏呼吸骤停的最初几分钟内,体内即有CO_2潴留,导致呼吸性酸中毒。CO_2浓度增高,可抑制窦房结和房室结的兴奋和传导,同时兴奋心脏抑制中枢,引起心动过缓和心律不齐,并抑制心肌收缩力。此外,CO_2浓度增高可扩张脑血管,导致脑水肿。CO_2潴留时间长会造成二氧化碳麻醉,直接抑制呼吸中枢。

【临床表现】

1. 突然昏迷　一般心搏停止8~12秒后即出现昏迷,部分病例可有一过性抽搐。

2. 大动脉搏动消失　年幼儿由于颈部较短,颈动脉触诊困难,可直接触摸心尖、肱动脉、股动脉,判断有无心搏。判断时间不超过10秒。

3. 瞳孔扩大　心搏停止30~40秒瞳孔开始扩大,对光反射消失。但一些药物,如阿托品可影响对瞳孔的观察。

4. 心动过缓或心音消失　心率<60次/分或心音消失。

5. 呼吸停止或严重呼吸困难　心搏停止30~40秒后出现呼吸停止。胸、腹式呼吸运动消失,听诊无呼吸音,或仅有喘息性呼吸,不能进行有效的气体交换,仍按照心搏呼吸骤停进行治疗。判断时间不超过10秒。

【判断依据】

1. 主要依据　患者突然昏迷,伴有大动脉搏动消失即可确诊。

2. 心电图监护　儿童心搏骤停的心电图类型为:①心动过缓,最多见;②室性心动过速;

③心室纤颤,儿童少见;④心室停搏,较多见。前三者为心搏骤停的先兆。

【治疗原则】 现场抢救,争分夺秒。《2010美国心脏协会心肺复苏及心血管急救指南》改进心肺复苏程序。

(一)心肺复苏的主要措施

1. 判断 救护者通过轻拍或呼唤患儿来判断其意识水平,2010年指南强调,对于无反应且无呼吸(或仅是喘息)的儿童,如果在10秒内未检测到脉搏,医护人员应立即开始实施心肺复苏。

2. 人工循环(circulation,C) 当患儿无意识、无呼吸,且触摸不到脉搏时(或新生儿心率<60次/分;或婴儿及儿童心率<60次/分伴有灌注不良体征),应立即开始胸外心脏按压。正确有效的胸外心脏按压可使心排血量达到正常的30%～40%,而脑组织只需要正常供血的15%,即能避免永久性损害。但要注意胸外心脏按压不宜中断,如因转运、气管插管等原因必须暂停时,也不得超过10秒钟。心脏按压的频率为至少100次/分,下压时间与放松时间相等,按压深度为胸壁厚的1/3。

具体方法包括:①双掌按压法:适用于8岁以上年长儿。抢救者以双手掌根部按压患儿心前区胸骨下段(避开剑突),肘关节伸直,借体重及肩臂之力垂直向脊柱方向挤压,放松时手掌不能离开胸骨,以免按压点移位;②单掌按压法(图17-1),适用于1～8岁的儿童,仅用一只手掌按压,方法及位置同上;③双指按压法(图17-2):适用于婴儿,抢救者一手垫于婴儿后背,另一手食指及中指置于胸骨中线与双乳头连线交叉点下一横指处,向患儿脊柱方向按压;④双手环抱按压法(图17-3):适用于婴儿或新生儿,可用双用环抱患儿胸部,双手大拇指置于胸骨前,位置同双指按压法,其余四指并拢置于背部,然后用两拇指与其余四指同时相对按压;⑤单掌环抱按压法:适用于新生儿和早产儿,抢救者一手四指置于患儿背后,拇指置于前胸,同时相对按压。

3. 保持呼吸道通畅(airway,A) 呼吸道梗阻是儿童呼吸心搏停止的重要原因。首先必须清除呼吸分泌物、呕吐物、异物。保持头部轻度后仰,使气道平直,并抬高下颌或向前上方托举下颌角(图17-4),以防舌后坠阻塞气道。注意婴幼儿头部不可过度后仰,以免造成气管塌陷而阻塞气道,甚至造成颈椎脱位,或压迫椎动脉及颈静脉而加重脑循环障碍。还应注意不要挤压颌下的软组织,以免阻塞气道。如果颈椎损伤,要采取托举下颌法打开气道。放置口咽通气道,可使口咽部处于开放状态。

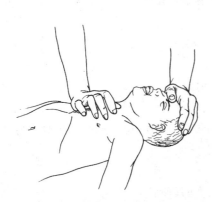

图17-1 胸外心脏按压单掌按压法示意图

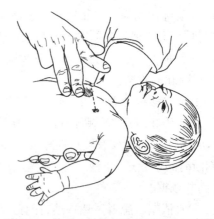

图17-2 胸外心脏按压双指按压法示意图

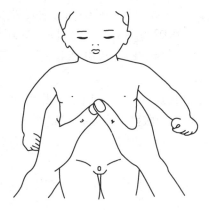

图 17-3　胸外心脏按压双手环抱按压法示意图

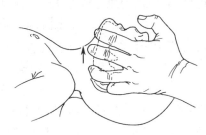

图 17-4　托举下颌角打开气道示意图

4. 人工呼吸（breathing，B）　指借助人工方法维持机体气体交换，改善缺氧状态。气道通畅后，患儿仍无有效的自主呼吸，应采用人工辅助呼吸。常用方法有：

（1）口对口人工呼吸：适用于无任何器械时的现场急救。抢救者平静吸气，用口包住患儿的口，同时捏住患儿鼻孔，给患儿两次缓慢的人工呼吸，看到胸廓起伏为有效，每次持续 1 秒钟以上；对于 1 岁以内的小婴儿，可进行口对口鼻人工呼吸。呼吸频率儿童 18～20 次/分，婴儿可稍快。按压通气比为单人抢救 30∶2，即按压 30 次后，给人工呼吸 2 次；双人抢救为 15∶2。

（2）简易呼吸器的应用：在多数情况下，婴幼儿可用气囊面罩进行有效通气。通过挤压气囊进行正压通气。插管和未插管的患儿均可使用，未插管的患儿选用合适的面罩，罩住口鼻，勿漏气，露出眼睛。操作时一手托起下颌，使头后仰，并固定面罩，一手按压气囊送气。复苏过程中观察胸廓起伏程度，以判断送气量是否合适。

（3）气管插管加压给氧：当需要持久通气时，或面罩给氧不能提供足够通气时，需要行气管内插管。建立气管插管后，气囊人工呼吸频率为 8～10 次/分，期间可连续进行胸外心脏按压。

5. 除颤　在复苏过程中当出现心室纤颤和无脉性室性心动过速，除颤是最有效的救治方法。其方法是：将除颤仪选定 P 导联，选择能量（首次除颤用 2J/kg，如果无效可增至 4J/kg），选电极板（婴儿选用直径 4.5cm，儿童选用直径 8cm），涂导电糊于电极板上，一电极板放于胸骨右缘第 2 肋间，另一电极板放于左腋中线第 5 肋间，与皮肤充分接触，充电，放电。2010 年指南中推荐，一次电击后立即进行胸外心脏按压 2 分钟，无须检查脉搏，CPR 5 个周期后再进行评估。

6. 心肺复苏药物治疗　为促进自主呼吸和心搏的恢复，建立人工循环和人工呼吸的同时，或 1～2 分钟后，即可加以应用复苏药物。常用药有：

（1）肾上腺素：是复苏首选药，每次剂量为 0.01mg/kg，可静脉给药，可经气管插管内给药，也可经骨髓腔内给药。每隔 3～5 分钟可重复给药一次。

（2）5% 碳酸氢钠：儿科患者中心脏骤停的主要原因是呼吸衰竭，其通气不足造成 CO_2 潴留而导致的呼吸性酸中毒，可通过快速有效的通气迅速纠正；而在心脏骤停中应用碳酸氢钠纠正代谢性酸中毒，并不一定能改善预后。所以，对于轻、中度酸中毒，尤其是有通气不足存在时，不宜使用碳酸氢钠，但心脏骤停时间较长的患儿可以考虑使用，可经静脉或骨髓腔给药。当自主循环建立及抗休克液体输入后，可根据血气分析的结果选用碳酸氢钠。

（3）阿托品:应用指征:低灌注和低血压性心动过缓,预防气管插管引起的迷走神经性心动过缓,房室传导阻滞引起的心动过缓。剂量每次 0.01~0.02mg/kg,静脉注射,每隔 5 分钟可重复给药。最大剂量为儿童不超过 1mg/kg,青少年不超过 2mg/kg。2010 版指南不再建议在治疗无脉性心电活动或心搏停止时常规使用阿托品。

（4）胺碘酮:如果心动过速、心室纤颤经过胸外心脏按压、除颤、应用肾上腺素后仍无效时,可考虑使用胺碘酮,可静脉或气管内给药;但对于儿童使用胺碘酮尚缺乏成熟经验。

（5）利多卡因:常用于室颤。初次剂量为 1mg/kg,加 5% 葡萄糖 10ml,1~2 分钟内静脉推注完毕。

（6）钙剂:2010 版指南强调,如果无确诊的低钙血症、钙通道阻断剂过量、高镁血症、高钾血症,不建议为儿童心肺复苏常规给钙剂。

（7）葡萄糖:在为婴幼儿心脏复苏时,应采用快速血糖检测法,有低血糖反应时立即给葡萄糖。当无条件快速检测血糖而患儿有低血糖症状或临床怀疑有低血糖时,也可给葡萄糖。

（8）其他:血管活性药物多用于维持血压,苯妥英钠、激素、利尿剂、脱水剂、其他除颤药等均可酌情使用。

（二）复苏成功与停止复苏的指征

1. 心脏复苏成功的标志　①按压的同时可触及颈动脉、股动脉搏动;②扩大的瞳孔缩小,对光反射恢复;③口唇、甲床颜色好转;④肌张力增强或出现不自主运动;⑤出现自主呼吸。

2. 停止复苏的指征　凡证实为脑死亡应停止抢救。经积极抢救 15~30 分钟,患儿仍深昏迷,无自主呼吸,瞳孔散大、固定,往往提示脑死亡,如果继续复苏,成功的可能性甚小,或者成为有心脏搏动、能自主呼吸、脑功能丧失的"植物人"。但在抢救过程中须注意,某些药物可影响意识判断或使瞳孔扩大;过度换气又可抑制自主呼吸,造成脑死亡的假象,所以要反复排除以上可能情况,而且只要心脏对各种刺激(包括药物)有反应,心脏按压至少应持续 1 小时以上。

【常见护理诊断/问题】

1. 心排血量减少　与循环衰竭有关。

2. 不能维持自主呼吸　与呼吸停止有关。

3. 有外伤的危险　与实施心肺复苏有关。

4. 有感染的危险　与免疫功能下降或长期使用机械通气有关。

5. 潜在并发症:心律失常。

【护理措施】　患儿恢复自主循环和自主呼吸仅是心肺复苏成功的第一步,之后可能相继出现脑缺氧性损害、心律失常、低血压、电解质紊乱及继发感染等,因此必须专人监护,观察其颅内高压、脑水肿的表现,观察生命体征、心电图、血气分析及血电解质等化验检查结果,及时采取措施,防止心搏呼吸骤停再次发生,防止发生严重的并发症或后遗症。

（一）查找原因

在抢救过程中注意积极查找心搏呼吸骤停的原因,并对因治疗与护理。

（二）循环系统监护

复苏后心律很不稳定,必须密切监测心律、心率、血压、脉搏的变化。密切观察口唇、皮肤、指(趾)甲床的颜色,四肢的温度,以了解末梢循环恢复情况,从而判断循环功能恢复情况。

（三）呼吸系统监护

加强呼吸道管理,保持呼吸道通畅。定时翻身、叩背、气道湿化,促进痰液排出,并遵医嘱应用抗生素,防止呼吸系统感染。气管插管、气管切开及使用人工呼吸机辅助呼吸的患儿,还要定时吸痰,观察导管有无堵塞、痰液是否易于吸出,气管黏膜有无溃疡,管路连接是否可靠,有无过度通气或通气不足现象。注意观察患儿有无呼吸困难,有无呼吸节律、频率异常,警惕呼吸衰竭的发生。

（四）脑复苏的监护

脑功能的恢复程度是衡量复苏成败的关键。大脑皮质对缺氧的耐受性差,应尽早实施脑复苏。其主要措施及监护:

1. 减轻或消除继发的脑低灌注状态　密切观察血压,要维持正常血压,给脱水剂等治疗脑水肿及颅内高压。

2. 保证脑细胞氧和能量的供应　促进脑细胞功能及早恢复。监测动脉血氧饱和度,维持在94%～99%。既要保证足够的动脉血氧含量,又要防止因动脉血氧分压过高,加重脑再灌注时的氧化损伤。注意观察瞳孔的变化,如果瞳孔缩小,对光反射恢复,角膜反射、吞咽反射、咳嗽反射等逐渐恢复,提示脑复苏好转。

3. 镇静　积极治疗缺氧后的惊厥发作,降低脑细胞代谢,并寻找惊厥的病因。常用地西泮、苯巴比妥等,注意避免呼吸抑制。

4. 低温疗法　可降低脑代谢,目前主张对于复苏后仍昏迷的患儿进行低温治疗,体温控制在32～34℃,维持12～24小时。注意监测体温变化。

（五）肾功能监护

使用血管活性药物时,每小时测尿量1次。注意观察尿的颜色与尿比重,如果血尿和少尿同时存在,尿比重>1.010或肌酐、尿素氮升高,应警惕肾衰竭。

（六）维持水、电解质与酸碱平衡

1. 控制水的供给　复苏患儿均存在不同程度的水潴留,治疗时应使出入量略呈负平衡状态,以不使体重增加为宜。

2. 纠正酸中毒　心肺复苏后,因缺氧所致的代谢性酸中毒尚未得到纠正,应监测动脉血气变化,根据血气分析结果选用碳酸氢钠。

3. 纠正电解质紊乱　①当应用大量脱水剂、碱性溶液、激素和葡萄糖溶液并同时伴有多尿时,易引起低钾血症与代谢性碱中毒,要注意观察有无低血钾表现,及时补钾;②当大量使用碳酸氢钠及糖皮质激素时,在复苏后早期可出现高钠血症,应注意血电解质化验结果,遵医嘱予低张溶液补液。

（七）预防继发感染

保持病室空气清新;维护患儿的个人卫生清洁,做好皮肤护理、口腔护理、会阴护理;做好呼吸道护理,保持呼吸道通畅;严格无菌操作,做好吸氧用具、吸痰用具、呼吸机管路等消毒处理,防止院内感染。监测体温变化,及早发现感染征象。

（八）健康教育

指导家长做好患儿的饮食护理,确保营养供给;指导家长做好患儿的个人卫生护理,保持其清洁舒适;向家长宣教本病发生的病因及预防措施;向家长宣教相关的功能锻炼方法。

（倪雪莲）

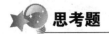 **思考题**

1. 男孩,20 个月,1 天前出现咳嗽,流清涕,发热,体温波动于 37 ~ 38.0℃ 之间,30 分钟前游戏中突然两眼上翻,跌倒在地,四肢屈曲,双拳紧握,口唇青紫,持续约 1 分钟,按压人中穴后渐缓解,送医院来进一步诊治。查体:体温 39.5℃,脉搏 140 次/分,呼吸 36 次/分,面色略苍白,呼吸平稳。

问题:(1) 该患儿最可能的诊断是什么?

(2) 根据患儿目前的状况,列出其主要护理诊断。

(3) 患儿家长问"会不会有后遗症?"护士应怎样解释?

2. 男孩,4 岁,因吃饭时哭闹馒头进入气管致窒息,送入急诊室时面色青紫,无呼吸心搏,气管异物尚未取出。

问题:(1) 如果你是急诊室接诊的护士,应如何处理?

(2) 在急诊室需不需要实施脑复苏?

附录 1

正常小儿体格生长指标衡量表

附表1　九市城区7岁以下男、女童体格发育测量值 x̄±s（1995年）

年龄组	男					女				
	体重（kg）	身高（cm）	坐高（cm）	头围（cm）	胸围（cm）	体重（kg）	身高（cm）	坐高（cm）	头围（cm）	胸围（cm）
0~3天	3.30±0.38	50.4±1.7	33.9±1.5	34.3±1.2	32.7±1.5	3.20±0.36	49.8±1.6	33.5±1.5	33.9±1.2	32.6±1.4
1个月~	5.10±0.63	56.9±2.3	37.9±1.7	38.1±1.3	37.6±1.8	4.81±0.57	56.1±2.2	37.3±1.7	37.4±1.2	36.9±1.7
2个月~	6.16±0.72	60.4±2.4	40.1±1.5	39.7±1.3	39.8±1.9	5.74±0.64	59.2±2.3	39.2±1.7	38.9±1.2	38.9±1.7
3个月~	6.98±0.79	63.0±2.3	41.5±1.8	41.0±1.3	41.4±1.9	6.42±0.70	61.6±2.2	40.6±1.7	40.1±1.2	40.2±1.8
4个月~	7.56±0.81	65.1±2.2	42.6±1.7	42.1±1.2	42.3±1.8	7.01±0.75	63.8±2.2	41.6±1.7	41.2±1.2	41.3±1.8
5个月~	8.02±0.88	67.0±2.3	43.5±1.8	43.0±1.2	43.0±1.9	7.53±0.77	65.5±2.3	42.6±1.7	42.1±1.2	42.1±1.8
6个月~	8.62±0.94	69.2±2.4	44.6±1.8	44.1±1.3	44.0±1.9	8.00±0.90	67.6±2.4	43.6±1.8	43.0±1.3	42.9±1.9
8个月~	9.19±1.00	72.0±2.5	46.0±1.8	45.1±1.3	44.8±2.0	8.65±0.97	70.6±2.5	45.0±1.8	44.1±1.3	43.9±1.9
10个月~	9.65±1.04	74.6±2.6	47.1±1.9	45.8±1.4	45.5±2.0	9.09±0.99	73.3±2.6	46.2±1.8	44.8±1.3	44.5±1.8
12个月~	10.16±1.04	77.3±2.7	48.4±2.0	46.5±1.3	46.3±1.9	9.52±1.05	75.9±2.8	47.4±1.9	45.4±1.2	45.2±1.9
15个月~	10.7±1.11	80.3±2.8	49.8±2.0	47.1±1.3	47.2±1.9	10.09±1.05	78.9±2.8	48.9±1.9	46.0±1.2	46.1±1.9
18个月~	11.25±1.19	82.7±3.1	50.9±2.1	47.6±1.2	48.0±1.8	10.65±1.11	81.6±2.9	50.2±2.0	46.5±1.2	46.8±1.8
21个月~	11.83±1.26	85.6±3.2	52.3±2.1	48.1±1.3	48.6±1.9	11.25±1.12	84.5±3.0	51.5±2.0	46.9±1.2	47.4±1.8
2岁~	12.57±1.28	89.1±3.4	53.8±2.2	48.4±1.2	49.4±1.9	12.04±1.23	88.1±3.4	53.1±2.2	47.4±1.2	48.2±1.9
2.5岁~	13.56±1.33	93.3±3.5	55.6±2.2	49.0±1.2	50.3±1.8	12.97±1.33	92.0±3.6	54.8±2.2	48.0±1.2	49.2±1.9
3岁~	14.42±1.51	96.8±3.7	56.8±2.2	49.4±1.2	50.9±2.0	14.01±1.43	95.9±3.6	56.0±2.2	48.4±1.1	49.9±1.9
3.5岁~	15.37±1.55	100.2±3.8	58.1±2.2	49.8±1.3	51.7±2.0	14.94±1.52	99.2±3.8	57.3±2.2	48.8±1.2	50.7±2.1
4岁~	16.23±1.77	103.7±4.1	59.5±2.3	50.1±1.3	52.4±2.1	15.81±1.68	102.8±3.9	58.8±2.2	49.1±1.2	51.3±2.1
4.5岁~	17.24±1.94	107.1±4.1	61.1±2.3	50.4±1.3	53.3±2.2	16.80±1.88	106.2±4.2	60.4±2.3	49.4±1.2	52.1±2.2
5岁~	18.34±2.13	110.5±4.2	62.5±2.3	50.7±1.2	54.2±2.4	17.84±1.97	109.8±4.1	61.9±2.3	49.7±1.2	52.9±2.4
5.5岁~	19.38±2.25	113.7±4.5	63.8±2.4	50.9±1.2	55.0±2.4	18.80±2.22	112.9±4.5	63.2±2.4	50.0±1.2	53.6±2.5
6~7岁~	20.97±2.60	117.9±4.7	65.6±2.5	51.3±1.2	56.3±2.7	20.36±2.55	117.1±4.5	65.0±2.4	50.3±1.3	54.9±2.8

附表2　九市城区7岁以下男、女童的体重百分位数（kg）（1995年）

年龄组	百分位数（男）									百分位数（女）								
	3	5	10	20	50	80	90	95	97	3	5	10	20	50	80	90	95	97
0~3天	2.60	2.70	2.85	3.00	3.25	3.60	3.80	3.95	4.10	2.60	2.65	2.75	2.90	3.18	3.50	3.70	3.85	3.95
1个月~	4.00	4.10	4.30	4.55	5.05	5.60	5.99	6.20	6.45	3.85	3.95	4.10	4.30	4.80	5.30	5.51	5.80	6.00
2个月~	4.90	5.04	5.25	5.55	6.24	6.75	7.10	7.45	7.60	4.60	4.75	4.95	5.20	5.70	6.25	6.55	6.85	7.10
3个月~	5.60	5.80	6.00	6.30	6.95	7.65	8.01	8.30	8.50	5.25	5.40	5.60	5.80	6.36	7.00	7.31	7.60	7.90
4个月~	6.12	6.30	6.51	6.90	7.50	8.20	8.64	8.95	9.17	5.75	5.85	6.10	6.40	7.00	7.60	8.00	8.31	8.50
5个月~	6.50	6.65	6.95	7.30	7.95	8.75	9.20	9.55	9.82	6.20	6.35	6.55	6.85	7.50	8.17	8.51	8.88	9.05
6个月~	7.00	7.15	7.41	7.80	8.55	9.45	9.90	10.30	10.50	6.50	6.67	6.95	7.24	7.90	8.74	9.20	9.60	9.85
8个月~	7.47	7.65	8.00	8.30	9.10	10.00	10.50	10.91	11.25	7.05	7.20	7.50	7.85	8.50	9.47	10.00	10.40	10.60
10个月~	7.80	8.00	8.35	8.75	9.65	10.47	11.00	11.40	11.70	7.45	7.60	7.90	8.20	9.00	9.90	10.35	10.90	11.20
12个月	8.35	8.60	8.95	9.25	10.06	11.01	11.56	12.00	12.25	7.70	8.00	8.24	8.70	9.45	10.34	10.95	11.45	11.80
15个月~	8.81	9.00	9.30	9.76	10.60	11.65	12.20	12.63	12.95	8.30	8.50	8.90	9.20	10.00	10.95	11.47	12.00	12.30
18个月~	9.20	9.39	9.75	10.20	11.17	12.23	12.80	13.30	13.60	8.70	9.00	9.30	9.75	10.60	11.50	12.10	12.57	12.90
21个月~	9.70	9.97	10.25	10.73	11.75	12.90	13.50	13.92	14.35	9.35	9.60	9.95	10.30	11.20	12.15	12.65	13.20	13.62
2岁~	10.32	10.62	11.05	11.50	12.50	13.60	14.30	14.89	15.25	10.00	10.13	10.51	11.00	11.95	13.00	13.66	14.30	14.55
2.5岁~	11.27	11.50	11.90	12.41	13.50	14.60	15.25	15.90	16.30	10.70	10.90	11.30	11.80	12.90	14.08	14.70	15.25	15.75
3岁~	11.80	12.15	12.60	13.10	14.30	15.65	16.40	17.00	17.60	11.54	11.85	12.30	12.80	13.90	15.11	15.90	16.55	16.90
3.5岁~	12.60	12.90	13.45	14.10	15.28	16.60	17.40	18.10	18.57	12.30	12.55	13.05	13.70	14.85	16.20	16.91	17.60	17.95
4岁~	13.25	13.65	14.14	14.75	16.10	17.65	18.50	19.31	20.00	13.04	13.30	13.80	14.40	15.65	17.20	18.05	18.80	19.45
4.5岁~	13.85	14.25	14.85	15.60	17.06	18.85	19.80	20.71	21.26	13.70	14.05	14.50	15.20	16.60	18.33	19.30	20.30	20.80
5岁~	14.82	15.21	15.76	16.55	18.15	20.00	21.08	22.14	22.92	14.61	14.90	15.48	16.10	17.70	19.40	20.35	21.50	22.00
5.5岁~	15.65	16.00	16.65	17.45	19.23	21.20	22.23	23.40	24.00	15.20	15.60	16.15	16.95	18.50	20.60	21.80	22.80	23.61
6~7岁~	16.75	17.15	17.80	18.85	20.70	23.05	24.50	25.82	26.57	16.30	16.70	17.40	18.14	20.90	22.40	23.80	25.12	26.00

附表3　九市城区7岁以下男、女童的身高百分位数(cm)(1995年)

年龄组	百分位数（女）									百分位数（男）								
	97	95	90	80	50	20	10	5	3	97	95	90	80	50	20	10	5	3
0~3天	53.00	52.50	52.00	51.00	50.00	48.50	47.80	47.00	47.00	53.70	53.10	92.50	51.90	53.00	49.00	48.30	47.90	47.30
1个月~	60.20	59.70	58.90	58.00	56.00	54.10	53.40	52.80	52.30	61.10	60.60	59.80	58.50	57.00	55.00	54.00	53.20	52.80
2个月~	63.80	63.10	62.20	61.20	59.10	57.20	56.20	55.50	55.00	65.00	64.40	63.40	62.30	60.40	58.50	57.30	56.50	56.00
3个月~	65.90	65.20	64.20	63.30	61.50	60.00	58.90	58.00	57.80	67.30	66.80	66.00	65.00	63.00	61.10	60.00	59.20	58.90
4个月~	68.00	67.50	66.50	65.60	63.80	61.90	61.00	60.00	59.60	69.50	69.00	68.00	67.00	65.00	63.10	62.30	61.60	61.00
5个月~	70.00	69.50	68.50	67.50	65.40	63.70	62.70	62.00	61.50	71.30	70.70	70.00	69.00	67.00	65.00	64.00	63.20	62.50
6个月~	72.10	71.50	70.60	69.60	67.50	65.50	64.50	63.90	63.40	74.00	73.20	72.30	71.30	69.20	67.00	66.00	65.20	64.70
8个月~	75.50	74.80	73.80	72.50	70.50	68.50	67.50	67.00	66.40	77.00	76.30	75.30	74.10	72.00	70.00	69.00	68.00	67.50
10个月~	78.50	77.80	76.60	75.40	73.30	71.00	70.00	69.00	68.50	79.50	79.00	78.00	76.70	74.60	72.40	71.10	70.00	69.30
12个月~	81.40	80.50	79.40	78.10	75.70	73.50	72.10	71.40	70.70	82.50	82.00	80.90	79.50	77.20	75.00	74.00	72.90	72.30
15个月~	84.40	83.50	82.50	81.20	79.00	76.50	75.10	74.00	73.40	85.60	85.00	84.00	82.50	80.20	78.00	76.50	75.50	75.00
18个月~	87.20	86.40	85.30	84.00	81.50	79.10	78.00	76.70	75.90	88.40	88.00	87.00	85.30	82.70	80.10	78.90	77.70	76.80
21个月~	90.20	89.50	88.40	87.00	84.30	82.00	80.70	79.80	79.00	92.00	91.00	90.00	88.20	85.50	83.00	81.50	80.50	79.70
2岁~	94.70	93.60	92.50	91.00	88.00	85.10	83.70	82.50	81.70	95.70	94.80	93.60	92.00	89.00	86.20	84.90	83.50	82.70
2.5岁~	98.60	97.70	96.50	95.00	92.00	89.00	87.50	86.00	85.00	100.0	99.00	98.00	96.30	93.40	90.30	88.80	87.70	87.00
3岁~	102.5	101.7	100.5	98.80	95.80	92.70	91.40	90.30	89.50	103.7	103.0	101.5	100.0	96.70	93.70	92.00	91.00	90.00
3.5岁~	106.7	105.5	104.0	102.3	99.10	96.00	94.30	93.00	92.10	107.6	106.8	105.3	103.3	100.1	97.00	95.30	94.20	93.20
4岁~	110.5	109.7	108	106.1	102.5	99.50	97.70	96.40	95.50	111.7	110.6	108.9	107.1	103.7	100.2	98.40	97.10	96.00
4.5岁~	114.2	113.2	11.60	109.7	106.1	102.5	100.8	99.50	98.60	115.0	114.0	112.4	110.6	107.1	103.7	102.0	100.7	99.90
5岁~	117.5	116.4	115.0	113.2	109.8	106.5	104.5	103.0	102.0	118.2	117.2	115.8	114.1	110.5	106.9	105.1	103.6	102.8
5.5岁~	121.5	120.5	118.9	116.8	112.7	109.0	107.2	105.9	105.0	121.9	121.1	119.4	117.6	113.5	110.1	108.3	106.4	105.1
6~7岁~	126.0	124.8	122.8	120.9	117.1	113.2	111.3	109.8	108.4	126.6	125.6	124.0	121.7	117.8	114.2	112.1	110.0	108.5

附表 4　九市城区男童不同身高的体重百分位数(kg)(1995 年)

身高(cm)	$\bar{x}\pm s$	百分位数								
		3	5	10	25	50	75	90	95	97
47	2.86±0.23	2.50	2.50	2.60	2.65	2.85	3.00	3.10	3.20	3.25
48	2.98±0.25	2.55	2.56	2.65	2.80	2.97	3.15	3.28	3.35	3.45
49	3.09±0.26	2.60	2.70	2.75	2.95	3.10	3.25	3.45	3.51	3.65
50	3.29±0.29	2.80	2.85	2.95	3.10	3.27	3.50	3.65	3.80	3.90
51	3.49±0.37	2.95	3.00	3.10	3.25	3.45	3.70	3.90	4.05	4.12
52	3.67±0.44	3.04	3.15	3.22	3.40	3.60	3.90	4.26	4.51	4.75
53	4.09±0.48	3.20	3.33	3.52	3.72	4.05	4.40	4.80	4.97	5.02
54	4.52±0.49	3.50	3.60	3.90	4.20	4.50	4.90	5.10	5.15	5.35
55	4.78±0.46	4.00	4.07	4.25	4.45	4.80	5.10	5.35	5.57	5.70
56	5.05±0.45	4.25	4.40	4.50	4.75	5.00	5.30	5.60	5.80	6.00
57	5.30±0.49	4.50	4.60	4.75	5.00	5.25	5.55	5.95	6.21	6.35
58	5.58±0.55	4.60	4.73	4.90	5.20	5.60	5.90	6.30	6.55	6.66
59	5.86±0.54	4.90	5.00	5.20	5.55	5.85	6.15	6.50	6.85	6.90
60	6.20±0.59	5.20	5.28	5.50	5.85	6.20	6.50	6.90	7.20	7.30
61	6.50±0.65	5.45	5.55	5.80	6.05	6.45	6.85	7.35	7.65	7.91
62	6.78±0.61	5.70	5.85	6.05	6.40	6.75	7.20	7.53	7.85	8.00
63	7.08±0.64	6.00	6.10	6.30	6.67	7.00	7.50	7.90	8.15	8.30
64	7.33±0.61	6.25	6.35	6.60	6.95	7.30	7.70	8.10	8.40	8.50
65	7.56±0.67	6.44	6.53	6.75	7.10	7.50	8.00	8.45	8.70	8.86
66	7.83±0.69	6.65	6.80	7.00	7.40	7.80	8.25	8.73	9.00	9.22
67	8.08±0.75	6.75	7.00	7.20	7.50	8.01	8.55	9.01	9.40	9.60
68	8.32±0.72	7.05	7.20	7.45	7.80	8.30	8.80	9.20	9.55	9.75
69	8.52±0.75	7.20	7.40	7.65	8.00	8.45	9.00	9.40	9.80	10.10
70	8.79±0.74	7.50	7.65	7.90	8.30	8.75	9.25	9.75	10.01	10.35
71	9.01±0.73	7.80	7.90	8.10	8.50	9.00	9.45	10.00	10.35	10.50
72	9.19±0.80	7.85	8.00	8.20	8.60	9.10	9.70	10.20	10.69	10.95
73	9.40±0.78	8.05	8.20	8.45	8.90	9.36	9.90	10.40	10.75	11.05
74	9.61±0.78	8.22	8.47	8.65	9.06	9.55	10.10	10.62	10.97	11.12
75	9.79±0.82	8.35	8.50	8.85	9.22	9.75	10.25	10.85	11.35	11.60
76	9.94±0.81	8.60	8.70	9.00	9.40	9.95	10.40	11.00	11.40	11.70
77	10.11±0.83	8.75	9.00	9.15	9.55	10.00	10.59	11.20	11.50	11.85
78	10.37±0.83	9.00	9.15	9.40	9.80	10.25	10.90	11.40	11.83	12.20
79	10.47±0.84	9.10	9.20	9.50	9.90	10.35	11.00	11.65	12.00	12.40
80	10.72±0.84	9.28	9.40	9.75	10.10	10.65	11.20	11.85	12.20	12.50
81	10.92±0.83	9.50	9.70	9.95	10.35	10.90	11.41	12.00	12.35	12.55
82	11.20±0.87	9.85	9.98	10.15	10.60	11.10	11.75	12.30	12.65	12.95
83	11.32±0.84	9.95	10.00	10.25	10.75	11.30	11.85	12.40	12.75	12.95
84	11.53±0.91	10.00	10.20	10.43	10.90	11.50	12.05	12.70	13.09	13.35

身高（cm）	$\bar{x}\pm s$	百分位数								
		3	5	10	25	50	75	90	95	97
85	11.80±0.87	10.23	10.40	10.70	11.20	11.80	12.31	12.95	13.30	13.40
86	12.01±0.88	10.45	10.67	10.90	11.40	12.00	12.60	13.20	13.50	13.90
87	12.23±0.84	10.75	11.00	11.24	11.60	12.20	12.78	13.35	13.60	13.95
88	12.37±0.89	11.00	11.10	11.30	11.75	12.30	12.92	13.50	13.90	14.20
89	12.63±0.84	11.15	11.30	11.55	12.08	12.60	13.20	13.60	14.00	14.29
90	12.86±0.95	11.29	11.42	11.72	12.20	12.75	13.40	14.08	14.50	14.90

附表5　九市城区男童不同身高、体重百分位数（kg）（1995年）

身高（cm）	$\bar{x}\pm s$	百分位数								
		3	5	10	25	50	75	90	95	97
91	13.08±0.90	11.60	11.80	12.00	12.45	13.00	13.65	14.25	14.75	14.90
92	13.32±0.94	11.75	11.92	12.20	12.67	13.20	13.90	14.50	14.79	15.25
93	13.63±0.96	12.02	12.22	12.50	13.00	13.60	14.19	14.85	15.35	15.50
94	13.77±0.94	12.10	12.30	12.65	13.10	13.70	14.35	15.00	15.50	15.67
95	14.02±0.97	12.29	12.55	12.80	13.35	14.05	14.60	15.24	15.70	15.91
96	14.27±1.05	12.40	12.65	13.00	13.60	14.25	14.98	15.60	15.90	16.20
97	14.58±1.00	12.70	13.00	13.30	13.95	14.50	15.20	15.82	16.20	16.50
98	14.82±1.11	12.85	13.20	13.46	14.10	14.76	15.41	16.30	16.70	17.00
99	15.10±1.09	13.25	13.40	13.77	14.35	15.05	15.80	16.50	16.90	17.21
100	15.42±1.11	13.53	13.70	14.10	14.70	15.32	16.00	16.80	17.45	17.75
101	15.55±1.20	13.56	13.80	14.15	14.85	15.52	16.25	17.02	17.57	17.85
102	15.82±1.18	13.90	14.10	14.55	15.00	15.70	16.50	17.20	17.70	18.40
103	16.15±1.32	14.25	14.10	14.75	15.35	16.00	16.80	17.70	18.45	18.97
104	16.36±1.24	14.50	14.60	14.90	15.50	16.25	17.10	17.95	18.65	19.00
105	16.69±1.25	14.65	14.80	15.15	15.85	16.70	17.40	18.30	18.90	19.40
106	17.05±1.36	14.86	15.10	15.56	16.10	16.97	17.80	18.70	19.45	19.85
107	17.11±1.21	15.00	15.26	15.70	16.26	17.05	17.90	18.90	19.65	19.95
108	17.59±1.35	15.30	15.60	15.90	16.75	17.47	18.40	19.25	19.95	20.50
109	18.07±1.38	15.65	16.10	16.40	17.10	17.98	18.98	19.60	20.60	20.95
110	18.23±1.39	15.80	16.15	16.55	17.25	18.13	19.10	19.95	20.80	21.00
111	18.65±1.38	16.15	15.30	17.00	17.65	18.60	19.60	20.33	21.00	21.30
112	18.80±1.49	16.30	16.65	17.20	17.80	18.65	19.70	20.77	21.30	21.75
113	19.31±1.63	16.70	16.90	17.31	18.30	19.30	20.20	21.35	21.85	22.85
114	19.63±1.66	16.95	17.30	17.70	18.50	19.50	20.45	21.65	22.80	23.40
115	19.98±1.67	17.22	17.50	17.94	18.75	19.85	21.06	22.20	23.00	23.80
116	20.43±1.80	17.45	17.76	18.31	19.30	20.25	21.44	22.73	23.50	24.30
117	20.77±1.77	18.10	18.24	18.68	19.56	20.62	21.70	23.05	24.10	24.65
118	21.18±1.82	18.25	18.56	19.10	20.00	20.95	22.20	23.50	24.55	25.15

续表

身高(cm)	$\bar{x}\pm s$	百分位数								
		3	5	10	25	50	75	90	95	97
119	21.57±1.75	18.65	18.92	19.60	20.45	21.40	22.40	23.90	25.00	25.60
120	22.05±1.95	18.80	19.23	20.08	20.90	21.70	23.10	24.50	25.85	26.05
121	22.34±1.83	19.06	19.25	20.20	21.16	22.27	23.30	24.82	25.92	26.15
122	22.87±2.22	19.40	19.70	20.40	21.17	22.72	24.17	26.15	26.55	26.75

附表6 九市城区女童不同身高、体重百分位数(kg)(1995年)

身高(cm)	$\bar{x}\pm s$	百分位数								
		3	5	10	25	50	75	90	95	97
47	2.88±0.27	2.50	2.55	2.60	2.70	2.85	3.05	3.25	3.40	3.45
48	2.97±0.27	2.50	2.56	2.64	2.77	2.95	3.11	3.30	3.45	3.57
49	3.12±0.33	2.65	2.70	2.80	2.92	3.10	3.30	3.45	3.55	3.70
50	3.28±0.37	2.76	2.81	2.90	3.05	3.25	3.45	3.67	3.86	3.95
51	3.50±0.43	2.95	3.00	3.10	3.30	3.45	3.70	3.95	4.10	4.15
52	3.77±0.48	3.10	3.15	3.25	3.50	3.75	4.00	4.30	4.65	4.75
53	4.24±0.41	3.35	3.40	3.65	3.90	4.25	4.50	4.85	5.00	5.21
54	4.45±0.45	3.75	3.85	3.98	4.20	4.45	4.70	4.95	5.20	5.35
55	4.68±0.45	3.95	4.00	4.10	4.40	4.65	4.95	5.25	5.50	5.60
56	5.00±0.47	4.20	4.25	4.40	4.70	5.00	5.30	5.55	5.70	5.90
57	5.22±0.53	4.42	4.50	4.70	4.90	5.20	5.50	5.90	6.02	6.19
58	5.54±0.51	4.70	4.80	4.90	5.20	5.50	5.85	6.20	6.50	6.65
59	5.78±0.57	4.80	5.00	5.12	5.40	5.80	6.10	6.40	6.60	6.80
60	6.08±0.58	5.10	5.20	5.42	5.75	6.00	6.45	6.80	7.10	7.30
61	6.37±0.60	5.40	5.50	5.65	6.00	6.30	6.70	7.15	7.40	7.55
62	6.65±0.62	5.65	5.80	5.95	6.25	6.60	7.00	7.42	7.70	7.87
63	6.92±0.62	5.80	6.00	6.15	6.50	6.90	7.30	7.68	8.00	8.15
64	7.15±0.65	6.00	6.20	6.45	6.80	7.10	7.50	7.92	8.25	8.45
65	7.38±0.68	6.20	6.34	6.50	7.00	7.40	7.80	8.20	8.47	8.61
66	7.63±0.70	6.45	6.58	6.80	7.20	7.60	8.05	8.50	8.80	9.00
67	7.89±0.72	6.70	6.85	7.07	7.40	7.85	8.34	8.75	9.00	9.30
68	8.08±0.72	6.85	7.00	7.20	7.60	8.05	8.50	9.00	9.30	9.50
69	8.25±0.73	7.00	7.19	7.35	7.75	8.20	8.70	9.14	9.40	9.60
70	8.51±0.76	7.20	7.40	7.70	8.00	8.44	9.00	9.50	9.80	10.00
71	8.67±0.79	7.35	7.50	7.75	8.15	8.60	9.10	9.70	10.00	10.20
72	8.92±0.80	7.56	7.75	8.00	7.35	8.85	9.40	10.05	10.30	10.52
73	9.09±0.81	7.82	8.00	8.20	8.50	9.00	9.60	10.10	10.50	10.75
74	9.30±0.81	8.00	8.10	8.35	8.80	9.20	9.74	10.34	10.75	11.00
75	9.42±0.80	8.10	8.20	8.40	8.90	9.35	9.93	10.50	10.80	11.18
76	9.62±0.79	8.30	8.45	8.65	9.10	9.55	10.10	10.65	11.05	11.20

身高（cm）	x̄±s	百分位数								
		3	5	10	25	50	75	90	95	97
77	9.79±0.82	8.35	8.54	8.81	9.25	9.70	10.30	10.90	11.20	11.50
78	9.97±0.82	8.65	8.80	9.10	9.45	9.90	10.45	11.00	11.40	11.70
79	10.13±0.80	8.80	9.00	9.20	9.60	10.05	10.60	11.15	11.50	11.70
80	10.38±0.85	8.95	9.10	9.40	9.80	10.30	10.85	11.50	11.88	12.15
81	10.61±0.78	9.25	9.45	9.70	10.08	10.52	11.10	11.70	11.90	12.15
82	10.83±0.82	9.41	9.60	9.90	10.27	10.75	11.25	12.00	12.30	12.50
83	11.06±0.87	9.70	9.90	10.05	10.45	11.00	11.60	12.10	12.50	13.00
84	11.28±0.87	9.80	10.00	10.20	10.70	11.20	11.80	12.30	12.80	13.10
85	11.44±0.86	9.95	10.10	10.45	10.82	11.40	12.00	12.50	12.81	13.10
86	11.70±0.81	10.23	10.52	10.75	11.10	11.62	12.25	12.70	13.00	13.25
87	11.80±0.84	10.30	10.60	10.80	11.25	11.80	12.30	12.86	13.26	13.50
88	12.09±0.91	10.63	10.74	11.00	11.50	12.07	12.58	13.20	13.70	14.00
89	12.35±0.91	10.85	11.00	11.30	11.70	12.30	12.91	13.55	14.00	14.10
90	12.60±0.88	11.00	11.20	11.50	11.94	12.53	13.10	13.80	14.20	14.35

附表 7　九市城区女童不同身高、体重百分位数（kg）（1995 年）

身高（cm）	x̄±s	百分位数								
		3	5	10	25	50	75	90	95	97
91	12.79±0.89	11.20	11.45	11.70	12.18	12.80	13.30	13.84	14.20	14.74
92	13.11±0.97	11.40	11.65	11.95	12.45	13.05	13.60	14.34	14.81	15.10
93	13.37±1.02	11.70	11.95	12.15	12.65	13.30	14.00	14.55	15.10	15.55
94	13.67±0.99	12.00	12.15	12.40	12.95	13.65	14.25	14.96	15.38	15.65
95	13.83±0.95	12.26	12.40	12.66	13.18	13.81	14.40	15.00	15.50	15.70
96	14.11±1.02	12.35	12.50	12.90	13.45	14.10	14.70	15.44	15.85	16.25
97	14.30±1.03	12.60	12.75	13.05	13.60	14.20	14.95	15.65	16.02	16.30
98	14.58±1.01	12.90	13.05	13.25	13.87	14.55	15.22	15.85	16.20	16.50
99	14.84±1.10	12.95	13.20	13.53	14.10	14.75	15.51	16.20	16.80	17.10
100	15.18±1.13	13.45	13.56	13.90	14.45	15.05	15.82	16.59	17.10	17.50
101	15.50±1.13	13.50	13.81	14.20	14.80	15.40	16.20	17.00	17.50	18.00
102	15.76±1.14	13.80	14.12	14.35	15.00	15.70	16.47	17.25	17.60	18.10
103	15.98±1.22	14.02	14.15	14.49	15.13	15.90	16.70	17.50	18.10	18.55
104	16.21±1.24	14.20	14.40	14.80	15.40	16.10	16.95	17.85	18.45	18.75
105	16.51±1.29	14.40	14.70	15.00	15.65	16.42	17.30	18.20	17.75	19.20
106	16.75±1.26	14.65	14.90	15.18	15.90	16.65	17.50	18.42	19.10	19.31
107	17.22±1.29	14.90	15.30	15.50	16.40	17.20	17.92	18.70	19.60	20.00
108	17.27±1.39	15.00	15.25	15.67	16.56	17.40	18.10	19.05	19.70	20.01
109	17.71±1.39	15.45	15.65	16.02	16.80	17.60	18.50	19.65	20.20	20.55
110	18.01±1.41	15.65	15.90	16.30	17.10	17.85	18.80	19.92	20.71	21.12

续表

身高(cm)	$\bar{x}\pm s$	百分位数								
		3	5	10	25	50	75	90	95	97
111	18.30±1.43	16.00	16.15	16.60	17.30	18.20	19.05	20.20	21.82	21.15
112	18.64±1.62	15.95	16.45	16.92	17.55	18.44	19.60	20.60	21.40	21.95
113	18.93±1.50	16.73	16.83	17.15	17.95	18.80	19.66	20.92	21.70	22.10
114	19.24±1.71	16.95	17.10	17.30	18.10	19.13	20.15	21.41	22.20	22.75
115	19.63±1.59	17.15	17.40	17.80	18.55	19.50	20.45	21.80	22.30	23.00
116	20.09±1.72	17.37	17.60	18.10	18.78	19.90	21.17	22.25	23.26	23.55
117	20.44±1.77	17.51	18.00	18.30	19.15	20.31	21.55	22.60	23.47	24.33
118	20.91±1.96	17.60	18.10	18.52	19.50	20.76	22.21	23.53	24.60	25.10
119	21.30±2.07	17.85	18.25	18.99	19.90	21.15	22.35	24.17	25.10	25.95
120	21.76±2.15	18.15	18.50	19.40	20.40	21.60	22.90	24.55	25.30	26.10
121	21.86±2.27	18.75	19.50	19.40	20.50	22.00	22.90	24.85	26.20	26.50
122	22.51±2.06	18.80	19.40	20.01	21.05	22.35	23.60	25.45	26.20	26.85

正常小儿临床检验参考值

（一）小儿各年龄血液细胞参考值（均数）

测定项目	第1日	2～7日	2周	3个月	6个月	1～2岁	4～5岁	8～14岁
红细胞（×10^{12}/L）	5.7～6.4	5.2～5.7	4.2	3.9	4.2	4.3	4.4	4.5
有核红细胞	0.03～0.10	0.03～0.10	0	0	0	0	0	0
网织红细胞	0.03	…	0.003	0.015	0.005	0.005	0.005	…
红细胞平均直径（μm）	8.0～8.6	…	7.7	7.3	…	7.1	7.2	…
血红蛋白（g/L）	180～195	163～180	150	111	123	118	134	139
血细胞比容	0.53	…	0.43	0.34	0.37	0.37	0.40	0.41
红细胞平均体积（MCVfl）	35	…	34	29	28	29	30	31
红细胞平均血红蛋白浓度（MCHC）	0.32	…	0.34	0.33	0.33	0.32	0.33	0.34
白细胞（×10^9/L）	20	15	12	…	12	11	8	
中性粒细胞	0.65	0.4	0.35	…	0.31	0.36	0.58	0.55～0.65
嗜酸与嗜碱粒细胞	0.03	0.05	0.04	…	0.03	0.02	0.02	0.02
淋巴细胞	0.2	0.40	0.55	…	0.60	0.56	0.34	0.30
单核细胞	0.07	0.12	0.06	…	0.06	0.06	0.06	0.06
未成熟白细胞	0.1	0.03	0	…	0	0	0	0
血小板（×10^9/L）	150～250				250	250～300		

（二）尿检查正常参考值

测定项目	法定单位	旧单位
蛋白		
定性	阴性	阴性
定量	<40mg/24h	<40mg/24h
糖		
定性	阴性	阴性
定量	<2.8mmol/24h	<0.5g/24h
比重	1.010～1.030	1.010～1.030
渗透压　　婴儿	50～700mmol/L	50～700mOsm/L

测定项目		法定单位	旧单位
儿童		300 ~ 1400mmol/L	300 ~ 1400mOsm/L
氢离子浓度		0.01 ~ 32μmol/L（平均1.0μmol/L）	4.5 ~ 8.0pH（平均6.0）
沉渣			
白细胞		<5 个/HP	<5 个/HP
红细胞		<3 个/HP	<3 个/HP
管型		无或偶见	无或偶见
Addis 计数			
白细胞		<100 万/12h	<100 万/12h
红细胞		0 ~ 50 万/12h	0 ~ 50 万/12h
管型		0 ~ 5000/12h	0 ~ 5000/12h
尿液化学检测			
尿胆原		<6.72μmol/24h	<4mg/24h
钠		95 ~ 310mmol/24h	2.2 ~ 7.1g/24h
钾		35 ~ 90mmol/24h	1.4 ~ 3.5g/24h
氯		80 ~ 270mmol/24h	2.8 ~ 9.6g/24h
钙		2.5 ~ 10mmol/24h	100 ~ 400mg/24h
磷		16 ~ 48mmol/24h	0.5 ~ 1.5g/24h
镁		2.5 ~ 8.3mmol/24h	60 ~ 200mg/24h
肌酸		0.08 ~ 2.06mmol/24h	15 ~ 36g/24h
肌酐		0.11 ~ 0.132mmol/(kg·24h)	12 ~ 15mg/(kg·24h)
尿素		166 ~ 580mmol/24h	15 ~ 36g/24h
淀粉酶		80 ~ 300U/h(somogyi 法)	<64U(温氏)
17-羟类固醇	婴儿	1.4 ~ 2.8μmol/24h	0.5 ~ 1.0mg/24h
	儿童	2.8 ~ 15.5μmol/24h	1.0 ~ 5.6mg/24h
17-酮类固醇	<2 岁	<3.5μmol/24h	<1mg/24h
	2 ~ 12 岁	3.5 ~ 21μmol/24h	1 ~ 6mg/24h

（三）小儿脑脊液正常参考值

测定项目		法定单位	旧单位
压力	新生儿	290 ~ 780Pa	30 ~ 80mmH$_2$O
	儿童	690 ~ 1765Pa	70 ~ 180mmH$_2$O
细胞数			
红细胞	<2 周	675×10^6/L	675/mm^3
	>2 周	0 ~ 2×10^6/L	0 ~ 2/mm^3
白细胞(多为淋巴细胞)	婴儿	0 ~ 20×10^6/L	0 ~ 20/mm^3
	儿童	0 ~ 10×10^6/L	0 ~ 10/mm^3
蛋白			
定性(Pandy 试验)		阴性	阴性
定量	新生儿	200 ~ 1200mg/L	20 ~ 120mg/dl
	儿童	<400mg/L	<400mg/dl

续表

测定项目		法定单位	旧单位
糖	婴儿	3.9~4.9mmol/L	70~90mg/dl
	儿童	2.8~4.4mmol/L	50~80mg/dl
氯化物	婴儿	111~123mmol/L	111~123mEq/L
	儿童	118~128mmol/L	118~128mEq/L

（四）血液生化检验正常参考值

测定项目	法定单位	法定→旧	旧单位	旧→法定
总蛋白(P)	60~80g/L	×0.1	6~8g/dl	×10
清蛋白(P)	34~54g/L	×0.1	3.4~5.4g/dl	×10
球蛋白(P)	20~30g/L	×0.1	2~3g/dl	×10
蛋白电泳(S)				
清蛋白	0.55~0.61	×100	55%~61%	×0.01
α_1 球蛋白	0.04~0.05	×100	4%~5%	×0.01
α_2 球蛋白	0.06~0.09	×100	6%~9%	×0.01
β 球蛋白	0.09~0.12	×100	9%~12%	×0.01
γ 球蛋白	0.15~0.20	×100	15%~20%	×0.01
纤维蛋白原(P)	2~4g/L	×0.1	0.2~0.4g/dl	×10
α_1-抗胰蛋白酶(S)	1.5~2.5	×100	150~250mg/dl	×0.01
C 反应蛋白(S)	68~1800μg/L	×1	68~1800ng/dl	×1
免疫球蛋白A(S)	140~2700mg/L	×0.1	14~270mg/dl	×10
C(S)	5~16.5g/L	×0.1	500~1650mg/dl	×10
M(C)	500~2600mg/L	×0.1	50~260mg/dl	×10
补体 C3(S)	600~1900mg/L	×0.1	60~190mg/dl	×10
铜蓝蛋白(S)	0.2~0.4g/L	×100	200~400mg/dl	×0.01
转铁蛋白(S)	2~4g/L	×100	200~400mg/dl	×0.01
铁蛋白(S)	7~140μg/L	×1	7~140ng/ml	×1
红细胞原卟啉	<0.89μmol/L RBC	×56.26	<50μg/dl	×0.017
葡萄糖(空腹 B)	3.3~5.5mmol/L	×18	60~100mg/dl	×0.056
胆固醇(P·S)	2.8~5.2mmol/L	×38.7	110~200mg/dl	×0.026
甘油三酯(S)	0.23~1.24mmol/L	×88.54	20~110mg/dl	×0.011
血气分析(A·B)				
氢离子浓度	35~50nmol/L	—	7.3~7.45pH	—
二氧化碳分压	4.7~6kPa	×7.5	35~45mmHg	×0.133
二氧化碳总含量	20~28mmol/L	×1	20~28mEq/L	×1
氧分压	10.6~13.3kPa	×7.5	80~100mmHg	×0.133
			新生儿60~90mmHg	
氧饱和度	0.91~0.97	×100%	91%~97%	×0.01

测定项目	法定单位	法定→旧	旧单位	旧→法定
	0.6~0.85(V)	60%~85%		
标准重碳酸盐	20~24mmol/L	×1	20~24mEq/L	×1
缓冲碱	45~52mmol/L	×1	45~52mEq/L	×1
碱剩余	−4~+2mmol/L	×1	−4~+2mEq/L	×1
	婴儿−7~−1mmol/L		−7~−1mEq/L	
二氧化碳结合力(P)	18~27mmol/L	×2.24	60~60Vol%	×0.449
阴离子间隙	7~16mmol/L	×1	7~16mEq/L	×1
血清电解质、无机盐和微量元素(S)				
钠	135~145mmol/L	×1	135~145mEq/L	×1
钾	3.5~4.5mmol/L	×1	3.5~4.5mEq/L	×1
氯	96~106mmol/L	×1	96~106mEq/L	×1
磷	1.3~1.8mmol/L	×3.1	4~5.5mg/dl	×0.323
钙	2.2~2.7mmol/L	×4.0	8.8~10.8mg/dl	×0.25
镁	0.7~1.0mmol/L	×2.43	1.8~2.4mg/dl	×0.411
锌	10.7~22.9μmol/L	×6.54	70~150μg/dl	×0.153
铜	12.6~23.6μmol/L	×6.355	80~150μg/dl	×0.157
铅	<1.45μmol/L	×20.7	<30μg/dl	×0.048
铁	9.0~28.6μmol/L	×5.58	50~160μg/dl	×0.179
铁结合力	45~72μmol/L	×5.58	250~400μg/dl	×0.179
尿素氮(B)	1.8~6.4mmol/L	×2.8	5~18mg/dl	×0.357
肌酐(S)	44~133μmol/L	×0.0113	0.5~1.5mg/dl	×88.4
氨(B)	29~58μmol/L	×1.7	50~100μg/dl	×0.588
总胆红质(S)	3.4~17.1μmol/L	×0.059	0.2~1.0mg/dl	×17.1
直接胆红质(P)	0.50~3.4μmol/L	×0.059	0.03~0.2mg/dl	×17.1
凝血酶时间(P)	15~20s	—	15~20s	—
凝血酶原时间	12~14s	—	12~14s	—
凝血酶原消耗时间(s)	>35s	—	>35s	—
抗溶血性链球菌素O	—	—	<500U	—
血清酶				
脂肪酶	18~128U/L	×1	18~128U/L	×1
淀粉酶	35~127U/L	×1	35~127U/L	×1
γ-谷氨酰转肽酶	5~32U/L	×1	5~32U/L	×1
谷-丙转氨酶(赖氏)	<30U/L	×1	<30U/L	×1
谷-草转氨酶(赖氏)	<40U/L	×1	<40U/L	×1
乳酸脱氢酶	60~250U/L	×1	60~250U/L	×1
碱性磷酸酶(金氏)	106~213U/L	×1	106~213U/L	×1
酸性磷酸酶(金氏)	7~28U/L	×1	7~28U/L	×1
肌酸磷酸酶	5~130U/L	×1	5~130U/L	×1

测定项目	法定单位	法定→旧	旧单位	旧→法定
血清激素				
促肾上腺皮质激素	25~100μg/L	×1	25~100Pg/ml	×1
皮质醇(空腹8am)	138~635nmol/L	×0.0362	5~23μg/dl	×27.6
	8pm为8am值的50%			
C-肽(空腹)	0.5~2μg/L	×1	0.5~2ng/ml	×1
胰岛素(空腹)	7~24mU/I	×1	7~24μU/L	×1
三碘甲状腺原氨酸(T$_3$)	1.2~4.0nmol/L	×65.1	80~260ng/dl	×0.0154
甲状腺素(T$_4$)	90~194nmol/L	×0.078	7~15μg/dl	12.9
促甲状腺激素(TSH)	2~10mU/L	×1	2~10μU/ml	×1
抗利尿激素(血渗透压正常时)	1~7ng/L	×1	1~7Pg/ml	×1

(A)动脉血;(B)全血;(P)血浆;(S)血清

中英文名词对照索引

参 考 文 献

1. 崔焱. 儿科护理学. 第 5 版. 北京:人民卫生出版社,2012.

2. 崔焱. 儿科护理学. 第 4 版. 北京:人民卫生出版社,2006.

3. 陈璇. 传染病护理学. 北京:人民卫生出版社,2012.

4. 陈吉庆,曹兰芳. 临床病例诊疗剖析-儿科学分册. 北京:人民卫生出版社,2006.

5. 范玲. 儿童护理学. 第 2 版. 北京:人民卫生出版社,2012.

6. 范玲. 儿科护理学. 上海:上海科学技术出版社,2010.

7. 范玲. 儿科护理学. 北京:人民卫生出版社,2007.

8. 范玲. 儿科护理学. 第 2 版. 北京:人民卫生出版社,2006.

9. 洪黛玲,朱念琼. 儿科护理学. 北京:人民卫生出版社,2006.

10. 胡亚美,江载芳. 诸福棠实用儿科学. 第 7 版. 北京:人民卫生出版社,2002.

11. 胡雁. 儿科护理学. 北京:人民卫生出版社,2005.

12. 胡雁. 儿科护理学(双语). 北京:人民卫生出版社,2005.

13. 江开达. 精神病学. 第 2 版. 北京:人民卫生出版社,2010.

14. 雷家英. 儿科护理学. 第 2 版. 北京:人民卫生出版社,2008.

15. 楼建华. 儿科护理. 北京:人民卫生出版社,2012.

16. 梅国建. 儿童护理. 北京:人民卫生出版社,2005.

17. 沈晓明,王卫平. 儿科学. 第 7 版. 北京:人民卫生出版社,2008.

18. 王卫平,朱建幸. 案例分析系列-儿科学. 第 2 版. 北京:人民卫生出版社,2007.

19. 薛辛东. 儿科学. 第 2 版. 北京:人民卫生出版社,2011.

20. 薛辛东. 儿科学. 北京:人民卫生出版社,2007.

21. 薛辛东,杜立中. 儿科学(8 年制). 北京:人民卫生出版社,2005.

22. 杨锡强,易著文. 儿科学. 第 6 版. 北京:人民卫生出版社,2003.

23. 张国成. 儿科护理. 北京:人民卫生出版社,2003.

24. Marino BS,Fine KS. 儿科学. 第 4 版. 赵世光,译. 北京:人民卫生出版社,2011.

25. 苍宁. "中国妇女发展纲要和中国儿童发展纲要颁布实施"引发的思考. 中国医药导刊, 2011,(8):4.

26. 蒋小平,郑显兰. 儿科医疗护理中的道德伦理探讨. 中国护理管理,2008,8(5):32-33.

27. 刘畅. 关注群体差异 共享发展成果. 人民日报. 2011-08-15(002).

28. 汪双凤. 新形势下儿科护理特点与护士素质探讨. 中国当代医药,2010,17,(9):133-134.

29. 中国儿童发展纲要(2011—2020). 人民日报. 2011-06-16.